乡镇卫生院卫生专业人员在职培训系列教材

合理用药培训
指导手

主　编： 袁雅冬　席　彪

副主编： 郝咏梅　王　卿

编写委员会： 解江林　席　彪　余秋蓉　袁雅冬　崔学光　刘　岚

编　者： 李绍梅　石　彬　王慧娟　姚金锋　刘金明　郝咏梅　彭晨星　刘小军　高　翔　王　卿　张海中　于　婧　焦晓丹　刘　欣　李东晓　李晓娟　单淑芝　王亚冰　刘瑞花

中国协和医科大学出版社

图书在版编目（CIP）数据

乡镇卫生院技术人员在职培训指导手册 / 袁雅冬，席彪著．—北京：中国协和医科大学出版社，2011. 11

乡镇卫生院技术人员在职培训系列教材

ISBN 978 - 7 - 81136 - 577 - 1

Ⅰ. ①乡… Ⅱ. ①袁… ②席… Ⅲ. ①乡镇医院 - 医药卫生人员 - 在职教育 - 教材 Ⅳ. ①R192

中国版本图书馆 CIP 数据核字（2011）第 200661 号

乡镇卫生院卫生专业人员在职培训系列教材

合理用药培训指导手册

主　　编： 袁雅冬　席　彪

责任编辑： 吴桂梅　曹　静

出版发行： 中国协和医科大学出版社

（北京东单北大街 69 号　邮编 100005　电话 65260378）

网　　址： www. pumcp. com

经　　销： 新华书店总店北京发行所

印　　刷： 北京佳艺恒彩印刷有限公司

开　　本： 787×1092　1/16 开

印　　张： 23. 5

字　　数： 560 千字

版　　次： 2012 年 1 月第 1 版　　2012 年 1 月第 1 次印刷

印　　数： 1—5000

定　　价： 48. 00 元

ISBN 978 - 7 - 81136 - 577 - 1/R · 577

前　言

如果不是乡镇卫生院卫生专业人员在职培训系列教材的前三本书受到如此广泛的欢迎，本书不会编写的这么快。

医疗服务仍然是乡村卫生工作的首要任务，用药便是医疗中的重要手段。然而，不合理用药乃至错误用药不仅与有效治疗疾病事与愿违，还会成为影响治疗、贻误病人痊愈的杀手。对病人既可造成心身伤害，又会增加其经济负担。

我们迫切希望所有医生都能正确施治，合理用药。有意无意的滥用药物或不规范用药，将会通过制度和培训得以纠正。当他们确实不知道如何用药才是合理的时候，我们提供给他们这样一本介绍合理用药的书，可谓是雪中送炭。

我们筛选了53种基层常见病症作为指导合理用药的目标。这些病症在农村比较常见和多发，而乡村卫生机构又必须对这些病症采取临床治疗措施。调查发现，这些疾病恰恰又是乡村卫生专业人员容易“不合理”用药的高发范畴。同时，我们还特别介绍了抗生素、激素、维生素的合理用药，因为这三类药物是不合理用药的重灾区。本书考虑到基层基本药物目录的范围，也注意到乡村卫生服务机构临床用药的限度，全力体现实用和适宜，努力做到“对症下药”。

医改在推进，乡村卫生服务机构在全社会的关注和扶持下，一定能够经过多管齐下、综合治理，逐步改善不合理用药状况，使乡镇卫生院的服务功能最大限度地发挥出来。

袁雅冬　席　彪

2011年10月20日

目　录

第一章　呼吸系统疾病合理用药指导

第一节　社区获得性肺炎

一、临床处置思路

（一）诊断　社区获得性肺炎（community acquired pneumonia，CAP）是指在医院外罹患的感染性肺实质（含肺泡壁，即广义上的肺间质）炎症，包括具有明确潜伏期的病原体感染而在入院后平均潜伏期内发病的肺炎。CAP 是威胁人类健康的常见感染性疾病之一，其致病原的组成和耐药特性在不同国家、不同地区之间存在着明显差异，而且随着时间的推移而不断变迁。其临床诊断标准：

1. 新近出现的咳嗽、咳痰或原有呼吸道疾病症状加重，并出现脓性痰，伴或不伴胸痛。

2. 发热。

3. 肺实变体征和（或）闻及湿啰音。

4. WBC $>10\times10^9$/L 或 $<4\times10^9$/L，伴或不伴中性粒细胞核左移。

5. 胸部 X 线检查显示片状、斑片状浸润性阴影或间质性改变，伴或不伴胸腔积液。

以上 1 ~4 项中任何 1 项加第 5 项，并除外肺结核、肺部肿瘤、非感染性肺间质性疾病、肺水肿、肺不张、肺栓塞、肺嗜酸性粒细胞浸润症及肺血管炎等，可建立临床诊断。

（二）检查项目　血常规、胸片、病原学检查（痰及血清学）、尿/便常规、肝肾功能、血糖、电解质、血沉、C 反应蛋白、心电图、血气分析、肺 CT、支气管镜等。

（三）治疗

1. 对症治疗　退热（布洛芬、对乙酰氨基酚、尼美舒利）、镇咳化痰（氨溴索、溴己新、桃金娘油、乙酰半胱氨酸）等。

2. 抗感染治疗是肺炎治疗最主要的环节，应尽早开始抗菌药物的经验治疗（表 1-1），此外还应考虑患者合并某些危险因素（表 1-2）。

3. 抗菌药物治疗原则　①结合当地流行病情况，针对可能的病原菌选择适当的抗生素进行经验性治疗；②理想方案是选择有效并尽可能窄谱的抗菌药物，以避免不必要的覆盖过广抗菌谱；③对危及生命的重症肺炎，应尽早采用广谱、强效抗菌药物治疗，待病情稳定后可根据病原学进行针对性治疗或降阶梯治疗；④对于既往健康的轻症、胃肠道功能正常患者，应尽早选用生物利用度较高的口服药物治疗。

4. 抗菌药物的调整治疗　明确病原体后，对经验治疗不满意者，可按药敏试验结果调整用药，应用某种抗生素至少观察 3 ~5 日，无效后才考虑更换抗生素。病原菌的特异性治疗参见表1-3。

表1-1 社区获得性肺炎的经验治疗

相伴情况	病原体	宜选药物	可选药物
不需住院，无基础疾病，青年	肺炎链球菌、肺炎支原体、嗜肺军团菌、流感嗜血杆菌	［青霉素、氨苄西林、阿莫西林］±大环内酯类	一代头孢菌素±大环内酯类
不需住院，有基础疾病，老年	肺炎链球菌、肺炎支原体、嗜肺军团菌、流感嗜血杆菌、革兰阴性杆菌、金黄色葡萄球菌	［第一代/第二代头孢菌素］±大环内酯类	［氨苄西林/舒巴坦、阿莫西林/克拉维酸钾］±大环内酯类；氟喹诺酮类±大环内酯类
需住院	肺炎链球菌、肺炎支原体、嗜肺军团菌、流感嗜血杆菌、革兰阴性杆菌、金黄色葡萄球菌	［第二代/第三代头孢菌素］±大环内酯类；［氨苄西林/舒巴坦、阿莫西林/克拉维酸钾］±大环内酯类	氟喹诺酮类±大环内酯类
重症患者	肺炎链球菌、肺炎支原体、嗜肺军团菌、流感嗜血杆菌、革兰阴性杆菌、金黄色葡萄球菌	第三代头孢菌素±大环内酯类；氟喹诺酮类±大环内酯类	［具有抗铜绿假单胞菌的广谱青霉素/β-内酰胺酶抑制剂、头孢菌素类］±大环内酯类

表1-2 某些状态下CAP患者易感的病原体

状态或合并症	危险因素
酗酒	肺炎链球菌（包括耐药的肺炎链球菌）、厌氧菌、肠道革兰阴性杆菌、军团菌属
COPD/吸烟者	肺炎链球菌、流感嗜血杆菌、卡他莫拉菌
居住在养老院	肺炎链球菌、肠道革兰阴性杆菌、流感嗜血杆菌、金黄色葡萄球菌、厌氧菌、肺炎衣原体
患流感	金黄色葡萄球菌、肺炎链球菌、流感嗜血杆菌
接触鸟类	鹦鹉热衣原体、新型隐球菌
疑有吸入因素	厌氧菌
结构性肺病（支气管扩张、肺气肿、弥漫性泛细支气管炎等）	铜绿假单胞菌、洋葱伯克霍尔德菌、金黄色葡萄球菌
近期应用抗生素	耐药肺炎链球菌、肠道革兰阴性杆菌、铜绿假单胞菌

表 1-3　社区获得性肺炎的病原特异性治疗

病原菌	首选药物	可选药物
肺炎球菌	青霉素 G、阿莫西林、氨苄西林	β-内酰胺类/酶抑制剂、氟喹诺酮类、头孢菌素
流感嗜血杆菌	青霉素类/酶抑制剂	头孢菌素类、氟喹诺酮类
金黄色葡萄球菌	甲氧西林敏感株：耐酶合成青霉素，如氯唑西林、萘夫西林、苯唑西林等 耐甲氧西林菌株：万古霉素、去甲万古霉素、利奈唑胺、替考拉宁	甲氧西林敏感株：第一代/第二代头孢菌素、林可霉素、克林霉素
肠杆菌属	第二代/第三代头孢菌素 + 氨基糖苷类；厄他培南 + 大环内酯类	碳青霉烯类、β-内酰胺类/酶抑制剂、氟喹诺酮类
铜绿假单胞菌	［半合成青霉素（如替卡西林、哌拉西林、美洛西林），头孢菌素（如头孢他啶、头孢哌酮、头孢吡肟），氟喹诺酮类］ + 氨基糖苷类	［半合成青霉素/酶抑制剂，碳青霉烯类］ + 氨基糖苷类
卡他莫拉菌	第二代/第三代头孢菌素，复方磺胺甲噁唑	大环内酯类，青霉素类/酶抑制剂，喹诺酮类
肺炎支原体或衣原体	大环内酯类	氟喹诺酮类、多西环素
军团菌属	红霉素 + 利福平	氟喹诺酮类、多西环素
厌氧菌（有误吸因素）	青霉素类/酶抑制剂、克林霉素	甲硝唑
革兰阴性杆菌	第二代/第三代头孢菌素	氟喹诺酮类、β-内酰胺类/酶抑制剂

二、临床处置流程

（一）社区获得性肺炎的临床处置流程（图 1-1）

（二）对流程图重要环节的说明

1．抗生素治疗 48～72 小时，应对患者病情进行评估，治疗有效表现为体温下降、呼吸道症状亦可以有改善，白细胞恢复和 X 线胸片病灶吸收一般出现较迟。如用药 72 小时后症状无改善或一度改善复又恶化，视为治疗无效。

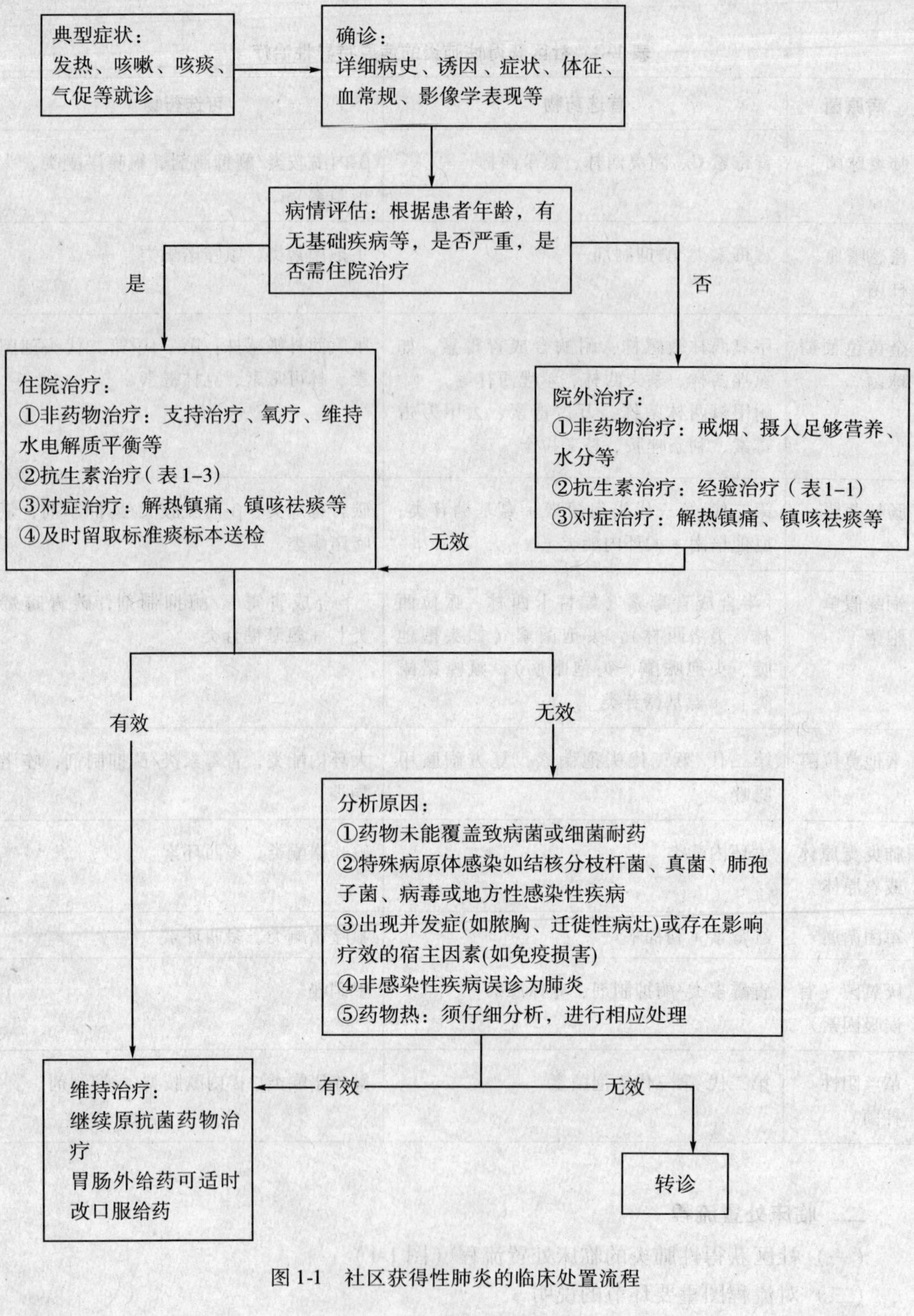

图 1-1　社区获得性肺炎的临床处置流程

2. 抗感染的疗程　一般可于退热和主要呼吸道症状明显改善后 3 ~ 5 日停药。对于普通细菌感染如肺炎链球菌，用药至患者热退后 72 小时即可。对于金黄色葡萄球菌、铜绿假单胞菌、克雷伯菌属或厌氧菌等易导致肺组织坏死的肺部感染，抗菌药物疗程为10~21日。不宜将肺部阴影完全吸收作为停抗菌药物的指征。

3. 对于非典型病原体，疗程应略延长，如肺炎支原体和衣原体感染的疗程宜为10~14日，军团菌属感染的疗程宜为10~21日，长期应用糖皮质激素的患者需延长治疗时间。

三、特别提示

1. 我国成人CAP致病菌肺炎链球菌对青霉素的不敏感率（包括中介与耐药）在20%左右，青霉素中介水平耐药肺炎链球菌肺炎仍可选择青霉素，但需提高剂量，如青霉素G 240万U静脉滴注，4~6小时1次。高水平耐药或存在耐药高危险因素时应选择头孢曲松、头孢噻肟、厄他培南、喹诺酮类或万古霉素。

2. 我国肺炎链球菌对大环内酯类耐药率普遍在60%以上，且多呈高水平耐药，因此怀疑为肺炎链球菌所致CAP时不宜单独应用大环内酯类。

3. 支气管扩张症并发肺炎，铜绿假单胞菌是常见病原体，经验性治疗药物选择应兼顾及此。

4. 近年来发现我国肺炎支原体体外培养对大环内酯类抗生素的耐药率明显高于其他国家，中华医学会呼吸病学分会专家提出，对于大环内酯类抗生素治疗72小时临床症状仍无明显改善的患者应考虑耐药菌株感染的可能，建议在无明确禁忌证的情况下换用氟喹诺酮类和四环素类药物。

四、基本药物使用选择

（一）β-内酰胺类抗生素　包括青霉素类、头孢菌素类、头霉素类、单环β-内酰胺类和其他非典型酰胺类，主要干扰细菌细胞壁合成，为快速杀菌剂（表1-4）。

（二）大环内酯类　可抑制细菌蛋白的合成。国内主要有红霉素、罗红霉素、阿奇霉素、克拉霉素等，此类药物口服后胃肠道反应大，红霉素最为突出。静脉输液时可刺激血管引起疼痛，故需注意输液速度及浓度。大环内酯类的新品种如罗红霉素、克拉霉素、阿奇霉素，对细胞内病原菌如军团菌、支原体、衣原体及流感嗜血杆菌有较强的作用，美国已将其列为社区获得性肺炎的首选药物。也可用于治疗弓形虫、隐孢子菌、肺结核分枝杆菌感染。目前研究显示该药物对弥漫性泛细支气管炎有特殊治疗作用（表1-5）。

（三）喹诺酮类药物　主要作用于DNA螺旋酶，造成染色体的不可逆损伤，可迅速杀菌，本类药物不受质粒传导耐药的影响，因此与许多抗菌药物间无交叉耐药性。习惯将该类药物分三代，一代的主要代表是萘啶酸，抗菌谱窄，毒性大，疗效不佳，现在已极少用。二代的主要代表是吡哌酸，抗菌活性高，对革兰阴性菌的作用强，但血药浓度低，限于尿道、肠道感染。三代含氟原子，又称氟喹诺酮类，抗菌活性明显增强，抗菌谱与三代头孢相似。目前已广泛用于呼吸道、泌尿道、胃肠道等各种感染。常用的有氧氟沙星、环丙沙星、莫西沙星等表（1-6）。

表 1-4　β-内酰胺类抗生素

药物名称	类　型	用法和用量	不良反应	注意事项
青霉素	青霉素类	肌内注射：每日 80 万～200 万 U，分 3～4 次给药 静脉滴注：每日 200 万～2000 万 U，分 2～4 次给药	荨麻疹、白细胞减少、间质性肾炎、哮喘发作等，过敏性休克偶见	①青霉素对溶血性链球菌、肺炎链球菌、对青霉素敏感的金黄色葡萄球菌（不产青霉素酶）等革兰阳性球菌所致的感染有效；耐青霉素酶青霉素（如苯唑西林、氯唑西林）主要用于产青霉素酶的革兰阳性球菌；广谱青霉素（如氨苄西林、阿莫西林）还对部分肠杆菌科细菌有抗菌活性；哌拉西林、阿洛西林、美洛西林还对多数革兰阴性杆菌包括铜绿假单胞菌有抗菌活性 ②应用本品前需详细询问药物过敏史并进行青霉素皮肤试验；有青霉素过敏史或皮肤试验阳性者禁用 ③有哮喘、湿疹、花粉症、荨麻疹等过敏性疾病患者慎用 ④青霉素不用于鞘内注射 ⑤过敏性休克一旦发生，必须就地抢救，并立即给予患者吸氧、应用升压药、肾上腺皮质激素等抗休克治疗 ⑥本类药物在碱性溶液中易失活
青霉素Ⅴ钾	青霉素类	口服：每次 125～200mg（20 万～80 万 U），6～8 小时 1 次		
阿莫西林	青霉素类	口服：每次 500mg，3 次/日。亦可大剂量：每次 1g，3 次/日		
氨苄西林	青霉素类	口服：每次 500mg，4 次/日。亦可大剂量：每次 1g，4 次/日 肌内注射/静脉滴注： 每次 500mg，4～6 小时 1 次		
氨苄西林/舒巴坦	青霉素类/酶抑制剂	口服：每次 375～750mg，2 次/日 肌内注射/静脉滴注： 每次 0.75～1.5g，6～8 小时 1 次，最大日剂量为 12g		
阿莫西林/克拉维酸	青霉素类/酶抑制剂	口服：每次 625mg，2～3 次/日 静脉滴注:每次 1.2g,6～8 小时 1 次		
苯唑西林	抗葡萄球菌的青霉素	口服：每次 0.5～1g，4 次/日 肌内注射/静脉滴注： 每次 0.25～1.0g，4～6 小时 1 次，最大日剂量为 12g		
氯唑西林	抗葡萄球菌的青霉素	口服：每次 0.5～1g，4 次/日 肌内注射/静脉滴注： 每次 0.25～1.0g，4～6 小时 1 次，最大日剂量为 12g		
萘夫西林	抗葡萄球菌的青霉素	肌内注射/静脉滴注： 每次 0.25～2.0g，4～6 小时 1 次		
双氯青霉素	抗葡萄球菌的青霉素	口服：每次 125～500mg，4 次/日		
哌拉西林	抗铜绿假单胞菌的青霉素类	静脉滴注：每次 3～4g，6～8 小时 1 次，最大日剂量为 24g		
哌拉西林/他唑巴坦	抗铜绿假单胞菌的青霉素类	静脉滴注：每次 2.25～4.5g，6～8 小时 1 次		
替卡西林	抗铜绿假单胞菌的青霉素类	静脉滴注：每次 200～300mg/kg，6～8 小时 1 次，最大日剂量为 24g		

续 表

药物名称	类 型	用法和用量	不良反应	注意事项
头孢氨苄	第一代头孢菌素	口服：每次1~2g，4次/日	①恶心、呕吐、腹泻和腹部不适较为多见 ②皮疹、药物热等过敏反应，偶可发生过敏性休克 ③头晕、复视、耳鸣、抽搐等神经系统反应，血象变化，偶可出现一过性肾损害，偶有患者出现血清氨基转移酶升高	①第一代头孢菌素主要用于需氧的革兰阳性球菌，仅对少数革兰阴性杆菌有一定的抗菌活性 ②第二代头孢菌素对革兰阳性球菌的活性与第一代头孢菌素相仿或略差，对部分革兰阴性杆菌亦有一定的抗菌活性。用于对甲氧西林敏感的葡萄球菌、链球菌属、肺炎链球菌等革兰阳性球菌及流感嗜血杆菌、大肠埃希菌、奇异变形杆菌等敏感株所致感染 ③第三代头孢菌素对肠杆菌科细菌等革兰阴性杆菌具有强大的抗菌作用，头孢他啶和头孢哌酮对铜绿假单胞菌亦有高度抗菌活性 ④第四代头孢菌素与第三代相仿，对铜绿假单胞菌的作用与头孢他啶相仿，对金黄色葡萄球菌的作用较第三代略强 ⑤有青霉素类、其他β-内酰胺类过敏史、出血史、溃疡性结肠炎、局限性肠炎或抗生素相关肠炎者皆应慎用，本类药物主要经肾脏排泄，中度以上肾功能不全者应适当调整剂量 ⑥用药过程中一旦发生过敏反应，立即停药。如发生过敏性休克，立即抢救
头孢唑啉	第一代头孢菌素	静脉滴注：每次0.5~1g，8~12小时1次，病情严重者可酌增剂量至每日6g		
头孢拉定	第一代头孢菌素	口服：每日1~4g，分3~4次服用 静脉滴注：每次0.5~1g，6小时1次，最大日剂量为8g		
头孢克洛	第二代头孢菌素	口服：每次500mg，3次/日；或750mg，2次/日，最大日剂量为4g		
头孢呋辛	第二代头孢菌素	口服：每次500mg，2次/日 静脉滴注：每次0.75~1.5g，每8小时1次，最大日剂量为6g		
头孢美唑	第二代头孢菌素	静脉滴注：每日1~2g，分2次给予，严重感染时可增加至每日4g		
头孢替安	第二代头孢菌素	口服：每次200~400mg，3次/日 肌内注射/静脉滴注： 每次0.5~1.0g，6~12小时1次		
头孢米诺	第二代头孢菌素	静脉滴注：每次1g，12小时1次		
头孢尼西	第二代头孢菌素	静脉滴注/肌内注射： 每次0.5~2.0g，1次/日		
头孢孟多	第二代头孢菌素	静脉滴注：每次0.5~2.0g，4~8小时1次		
头孢地尼	第三代头孢菌素	口服：每次100mg，3次/日；或300mg，2次/日		
头孢他啶	第三代头孢菌素	肌内注射/静脉滴注：每次0.5~2g，8小时1次，最大日剂量为6g		
头孢哌酮	第三代头孢菌素	肌内注射/静脉滴注： 每次1~2g，2~3次/日，最大日剂量为12g		
头孢曲松	第三代头孢菌素	肌内注射/静脉滴注：每次1~2g，1次/日，最大日剂量为4g		

续 表

药物名称	类　型	用法和用量	不良反应	注意事项
头孢唑肟	第三代头孢菌素	肌内注射/静脉滴注：每次 0.5～1g，8～12 小时 1 次，最大日剂量为 4g		⑦长期使用三、四代头孢菌素可导致二重感染、低凝血酶原血症或出血 ⑧头孢曲松钠、头孢哌酮、头孢噻肟等可引起戒酒硫样反应。用药期间及治疗结束后 72 小时内避免摄入含酒精饮料 ⑨头孢曲松不能与含钙制剂同时使用，以免导致致死性结局的不良事件
头孢噻肟	第三代头孢菌素	肌内注射/静脉滴注：每次 1～2g，1 次/日，最大日剂量为 4g		
头孢哌酮/舒巴坦	第三代头孢菌素/酶抑制剂	静脉滴注/肌内注射：每次 1～2g，每日 2～4 次		
头孢吡肟	第四代头孢菌素	肌内注射/静脉滴注：每次 1～2g，12 小时 1 次，最大日剂量为 6g		
头孢匹罗	第四代头孢菌素	静脉滴注：每次 1～2g，12 小时 1 次		
厄他培南	非抗假单胞菌碳青霉烯类	肌内注射/静脉滴注：每次 1g，1 次/日	腹泻、恶心、呕吐等胃肠道反应，静脉炎，头痛以及女性阴道炎等；丙氨酸氨基转移酶（ALT）、天冬氨酸氨基转移酶（AST）、碱性磷酸酶（ALP）升高等	①对革兰阳性球菌、革兰阴性杆菌和多数厌氧菌具有强大的抗菌活性，对多数 β-内酰胺酶稳定 ②适用于耐多药但对本类药物敏感的需氧革兰阴性杆菌所致的中、重度感染，不用于治疗轻症感染，更不可作为预防用药 ③本类药物易致中枢神经系统反应，多发生于原有癫痫病史者，故原有癫痫等中枢神经系统疾病者避免应用 ④肾功能不全及老年患者应根据肾功能减退程度减量用药
美罗培南	抗假单胞菌碳青霉烯类	静脉滴注：每次 500～1000mg，8 小时 1 次		
比阿培南	抗假单胞菌碳青霉烯类	静脉滴注：每次 0.3g，2 次/日，最大日剂量为 1.2g		
帕尼培南	抗假单胞菌碳青霉烯类	静脉滴注：每次 500mg，2 次/日		
亚胺培南/西司他丁	抗假单胞菌碳青霉烯类	静脉滴注：每次 250mg，6 小时 1 次；500mg，6～8 小时 1 次，最大日剂量为 50mg/kg 或 4g，选择二者中的较低剂量		

续　表

药物名称	类　型	用法和用量	不良反应	注意事项
氨曲南	单环β-内酰胺类	肌内注射/静脉滴注： 每次1～2g，8～12小时1次，对铜绿假单胞菌感染，一次2g，6～8小时1次，最大日剂量为8g	不良反应较少见，常见为恶心、呕吐、腹泻及皮肤过敏反应等	①主要对革兰阴性菌敏感，但对不动杆菌属、假单胞菌属（除绿脓杆菌外）、革兰阳性菌或厌氧菌均耐药 ②过敏体质及对其他β-内酰胺类有过敏反应者慎用，肾功能损害者慎用 ③本品不可与头孢西丁配伍合用，因可引起拮抗作用

表1-5　大环内酯类抗生素

药物名称	用法和用量	不良反应	注意事项
红霉素	口服/静脉滴注：每次0.5～1g，4次/日，最大日剂量4g	胃肠道反应多见，可能引起听力减退，主要与血药浓度过高有关；过敏反应表现为药物热、皮疹、嗜酸性粒细胞增多等	①作为青霉素过敏患者的替代药物，用于β溶血链球菌，肺炎球菌中的敏感菌株所致的感染及军团菌病 ②阿奇霉素和克拉霉素对流感嗜血杆菌有效 ③红霉素及克拉霉素禁止与特非那定合用，以免引起心脏不良反应 ④进餐时服药可减轻胃肠道反应 ⑤肝功能损害患者如有指征应用时，需适当减量并定期复查肝功能，肾功能减退患者一般无需减少用量 ⑥对大环内酯类药物过敏者，孕妇，哺乳妇女，严重肝肾功能低下者，心律失常，心动过缓，Q-T间期延长患者禁用或慎用
吉他霉素	口服：每次250～500mg，4次/日 静脉滴注：每次200mg，2次/日		
螺旋霉素	口服：每次3万U，2次/日		
麦迪霉素	口服：每日0.6～1.2g，分3～4次服用		
阿奇霉素	口服：每次0.5g，1次顿服，疗程3日；或首剂0.5g，以后每日0.25g，疗程5日 静滴：每日1次0.5g，至少连续用药2日，继之换用阿奇霉素口服制剂每日0.5g，7～10日为一个疗程		
罗红霉素	口服：每次150mg，2次/日；或每次300mg，1次/日		
克拉霉素	口服：①普通剂型：每次250～500mg，2次/日；②缓释剂型，每次500～1000mg，1次/日 静脉滴注：每次500mg，12小时1次		

表 1-6　喹诺酮类抗生素

药物名称	用法和用量	不良反应	注意事项
氧氟沙星	口服：每次 400mg，2 次/日 静脉滴注：每次 0.2 ~ 0.4g，2 次/日	常见不良反应为轻微的胃部不适、厌食、恶心、呕吐、腹泻、腹痛等，偶有眩晕、头痛、烦躁、失眠及皮疹等，偶见血清转氨酶升高	①环丙沙星、左氧氟沙星具有抗铜绿假单胞菌作用 ②肾功能减退患者应用本类药物时根据肾功能情况减量，以防药物在体内积蓄引起抽搐等中枢神经系不良反应 ③18 岁以下患者、妊娠期、哺乳期妇女避免使用，癫痫患者慎用
环丙沙星	口服：每次 500 ~ 750mg，2 次/日 静脉滴注：每次 0.2 ~ 0.4g，2 次/日		
莫西沙星	口服或静滴：每次 400mg，1 次/日		
加替沙星	静脉滴注：每次 200mg，2 次/日		
左氧氟沙星	口服：每日 0.6 ~ 0.8g，分 3 ~ 4 次服用 静脉滴注：每次 200mg，2 次/日		

（四）氨基糖苷类　作用机制是通过与细菌核糖 30s 亚基结合，阻碍细菌蛋白质的合成，还可以导致细胞膜通透性增加，使细菌胞内物质外漏，从而导致细菌死亡。氨基糖苷类和 β 内酰胺类都是杀菌剂，该药对静止期的细菌也有强大作用。包括链霉素、庆大霉素、卡那霉素、阿米卡星等，新开发的有依替米星、异帕米星、奈替米星等，除对钝化酶稳定外，毒性低。主要针对革兰阴性杆菌，大肠杆菌、肺炎杆菌、肠杆菌属和变形杆菌对其十分敏感（表 1-7）。

（五）糖肽类及噁唑烷酮类　糖肽类阻碍细胞壁的合成。为窄谱的抗生素，但抗菌作用强，属杀菌剂，对各种革兰阳性球菌和杆菌，如金黄色葡萄球菌、溶血性链球菌、肺炎链球菌、肠球菌、白喉杆菌均有强大的抗菌作用。革兰阴性杆菌对此类耐药。包括万古霉素和去甲万古霉素。临床主要用于 MRSA 的治疗。已有报道 MRSA 对万古霉素的耐药率较前有所增加。去甲万古霉素活性比万古霉素稍强（表 1-8、表 1-9）。唑烷酮类抗生素是人工合成抗生素，主要作用于细菌 50S 核糖体亚单位，影响翻译系统的起始阶段，抑制 mRNA 与核糖体连接，阻止 70S 起始复合物的形成，从而抑制了细菌蛋白质的合成。主要用于治疗革兰阳性（G^+）球菌引起的感染，包括由 MRSA 引起的疑似或确诊院内获得性肺炎（HAP）、社区获得性肺炎（CAP）、复杂性皮肤或皮肤软组织感染（SSTI）以及耐万古霉素肠球菌（VRE）感染。

表 1-7　氨基糖苷类抗生素

药物名称	用法和用量	不良反应	注意事项
庆大霉素	静脉滴注/肌内注射：每日 3 ~ 5mg/kg，每 8 小时 1 次；或 5mg/kg，1 次/日，最大日剂量 5mg/kg	耳毒性反应；血尿、排尿次数显著减少、食欲减退、极度口渴等肾毒性反应；偶有皮疹、恶心、呕吐、肝功能减退、白细胞减少、粒细胞减少、贫血、低血压	①庆大霉素、妥布霉素、奈替米星、阿米卡星、依替米星对肠杆菌科和铜绿假单胞菌等革兰阴性杆菌具有强大的抗菌活性，对葡萄球菌属亦有良好的作用 ②治疗中重度铜绿假单胞菌感染时，常需与有抗铜绿假单胞菌作用的β-内酰胺类或其他抗生素联用 ③对铜绿假单胞菌以妥布霉素最强，对葡萄球菌以奈替米星为最强，阿米卡星的耐药性最低，依替米星对 MRSA 也有较强的作用。厌氧菌对氨基糖苷类完全耐药。建议每日给药一次，可降低肾、耳毒性，而不影响抗菌疗效和不增加耐药概率 ④卡那霉素对肠杆菌科和葡萄球菌属有良好的抗菌作用，但对铜绿假单胞菌无作用 ⑤本类药物对社区获得上、下呼吸道感染的主要病原菌肺炎链球菌、溶血性链球菌抗菌活性差 ⑥本类药物因可能引起黄斑坏死，不可用于眼内和结膜下给药 ⑦本类药物均具有肾毒性、耳毒性和神经肌肉阻滞，用药期间应监测肾功能，严密观察患者听力及前庭功能，如出现不良反应需及时停药 ⑧交叉过敏，对一种氨基糖苷类过敏的患者可能对其他氨基糖苷也过敏
阿米卡星	肌内注射或静脉滴注：每日 15mg/kg，每 8、12 或 24 小时 1 次，最大日剂量 1.5g		
卡那霉素	肌内注射或静脉滴注：每日 15mg/kg，每 12 小时 1 次；最大日剂量为 1.5g		
妥布霉素	静脉滴注/肌内注射：每日 3 ~ 5mg/kg，每 8 小时 1 次，或 5mg/kg，1 次/日，最大日剂量 5mg/kg		
依替米星	静脉滴注：每次 100 ~ 150mg，2 次/日		
奈替米星	肌内注射或静脉滴注：每日 4 ~ 6mg/kg，每 12 小时 1 次，最大日剂量 1.5g		
异帕米星	肌内注射或静脉滴注：每日 15mg/kg，分 1 ~ 2 次给药		

表 1-8　糖肽类抗生素

药物名称	用法和用量	不良反应	注意事项
万古霉素	静脉滴注：每日 2g，分 2～4 次，每 6～12h 静滴 60min 以上	胃肠道反应、血象异常、肝肾功能损害、幻视等	①本类药物具有肾毒性、耳毒性，用药期间应监测肾功能、患者听力及前庭功能等，听力减退、耳聋、严重肝肾功能不全者禁用 ②长期用药监测粒细胞计数
去甲万古霉素	静脉滴注：每日 0.8～1.6g（80 万～160 万 U），分 2～3 次		
替考拉宁	肌内注射或静脉滴注：首剂 400mg，以后 200mg/d		

表 1-9　噁唑烷酮类抗生素

药物名称	使用指征	用法和用量	不良反应	注意事项
利奈唑胺	致病菌为金黄色葡萄球菌（甲氧西林敏感或耐甲氧西林的菌株）或肺炎链球菌［包括多药耐药的菌株（MDRSP）］	口服：每次 400～600mg，12 小时 1 次 静脉滴注：400～600mg，12 小时 1 次	偶见腹泻、头痛、恶心、腹痛、低血压、瘙痒、口腔念珠菌、阴道念珠菌感染，白细胞减少，肝肾功能损害	①妊娠期和哺乳期妇女慎用 ②骨髓抑制者、严重肾功能不全患者慎用 ③本品超过 2 周患者，监测血小板

（六）四环素类　快速抑菌剂，由于其副作用，目前已少用。

（七）林可霉素类　抑菌剂，包括林可霉素和克林霉素，用于革兰阳性球菌和厌氧菌引起的感染（表 1-10）。

表 1-10　林可霉素类

药物名称	用法和用量	不良反应	注意事项
林可霉素	静脉滴注：一般成人每次 0.6g，每 8 小时或 12 小时 1 次，每 0.6g 溶于 100～200ml 输液中，滴注 1～2 小时	胃肠道反应、过敏反应、血象异常、肝肾损伤	①适用于厌氧菌、肺炎链球菌、其他链球菌属（肠球菌属例外）及敏感度金黄色葡萄球菌所致的重症感染 ②静脉制剂应缓慢滴注，不可静脉推注 ③克林霉素的活性比林可霉素强 4～8 倍 ④肝肾功能损害者慎用 ⑤可与红霉素竞争结合部位，拮抗作用，故不宜合用
克林霉素	口服：每日 0.6～1.8g，分 3～4 次 静脉滴注：每日 1.2～2.7g，分 2～4 次，最大日剂量为 4.8g		

（八）退热药　参见表1-11，化痰药参见慢性阻塞性肺病章

表 1-11　退热药

苯胺类解热镇痛药			
药物名称	用法和用量	不良反应	注意事项
对乙酰氨基酚	口服：每次 0.3 ~ 0.6g，持续发热或疼痛，可间隔 4 ~ 6 小时重复给药 1 次，24 小时内不超过 4 次	偶见恶心、呕吐、腹痛等	①乙醇中毒、肝病或病毒性肝炎、严重的肾功能不全者禁用 ②3 岁以下儿童、妊娠期和哺乳期妇女慎用
布洛芬	口服：每次 0.3 ~ 0.6g	同上	①活动期消化道溃疡者禁用 ②心功能不全、高血压患者慎用；妊娠期、哺乳期妇女慎用 ③因服用阿司匹林或其他非类固醇类抗炎药诱发哮喘、鼻炎和荨麻疹的患者禁用
尼美舒利	口服：每次 0.05 ~ 0.1g	同上	同上

第二节　支气管哮喘

一、临床处置思路

（一）诊断

1. 临床诊断　支气管哮喘（简称哮喘）是气道慢性过敏反应性炎症性疾病。这种慢性炎症导致气道高反应性的增加，通常出现广泛多变的可逆性气流受限，并引起反复发作性的喘息、气急、胸闷或咳嗽等症状，常在夜间和（或）清晨发作、加剧，多数患者可自行缓解或经治疗缓解。

哮喘发作过程有以下特点：①常有明显的季节性，好发于春秋季；②常伴有过敏性鼻炎、过敏性皮炎等；③多数患者发病前有变应原接触（花粉、粉尘、海鲜食品、发霉毒物等），吸入冷空气或刺激性气体、上呼吸道感染、劳累、情绪激动等诱因；④缓解时，可咳出较多的稀黏痰液或黏性痰栓。

具备以下几点可以诊断哮喘：

（1）反复发作喘息、气急、胸闷或咳嗽，多与接触变应原、冷空气、物理、化学性刺激以及病毒性上呼吸道感染、运动等有关。

（2）发作时在双肺可闻及散在或弥漫性，以呼气相为主的哮鸣音，呼气相延长。

（3）上述症状和体征可经治疗缓解或自行缓解。

（4）除外其他疾病所引起的喘息、气急、胸闷和咳嗽。

2. 不典型哮喘的诊断　临床表现不典型者（如无明显喘息或体征），肺功能测定可以确诊，同时肺功能也是评估哮喘控制程度的重要依据之一。

（二）检查项目

1. 肺功能　包括常规肺功能、支气管激发试验、支气管舒张试验、最大呼气流量（PEF）昼夜波动率测定等。

2. 动脉血气分析。

3. 其他　胸部X线片、痰液镜检可见嗜酸性粒细胞。血嗜酸性粒细胞、IgE可升高。皮肤过敏试验阳性提示患者存在相应的抗体。

（三）治疗

1. 治疗原则　控制症状，防止病情恶化，尽可能保持肺功能正常，维持正常的活动能力，避免治疗的副作用，防止不可逆气流阻塞，避免死亡。

2. 临床控制标准

（1）白天无症状，或偶有症状（≤2次/周）。

（2）无日常活动（包括适度运动）受限。

（3）无夜间症状和哮喘影响睡眠。

（4）无需使用，或偶尔（≤2次/周）需要使用哮喘治疗药物。

（5）肺功能检查指标正常或接近正常。

（6）无哮喘加重。

3. 哮喘急性发作的治疗

（1）纠正诱发因素：迅速脱离变应原，如为感染，选择抗生素一方面根据细菌的流行病学给予经验给药，另一方面及时获取痰标本，做微生物学检查及药敏试验，根据细菌培养及药敏试验结果及时调整抗生素。

（2）氧疗与辅助通气：经鼻导管吸入较高浓度氧气，及时纠正缺氧。

（3）β受体激动剂：轻、中度哮喘发作应用手控定量气雾剂辅以储物罐装置，1小时内吸入2～4喷，多可缓解症状。中、重度哮喘发作患者，应用沙丁胺醇溶液持续雾化吸入，或者皮下或静脉注射β_2受体激动剂（LABA）。

（4）氨茶碱：以0.6～0.8mg/（kg·h）的速率静脉滴注，可维持有效血药浓度。如24小时内未用过茶碱，应首先经静脉缓慢注射负荷量（5.6mg/kg）的氨茶碱，以使茶碱迅速达到有效血药浓度，但需茶碱浓度监测。

（5）抗胆碱药：异丙托溴铵溶液与β_2受体激动剂溶液同时雾化吸入。

（6）糖皮质激素：给药途径包括吸入、口服和静脉应用等。吸入为首选途径。国际上推荐的每天吸入激素剂量，参见表1-12。口服给药适用于中度哮喘发作、慢性持续哮喘吸入大剂量吸入激素联合治疗无效的患者和作为静脉应用激素治疗后的序贯治疗。一般使用半衰期较短的激素（如泼尼松、泼尼松龙或甲泼尼龙等）。严重急性哮喘发作时，应经静脉及时给予琥珀酸氢化可的松（400～1000mg/d）或甲泼尼龙（80～160mg/d）。

（7）重度哮喘发作的抢救：给予补液、纠正酸中毒、纠正电解质紊乱、积极处理并发症等。

表 1-12　根据哮喘病情控制分级制定治疗方案

第 1 级	第 2 级	第 3 级	第 4 级	第 5 级
哮喘教育、环境控制				
按需使用短效 β_2 受体激动剂				
控制性药物	选用 1 种	选用 1 种	加用 1 种或以上	加用 1 种或 2 种
	低剂量吸入性糖皮质激素（ICS）	低剂量 ICS 加 LABA	中高剂量 ICS 加 LABA	口服最小剂量的糖皮质激素
	白三烯调节剂	中高剂量 ICS	白三烯调节剂	抗 IgE 治疗
	低剂量 ICS 加白三烯调节剂	缓释茶碱		
	低剂量 ICS 加缓释茶碱			

注 ICS：吸入性糖皮质激素；LABA：长效 β_2 受体激动剂

二、临床处置流程

（一）支气管哮喘的临床处置流程（图 1-2）

（二）对流程图重要环节的说明

1. 当支气管极度痉挛或广泛痰栓堵塞，或全身衰竭而呼吸浅慢时哮鸣音反而减少甚至消失即“沉默肺”，不应误为病情好转，应是病情恶化的表现。

2. 重度和危重哮喘急性发作患者经过上述药物治疗，临床症状和肺功能无改善甚至继续恶化，应及时给予机械通气治疗，可先采用经鼻（面）罩无创机械通气，若无效应及早行气管插管机械通气。

三、特别提示

1. 静脉用 β_2 受体激动剂（LABA），全身不良反应的发生率较高，较少使用。不推荐长期单独使用长效 LABA，应该在医生指导下与吸入激素联合使用。福莫特罗因起效较快，可按需用于哮喘急性发作时的治疗。近年来推荐联合吸入激素和 LABA 治疗哮喘。这两者具有协同的抗炎和平喘作用，可获得相当于（或优于）应用加倍剂量吸入激素的疗效。

2. 吸入激素是长期治疗哮喘的首选药物，布地奈德溶液雾化吸入，起效较快，适用于轻、中度哮喘急性发作的治疗，地塞米松因半衰期较长，对肾上腺皮质功能抑制作用较强，一般不推荐使用。

3. 白三烯受体调节剂，如孟鲁司特等尤其适用于阿司匹林性哮喘、运动性哮喘和伴有变应性鼻炎哮喘患者的治疗。

4. 不推荐常规使用镁制剂，可用于重度急性发作或对初始治疗反应不良者。

5. 变应原特异性免疫疗法（SIT），适用于变应原明确但难以避免的哮喘患者。

6. 吸烟、饮酒、服用抗惊厥药、利福平等可引起肝脏酶受损并缩短茶碱半衰期；老人、持续发热、心力衰竭和肝功能明显障碍者，同时应用西咪替丁、大环内酯类药

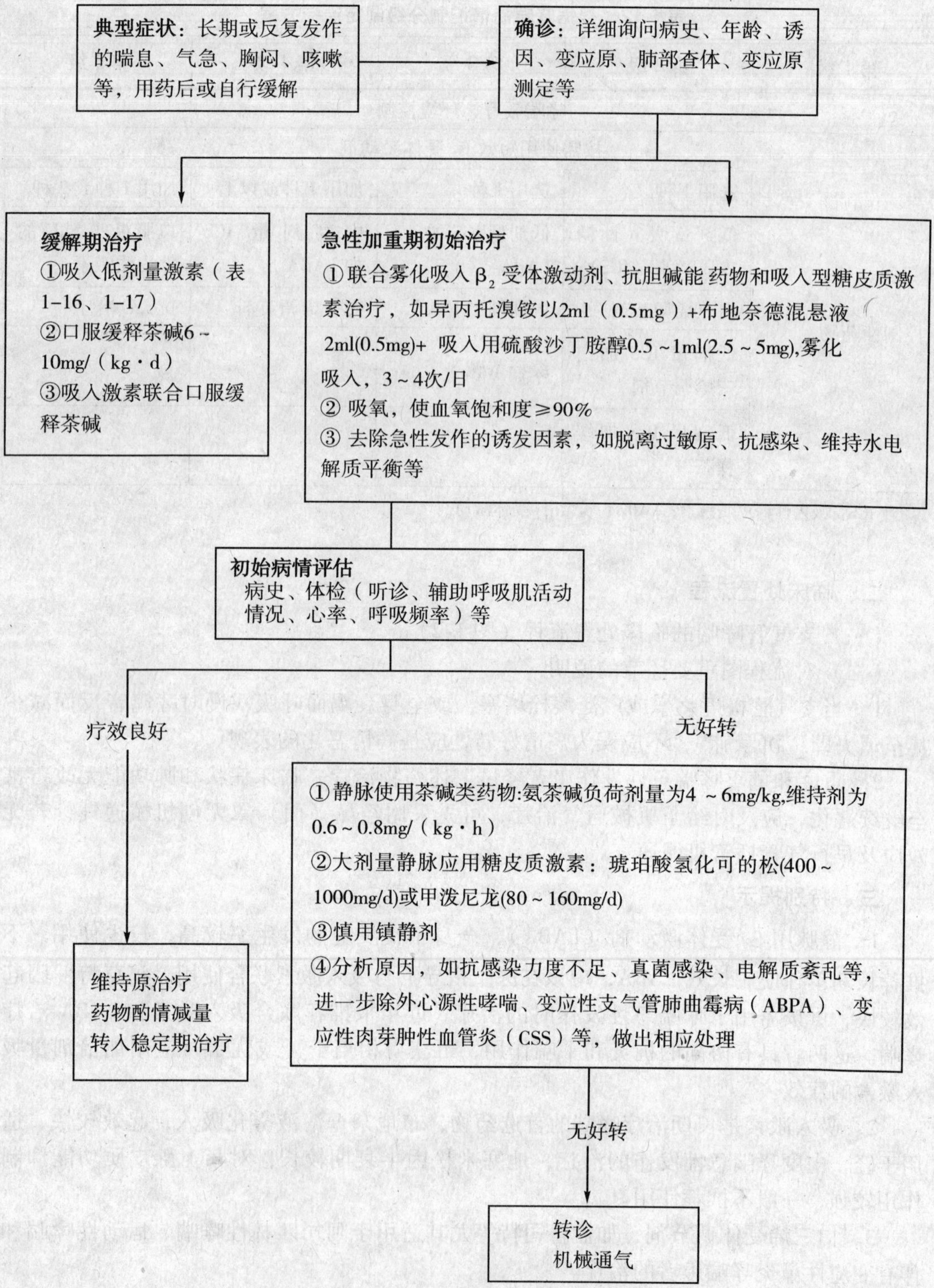

图 1-2　支气管哮喘的临床处置流程

物（红霉素等）、氟喹诺酮类药物（环丙沙星等）和口服避孕药等都可能增加茶碱血药浓度。

四、基本药物使用选择

治疗哮喘的药物可以分为控制药物和缓解药物。①控制药物：是指需要长期每天使用的药物。这些药物主要通过抗炎作用使哮喘维持临床控制，其中包括糖皮质激素、全身用激素、白三烯调节剂、LABA、缓释茶碱、色甘酸钠、抗 IgE 抗体及其他有助于减少全身激素剂量的药物等；②缓解药物：是指按需使用的药物。这些药物通过迅速解除支气管痉挛从而缓解哮喘症状，其中包括速效吸入 β_2 受体激动剂、全身用激素、吸入性抗胆碱能药物、短效茶碱及短效口服 β_2 受体激动剂等。

（一）β_2 受体激动剂　β_2 受体激动剂与支气管平滑肌细胞 β_2 受体结合并使其激动，使支气管平滑肌松弛。尚可增加黏膜纤毛的清除功能、减低血管的通透性、调节肥大细胞的介质释放。为哮喘急性发作的首选药物（表 1-13）。

表 1-13　β_2 受体激动剂

药物名称	用法和用量	不良反应	注意事项
丙卡特罗（短效）	吸入给药：定量吸入剂，需要时1~2喷（10μg/喷），2~4 次/日 口服：50μg，1 次/日，睡前服用或50μg，2 次/日，清晨及睡前服用	副作用很少，偶有心悸、心律失常、面色潮红、震颤、头痛、头晕、失眠、耳鸣、目眩、胃部不适、呃逆、口渴、恶心、倦怠、鼻塞以及皮疹	①有可能引起心律失常，服用时应予注意 ②以下患者慎服：甲状腺功能亢进、高血压、心脏病、糖尿病、妊娠期及哺乳期妇女 ③对酒精和氟利昂过敏者禁用 ④注意检查患者的吸入技术以保证吸入药物的有效性
沙丁胺醇（短效）	吸入给药：①定量吸入剂，需要时100~400μg，3~4 次/日，最大日剂量 2400μg；②吸入液，需要时每次2.5~5mg，雾化吸入，3~4 次/日 口服：①普通剂型：2~4mg，3~4次/日，日最大剂量 32mg；②缓释剂型：8mg，2 次/日		
特布他林（短效）	吸入给药：①定量吸入剂，需要时1~2 喷（250μg/喷），最大日剂量 8喷；②吸入液：需要时每次 2.5~5mg，雾化吸入，2~4 次/日 口服：①普通剂型：初始剂量为每次2.5mg，3 次/日，1~2 周后可增加至一次 5mg，3 次/日，最大日剂量15mg；②缓释剂型：5~7.5mg，2次/日		
海索那林（短效）	吸入给药：①定量吸入剂，需要时1~2 喷（200μg/喷），3~4 次/日，最大日剂量 10 喷 口服：0.5~1mg，3 次/日		

续　表

药物名称	用法和用量	不良反应	注意事项
福莫特罗（长效）	吸入给药：每次1～2吸（4.5μg/吸），1～2次/日，严重气道阻塞时可一次2～4吸，1～2次/日，最大日剂量54μg 口服：每次80μg，2次/日		
沙美特罗（长效）	吸入给药：定量吸入剂一次1～2吸（25μg/吸）。最大日剂量200μg		
班布特罗（长效）	口服：初始剂量一次10mg，1次/日，1～2周后可增加至一次20mg，1次/日		

（二）抗胆碱能药物　通过与胆碱能受体（M受体）结合，阻断节后迷走神经传出支，通过降低迷走神经张力而舒张支气管，其支气管舒张作用较 β_2 受体激动剂弱，起效较慢，但疗效持久（7～10小时），不良反应轻。多与 β_2 受体激动剂联用，起协同作用，亦可单独应用于不能耐受 β_2 受体激动剂者，尤其应用于夜间哮喘及痰多的哮喘患者（表1-14）。

表1-14　M胆碱受体阻断剂

药物名称	用法和用量	不良反应	注意事项
异丙托溴铵	吸入给药：①定量吸入剂：一次1～3吸（20μg/吸）4次/日。②吸入液：需要时雾化吸入，一次250～500μg，3～4次/日	类似阿托品，可引起心悸、头痛、头晕、神经质、恶心、呕吐、消化道疼痛、震颤、视物模糊、口干、咳嗽，排尿困难、呼吸道症状加重以及皮疹等	①闭角性青光眼、前列腺肥大、幽门梗阻的患者禁用 ②哺乳期妇女、孕妇及儿童慎用 ③使用时注意勿误入眼部 ④孕妇慎用 ⑤对本品过敏者禁用
噻托溴铵	吸入给药：1吸/次（18μg/吸），1次/日，本品用HandiHaler（药粉吸入器）吸入装置吸入		

（三）茶碱类　属于磷酸二酯酶抑制剂，除能抑制磷酸二酯酶外，还能阻断腺苷受体，可舒张支气管、增强气道纤毛的清除作用，尚有强心、利尿、扩冠脉、兴奋呼吸中枢的作用。常用于轻中度哮喘的发作，与激素合用有协同作用（表1-15）。

表 1-15　茶碱类

药品名称	使用指征	用法和用量	不良反应	注意事项
氨茶碱	支气管哮喘、喘息型支气管炎、阻塞性肺气肿等缓解喘息症状；也可用于心源性肺水肿引起的哮喘	口服：每次 0.1～0.2g，3 次/日，极量：每次 0.5g，1g/日 静脉滴注：每次 0.25～0.5g，每日 0.5～1g 以 5%～10% 葡萄糖注射液稀释后缓慢滴注	心悸、窦性心动过速、上腹部不适、食欲不振、恶心、呕吐、兴奋、失眠等症状。如过量服用可出现严重的心律不齐、阵发性痉挛危象	①严重的心、肝、肾功能异常者及活动性胃、十二指肠溃疡者慎用 ②妊娠及哺乳期妇女尽量避免使用 ③本类药的个体差异较大，必要时监测血药浓度 ④心肌梗死患者禁用
多索茶碱	同上	口服：通常成人每次 0.2～0.4g，2 次/日，饭前或饭后 3 小时服用 静脉滴注：每次 0.2g，12 小时 1 次		

（四）糖皮质激素（表 1-16、表 1-17）

表 1-16　糖皮质激素

药物名称	用法和用量	不良反应	注意事项
泼尼松龙片	30～40mg/d，疗程 7～14 日	可能出现胃炎，如长期使用可能出现肾上腺皮质功能不全、骨质疏松、肌肉萎缩、无力或疼痛、易感染、创伤愈合不良、电解质紊乱、体重增加、诱发糖尿病、皮纹、白内障和青光眼	①严重的高血压、糖尿病、胃十二指肠溃疡、骨质疏松症、精神病史、癫痫病史及青光眼、真菌和病毒感染者禁用 ②不推荐长期口服糖皮质激素治疗 ③尽量使用最小的有效剂量，达到满意疗效后逐渐减量，至最小维持量，隔日服用
泼尼松片	30～40mg/d，疗程 7～14 日		
甲泼尼龙	24～32mg/d，疗程 7～14 日		
二丙酸倍氯米松 布地奈德 环索奈德 丙酸氟替卡松	吸入给药：按低中高剂量分次吸入给药（剂量参见表 1-17）	咽部刺激感，咽喉部出现白色念珠菌感染，偶见声嘶或口干，少数可因变态反应引起皮疹	①某些患者出现口腔和咽部念珠菌感染，这样的患者吸入后用水漱口可能是有益的 ②肺结核患者使用本品可能需慎重考虑
布地奈德/福莫特罗	吸入给药：每次 1～2 吸（剂型：80μg/4.5μg/吸；160μg/4.5μg/吸），2 次/日		
沙美特罗替卡松粉（50/250）	吸入给药：每次 1 吸，2 次/日		

表 1-17 吸入糖皮质激素的估算等效剂量

药物名称	成人每日剂量（μg）		
	低剂量	中剂量	大剂量
二丙酸倍氯米松	200～500	500～1000	>1000～2000
布地奈德	200～400	400～800	>800～1600
环索奈德	80～160	160～320	>320～1280
丙酸氟替卡松	100～250	250～500	>500～1000

（五）白三烯受体调节剂　目前在国内应用的主要是半胱氨酰白三烯受体阻断剂，通过对气道平滑肌和其他细胞表面白三烯受体的阻断，抑制肥大细胞和嗜酸性粒细胞释放炎性介质，但其作用不如吸入激素，也不能取代激素。可作为联合治疗中的一种药物（表 1-18、表 1-19）。

表 1-18 白三烯受体调节剂

药物名称	使用指征	用法和用量	不良反应	注意事项
孟鲁司特	适用于 15 岁及 15 岁以上成人哮喘的预防和长期治疗，包括预防白天和夜间的哮喘症状，治疗对阿司匹林敏感的哮喘患者以及预防运动诱发的支气管收缩	口服：10mg，1 次/日，睡前服用	可能出现头痛、胃肠道反应、罕见周身疼痛、头晕	应避免用于肝损害或肝硬化患者
普鲁司特	同上	口服：225mg，2 次/日		
扎鲁司特	同上	口服：起始剂量 20mg，2 次/日，逐步增加至 40mg，2 次/日		

（六）抗组胺类药物　组胺是哮喘发作中的重要炎症介质，可引起支气管平滑肌痉挛，促进腺体分泌，增加血管通透性，而且与气道高反应性（BHR）有关。因此抗组胺药物对哮喘具有一定的作用。季节性哮喘患者发作季节前预防性使用抗组胺药物，可以减轻哮喘发作，减少 β_2 受体激动剂的用量，对肺功能可有轻微改善或无作用。但对于慢性持续发作性哮喘，常规剂量的抗组胺药物疗效不显著。

表 1-19　抗组胺药

药物名称	使用指征	用法用量	不良反应	注意事项
氯雷他定	适用于伴有过敏性鼻炎的哮喘患者；预防哮喘症状，尤其是阿司匹林和运动诱发性支气管痉挛	口服：1 片（10mg），1 次/日	嗜睡、倦怠、口干、恶心等胃肠道反应，偶见头痛、头晕、迟钝以及体重增加	①口服第二代抗组胺药物如酮替芬、氯雷他定、特非那丁等具有抗变态反应作用，在哮喘治疗中作用较弱 ②服药期间不得驾驶机、车、船、从事高空作业、机械作业及操作精密仪器 ③肝功能受损者，本品的清除率减少，故应减低剂量 ④孕妇慎用，对本品过敏者或特异体质的患者禁用
酮替芬	同上	口服：2mg，每晚 1 次；可酌情增加剂量至 2mg，2 次/日		
西替利嗪	同上	口服：10mg，1 次/日或遵医嘱，如出现不良反应，可改为早晚各 5mg		

第三节　慢性阻塞性肺疾病

一、临床诊治思路

（一）诊断

1. 临床诊断　慢性阻塞性肺疾病（chronic obstructive pulmonary disease，COPD）是 20 世纪 60 年代提出的术语，以不可逆的气流受限为特征的疾病，慢性支气管炎与阻塞性肺气肿是导致最常见的疾病。如患者只有“慢性支气管炎”和（或）“肺气肿”，而无气流受限，则不能诊断为 COPD。支气管哮喘不属于 COPD，哮喘患者的气流受限具有显著的可逆性，是其不同于 COPD 的一个关键特征；但是，部分哮喘患者随着病程延长，可出现较明显的气道重塑，导致气流受限的可逆性明显减小，临床很难与 COPD 相鉴别。COPD 和哮喘可以发生于同一患者；而且，由于二者都是常见病、多发病，这种概率并不低。

COPD 患病过程应有以下特征：①吸烟史：多有长期较大量吸烟史；②职业性或环境有害物质接触史：如较长期粉尘、烟雾、有害颗粒或有害气体接触史；③家族史：COPD 有家族聚集倾向；④发病年龄及好发季节：多于中年以后发病，症状好发于秋冬寒冷季节，常有反复呼吸道感染及急性加重史。随病情进展，急性加重愈渐频繁；⑤慢性肺源性心脏病史：COPD 后期出现低氧血症和（或）高碳酸血症，可并发慢性肺源性心脏病和右心衰竭。

早期体征可不明显。随疾病进展，常有肺气肿的体征。

肺功能检查是判断气流受限的客观指标，其重复性好，对 COPD 的诊断、严重程度评价、疾病进展、预后及治疗反应等均有重要意义。

2. COPD 诊断标准及分级　稳定期的患者可根据肺功能将 COPD 分为 4 级，吸入支气管舒张剂后第一秒用力呼气容积占用力肺活量百分比（FEV1/FVC%）<70% 者，可确定为不能完全可逆的气流受限（表 1-20）。

表 1-20　慢性阻塞性肺疾病临床严重程度的肺功能分级（吸入支气管舒张剂后）

分　级	特　征
Ⅰ：轻度	FEV1/FVC <70%，FEV1 占预计值% ≥80%
Ⅱ：中度	FEV1/FVC <70%，50% ≤FEV1 占预计值% <80%
Ⅲ：重度	FEV_1/FVC <70%，30% ≤FEV_1 占预计值% <50%
Ⅳ：极重度	FEV_1/FVC <70%，FEV_1 占预计值% <30%，或 FEV_1 占预计值 <50%，或伴有慢性呼衰竭

（二）检查　血常规、X 线胸片、胸部 CT、血气分析、痰病原学、肝肾功能等，并发感染时痰涂片可见大量中性粒细胞，痰培养可检出各种病原菌，常见者为肺炎链球菌、流感嗜血杆菌、卡他摩拉菌、肺炎克雷伯杆菌等。

（三）治疗

1. 治疗原则　采取防治结合的综合措施，目的在于消除症状，防治肺功能损伤，促进康复。在急性发作期和慢性迁延期应以控制感染和祛痰、镇咳为主。在缓解期以加强锻炼、增强体质、提高机体抵抗力、预防复发为主。

2. COPD 急性发作期的治疗

（1）纠正诱发因素：引起 COPD 加重的最常见原因是气管-支气管感染，主要是病毒、细菌的感染。选择抗生素一方面根据患者已使用的抗生素情况和细菌的流行病学给予经验给药，另一方面要及时获取痰标本，做微生物学检查及药敏试验，根据细菌培养及药敏试验结果及时调整抗生素。根据细菌可能的分布采用适当的抗菌药物治疗，具体用药参见表 1-21。

表 1-21　慢性阻塞性肺疾病（COPD）住院患者抗生素应用参考表

组　别	病原微生物	抗生素
Ⅰ级及Ⅱ级 COPD 急性加重	流感嗜血杆菌、肺炎链球菌、卡他莫拉菌等	青霉素、β 内酰胺酶抑制剂（阿莫西林/克拉维酸）、大环内酯类（阿奇霉素、克拉霉素、罗红霉素等）、第一代或第二代头孢菌素（头孢呋辛、头孢克洛）、多西环素、左氧氟沙星等，一般可口服

续　表

组　别	病原微生物	抗生素
Ⅲ级及Ⅳ级 COPD 急性加重，无铜绿假单胞菌感染危险因素	流感嗜血杆菌、肺炎链球菌、卡他莫拉菌、肺炎克雷伯菌、大肠杆菌、肠杆菌属等	β内酰胺酶抑制剂、第二代头孢菌素（头孢呋辛）、氟喹诺酮类（左氧氟沙星、莫西沙星、加替沙星）、第三代喹诺酮类（莫西沙星、加替沙星）、第三代头孢菌素（头孢曲松、头孢噻肟）等
Ⅲ级及Ⅳ级 COPD 急性加重，有铜绿假单胞菌感染危险因素	以上细菌及铜绿假单胞菌	第三代头孢菌素（头孢他啶）、头孢哌酮/舒巴坦、哌拉西林/他唑巴坦、亚胺培南、美洛培南等，也可联合用氨基糖苷类、氟喹诺酮类（环丙沙星等）

（2）控制性氧疗：氧疗后易达到满意的氧合水平（$PaO_2 > 60mmHg$ 或 $SaO_2 > 90\%$）。应避免吸入氧浓度过高引起潜在 CO_2 潴留及呼吸性酸中毒。鼻导管给氧时，吸入氧浓度（%）=21＋4×氧流量（L/min），一般吸入氧浓度为28%～30%。

（3）支气管舒张剂：有 $β_2$ 受体激动剂（短效的有沙丁胺醇、特布他林，长效的有沙美特罗、福莫特罗）、抗胆碱能药物（异丙托溴铵，噻托溴铵等）及茶碱类药物。联合应用，肺功能与健康状况可获进一步改善。应用糖皮质激素，对加重期治疗有益，可促进病情缓解和肺功能的恢复。

（4）祛痰药（黏液溶解剂）：常用药物有盐酸氨溴索、溴己新、乙酰半胱氨酸等。

（5）机械通气：对于并发较严重呼吸衰竭的患者可使用机械通气治疗。

（6）其他治疗措施：补充营养，维持水电解质平衡等。

二、临床处置流程

（一）慢性阻塞性肺疾病的临床处置流程（图1-3）

（二）对流程图重要环节的说明

1. COPD 与支气管哮喘的鉴别有时存在一定困难。COPD 多于中年后起病，哮喘则多在儿童或青少年期起病；COPD 症状缓慢进展，逐渐加重，哮喘则症状起伏大；COPD 多有长期吸烟史和（或）有害气体、颗粒接触史，哮喘则常伴过敏体质、过敏性鼻炎和（或）湿疹等，部分患者有哮喘家族史；COPD 时气流受限基本为不可逆性，哮喘时则多为可逆性。然而，部分病程长的哮喘患者已发生气道重塑，气流受限不能完全逆转；而少数 COPD 患者伴有气道高反应性，气流受限部分可逆。此时应根据临床及实验室所见全面分析，必要时作支气管舒张试验和（或）PEF 昼夜变异率来进行鉴别。

2. 一些已知病因或具有特征病理表现的气流受限疾病，如支气管扩张症、肺结核纤维化病变、肺囊性纤维化、弥漫性泛细支气管炎以及闭塞性细支气管炎等，均不属于 COPD。

典型症状：
气短或呼吸困难，逐渐加重
慢性咳嗽、咳痰或喘息
全身性症状：如体重下降、食欲减退、外周肌肉萎缩和功能障碍、精神抑郁和(或)焦虑等

拟诊：追问有无吸烟史，查体桶状胸，呼吸音低，或闻及干湿啰音
临床评估：为慢性阻塞性肺病

确诊：肺功能 FEV_1/ FVC<70%，
FEV_1占预计值百分比≥或≤80%

处于稳定期患者：
（1）戒烟
（2）支气管舒张药
① 沙丁胺醇气雾剂（1～2喷/ 次）或福莫特罗（4.5～9μg，2次/日），缓解症状，按需应用
② 噻托溴铵（18μg,1 次/日）± 沙美特罗替卡松粉吸入剂（50μg/500μg）（1吸，2次/日），可长期规律吸入
（3）祛痰药：盐酸氨溴索（30mg，3 次/日）
（4）其他：氧疗、康复治疗等

急性加重期：
痰量增多，或出现脓性痰

是

病情较轻的患者可以在院外治疗：
①适当增加以往所用支气管舒张剂的剂量及频度（药物同稳定期）
②氨茶碱（0.1g，3次/日）或缓释片
③应用抗感染、抗病毒药物等，如头孢呋辛0.5g，2次/日或左氧氟沙星0.2g，2次/日
④祛痰药

病情好转
转入稳定期治疗

病情较重的患者住院治疗：
①氧疗
②抗感染：参见表1-21
③祛痰药物：盐酸氨溴索、溴己新、乙酰半胱氨酸
④解痉平喘：可给予数天雾化治疗
[沙丁胺醇（2500μg）]+[异丙托溴铵（500μg）]+[布地奈德（800～1600μg）或二丙酸倍氯米松（1000～2000μg）]，2～4次/日
⑤全身使用糖皮质激素：泼尼松龙每日30～40mg，连用7～10d（基础 FEV_1<50%预计值），可酌情给予静脉激素，如琥珀酸氢化可的松(400～1000mg/d)或甲泼尼龙(80～160mg/d)
⑥预防性抗凝、注意水电解质等

病情未见好转

转诊
机械通气

图 1-3　慢性阻塞性肺疾病的临床处置流程

三、特别提示

1．β_2 受体激动剂、抗胆碱能药物及茶碱类药物由于作用机制不同，药代及药动学特点不同，且分别作用于不同大小的气道，所以联合应用可获得更大的支气管舒张作用。

2．抗生素选择应依据患者肺功能及常见的致病菌，结合患者所在地区致病菌及耐药流行情况，选择敏感抗生素。

3．长期应用广谱抗生素和糖皮质激素易继发深部真菌感染，应密切观察真菌感染的临床征象并采用防治真菌感染措施。

四、基本药物使用选择

1．β_2 受体激动剂：参见支气管哮喘章节（表1-13）。

2．M胆碱受体拮抗剂：参见支气管哮喘章节（表1-14）。

3．糖皮质激素：参见支气管哮喘章节（表1-16）。

4．镇咳化痰治疗（表1-22）。

表1-22　镇咳化痰药

药物名称	使用指征	用法和用量	不良反应	注意事项
氨溴索	适用于下述患者伴有痰液分泌不正常及排痰功能不良的急性、慢性呼吸道疾病	普通剂型：30mg，3次/日或60mg，2次/日 缓释剂型：75mg/d 注射剂型：15～30mg/d	可能出现胃肠道反应、皮疹、支气管痉挛	①慎用于胃肠道溃疡患者 ②妊娠期和哺乳期妇女慎用 ③避免同服强力镇咳药，以免稀释痰液阻塞气道
溴己新	同上	口服：8～16mg，3次/日 肌注或静点：每次4mg，8～12mg/d		
乙酰半胱氨酸	同上	口服：每次0.2g，每日2～3次	偶见恶心、呕吐、皮疹，少见支气管痉挛等过敏反应	支气管哮喘患者慎用
桃金娘油	同上	口服：每次300mg，2～4次/日	胃肠道不适，偶有过敏现象	①本胶囊不可打开或嚼破后服用。宜餐前30分钟凉水送服 ②本品不含糖，因而可用于糖尿病患者

（5）茶碱类：参见支气管哮喘章节（表1-15）。

（6）抗生素类：参见社区获得性肺炎章节。

（焦晓丹　刘　欣）

第二章　循环系统疾病合理用药指导

第一节　动脉粥样硬化

一、临床处置思路

（一）诊断　本病是动脉硬化中最常见、最重要的一种，动脉管壁增厚变硬、失去弹性和管腔缩小。动脉粥样硬化的特点是受累动脉的病变从内膜开始，先后有多种病变合并存在，包括局部脂质和复合糖类聚集、纤维组织增生和钙质沉着形成斑块，并有动脉中层的逐渐退变，继发性病变尚有斑块内出血、斑块破裂及局部血栓形成等。常见的危险因素包括：年龄、性别、血脂异常、高血压、吸烟、糖尿病或糖耐量异常等。主要表现为相关器官受累后出现的病象，如主动脉瘤、心肌梗死、脑卒中等。

（二）检查项目　目前本病尚没有敏感而又特异性的早期实验室诊断方法。患者多有脂代谢失常，主要表现为血总胆固醇（TC）增高、低密度脂蛋白（LDL）增多、高密度脂蛋白（HDL）减少、甘油三酯（TG）增多、载脂蛋白 B 增多、载脂蛋白 A 减少、脂蛋白（a）增多等。血液流变学检查往往示血黏滞度增高。血小板活性可增高。

X 线检查除主动脉粥样硬化的表现外，选择性或数字减影动脉造影可显示冠状动脉、脑动脉、肾动脉、肠系膜动脉和四肢动脉粥样硬化所造成的管腔狭窄或动脉瘤病变，以及病变的所在部位、范围和程度，有助于确定介入治疗和外科治疗的适应证和选择施行手术的方式。多普勒超声检查有助于判断四肢动脉和肾动脉的血流情况。肢体电阻抗图、脑电阻抗图以及脑电图、脑 CT 或磁共振断层显像有助于判断四肢和脑动脉的功能情况以及脑组织的病变情况。放射性核素检查有助于了解脑、心、肾组织的血供情况。超声心动图检查、心电图检查及其负荷试验所示的特征性变化有助于诊断冠状动脉粥样硬化。

（三）治疗

1. 治疗原则　首先应积极预防动脉粥样硬化的发生，已发生的应积极治疗。已发生并发症的，及时治疗，防止恶化，延长寿命。

2. 一般预防措施

（1）发挥患者主观能动性配合治疗。

（2）合理膳食：膳食总热量不能过高，以维持正常体重为度。超重者应减少每日饮食的总热量，要低糖低脂饮食。年过 40 者即使血脂无异常，也应避免经常食用过多的动物性脂肪和含胆固醇较高的食物，如肥肉、肝脏、脑、肾、肺等。已确诊有冠状动脉粥样硬化者，严禁暴饮暴食，以免诱发心绞痛或心肌梗死。倡导清淡饮食，多吃富含维生素 C 和植物蛋白的食物。

（3）适当的体力劳动和体育锻炼。

（4）合理安排工作和生活。生活要有规律，保持乐观、愉快的情绪，避免过度劳累和情绪激动，注意劳逸结合，保证充分睡眠。

（5）提倡不吸烟、限制饮酒。

（6）积极治疗与本病有关的一些疾病，如高血压、糖尿病等。

3. 药物治疗

（1）调脂药物：血脂异常的患者，经上述饮食调节和进行体力活动后仍未正常者，可按血脂的具体情况选用下列调脂药物：

1）羟甲基戊二酰辅酶A还原酶抑制剂（他汀类）：竞争性抑制体内胆固醇合成过程中限速酶（羟甲基戊二酰辅酶A还原酶），从而阻断胆固醇的生成，继而上调细胞表面的LDL受体，加速血浆LDL的分解代谢。主要降低TC和LDL。适用于高胆固醇血症和以胆固醇升高为主的混合性高脂血症。

2）苯氧芳酸类（贝特类）：激活过氧化物酶体增殖物激活受体PPAR α，刺激LPL、apo A基因表达，抑制apo C Ⅲ基因表达，增强LPL的脂解活性，促进VLDL和TG分解以及胆固醇的逆向转运。主要降低血清VLDL和TG。主要适用于高甘油三酯血症和以甘油三酯升高为主的混合性高脂血症。

3）烟酸类：烟酸属B族维生素，其用量超过作为维生素作用剂量时，有调脂作用。可能与抑制脂肪组织脂解和减少肝脏中VLDL合成和分泌有关。主要适用于高甘油三酯血症和以甘油三酯升高为主的混合性高脂血症。

（2）抗血小板药物

1）阿司匹林：是通过抑制血小板的环氧酶，减少前列腺素的生成而起作用。抑制血小板黏附和聚集，可防止血栓，有助于防止血管阻塞性病变病情发展。

2）氯吡格雷：主要通过选择性抑制二磷酸腺苷（ADP）与血小板受体的结合及继发的ADP介导的血小板GPⅡb/Ⅲa复合物的活化，达到抑制血小板聚集的作用。

二、临床处置流程

（一）动脉粥样硬化的临床处置流程（图2-1）

（二）对流程图重要环节的说明

1. 调脂药的应用应根据患者血脂情况进行，若患者血脂不高，目前研究显示调脂药有稳定斑块作用，在患者已出现临床并发症时也应应用。

2. 若患者已发生心脑肾等重要脏器的严重动脉粥样硬化并出现临床并发症，应以介入治疗、外科手术治疗为主。

三、特别提示

目前动脉粥样硬化尚没有敏感而又特异性的早期实验室诊断方法。大多数患者是在出现相关器官受累的临床表现后才被确诊，如主动脉瘤、心肌梗死、脑卒中等。

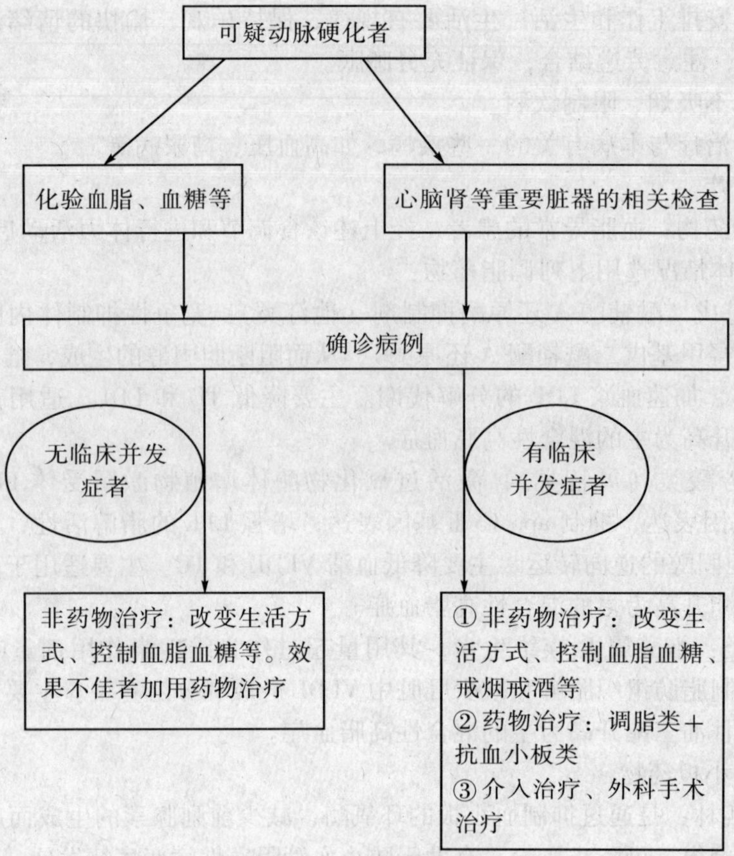

图 2-1　动脉粥样硬化的临床处置流程

四、基本药物使用选择（表 2-1）

表 2-1　动脉粥样硬化治疗基本用药

药物名称	使用指征	用法用量	注意事项
辛伐他汀	①高脂血症：对于原发性高胆固醇血症，杂合子家族性高胆固醇血症或混合性高胆固醇血症的患者，当饮食控制及其他非药物治疗不理想时，辛伐他汀可用于降低总胆固醇、低密度脂蛋白胆固醇、载脂蛋白 B 和甘油三酯。辛伐他汀对于纯合子家族性高胆固醇血症患者，当饮食控制及非饮食疗法不理想时，可用于降低总胆固醇、低密度脂蛋白胆固醇和载脂蛋白 B；②冠心病：对冠心病患者，辛伐他汀可延缓动脉粥样硬化的进展，包括新病灶及全堵塞的发生	10 ～ 20mg，每晚 1 次	可有转氨酶升高、肌肉疼痛，极少数严重者横纹肌溶解，儿童、孕妇、哺乳期妇女不宜应用。尽量避免与其他降脂药物同时应用

续　表

药物名称	使用指征	用法用量	注意事项
氟伐他汀	基本同辛伐他汀	40～80mg，每晚1次	同上
阿托伐他汀	基本同辛伐他汀	10～20mg，每晚1次	同上
非诺贝特	用于治疗成人饮食控制疗法效果不理想的高脂血症，其降甘油三酯及混合型高脂血症作用较胆固醇作用明显	0.1g，每日3次；或微粒型0.2g，每日1次	与他汀类相似
烟酸	降低高胆固醇血症和甘油三酯水平	0.2g，每日3次	主要副作用为面部潮红、瘙痒，有可能使消化性溃疡恶化，糖尿病患者一般不宜应用烟酸
阿司匹林	预防心、脑血管疾病的发作	75～150mg，每日1次	主要副作用消化道反应，出血等，消化性溃疡者慎用
氯吡格雷	同上	75mg，每日1次	白细胞减少

第二节　缺血性心脏病

心绞痛

一、临床诊治思路

（一）症状　发作性的胸痛，多以心前区或胸骨后为著，疼痛多为压迫、发闷或紧缩感，也可有灼烧感，但不尖锐，不像针刺或刀扎样疼痛，偶伴濒死的恐惧感。常放射至左肩、左臂内侧，达无名指或小指，或至颈、咽或下颌部。胸痛症状多与活动、情绪激动、寒冷、饱食等有关，有时亦无明显诱因，发作时患者往往不自觉停止原来的活动直至缓解。典型的心绞痛常在相似的条件下发作，但有时同样的劳力只在早晨而不在下午引起心绞痛，提示与晨间交感神经兴奋性增高有关。多数经休息或含服硝酸酯类等药物数分钟可缓解，亦有持续30分钟以上不缓解者，需与急性心肌梗死鉴别。一般症状典型者无需做其他检查即可确诊。

（二）体征　平时一般无异常体征。心绞痛发作时查体常见心率增快、血压升高、表情焦虑、出汗等，有时出现第四或第三心音奔马律，可有暂时性心尖部收缩期杂音，是乳头肌缺血以致功能失调引起二尖瓣关闭不全所致。

（三）心电图　心电图是诊断心绞痛最常用的辅助检查，其中心电图 ST 段压低或抬高的动态变化最具诊断价值。应及时记录发作时和症状缓解后的心电图，发作时心电图 ST 段水平型或下斜型压低≥1mm，缓解后恢复正常有诊断意义，提示为心内膜下心肌缺血。若发作时倒置的 T 波呈伪性改变（假正常化），发作后 T 波恢复原倒置状态；或以前心电图正常者近期内出现心前区多导联 T 波深倒，在排除非 Q 波性急性心肌梗死后，结合临床也应考虑心绞痛的诊断。当发作时心电图显示 ST 段压低≥0.5mm 但<1mm 时，仍需高度怀疑患本病。ST 段抬高反应心外膜下心肌缺血或透壁性心肌缺血。ST 段抬高诊断标准是：肢体导联两个或两个以上导联 ST 段抬高≥1mm，胸前导联两个或两个以上导联≥2mm。缺血性 ST 段抬高呈弓背向上型，伴有对应导联 ST 段下移，此时注意查心肌酶、肌钙蛋白，若阳性应考虑有急性心肌梗死。

（四）治疗

1. 发作时的治疗

（1）发作时立即休息，可吸氧。

（2）给予硝酸甘油 1 片舌下含服，若 3～5 分钟无效，可追加 1 次，若连续含硝酸甘油 3 次仍不能控制疼痛症状，需应用强镇痛剂以缓解疼痛，给予盐酸罂粟碱 30mg 稀释后静推或吗啡 3mg 稀释后静推，并随即采用硝酸甘油或硝酸异山梨酯静脉滴注，硝酸甘油的剂量以 5μg/min 开始，以后每 5～10 分钟增加 5μg/min，直至症状缓解或收缩压降低 10mmHg，最高剂量一般不超过 80～100μg/min。一旦患者出现头痛或血压降低（收缩压<90mmHg）应迅速减少静脉滴注的剂量。维持静脉滴注的剂量以 10～30μg/min 为宜。硝酸甘油持续静脉滴注 24～48 小时即可，以免产生耐药性而降低疗效。

（3）发作期时注意事项　此时应记录发作时心电图。若患者症状持续 30 分钟不缓解，应查心肌酶和肌钙蛋白，并监测患者心电图变化，鉴别是否发生心肌梗死。

2. 缓解期治疗　尽量避免已知的诱发因素，戒烟酒，避免情绪波动，保持一定的体力活动，以不诱发症状为度。禁止吸烟、饮酒。室温不宜过热过冷。低脂饮食，饮食宜少量多餐，不宜过饱，食后不应立即活动。夜间易发者，可睡前服镇静剂。药物治疗。

（1）硝酸酯类：常用的口服硝酸酯类药物为硝酸异山梨酯（消心痛）和 5-单硝酸异山梨酯。硝酸异山梨酯作用的持续时间为 4～5 小时，故以每日 3～4 次口服为妥，对劳力型心绞痛患者应集中在白天给药。5-单硝酸异山梨酯可采用每日 2 次给药。若白天和夜间或清晨均有心绞痛发作者，硝酸异山梨酯可采用每 6 小时给药 1 次，加用单硝酸异山梨酯缓释片 60mg，每晚 1 次，但宜短期治疗以避免产生耐药性。对于频繁发作的心绞痛患者口服硝酸异山梨酯短效药物的疗效常优于服用 5-单硝类的长效药物。硝酸异山梨酯的使用剂量可以从每次 10mg 开始，症状控制不满意时可逐渐加大剂量，一般不超过每次 40mg。只要患者心绞痛发作时口含硝酸甘油有效，即是增加硝酸异山梨酯剂量的指征，若患者反复口含硝酸甘油不能缓解症状，常提示患者有极为严重的冠状动脉病变，此时即使加大硝酸异山梨酯剂量也不一定能取得良好效果。

（2）抗血小板治疗：阿司匹林为首选药物。急性期剂量应在 150～300mg/d 之间，可达到快速抑制血小板聚集的作用，3 天后可改为小剂量即 75～150mg/d 维持治疗。对于阿司匹林禁忌的患者，可采用氯吡格雷替代治疗，氯吡格雷是通过选择性的不可逆的抑制血小板 ADP 受体而阻断血小板激活和聚集。氯吡格雷主要用于冠脉支架植入术后和高危患者，与阿司匹林合用，该药起效快，顿服 300mg 后 2 小时即能达到有效血药浓度，常用维持剂量为 75mg/d。使用时应注意经常检查血常规，一旦出现明显白细胞或血小板减少应立即停药。

（3）抗凝血酶治疗：静脉肝素治疗一般用于中危和高危组的患者，常采用先静注 5000U 肝素，然后以 1000U/h 维持静脉滴注，调整肝素剂量使激活的部分凝血活酶时间（APTT）延长至对照值的 1.5 ~ 2 倍（无条件件时可监测全血凝固时间或激活的全血凝固时间）。静脉肝素治疗 2 ~ 5 天为宜，后可改为皮下肝素 7500U 每 12 小时 1 次，再治疗 1 ~ 2 天。目前已有证据表明低分子量肝素与普通肝素静脉滴注比较，低分子量肝素在降低心绞痛患者的心脏事件发生方面有更优或至少相同的疗效，由于后者不需监测凝血指标、停药无反跳、使用方便，故可采用低分子量肝素替代普通肝素。

（4）β 受体阻滞剂：对心绞痛患者控制心绞痛症状以及改善其近、远期预后均有好处，除有禁忌证如肺水肿、未稳定的左心衰竭、支气管哮喘、低血压（收缩压≤90mmHg）、严重窦性心动过缓或二、三度房室传导阻滞者，主张常规服用。对劳力性心绞痛应首选 β 受体阻断剂，尤其是具有心脏选择性的药物，如阿替洛尔、美托洛尔和比索洛尔等。除少数症状严重者可采用静脉推注 β 受体阻断剂外，一般主张直接口服给药。剂量应个体化从较小剂量开始，逐级增加剂量，以能缓解症状，心率不低于 50 次/分为宜。根据症状、心率及血压情况调整剂量。不伴有劳力性心绞痛的变异性心绞痛不主张使用。

（5）钙离子通道阻断剂：硝苯地平对缓解冠状动脉痉挛有独到的效果，故为变异性心绞痛（ST 段抬高）的首选用药，一般剂量为 10 ~ 20mg，每 6 小时 1 次，若仍不能有效控制变异性心绞痛的发作还可与地尔硫䓬合用，以产生更强的解除冠状动脉痉挛的作用，当病情稳定后可改为缓释和控释制剂。短效二氢吡啶类药物也可用于治疗不稳定型心绞痛合并高血压的患者，该类药物的不利方面是加重左心功能不全，造成低血压和反射性心率加快，故应与 β 受体阻滞剂合用。另一类钙离子通道阻断剂地尔硫䓬，有减慢心率、降低心肌收缩力的作用，故较硝苯地平更常用于控制心绞痛发作。一般使用剂量为 30 ~ 60mg，每日 3 次或 4 次。该药可与硝酸酯类合用，亦可与 β 受体阻滞剂合用，但与后者合用时需密切注意心率和心功能变化，对已有窦性心动过缓和左心功能不全的患者，应禁用此药。对于一些心绞痛反复发作，静脉滴注硝酸甘油不能控制的患者，也可试用地尔硫䓬短期静脉滴注，可持续静滴 24 ~ 48 小时，在静滴过程中需密切观察心率、血压的变化，如静息心率低于 50 次/分，应减少剂量或停用。维拉帕米一般不能与 β 受体阻滞剂配伍，多用于心绞痛合并支气管哮喘不能使用 β-受体阻滞剂的患者。

（6）调脂类：冠心病患者 LDL-C 的目标值应 < 2.60mmol/L（100mg/dl），对于极高危患者（确诊冠心病合并糖尿病或急性冠脉综合征），治疗目标为 LDL-C < 2.07mmol/L（80mg/dl）也是合理的。高危或中度高危者接受降 LDL-C 药物治疗时，治疗的强度应足以使 LDL-C 水平至少降低 30% ~ 40%。在应用他汀类药物时，应严密监测转氨酶及肌酸激酶等生化指标，及时发现药物可能引起的肝脏损害和肌病。采用强化降脂治疗时，更应注意监测药物的安全性。

二、临床处置流程

（一）心绞痛的临床处置流程（图 2-2）

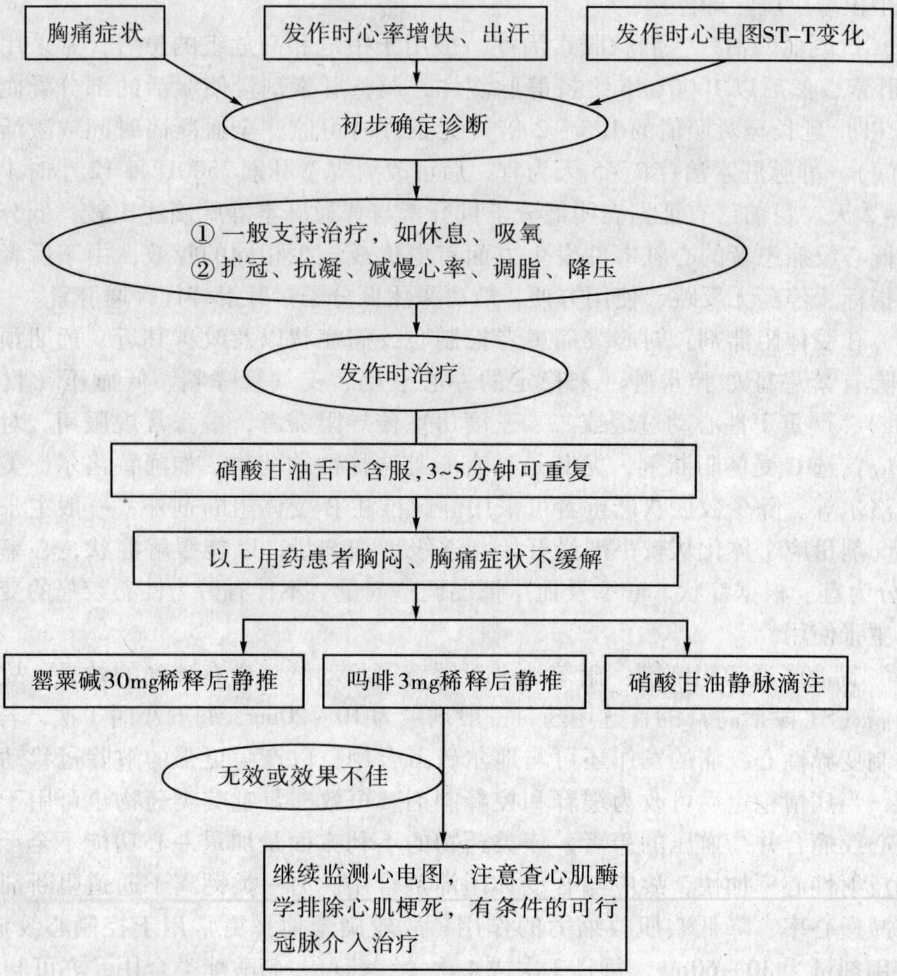

图 2-2　心绞痛的临床处置流程

（二）对流程图重要环节说明

1. 心绞痛的诊断主要依据临床症状。

2. 心电图是诊断心绞痛最常用的辅助检查，应注重看心电图的 ST-T 异常和相应的变化。

3. 症状持续时间长的患者应注意查心肌酶和肌钙蛋白，明确是否发生心肌梗死。

三、特别提示

若经以上联合用药一周后患者心绞痛症状仍频繁发作可考虑介入治疗，心绞痛患者具有以下情况时应视为冠状动脉造影的适应证：

1. 近期内心绞痛反复发作，胸痛持续时间较长，药物治疗效果不满意者可考虑及时行冠状动脉造影，以决定是否介入性治疗或冠状动脉旁路移植术。

2. 原有劳力性心绞痛近期内突然出现休息时频繁发作者。

3. 近期活动耐量明显减低。

4. 心肌梗死后心绞痛。

5. 原有陈旧性心肌梗死，近期出现由非梗死区缺血所致的劳力性心绞痛。

6. 同时合并严重心律失常、LVEF <40% 或伴心力衰竭症状的患者。

四、基本药物使用选择（表 2-2）

表 2-2　缺血性心脏病基本药物使用选择

药物名称	使用指征	用法用量	注意事项
硝酸甘油	用于冠心病心绞痛的治疗及预防，也可用于降低血压或治疗充血性心力衰竭	0.3～0.6mg，舌下含服。1～2 分钟起效，作用可持续约半小时	主要副作用有头晕、头痛、心悸和面红等，偶有血压下降。禁用于心肌梗死早期（有严重低血压及心动过速时）、严重贫血、青光眼、颅内压增高和已知对硝酸甘油过敏的患者。还禁用于使用枸橼酸西地那非（万艾可）的患者，后者增强硝酸甘油的降压作用
硝酸异山梨酯	冠心病的长期治疗，心绞痛的预防，心肌梗死后持续心绞痛的治疗	5～10mg，舌下含服，3 次/日	同上
单硝酸异山梨酯	同上	20～40mg，2 次/日	同上
美托洛尔	用于治疗高血压、心绞痛、心肌梗死、肥厚型心肌病、主动脉夹层、心律失常、甲状腺功能亢进、心脏神经症等	25～100mg，2 次/日。缓释剂型可 1 次/日	与硝酸酯类合用有协同作用。停用本品应逐渐减量，突然停用可能诱发心肌梗死。哮喘、心动过缓或严重传导阻滞禁用
比索洛尔	同上	2.5～5mg，1 次/日	同上
地尔硫䓬	冠状动脉痉挛引起的心绞痛和劳力型心绞痛，高血压，肥厚性心肌病	30～60mg，3 次/日	心力衰竭的患者慎用，与 β 受体阻断剂合用注意对传导的影响。用于治疗心绞痛优于其他钙离子通道阻断剂

续　表

药物名称	使用指征	用法用量	注意事项
硝苯地平	临床适用于预防和治疗冠心病心绞痛，特别是变异型心绞痛和冠状动脉痉挛所致心绞痛。适用于各种类型的高血压，对顽固性、重度高血压也有较好疗效。雷诺征。由于能降低后负荷，对顽固性充血性心力衰竭亦有良好疗效，宜于长期服用。另外，也适用于患有呼吸道阻塞性疾病的心绞痛患者，其疗效优于β受体阻断剂	缓释剂 20～40mg，2次/日	主要副作用有头痛、血压下降、心率增快、水肿等 禁忌证：低血压、对二氢吡啶类药物过敏患者，心源性休克，心肌梗死急性期
辛伐他汀	见上表	10～20mg，每晚1次	可有转氨酶升高、肌肉疼痛，极少数严重者横纹肌溶解，儿童、孕妇、哺乳期妇女不宜应用。尽量避免与其他降脂药物同时应用
氟伐他汀	同上	40～80mg，每晚1次	同上
阿托伐他汀	同上	10～20mg，每晚1次	同上
非诺贝特	同上	0.1g，每日3次，或微粒型0.2g，1次/日	与他汀类相似
阿司匹林	同上	75～150mg，1次/日	主要副作用有消化道反应，出血等，消化性溃疡者慎用。
氯吡格雷	同上	75mg，1次/日	白细胞减少

续　表

药物名称	使用指征	用法用量	注意事项
达肝素钠	不稳定型冠状动脉疾病，如：不稳定型心绞痛和非Q-波型心肌梗死	5000U，皮下注射，2次/日	主要副作用为出血，尤其大量应用时 禁忌：对达肝素钠或其他低分子肝素和（或）肝素过敏。有明确病史或怀疑患有肝素诱导的免疫介导型血小板减少症。急性胃十二指肠溃疡和脑出血。严重的凝血系统疾病。脓毒性心内膜炎。中枢神经系统、眼部及耳部的损伤或施行手术。因为可增加出血的危险，进行急性深静脉血栓治疗伴有局部麻醉的患者也是禁忌
低分子肝素钙	同上	5000U，皮下注射，2次/日	同上

急性心肌梗死

一、临床处理思路

（一）诊断　必须至少具备下列三条标准中的两条：①缺血性胸痛的临床病史；②心电图的动态演变；③心肌坏死的血清心肌标志物浓度的动态改变。

（二）临床表现　急性心肌梗死的主要症状是胸痛，疼痛的部位、性质与心绞痛相似，但程度较典型的心绞痛严重得多。疼痛通常发生于胸骨后或左侧胸部，然后向上臂、颌部、背部或者肩部放射。疼痛多为压迫、发闷或紧缩感，也可有灼烧感，但不尖锐，不像针刺或刀扎样疼痛，伴濒死的恐惧感。这种剧烈的疼痛常可以伴有呼吸困难、出汗、恶心、呕吐等症状。疼痛通常持续30分钟以上，含服硝酸甘油不能缓解。疼痛也可以发生在上腹部（常常与消化不良混淆）、臂、肩、腕、颌或背部，而不发生在胸部，但是这些是非典型性表现。活动疼痛部位的肌肉对疼痛没有影响，疼痛也不会由于深呼吸而加重。这种疼痛在本质上呈非体位性疼痛，即改变体位疼痛的性质不会改变。有的患者心肌梗死没有前期症状，直接发生心肌梗死，甚至猝死。

（三）检查项目

1. 心电图　急性心肌梗死最常用的辅助检查就是心电图，当患者出现剧烈胸痛怀疑急性心肌梗死时，有条件必须首先做心电图。心电图常有特征性改变和动态演变，大多数急性心肌梗死的患者可以通过心电图而确诊。

（1）特征性改变：ST段抬高（Q波）性心肌梗死者其心电图表现特点为：①梗死部位宽而深的Q波（病理性Q波）；②在面向坏死区周围的导联上ST段呈弓背向上型

抬高；③在梗死周围心肌缺血区的导联上出现对称性 T 波倒置。非 ST 段抬高（非 Q 波）性心肌梗死者其心电图特点为：①无病理性 Q 波，有普遍性缺血型 ST 段压低 > 0.1mV，但 aVR 导联 ST 段可抬高；②无 Q 波及 ST 段变化，仅有倒置的 T 波改变。

（2）动态演变：ST 段抬高性（Q 波性）心肌梗死：①起病数小时内，仅出现异常高大、两肢不对称的 T 波，为超急期；②数小时后，ST 段明显抬高呈弓背向上，与直立的 T 波连接，形成单相曲线。随后出现病理性 Q 波，同时 R 波减低，为急性期；③ST 段逐渐回到基线水平，T 波平坦或倒置，为亚急性期；④T 波倒置，两肢对称，波谷尖锐，称“冠状 T 波”，由浅变深，以后逐渐变浅，为慢性期。非 ST 段抬高（无 Q 波）性心肌梗死：先是 ST 段普遍缺血型压低，继而 T 波倒置加深呈对称性，但始终不出现 Q 波。ST 段改变持续存在 24 小时以上；仅有 T 波改变的非 ST 段抬高性心肌梗死患者，T 波在 1 ~ 6 个月内恢复。

（3）急性心肌梗死的定位：心肌梗死的定位诊断是和心脏冠状动脉的解剖分布密切相关的。通常右冠状动脉供应左心室下壁、右心室和心脏的传导系统，左冠脉前降支供应左心室前壁、心尖部、前室间隔和二尖瓣前乳头肌，左冠脉回旋支供应左心室高侧壁、下壁和传导系统。心电图上心肌梗死的定位诊断是根据异常 Q 波、ST 段和 T 波改变出现在哪些导联决定的，其中以异常 Q 波为主要依据。前间壁心肌梗死的异常心电图出现在 $V_{1\text{-}3}$ 导联；前壁心肌梗死的异常心电图出现在 $V_{3\text{-}5}$ 导联；广泛前壁心肌梗死的异常心电图出现在 $V_{1\text{-}6}$ 导联；高侧壁心肌梗死的异常心电图出现在 Ⅰ 和 aVL 导联；下壁心肌梗死异常心电图出现在 Ⅱ、Ⅲ 和 aVF 导联；而右心室梗死可见 V_3R ~ V_5R 导联 ST 段抬高。

2. 血清心肌标志物的测定　所有胸部不适或可疑心肌梗死症状的患者都应该检测心肌标志物。心肌细胞损伤后因膜的完整性和通透性改变，导致细胞内的大分子生物化学物质逸出，这些物质称为心肌标志物。主要包括肌酸激酶及同工酶（CK 和 CK-MB）、血清乳酸脱氢酶（LDH）、肌红蛋白、肌钙蛋白 Ⅰ 或 T（cTnI 和 cTnT）。急性心肌梗死时血清心肌标志物出现时间见表 2-3。

表 2-3　急性心肌梗死血清心肌标志物及其检测时间

项目	肌红蛋白	心脏肌钙蛋白		CK	CK-MB	LDH
		cTnI	cTnT			
出现时间（h）	1 ~ 2	3 ~ 6	3 ~ 6	6	3 ~ 4	8 ~ 10
峰值时间（h）	4 ~ 8	10 ~ 24	10 ~ 24	24	16 ~ 24	48 ~ 72
持续时间（d）	0.5 ~ 1	5 ~ 10	5 ~ 14	3 ~ 4	3 ~ 4	7 ~ 14

急性心肌梗死时最有价值的心肌标志物是肌钙蛋白和 CK-MB。肌钙蛋白是心肌细胞损伤的可靠指标，CK-MB 是目前诊断心肌梗死最常用的指标，二者互相补充具有更高的临床诊断价值。在心肌缺血情况下心肌特异性肌钙蛋白 T 或 Ⅰ 对心肌损伤的敏感性和特异性都很高，肌钙蛋白已经代替了 CK-MB 用来检测是否存在心肌坏死。肌红蛋白有助于早期发现或排除心梗，其阴性预测值为 89%。可疑心肌梗死的患者一次心肌

标志物阴性，应在8～12小时内重复检测一次。

3. 生命体征监测和其他检查　主要包括监测急性心肌梗死患者的血压、心率、心律、肺部啰音、尿量等。生化检查有血常规、血脂、血糖、凝血时间、电解质等。有条件的可以查床旁胸片和超声心动图，了解心肺功能。

（四）治疗　原则是保护和维持心脏功能，挽救濒死的心肌，防止梗死扩大，缩小心肌缺血范围，及时处理严重心律失常、泵衰竭和各种并发症，防止猝死，保持尽可能多的有功能的心肌。

院前急救：①停止任何主动活动和运动；②立即舌下含服硝酸甘油，5分钟后未缓解可重复使用。若含服硝酸甘油6片仍无效则应拨打急救电话，由急救中心派出配备有专业医护人员、急救药品和除颤器等设备的救护车，将其运送到附近能提供24小时心脏急救的医院。

1. 监护和一般治疗　对明确或怀疑心肌梗死诊断的患者应立即收入冠心病监护病房。①休息：急性期卧床休息1周，保持环境安静，减少刺激，解除焦虑；②吸氧：最初几日间断或持续通过鼻导管或面罩吸氧；③监测：进行心电图、血压和呼吸的监测，必要时监测肺毛细血管楔压和中心静脉压；④护理：心理、生活、饮食、活动等的护理与指导；⑤建立静脉通路；⑥立即嚼服阿司匹林300mg。

2. 解除疼痛　①吗啡5～10mg皮下注射或哌替啶50～100mg肌内注射，注意呼吸功能的抑制；②疼痛较轻者可以使用罂粟碱或可待因，或安定（地西泮）10mg肌内注射；③试用硝酸酯类药物含服或静脉滴注；④心肌再灌注治疗可有效地缓解疼痛。

3. 再灌注治疗

（1）冠脉介入治疗（PCI）：如有条件可作为首选治疗。适应证：ST段抬高和新出现的左束支传导阻滞的心肌梗死；心肌梗死并发心源性休克；适合再灌注治疗而有溶栓禁忌证；溶栓后仍然胸痛，ST段未降低，造影显示血流≤TIMIⅡ级，宜实行补救性PCI；溶栓治疗成功者，可在7～10天后行冠状动脉造影及PCI。

（2）溶栓治疗：适应证：心电图至少两个以上相邻导联出现ST段抬高，病史提示急性心肌梗死伴左束支传导阻滞，发病<12小时，年龄<75岁（ST段抬高心肌梗死患者>75岁，可以谨慎进行溶栓治疗）；ST段抬高心肌梗死起病12～24小时，仍然有胸痛及ST段抬高者。禁忌证：近1年内的脑血管意外；3周内进行过大手术或严重外伤或分娩；2～4周有活动性内脏出血或溃疡病出血；2周内穿刺过不能压迫止血的大血管；疑有或确诊有主动脉夹层；头颅损伤或已知的颅内肿物或动静脉畸形；正在使用治疗剂量的抗凝剂或有出血倾向者；重度未控制的高血压（>180/110mmHg）；2～4周内有心肺复苏史。

常用的溶栓药物：尿激酶（UK）、链激酶（SK）、重组组织型纤溶酶原激活剂（rt-PA）。冠状动脉造影可直接观察溶栓疗效，梗死相关冠脉血流达到TIMI Ⅱ、Ⅲ级表明溶栓再通。临床常用判断再通的间接标准：①开始给药后2小时内，缺血性胸病缓解或明显减轻；②开始给药后2小时内，心电图相应导联抬高的ST段比用药前下降≥50%；③开始给药后2～4小时内，出现再灌注心律失常（加速性室性自主心律）；④CK-MB的峰值前移到距起病14小时以内。间接指标出现两项或两项以上者认为再通，但单有①和③不能判断为再通。

4. 消除心律失常 除β受体阻断剂外，抗心律失常治疗仅用于致命性或有严重症状的心律失常。而且抗心律失常治疗必须建立在积极治疗心肌缺血、纠正电解质紊乱和酸碱平衡等基础上。

一旦发现心肌梗死伴有室性期前收缩或室性心动过速，立即用利多卡因50～100mg静脉注射，每5～10分钟重复1次，至早搏消失或总量已达300mg，继以1～3mg/min的速度静脉滴注维持。也可静脉应用胺碘酮，10分钟内静脉注射150mg，然后1mg/min维持6小时，稳定后改用口服胺碘酮。发生心室颤动时，立即采用非同步直流电除颤；室性心动过速药物疗效不满意时也应及早用同步直流电复律。窦性心动过缓或Ⅰ度和Ⅱ度Ⅰ型房室传导阻滞可用阿托品0.5～1mg肌内或静脉注射。Ⅱ度Ⅱ型或Ⅲ度房室传导阻滞时，伴有血流动力学障碍时，应做临时心脏起搏治疗，待传导阻滞消失后撤除。

5. 控制休克 ①补充血容量：估计有血容量不足或中心静脉压和肺毛细血管楔压低者，用低分子右旋糖酐或5%～10%葡萄糖液静脉滴注，输液后如中心静脉压上升>18cmH_2O，肺毛细血管楔压>15～18mmHg，则应停止。右心室梗死的低血压状态可通过扩容得以纠正。②应用升压药：补充血容量后血压仍不升，而肺毛细血管楔压和心排出量正常时，提示周围血管张力不足，可加用多巴胺或去甲肾上腺素静脉滴注。两者可以合用，亦可选用多巴酚丁胺。③应用血管扩张剂：经上述处理血压仍不升，而肺毛细血管楔压增高，心排血量低或周围血管显著收缩以致四肢厥冷并有发绀时，可试用血管扩张剂，如硝普钠、硝酸甘油、酚妥拉明，同时应严密监测血压。④其他：休克的其他治疗措施包括纠正酸中毒、避免脑缺血、保护肾功能，必要时应用糖皮质激素。

6. 其他药物治疗 原则和用法同心绞痛的药物治疗。

二、临床处置流程

（一）急性心肌梗死的临床处置流程（图2-3）

（二）对流程图重要环节说明

1. 心肌梗死是严重的心血管疾病，而且往往是致命的，必须引起足够的重视。可疑心肌梗死者必须留观以防止发生意外。

2. 最常用的辅助检查是心电图，心电图有特异的图形特征和演变。可疑心肌梗死者，若心电图正常，必须复查观察变化。

3. 肌钙蛋白和CK-MB是最重要的心肌标志物，可疑心肌梗死者必须检查，若正常应在12小时内再次复查。

4. 确诊后应尽早开始再灌注治疗，同时开始抗缺血治疗。

三、特别提示

对于心肌梗死患者来说“时间就是生命”，及时有效的救治可以挽救濒死心肌，并减少并发症的发生，因此院前急救的处理是否及时得当，对于降低死亡率、改善患者预后有重要意义。院前急救是急诊医疗体系的重要组成部分，与院内急救密切相关。及时有效的院前急救，对于维持患者的生命、防止再损伤、减轻患者痛苦，并为进一步住院诊治创造条件，提高抢救成功率，减少致残率、死亡率。

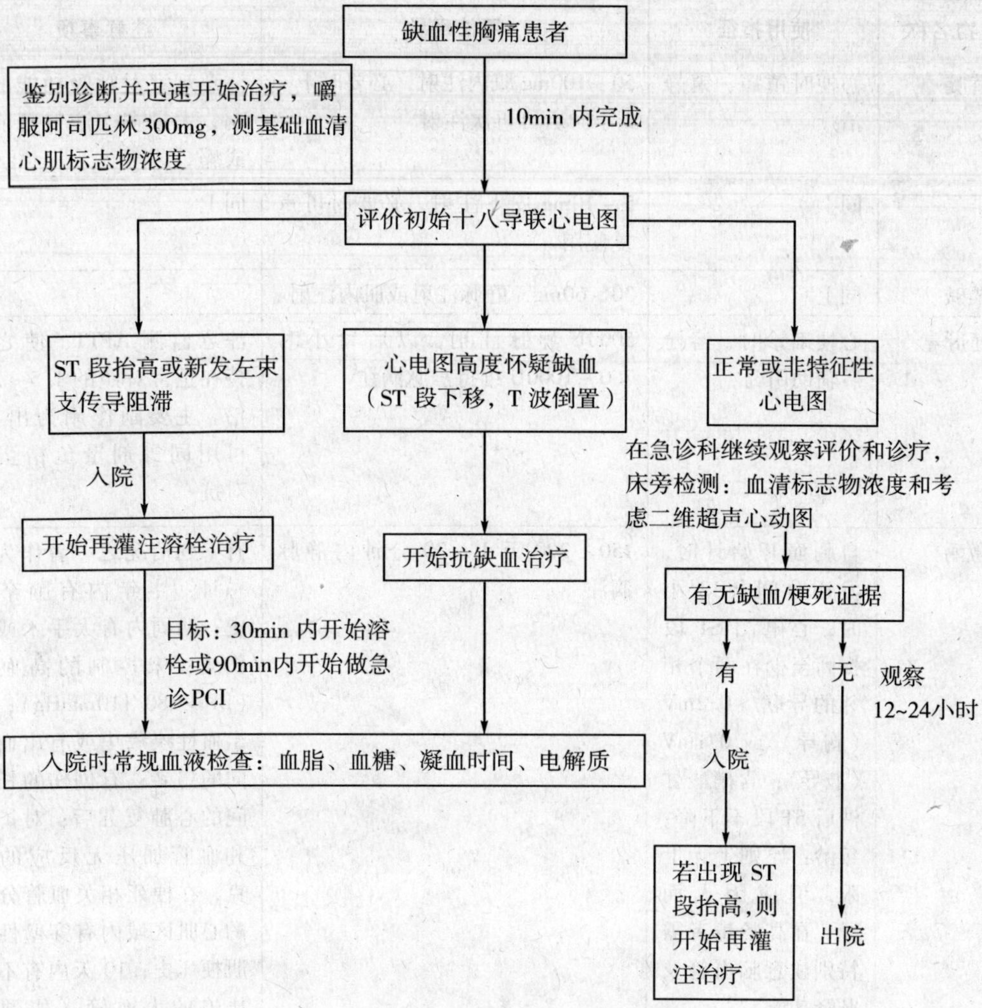

图 2-3　急性心肌梗死的临床处置流程

四、基本药物使用选择（表 2-4）

表 2-4　急性心肌梗死治疗基本用药

药物名称	使用指征	用法用量	注意事项
阿司匹林	心肌梗死确诊时嚼服，以后长期使用，预防心、脑血管疾病的发作	开始 300mg 嚼服，然后 75 ~ 150mg，1 次/日	主要副作用为胃肠道刺激、出血
氯吡格雷	同上	300mg 顿服，然后 75mg/d	白细胞减少

续　表

药物名称	使用指征	用法用量	注意事项
哌替啶	心梗时镇痛、镇静治疗	50～100mg 肌内注射，必要时 1～2 小时后可再次注射	注意观察对呼吸功能的影响，大量多次注射可能会成瘾
吗啡	同上	5～10mg 皮下注射，必要时可重复使用	同上
罂粟碱	同上	30～60mg，静脉注射或肌内注射	
普通肝素	心梗确诊时、溶栓后辅助用药	5000U 静脉注射，以后每小时 700～1000U 维持静脉滴注	注意监测 APTT，使之维持在正常对照的 1.5～2.5 倍。主要副作用为出血，可用同等剂量鱼精蛋白对抗
尿激酶	自胸痛开始计时，发病时间 < 12 小时；心电图 ST 段提高至少在两个相邻的导联 > 0.2mV（胸导）或 0.1mV（肢导）；含硝酸甘油后 ST 段不下降；年龄：原则上无上限，但应因人而异，在高龄患者需特别注意脑血管及肝肾功能	150～200 万 U，30 分钟内静脉滴注	有下列情况之一者作为禁忌证：半年内有脑卒中史；两周内有大手术或外伤史；未控制的高血压（BP > 180/110mmHg）；有出血性疾病史或有出血倾向的患者；有创伤的长时间的心肺复苏后；对扩容和血管加压无反应的休克；在梗死相关血管分布的心肌区域内有穿壁性心肌梗死史；10 天内有不能压迫的大血管（如颈内动、静脉或锁骨下动、静脉）穿刺史；肝、肾功能障碍及严重进展性疾病（如恶性肿瘤）
重组组织型纤维蛋白溶酶原激活剂	同上	100mg，90 分钟内静脉给予，溶栓后静脉应用肝素 48 小时	同上
利多卡因	主要用于心肌梗死后室性心律失常。如室性心律失常反复出现可选用胺碘酮	50～100mg 静脉注射，每 5～10 分钟可重复 1 次。然后 1～3mg/min 静脉滴注维持	有严重心动过缓和过敏史忌用

续　表

药物名称	使用指征	用法用量	注意事项
胺碘酮	同上	150mg，10分钟内静脉注射，然后1mg/min静脉维持	心脏外的表现主要影响甲状腺和肺，应定期复查甲状腺功能和胸片。禁忌：严重窦房结功能异常者禁用；Ⅱ或Ⅲ度房室传导阻滞者禁用；心动过缓引起晕厥者禁用；对本品过敏者禁用
阿托品	用于缓慢心律失常	0.5~1mg静脉注射	可引起口渴，排尿困难等。禁忌：青光眼及前列腺肥大者、高热者禁用
多巴胺	适用于心肌梗死、充血性心力衰竭等引起的休克综合征；补充血容量后休克仍不能纠正者，尤其有少尿及周围血管阻力正常或较低的休克	开始3~5μg/（kg·min），根据血压调整剂量	
多巴酚丁胺	同上	开始3~10μg/（kg·min），根据血压调整剂量	
硝普钠	急性心肌梗死后的急性心力衰竭，降低血压，减轻心脏负荷	起始剂量0.3μg/（kg·min），根据血压逐步增加剂量，最大可用至5μg/（kg·min）。通常维持剂量50~100μg/（kg·min）	含有氰化物，应避光静点，用药时间不宜过长，防止氰化物中毒及肾脏损伤。代偿性高血压如动静脉分流或主动脉缩窄时，禁用
卡托普利	心梗后血压偏高，心梗急性期后用于预防心肌重构	12.5~25mg，2次/日	注意副作用低血压、肾功能一过性恶化、高血钾和干咳等。双侧肾动脉狭窄、血肌酐明显升高、高钾血症不宜应用
贝那普利	同上	5~10mg，1次/日	同上
培哚普利	同上	2~4mg，1次/日	同上

续 表

药物名称	使用指征	用法用量	注意事项
氯沙坦	同上	50mg，每日1次	基本与血管紧张素转换酶抵制剂（ACEI）相同，较ACEI类药物降压作用强，副作用较少
缬沙坦	同上	80mg，每日1次	同上
厄贝沙坦	同上	150mg，每日1次	同上
美托洛尔	用于心梗急性期后预防心肌重构	起始剂量6.25mg，每日2次，逐渐增加至最大耐受剂量	与硝酸酯类合用有协同作用。停用本品应逐渐减量，突然停用可能诱发心肌梗死。哮喘、心动过缓或严重传导阻滞禁用
比索洛尔	同上	2.5～5mg，每日1次	同上
辛伐他汀		10～20mg，每晚1次	可有转氨酶升高、肌肉疼痛，极少数严重者横纹肌溶解，儿童、孕妇、哺乳期妇女不宜应用。尽量避免与其他降脂药物同时应用
氟伐他汀		40～80mg，每晚1次	同上
阿托伐他汀		10～20mg，每晚1次	同上

无症状性心肌缺血

一、临床处置思路

（一）诊断　无症状心肌缺血又叫无痛性心肌缺血或隐匿性心肌缺血，是指确有心肌缺血的客观证据（心电活动、心肌血流灌注及心肌代谢等异常）但缺乏胸痛或与心肌缺血相关的主观症状。其心肌缺血的心电图可见于静息时，或在负荷状态下才出现，常为动态心电图记录所发现。这些患者经冠状动脉造影或尸检，几乎均证实冠状动脉主要分支有明显狭窄病变。

（二）无症状心肌缺血的分类　无症状心肌缺血在冠心病中发生率较高，其在临床上可分为三种类型：①完全的无症状心肌缺血，即既往无冠心病病史也无冠心病症状但存在因冠状动脉狭窄引起心肌缺血的客观证据；②患者曾有心肌梗死病史，现有心肌缺血发生但无心绞痛症状，大约占心肌梗死总数的1/3；③患者有心肌缺血发作，但有些有症状，有些则无症状。仅有一小部分心肌缺血发作伴随着症状，此类患者临床多见。

（三）无症状心肌缺血的临床检查

1. 动态心电图　是检测无症状心肌缺血最常用的方法，但哪些图形反映缺血，尚无一致意见。通常认为诊断心肌缺血的标准是：J 点后 80ms 的 ST 段水平型或下垂型压低≥1mm；持续时间≥1 分钟，两次发作的间隔时间≥1 分钟。

2．心电图运动试验　符合下列情况之一为阳性：运动中出现典型心绞痛；运动中及运动后出现水平型或下垂型（即缺血性）ST 段压低≥1mm，持续 2 分钟以上；运动中血压降低。

3．核素运动心肌显影　临床常用的是^{201}铊心肌显影，是检测心肌缺血最为敏感的无创方法之一，对心肌缺血诊断的敏感性可达 80%，特异性为 90%，并可测量运动时心肌缺血的范围、严重程度及推测冠状动脉狭窄的部位、程度，对判断预后均有较大意义。

4．冠状动脉造影　可直接了解冠状动脉病变程度和部位，对诊断有重要价值。

（四）治疗　采用防治冠状动脉粥样硬化的各种措施，首选药物治疗，如硝酸酯类药物、钙离子通道阻滞剂和β受体阻滞剂，可减少或消除无症状心肌缺血发作，联合用药效果更好。药物治疗后仍持续发作者，应行冠状动脉造影以明确病变的严重程度，并考虑进行血运重建手术治疗。

二、临床处置流程

（一）无症状性心肌缺血的临床处置流程（图 2-4）

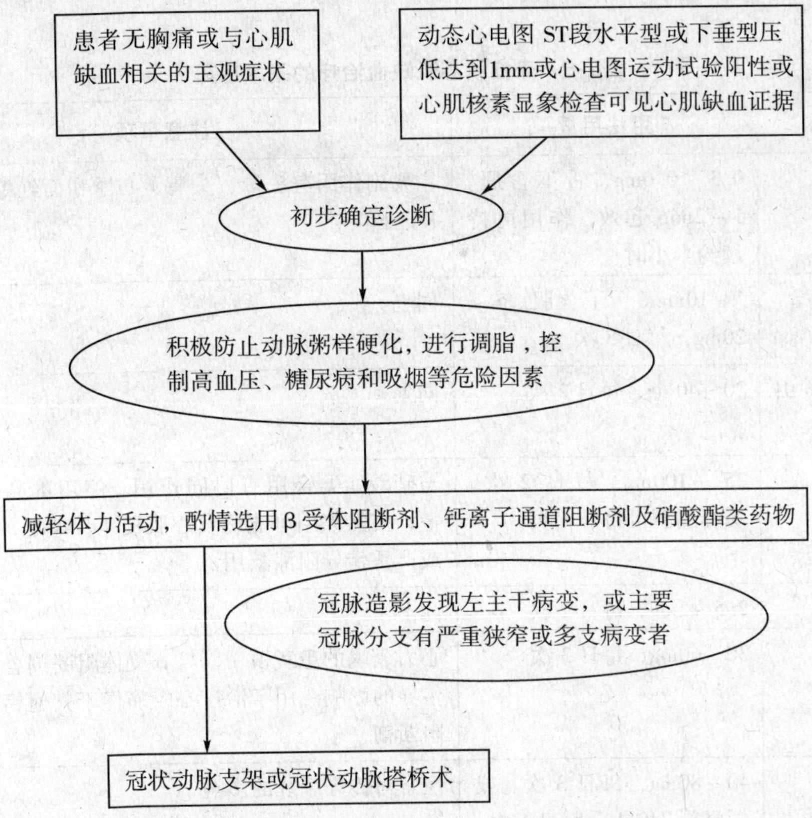

图 2-4　无症状性心肌缺血的临床处置流程

（二）对流程图的重要环节说明　对于无症状性心肌缺血的患者，应尽早进行相关的客观检查，如冠脉 CT 或冠脉造影，以明确病变情况，确定下一步治疗方案。

三、特别提示

无症状心肌缺血患者平时无症状，但在跑步、饮酒、激动、过度吸烟、严重失眠等状况下，易突然心悸、胸闷，严重时心脏骤停引起猝死。无症状心肌缺血易被忽视，而它又会带来严重后果，所以当中老年人出现下列症状时，要及时就诊。

1. 胃部不适　心脏病引起的胃部不适很少会出现绞痛和剧痛，压痛也不常有，只是一种憋闷、胀满的感觉，有时还伴有钝痛、火辣辣的灼热感及恶心欲吐感，排便后会有一些缓解，但不适的感觉不会完全消失。

2. 下颌骨疼痛　疼痛扩散到下颌骨两侧，有时只扩散到颈部一侧或双侧。

3. 前臂和肩膀疼痛　左臂和左肩受到影响最常见，但疼痛严重时也会反射到右臂。疼痛一般为钝痛，很少扩散到腕部和手指，通常仅限于前臂内侧。

4. 呼吸急促　一呼一吸拉长或喘不过气来，静坐几分钟后呼吸似乎恢复正常，但是当患者重新开始走动时，喘息又立刻开始。

5. 疲劳感　平常的工作状态就可以出现严重的疲劳，连伸直身子的力量都没有。疲劳并不局限于身体的某个部位，而是全身性的。

四、基本药物使用选择（表 2-5）

表 2-5　无症状心肌缺血治疗的基本用药

药物名称	用法用量	注意事项
硝酸甘油	0.3～0.6mg，舌下含服。1～2min 起效，作用可持续约半小时	主要副作用有头晕、头痛、心悸和面红等，偶有血压下降
硝酸异山梨酯	5～10mg，舌下含服。5～20mg，每日 3 次。	同上
5-单硝酸异山梨酸	20～40mg，每日 2 次	同上
美托洛尔	25～100mg，每日 2 次。缓释剂型可每日 1 次	与硝酸酯类合用有协同作用。停用本品应逐渐减量，突然停用可能诱发心肌梗死。哮喘、心动过缓或严重传导阻滞禁用
比索洛尔	2.5～5mg，每日 1 次	同上
地尔硫䓬	30～60mg，每日 3 次	心力衰竭的患者慎用，与 β 受体阻断剂合用注意对传导的影响。用于治疗心绞痛优于其他钙离子通道阻断剂
维拉帕米	40～80mg，每日 3 次。或缓释剂 240mg，每日 1 次	注意对传导系统的影响
硝苯地平	缓释剂 20～40mg，每日 2 次	主要副作用有头痛、血压下降、心率增快、水肿等

缺血性心肌病

一、临床处置思路

（一）诊断　缺血性心肌病是冠状动脉病变使心肌缺血、缺氧而导致心肌细胞减少、坏死、心肌纤维化、心肌瘢痕形成的疾病。其临床特点是心脏变得僵直、逐渐扩大，发生心律失常和心力衰竭。诊断标准包括：有明确冠心病史，长期心绞痛或心肌梗死病史；心脏明显扩大；心功能不全的临床表现和（或）实验室证据。

（二）临床表现

1. 原有冠心病的临床表现

2. 心力衰竭的临床表现　缺血性心肌病患者发生心力衰竭时，由于心脏射血功能受损，心排血量不能满足机体代谢的需要，器官、组织血液灌注不足，同时出现肺循环和（或）体循环淤血。临床主要表现为呼吸困难、无力和水肿等。有心绞痛或心肌梗死病史的患者，心脏逐渐增大，以左心室为主，后期两侧心脏均增大。心力衰竭多逐渐发生，先有左心衰竭，然后接着出现右心衰竭。

左心衰：不同程度的呼吸困难，左心衰的早期表现为劳力性呼吸困难；当肺淤血达到一定程度，患者出现端坐呼吸，不能平卧，高枕卧位或半卧位甚至端坐位可使憋气好转；严重者可出现夜间阵发性呼吸困难，多为患者入睡后突然因憋气惊醒，被迫采取坐位，呼吸深快，重者可有哮鸣音；病情严重可发展为急性肺水肿。可伴有咳嗽、咳痰、咯血，乏力、疲倦、头晕、心悸等症状。查体常见随体位变化的肺部湿啰音，心脏听诊可有舒张期奔马律。

右心衰：以体循环静脉淤血的表现为主。消化道症状多为腹胀、食欲不振、恶心、呕吐等。右心衰主要体征是水肿，其特征为首先出现在身体最低的部位，如下肢和腰骶部，常为对称性可压陷性。可有双侧胸腔积液，单侧时右侧常见。颈静脉搏动增强、充盈、怒张，肝颈静脉反流征阳性。肝脏因淤血而肿大伴压痛，持续慢性右心衰可导致心源性肝硬化，晚期可出现黄疸和腹腔积液。

3. 缺血性心肌病可出现各种心律失常，一旦发生将持续存在，其中以期前收缩（室性或房性）、心房颤动、病态窦房结综合征、房室传导阻滞和束支传导阻滞多见，甚至发生室速、室颤而危及患者生命。有些患者在心脏无明显增大时已出现心律失常。

（三）检查项目

1. 心电图检查　缺血性心肌病的心电图主要表现为原有冠心病的特点，如 ST-T 异常改变，异常 Q 波等。另外常见各种心律失常，如房性期前收缩、室性期前收缩、短阵室性心动过速、心房颤动及心脏传导阻滞等。

2. 胸部 X 线检查　主要表现为心影增大，且多数呈主动脉型心脏（以左心室增大为主），并可见升主动脉增宽及主动脉结钙化等。常见肺淤血，早期肺静脉压升高时，主要表现为肺门血管影增强，上肺血管影增多与下肺纹理密度相仿。由于肺动脉压力增高可见右下肺动脉增宽，当出现间质肺水肿可使肺野模糊，可见 Kerley B 线。急性肺水肿时可见肺门呈蝴蝶状。

3. 心脏超声检查　超声心动图可提供心脏各腔室大小及心瓣膜结构及功能情况。

缺血性心肌病可见心腔内径扩大，并以左心房及左心室扩大为主，室壁呈节段性运动减弱或消失，左心室射血分数明显降低，多数患者伴有二尖瓣口反流，并可见主动脉瓣增厚及钙化。

4．冠状动脉造影　可见多支冠状动脉弥漫性严重狭窄或闭塞病变。

（四）治疗　缺血性心肌病的治疗包括心力衰竭和心律失常两部分。心衰治疗应包括防止和延缓心衰的发生，缓解临床心衰患者症状，改善长期预后和降低死亡率。采取综合治疗措施，包括对各种可导致心功能受损的危险因素，如冠心病、高血压、糖尿病的早期治疗（对冠心病的长期正规治疗尤为重要）；调节心力衰竭的代偿机制，减少其负面效应如拮抗神经体液因子的过度激活，阻止心肌重塑的进展；对临床心衰患者，除缓解症状外，还应达到提高运动耐量、改善生活质量，阻止或延缓心肌损害进一步加重，降低死亡率。心律失常的治疗应主要针对影响心功能和危及生命的事件进行相应的干预，抗心律失常药物中除β受体阻断剂外，均不改善预后，尤其对缺血性心肌病患者应避免长期应用，可能会增加死亡率。大多数快速性心律失常可通过药物控制，而药物很难完全解决缓慢心律失常，往往需要安装起搏器。

1．心衰的药物治疗

（1）利尿剂：是心衰治疗中最常用的药物，通过排钠排水减轻心脏容量负荷，对缓解淤血症状，减轻水肿效果显著。利尿剂可分为三类：噻嗪类利尿剂，作用于肾远曲小管，抑制钠的再吸收，属于中效利尿剂，轻度心衰首选。袢利尿剂，作用于Henle袢的升支，在排钠的同时也排钾，为强效利尿剂。保钾利尿剂，常用醛固酮受体阻断剂，使钾离子吸收增加，但利尿作用不强。

（2）肾素-血管紧张素-醛固酮系统抑制剂

1）血管紧张素转换酶抑制剂（ACEI）：ACEI用于治疗心力衰竭主要作用机制为抑制肾素血管紧张素系统（RAS），除对循环RAS的抑制可达到扩张血管，抑制交感神经兴奋性的作用，更重要的是对心脏组织中的RAS的抑制，在改善和缓解心室重塑中起关键的作用。近年来国内外大规模临床试验证实ACEI可明显改善心力衰竭患者远期预后，降低死亡率。ACEI是治疗心力衰竭的基石。

2）血管紧张素受体阻断剂（ARB）：阻断RAS的效应与ACEI相同，甚至更完全，但治疗心力衰竭的临床对照试验并不优于ACEI。当心衰患者因ACEI引起不能耐受的干咳时可用ARB代替。

3）醛固酮受体阻断剂：螺内酯作为保钾利尿剂，在治疗心力衰竭中的应用已有较长的历史。近年来大样本的临床研究证明小剂量螺内酯的阻断醛固酮效应，对抑制心血管重构、改善慢性心力衰竭远期预后有很好的作用。对中重度心衰建议加用小剂量醛固酮受体阻断剂。

（3）β受体阻断剂：从传统观念看β受体阻断剂以其负性肌力作用而禁用于心衰，但现代研究证实，心衰时机体的代偿机制早期能维持心脏排血功能，但长期发展这种过度激活是有害的，加速患者死亡。代偿机制中交感神经激活是一个重要组成部分，而β受体阻断剂可对抗心衰时交感神经激活，阻断其有害影响，改善心衰预后的良好作用大大超过其负性肌力作用。迄今为止的多个临床研究证实β受体阻断剂可明显提高心衰患者的运动耐量和降低死亡率。心衰患者除非有禁忌证，病情稳定后均应加用β

受体阻断剂，而且只有长期服用才能达到延缓病变进展，减少复发和降低猝死率的目的。

（4）正性肌力药物

1）洋地黄类药物：洋地黄用于治疗心力衰竭已经有200多年的历史。近年来研究表明，虽然洋地黄类药物可改善症状、减少住院率，但是并不降低死亡率。洋地黄主要通过抑制心肌细胞膜上的Na-K ATP酶，使细胞内Ca浓度升高来增加心肌收缩力。同时还具有抑制房室传导和兴奋迷走神经的作用。

2）肾上腺素能受体激动剂：主要有多巴胺和多巴酚丁胺。主要用于慢性心衰加重时。只能短期应用，帮助患者渡过难关，长期应用可增加猝死发生率。

3）磷酸二酯酶抑制剂：抑制磷酸二酯酶活性促进Ca离子通道膜蛋白磷酸化，促使Ca离子内流增加，心肌收缩力增强。此类药物仅限于重症心衰短期应用。

2. 心律失常的药物治疗　现今临床常用的抗心律失常药物分类是Vaughn Williams分类，以药物的电生理效应为依据，将抗心律失常分为四类。

（1）Ⅰ类阻断快钠通道：①ⅠA类减慢动作电位0相上升速度，延长动作电位时程，如奎尼丁；②ⅠB类不减慢动作电位0相上升速度，缩短动作电位时程，如利多卡因；③ⅠC类减慢动作电位0相上升速度，减慢传导与轻微延长动作电位时程，如普罗帕酮。

（2）Ⅱ类为β受体阻断剂。

（3）Ⅲ类阻断钾通道与延长复极，如胺碘酮、索他洛尔。

（4）Ⅳ类阻断慢钙通道，如维拉帕米、地尔硫䓬。

二、临床处置流程

（一）缺血性心肌病的临床处置流程（图2-5）

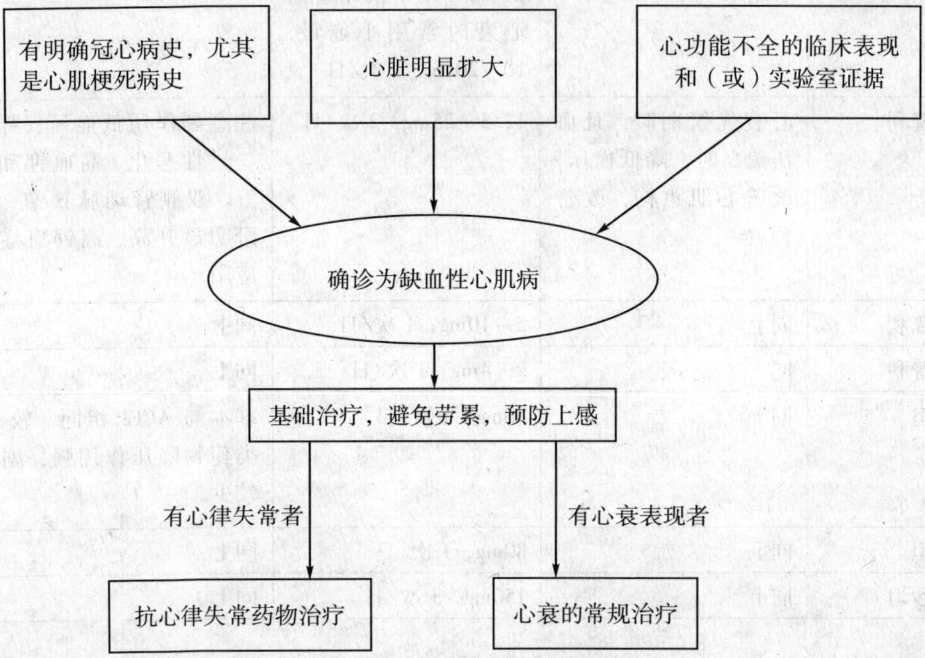

图2-5　缺血性心肌病的临床处置流程

（二）对流程图重要环节的说明　缺血性心肌病的确诊必须得有明确的冠心病史，且排除冠心病某些并发症，如室壁瘤、室间隔缺损和乳头肌功能不全所致的二尖瓣关闭不全及心律失常引起的心脏扩大和心衰，和其他心肌病或其他原因引起的心脏扩大和心衰。

三、特别提示

缺血性心肌病的治疗除纠正心衰和抗心律失常外，更为重要的是病因治疗，即冠心病本身的治疗（详见心绞痛和心肌梗死的相关内容）。

四、基本药物使用选择（表2-6、表2-7）

表2-6　抗心衰治疗药物

药物名称	使用指征	用法用量	注意事项
氢氯噻嗪	心衰伴水钠潴留时	开始25mg/d，对较重患者可75～100mg/d，分2～3次口服	低血钾是常见副作用，长时间应用注意补钾，注意监测电解质
呋塞米	同上	口服20mg，2～4小时达高峰。重症患者可静脉给药每次100mg，2次/日	低血钾是常见副作用，长时间应用注意补钾，注意监测电解质
螺内酯	同上，可与呋塞米合用	保钾利尿时20mg，3次/日。用于治疗重症心衰时常用小剂量，10～20mg，1次/日	注意监测血钾
卡托普利	心衰代偿期时，且血压偏高时，降低血压，改善心肌重构，改善预后	12.5～25mg，2次/日	注意副作用低血压、肾功能一过性恶化、高血钾和干咳等。双侧肾动脉狭窄、血肌酐明显升高、高钾血症不宜应用
贝那普利	同上	5～10mg，1次/日	同上
培哚普利	同上	2～4mg，1次/日	同上
氯沙坦	同上	50mg，1次/日	基本与ACEI相同，较ACEI类药物降压作用强，副作用较少
缬沙坦	同上	80mg，1次/日	同上
厄贝沙坦	同上	150mg，1次/日	同上

续 表

药物名称	使用指征	用法用量	注意事项
美托洛尔	心衰代偿期，心率偏快时，降低心率，减轻心脏负荷，改善预后	6.25mg，2 次/日，逐渐增加至最大耐受剂量	因其负性肌力作用，临床应用应十分谨慎，应待心衰情况稳定无明显液体潴留后，首先从小剂量开始。应强调此类药物不是心衰的抢救药物，而只有长期应用才能获益。禁忌用于支气管哮喘、严重心动过缓和传导阻滞等
比索洛尔	同上	1.25mg，1 次/日，逐渐增加至最大耐受剂量	同上
卡维地洛	同上	6.25mg，1 次/日，逐渐增加至最大耐受剂量	同上
地高辛	心衰时强心治疗	口服 0.25mg，4～8 小时最大效应，半衰期 1.6 天	高龄和肾功能不良的患者应酌情减量，避免过量引起中毒。禁忌证：与钙注射剂合用；任何洋地黄类制剂中毒；室性心动过速、心室颤动；梗阻性肥厚型心肌病（若伴收缩功能不全或心房颤动仍可考虑）；预激综合征伴心房颤动或扑动
毛花苷丙（西地兰）	同上	首剂 0.4～0.8mg，2 小时后可酌情再给 0.2～0.4mg	对于急性心肌梗死，24 小时内不宜应用洋地黄类药物
多巴胺	当利尿效果不佳时小剂量使用，静脉注射可扩张肾动脉，增强利尿效果；心衰时强心治疗	小剂量 < 2μg/（kg·min）静脉注射可扩张肾动脉，较大剂量 > 2μg/（kg·min）可增加心肌收缩力和心输出量	严重心衰的短期过渡性治疗，避免长期使用，一般应用 3～5 天

续 表

药物名称	使用指征	用法用量	注意事项
多巴酚丁胺	强心治疗	起始剂量2～3μg/(kg·min)，可根据尿量和血流动力学监测结果调整剂量。最大剂量20μg/(kg·min)	较大剂量时可使心率加快，心律失常发生率增加，应注意观察
米力农	具有正性肌力和扩张血管作用，心衰时强心治疗	起始25μg/kg,10～20min推注，继以0.375～0.75μg/(kg·min)速度滴注	过量时，可有低血压、心动过速反应

表2-7　抗心律失常药物

药物名称	使用指征	用法用量	注意事项
奎尼丁	主要适用于房性心律失常	口服200mg，3～4次/日	可见消化道反应，视觉、听觉障碍甚至晕厥等副作用。现临床已经很少应用
利多卡因	主要用于室性心律失常	静脉负荷剂量1～3mg/kg，维持剂量1～4mg/min	副作用有眩晕、感觉异常、谵妄等
美西律	要用于慢性室性心律失常，如室性期前收缩、室性心动过速	150～200mg，3～4次/日	消化道症状、运动失调等
莫雷西嗪	临床对冠心病、心绞痛、高血压等的心律失常具有显著疗效，副反应小，耐受性好，故适用于治疗房性和室性期前收缩、阵发性心动过速、心房颤抖或扑动	150～400mg，3次/日	常见消化道反应，震颤、眩晕、促心律失常
普罗帕酮	用于阵发性室性心动过速及室上性心动过速，预激综合征者伴室上性心动过速，心房扑动或心房颤动的预防，各类期前收缩	负荷剂量1～1.5mg/kg，维持剂量20～40mg/h。口服负荷剂量600～900mg，维持剂量150～200mg，2～3次/日	副作用常见的有眩晕、味觉异常、视物模糊、胃肠道不适等

续　表

药物名称	使用指征	用法用量	注意事项
胺碘酮	室性或房性心律失常	5mg/kg，10～20分钟静脉注射。静脉维持剂量600～800mg/d。口服600mg/d开始，根据情况每周减一次剂量，维持量100～400mg/d	心脏外的表现主要影响甲状腺和肺，应定期复查甲状腺功能和胸片
索他洛尔	用于各种危及生命的室性快速型心律失常	40～80mg，2次/日。可根据病情需要加至每日320mg	禁忌证：支气管哮喘、窦性心动过缓、Ⅱ～Ⅲ度房室传导阻滞（除非安放了心脏起搏器）、先天性或获得性心电图QT间期延长综合征、心源性休克、未控制的充血性心衰及对本品过敏者

第三节　原发性高血压

一、临床处置思路

（一）诊断　高血压是一种以体循环动脉收缩压和（或）舒张压持续升高为主要特点的全身疾病。高血压可分为原发性高血压和继发性高血压，其中原发性高血压占90%以上。我国成人高血压患病率为18.8%，据此估计我国高血压患者约2亿人。

目前我国采用的是国际上通用的高血压诊断标准。成人高血压的诊断标准：在未服抗高血压药物的情况下，收缩压≥140mmHg和（或）舒张压≥90mmHg。患者既往有高血压病史，目前正服用抗高血压药物，即使血压已低于140/90mmHg，仍然诊断高血压。

（二）高血压分级（表2-8）

表2-8　血压水平的分类（18岁以上成人）

	收缩压（mmHg）	收缩压（mmHg）
正常血压	<120	<80
正常高值	120～139	80～89
高血压	≥140	≥90
1级高血压（轻度）	140～159	90～99
2级高血压（中度）	160～179	100～109
3级高血压（重度）	≥180	≥110
单纯收缩性高血压	≥140	<90

（三）高血压的诊断性评估和危险分层

1．心血管疾病的危险因素　危险因素包括性别和年龄（男性＞55 岁或女性＞60 岁）、吸烟、血脂异常、肥胖、早发心血管疾病家族史（一级亲属发病年龄＜50 岁）、缺少体力活动等。

2．靶器官损害　靶器官损害包括：左室肥厚、动脉壁增厚、血清肌酐轻度升高、微量蛋白尿等。

3．相关临床疾病　相关临床疾病包括：脑血管疾病（缺血性脑卒中、脑出血、短暂性脑缺血发作）；心脏疾病（心肌梗死、心绞痛、冠状动脉血运重建、心力衰竭）；肾脏疾病（糖尿病肾病、肾功能受损）；糖尿病；外周血管疾病；视网膜病变（出血或渗出、视盘水肿）等。

4．高血压的危险分层（表 2-9）

表 2-9　高血压的危险分层

危险因素和病史	血压水平		
	1 级	2 级	3 级
无其他危险因素	低危	中危	高危
1～2 个危险因素	中危	中危	很高危
≥3 个危险因素或靶器官损害或糖尿病	高危	高危	很高危
合并相关临床疾病	很高危	很高危	很高危

高血压患者的预后和治疗决策不仅要考虑血压水平，还有考虑到心血管疾病危险因素、靶器官损害和相关临床情况，并根据这几项因素合并存在时对心血管事件绝对危险的影响，作出危险性分层，将高血压患者分为低、中、高、很高危险。

（四）检查项目　主要是血压的测量，目前仍以水银台式血压计为准。同时进行危险因素、靶器官损害和相关临床疾病的检查。

（五）治疗

1．治疗原则　所有高血压患者均应立即采取非药物治疗措施，高危和很高危的患者立即开始药物治疗，定期随访，终身治疗，用药原则为小剂量联合治疗。

2．治疗目标　降压治疗的最终目标是降低心血管事件的发生率和死亡率。高血压指南制定了治疗高血压的目标为＜140/90mmHg，糖尿病或肾病患者的目标＜130/80mmHg，并强调要把重点放在控制收缩压，因为多数患者收缩压控制恰当后，舒张压亦能降到可接受的水平。

3．非药物治疗　非药物治疗包括：限盐（＜6g/d）；减轻和控制体重；戒烟；戒酒或限酒；规律运动；平衡膳食；减轻精神压力和保持心理平衡。

4．药物治疗　应用降压药物的原则：从小剂量开始，减少副作用；长效平稳降压；血压波动明显的患者，在应用长效控释剂的同时可加用短效快速制剂；合理联合用药，提高疗效且减少副作用，增强对靶器官的保护作用；个体化原则。常用降压药物有5类：利尿剂、β受体阻断剂、钙离子通道阻断剂、血管紧张素转换酶抑制剂和血管紧张素受体阻断剂。

（1）利尿剂：噻嗪类、袢利尿剂和保钾利尿剂三类，各种利尿剂的降压疗效相仿，临床上噻嗪类最常用。降压作用主要通过排钠，减少细胞外容量，降低外周血管阻力。降压起效较平稳、缓慢，持续时间相对较长，服药2～3周后作用达高峰。适用于轻中度高血压，利尿剂可增加其他降压药的疗效，常作为辅助降压的首选药物。

（2）β受体阻断剂：有选择性（β_1）、非选择性（β_1与β_2）和兼有α受体阻断三类。降压作用可能通过抑制中枢和周围肾素血管紧张素系统，以及血流动力学自动调节机制。适用于各种不同程度的高血压，尤其心率较快的中青年患者或合并心绞痛的患者。临床上治疗高血压宜使用选择性β_1或兼有α受体阻断作用的受体阻断剂。

（3）钙离子通道阻断剂（CCB）：分为二氢吡啶和非二氢吡啶类，前者以硝苯地平为代表，后者有维拉帕米和地尔硫䓬。降压作用主要通过阻滞细胞外钙离子进入血管平滑肌细胞内，减弱兴奋-收缩耦联，降低阻力血管的收缩反应。钙离子通道阻断剂还能减轻血管紧张素Ⅱ和α肾上腺素能受体的缩血管反应，减少肾小管钠重吸收。除心力衰竭外，钙离子通道阻断剂很少有禁忌证。

（4）血管紧张素转换酶抑制剂（ACEI）：根据化学结构可分为巯基、羧基和磷酸基三类。降压主要通过抑制周围和组织的血管紧张素转换酶，使血管紧张素Ⅱ生成减少。减压起效缓慢，逐渐增强，在3～4周达到最大作用。另外，ACEI具有改善胰岛素抵抗和减少尿蛋白的作用。

（5）血管紧张素受体阻断剂（ARB）：降压作用主要通过阻滞组织的血管紧张素Ⅱ受体，更充分有效地阻断血管紧张素Ⅱ的水钠潴留、血管收缩和重构作用。

除了上述五大类主要降压药物外，在降压药物发展史上还有一些药物，包括交感神经抑制剂，如利血平、可乐定；直接血管扩张剂，如肼屈嗪；α受体阻断剂，如哌唑嗪、特拉唑嗪等。曾多年用于临床，但因副作用较多，目前不主张单独使用，但是在复方制剂或联合治疗时仍在使用。

二、临床处置流程

（一）原发性高血压的临床处置流程（图2-6）

（二）对流程图重要环节说明　高血压的诊断相对容易，但应注意首先要除外继发性高血压（尤其是年轻患者），常见的继发高血压有肾动脉狭窄、肾实质病变、嗜铬细胞瘤、多发性大动脉炎等。原发性高血压的治疗目前主张在改变生活方式无效时，采用联合用药的方案。

三、特别提示

对于老年人高血压的治疗，尚需注意以下几点：

1．老年高血压患者多有全身动脉硬化，应忌急剧降压和血压大幅度波动，以免影响重要脏器的供血，诱发肾功能不全、心绞痛、心肌梗死及脑血管意外等。

2．老年人的心肌收缩力和窦房结功能可能已减弱，应避免单独使用具有抑制心肌收缩力和影响心脏传导系统的降压药物。

3．老年人多有肾动脉硬化和不同程度的肾功能减退，可适当减小降压药物的用

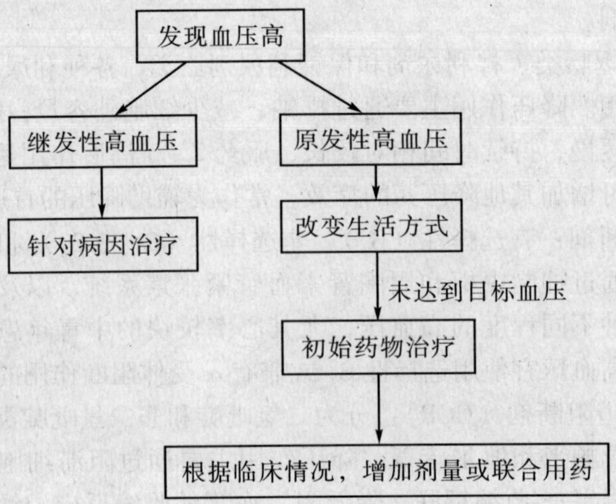

图 2-6 原发性高血压的临床处置流程

量，以免造成药物蓄积和引起毒性反应，对肾脏有损害的降压药物应避免使用。

4. 老年人自主神经功能较差，应注意体直立性低血压的发生等。

四、基本药物使用选择

表 2-10 原发性高血压治疗基本用药选择

药物名称	使用指征	用法用量	注意事项
氢氯噻嗪	适用于轻中度高血压，不宜剂量过大	12.5～25mg，1 次/日	注意监测电解质
美托洛尔	高血压且心率偏快时使用	25～50mg，2 次/日	伴有严重心脏传导阻滞、哮喘、慢性阻塞性肺疾病及周围血管疾病的患者禁用。使用较高剂量时突然停用可导致撤药综合征，可诱发心肌梗死等严重情况
比索洛尔	同上	5～10mg，1 次/日	同上
硝苯地平	中重度高血压时，较难控制时	5～10mg，3 次/日	可有血管扩张所致的头痛、颜面潮红和踝部水肿等。因反射性心率增快和负性肌力等原因，急性心肌梗死和心力衰竭时不作为首选
尼群地平	轻中度高血压	10mg，2 次/日	同上

续　表

药物名称	使用指征	用法用量	注意事项
氨氯地平	同上	5～10mg，1次/日	同上
非洛地平缓释片	可平稳降压	5～10mg，1次/日	同上
卡托普利	各期高血压	12.5～50mg，2～3次/日	注意副作用：低血压、肾功能一过性恶化、高血钾和干咳等。双侧肾动脉狭窄、血肌酐明显升高、高钾血症、妊娠妇女不宜应用
贝那普利	各期高血压	10～20mg，1次/日	同上
培哚普利	用于轻中度高血压	4～8mg，1次/日	同上
依那普利	各期高血压	10～20mg，2次/日	同上
氯沙坦	各期高血压	50～100mg，1次/日	基本与ACEI相同，较ACEI类药物降压作用强，副作用较少
缬沙坦	各期高血压	80～160mg，1次/日	同上
厄贝沙坦	各期高血压	150～300mg，1次/日	同上
替米沙坦	各期高血压	40～80mg，1次/日	同上

第四节　病毒性心肌炎

一、临床处置思路

（一）临床表现和相关检查　病毒性心肌炎由于缺乏典型的临床表现，多数临床辅助检查缺乏特异性，临床确诊相当困难。由于病变广泛程度和严重程度的不同，临床可无症状，也可出现严重的心律失常、心力衰竭、心源性休克和猝死。

1. 临床表现　在上呼吸道感染、腹泻等病毒感染后3周内出现心脏表现，如出现不能用一般原因解释的感染后乏力、胸闷、头昏（心排血量降低所致）、心尖第一心音减弱、舒张期奔马律、心包摩擦音、心脏扩大、心力衰竭或阿－斯综合征等。

2. 心律失常或心电图改变

（1）窦性心动过速、房室传导阻滞、窦房阻滞或束支阻滞。

（2）多源、成对室性期前收缩，自主性或交界性心动过速，阵发性或非阵发性室性心动过速，心房或心室扑动或颤动。

（3）2个以上导联ST段呈水平形或下斜形下移≥0.05mV或ST段异常抬高或出现异常Q波等。

3. 心肌损伤指标　血清肌钙蛋白Ⅰ或T、CK-MB明显升高。超声心动图示心腔扩大或室壁活动异常、核素心功能检查证实左室收缩或舒张功能减弱。

4. 病原学

（1）在急性期从心内膜、心肌、心包或心包穿刺液中检测出病毒、病毒基因片段或病毒蛋白抗原。

（2）病毒抗体：第二份血清中同型病毒抗体效价较第一份血清升高4倍（2份血清应相隔2周以上）或一次抗体效价≥1∶640者为阳性。

（3）病毒特异性IgM：以≥1∶320者为阳性。如同时有血中肠道病毒核酸阳性者更支持有近期病毒感染。

（二）诊断标准　病毒性心肌炎的检查结果缺乏特异性，因此确诊较为困难。通常掌握标准为：同时具有上述临床表现、心电图异常和心肌损伤证据时，在排除其他原因心肌疾病后，临床上可诊断急性病毒性心肌炎。如同时具有病原学证据，可从病原学上确诊病毒性心肌炎。如患者有阿－斯综合征发作、充血性心力衰竭、心源性休克、持续性室性心动过速、急性肾功能衰竭伴低血压、心包炎等一项或多项表现，可诊断为重症病毒性心肌炎。如仅在病毒感染后3周内出现少数期前收缩或轻度T波改变，不宜轻易诊断为急性病毒性心肌炎。对难以明确诊断者，可长期随访，有条件时可做心内膜心肌活检进行病毒基因检测及病毒学检查。

（三）治疗

1. 休息　病毒性心肌炎主要是休息，以减少心肌耗氧量，减轻心脏负荷。休息和早期诊断、早期治疗对其预后有重要的意义。对症状明显，心电图及其他辅助检查明显异常者，急性期应卧床休息2～3个月。症状和体征较轻时可好转后适当室内活动。发病后半年，症状体征及检查均恢复正常者可半量工作，并根据患者的心功能情况适当调整休息时间。

2. 抗病毒治疗　病毒性心肌炎发病时病毒血症及溶细胞性T淋巴细胞损伤心肌的高峰已经过去，但心肌内病毒复制及其引起的自由基损伤仍在继续进行。但抗病毒药物多不能进入细胞内部，在急性期采用自由基清除剂维生素C为主，抗病毒及免疫治疗为辅。在病毒感染期间可酌情选用转移因子、干扰素以及中药清热解毒治疗。

3. 心肌保护治疗　正常心肌产生许多活性氧自由基及许多酶，能及时将氧自由基清除掉，使心肌细胞免受损害。心肌炎急性期需采用自由基清除剂、维生素C、辅酶Q10、维生素E等治疗，特别是大剂量维生素C疗效肯定，症状消除快，常用量100～200mg/（kg·d），静脉滴注，一般4周为一疗程。

4. 改善心功能　病毒性心肌炎可以出现心力衰竭，临床可使用强心利尿及血管扩张剂进行治疗。顽固性心力衰竭可合用多巴胺或多巴酚丁胺等正性肌力药物治疗，急性肺水肿时可少量使用吗啡治疗。

5. 抗心律失常药应用　对窦性心动过速无心力衰竭者，可选用β受体阻断剂阿替洛尔或钙离子通道阻断剂维拉帕米治疗。频发室性期前收缩时应用美西律或胺碘酮治疗。传导阻滞或心动过缓时应用阿托品等药物治疗。

6. 抗生素以及激素应用　细菌感染是病毒性心肌炎的条件因子，为预防细菌感染引起的心肌免疫反应，在治疗开始时清除链球菌感染灶或带菌状态常规使用抗生素治疗，具体选用时可根据不同情况或根据咽培养选用敏感抗生素。

7. 其他治疗　除以上治疗外，临床可使用血管紧张素转换酶抑制剂（ACEI），减轻心肌重量，抑制心肌的炎症反应。为提高机体免疫力可使用胸腺肽、丙种球蛋白等药物。

二、临床处置流程

（一）病毒性心肌炎的临床处置流程（图 2-7）

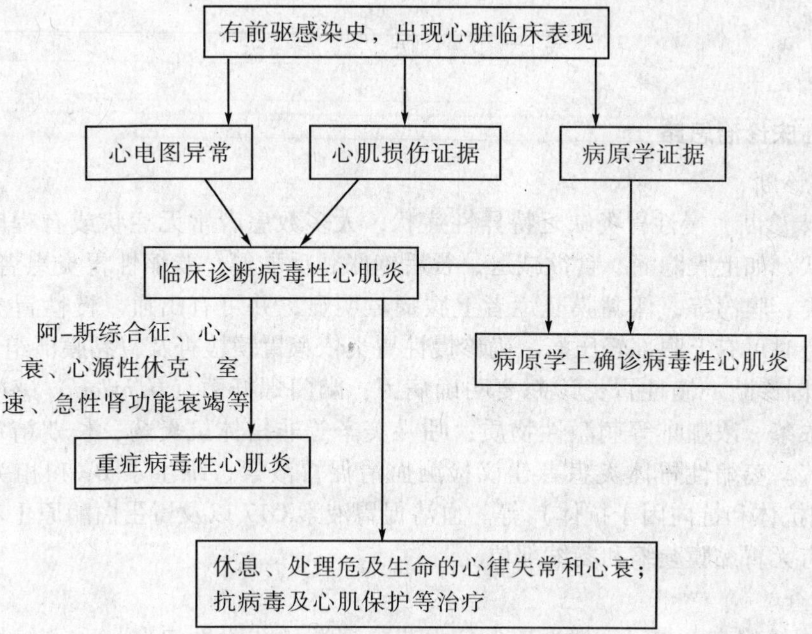

图 2-7　病毒性心肌炎的临床处置流程

（二）对流程图重要环节说明　糖皮质激素：一般发病 10～14 天内不主张应用，但如有高热、心力衰竭、严重心律失常、心源性休克者可使用。

三、特别提示

1. 急性期应卧床休息，在症状、体征好转，心电图正常后方可逐步增加活动，给予营养丰富，易消化饮食。

2. 出现心功能不全、心律失常、休克时应积极纠正。

3. 病毒性心肌炎的激素治疗一直存在争议，大多认为心力衰竭、休克、严重传导阻滞治疗效果不佳时可短期试用糖皮质激素治疗。

四、基本药物使用选择

用药的内容详见心力衰竭和心律失常的相关内容（缺血性心肌病）。

（刘金明）

第三章　消化系统疾病合理用药指导

第一节　慢性胃炎

一、临床诊治思路

（一）诊断

1. 临床诊断　慢性胃炎缺乏特异性症状，大多数患者常无症状或有程度不同的消化不良症状，如上腹隐痛、食欲减退、餐后饱胀、反酸等。萎缩性胃炎患者可有贫血、消瘦、舌炎、腹泻等，伴黏膜糜烂者上腹痛较明显，并可有出血。慢性胃炎大多无明显体征，有时可有上腹部轻压痛。确诊慢性胃炎依赖胃镜检查及胃黏膜活组织检查。

2. 病因诊断　慢性胃炎诊断要明确病因：幽门螺杆菌（*H. pylori*）感染；长期饮烈性酒、浓茶、浓咖啡等刺激性物质；吲哚美辛等非甾体抗炎药；长期精神紧张，生活不规律等。萎缩性胃体炎患者建议检测血清促胃液素、维生素 B_{12} 和相关自身抗体（抗壁细胞抗体和抗内因子抗体）等。血清促胃液素 G17 以及胃蛋白酶原Ⅰ和Ⅱ可能有助于判断有无胃黏膜萎缩和萎缩部位。

3. 检查

（1）内镜检查：内镜下慢性胃炎分为非萎缩性（浅表性胃炎）和萎缩性胃炎，如同时存在平坦糜烂、隆起糜烂或胆汁反流，则诊断为浅表性或萎缩性胃炎伴糜烂或胆汁反流。病变的分布和范围：胃窦（B 型）、胃体（A 型）和全胃。诊断依据：浅表性胃炎：红斑（点、片状、条状）、黏膜粗糙不平、出血点/斑；萎缩性胃炎：黏膜呈颗粒状、黏膜血管透见、色泽灰暗、皱襞细小。

（2）幽门螺杆菌检查：组织学、尿素酶、细菌培养、^{13}C 或 ^{14}C-尿素呼气试验任一项阳性。

（3）血常规、便常规、潜血、必要时胃液分析、血清促胃液素、血清维生素 B_{12} 浓度、核素维生素 B_{12} 吸收试验、血清壁细胞抗体、血清或胃液内因子抗体等。

（二）治疗

1. 治疗目标　慢性胃炎的治疗目的是缓解症状和改善胃黏膜炎症，治疗应尽可能针对病因，遵循个体化原则。

2. 去除诱因　避免吸烟、饮酒过度，多食新鲜蔬菜、水果等，避免经常食用霉变、腌制、熏烤和油炸食物以及过多摄入食盐。服用非甾体抗炎药（NSAID）要特别注意，幽门螺杆菌阳性胃炎根除幽门螺杆菌。

3. 药物治疗

（1）幽门螺杆菌阳性慢性胃炎伴胃黏膜萎缩、糜烂或有消化不良症状者建议根除幽门螺杆菌。详见消化性溃疡章节。

(2) 腹饱胀、恶心或呕吐等为主要症状者可应用促动力药。胃黏膜损害和(或)症状明显者应用胃黏膜保护剂。伴胆汁反流者则可应用促动力药和(或)有结合胆酸作用的胃黏膜保护剂。促动力药,如多潘立酮、马来酸曲美布丁、莫沙必利、盐酸伊托必利等可改善上述症状,并可防止或减少胆汁反流(表3-6、表3 8),亦可给予助消化药物辅助治疗(表3-7)。胃黏膜保护剂,如硫糖铝、瑞巴派特、替普瑞酮、吉法酯、依卡倍特可改善胃黏膜屏障,减轻胆汁反流对胃黏膜屏障的破坏,促进胃黏膜糜烂愈合。铝碳酸镁制剂可增强胃黏膜屏障功能并可结合胆酸,从而减轻或消除胆汁反流所致的胃黏膜损害(表3-4)。以上腹痛、胃灼热、反酸为主的溃疡性消化不良症状者,可给予抗酸药、抑酸药(表3-1、表3-2、表3-3)。绞痛、胃痉挛可用解痉药(表3-5)。萎缩性胃炎不宜长期应用抑酸药。

(3) 伴恶性贫血者给予维生素 B_{12} 和叶酸。

(4) 对胃黏膜肠化和不典型增生,可给予具有逆转此病变作用的中成药如胃复春等,也可给予 β 胡萝卜素、维生素 C、维生素 E 和叶酸等抗氧化维生素,以及锌、硒等微量元素或可有助于治疗。对较重病变应定期内镜随访。

二、临床处置流程

(一) 慢性胃炎的临床处置流程(图3-1)

(二) 对流程图重要环节的说明 报警症状:①腹痛失去原有的规律性,与既往发作明显不同;②胃痛发作时,进食或服药后无缓解,反而加重;③以往胃病发作时,食欲、体重和体力无多大影响,现在却出现食欲不振、乏力和明显体重减轻;④持续便血甚至呕血;⑤原因不明的上腹不适、乏力、消瘦;⑥经毕氏Ⅱ式胃手术后 5 年以上,有消化不良、消瘦、贫血和胃出血等症状。

三、特别提示

1. 抑酸药不与胃黏膜保护剂(铋剂和硫糖铝)合用 抑酸药是目前治疗消化性溃疡的常用药物,通常包括 H_2 受体阻断剂如西咪替丁、雷尼替丁、法莫替丁等和质子泵抑制剂(PPI)如奥美拉唑、兰索拉唑、泮托拉唑、雷贝拉唑和埃索美拉唑等。本类药物主要是抑制胃酸使胃内 pH 值升高。而铋剂如枸橼酸铋钾、胶体果胶铋需在胃酸的条件下形成保护层覆盖于胃黏膜表面,阻止胃酸、酶及食物对黏膜的侵袭,促进黏膜再生和溃疡愈合。硫糖铝也需要在酸性环境下才能离解为八硫酸蔗糖聚合成不溶性的胶体而发挥黏膜保护作用。因此。铋剂、硫糖铝不宜与抑酸药合用。另外,抗酸药如碳酸氢钠为碱性物质,也不宜与抗酸药合用,临床上为了缓解疼痛而合用抑酸药时,须在服用胃黏膜保护剂前半小时或服用本药 1 小时后给予。

2. 铁剂不与抑酸剂合用 铁剂以亚铁离子的形式主要在十二指肠及空肠近端吸收,胃酸可增加铁剂的溶解度,有助于铁的吸收,在碱性环境中则形成不溶解的高铁盐沉淀。抑酸剂能明显减少胃酸的分泌而影响铁的吸收,因此两者合用将降低治疗效果。同样,铁剂也不宜与抗酸药合用。对于这类需补铁剂的患者,可应用铋剂和硫糖铝。

3. 胃肠动力药不与解痉药合用 胃肠动力药主要有多潘立酮、甲氧氯普胺和 5-HT4 受体激动剂如西沙必利、莫沙必利,而解痉药以抗胆碱药物为主如阿托品、颠茄,

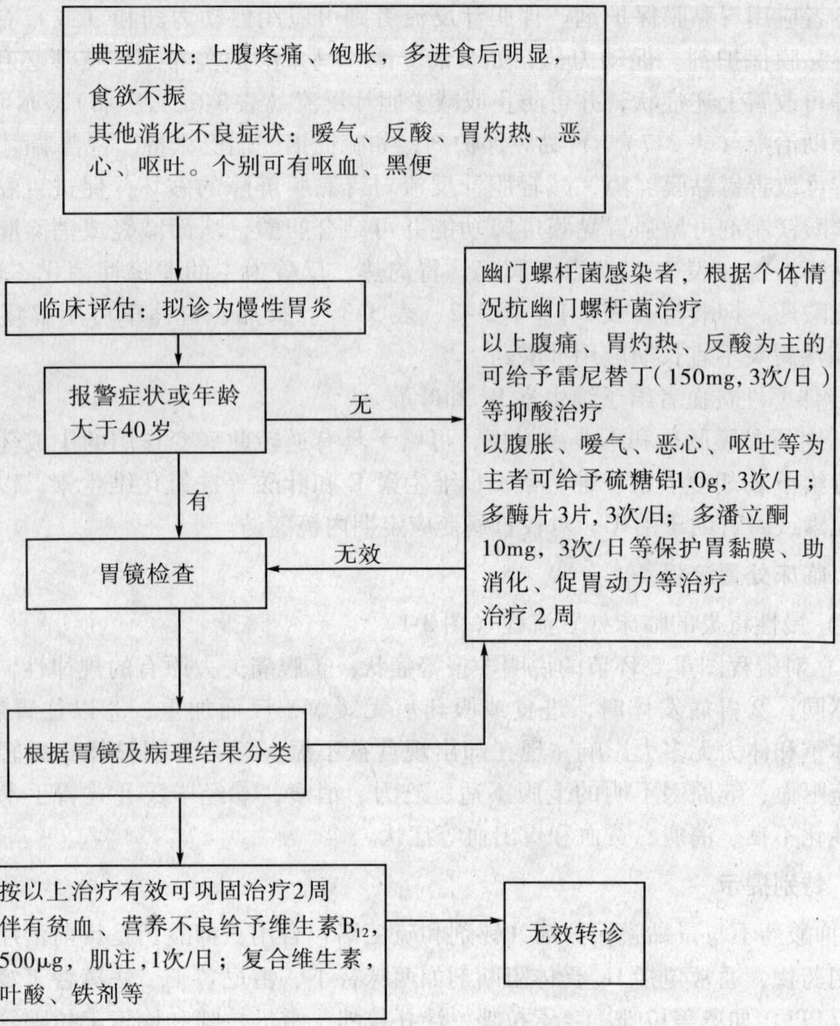

图 3-1　慢性胃炎的临床处置流程

两者药理作用拮抗，不宜合用。

4．萎缩性胃炎尤其是伴有肠化或异型增生者应定期随访。不伴有肠化和异型增生的萎缩性胃炎患者可每 1～2 年行内镜和病理随访 1 次；活检有中重度萎缩或伴有肠化的萎缩性胃炎患者每 1 年左右随访 1 次；伴有轻度异型增生者，根据内镜检查和临床情况缩短至每 6 个月左右随访 1 次；重度异型增生患者需立即复查胃镜和病理，必要时行手术治疗或内镜下局部治疗。自身免疫性萎缩性胃炎患者亦需定期随访。

四、基本药物使用选择

（一）抗酸药　抗酸药多为铝、镁制剂，能够有效缓解溃疡性消化不良和反流性食管炎患者的症状，有时也用于功能性消化不良。抗酸药的最佳服用时间是症状出现或将要出现时，如餐间和睡眠时间，一日 4 次或更多，最多可达 1 小时 1 次。以上腹痛、胃灼热、反酸为主的溃疡性消化不良症状者可优先选用，注意其副作用（表 3-1）。

表 3-1　抗酸药

药物名称	使用指征	用法和用量	不良反应	注意事项
氢氧化铝	胃酸过多、胃及十二指肠溃疡、反流性食管炎	氢氧化铝凝胶一次 5～8ml，3 次/日，餐前 1 小时服，病情严重时剂量可加倍 氢氧化铝片一次 0.6～0.9g，3 次/日，餐前 1 小时服 复方氢氧化铝片一次 2～4 片，3～4 次/日，餐前半小时或胃痛发作时嚼碎后服用	便秘、肠梗阻；长期服用能引起低磷血症导致骨软化、骨质疏松；铝中毒，痴呆	肾功能不全、妊娠及哺乳期妇女慎用；长期便秘、低磷血症者慎用 禁忌证：对本品过敏者。阑尾炎、急腹症、早产儿和婴幼儿禁用
铝碳酸镁	①急慢性胃炎；②胃和十二指肠溃疡；③与酸相关的胃部不适	一次 0.5～1.0g，3～4 次/日，两餐之间或睡前嚼服	胃肠不适、消化不良、呕吐、腹泻。长期服用可致血清电解质变化	①心功能不全、肾功能不全、胃肠蠕动功能不良、高镁血症、高钙血症者慎用 ②妊娠初始 3 个月慎用 ③哺乳期妇女用药安全性尚不明确 禁忌证：对本品过敏者、胃酸缺乏者、结肠或回肠造口术、低磷血症、不明原因的胃肠出血、阑尾炎、溃疡性结肠炎、憩室炎、慢性腹泻、肠梗阻者禁用

续 表

药物名称	使用指征	用法和用量	不良反应	注意事项
复方木香铝镁片	胃酸过多引起的胃痛、胃灼热、慢性胃炎	口服。成人一次2～3片，3次/日。饭前一小时嚼碎后服用	老年人长期应用可导致骨质疏松。肾功能不全患者长期应用可能会有铝蓄积中毒，出现精神症状	本品连续使用不得超过7天。高血压、心脏病、反流性食管炎、胃肠道阻塞性疾患、甲状腺功能亢进、溃疡性结肠炎、肾功能不全、骨折患者慎用 禁忌证：阑尾炎或有类似症状者禁用。前列腺肥大、青光眼患者、孕妇及哺乳期妇女禁用。低磷血症（如吸收不良综合征）患者禁用
鼠李铋镁片	胃及十二指肠溃疡、慢性胃炎、十二指肠球炎、胃酸过多症及神经性消化不良等	口服成人一次2片，3次/日。饭后嚼碎服或将药片掰成小片吞服	呃逆、胃肠胀气	肝功能不全者和哺乳期妇女慎用；对本品过敏者禁用，过敏体质者慎用；孕妇禁用；肾功能不全者禁用
磷酸铝凝胶	胃及十二指肠溃疡、慢性胃炎、十二指肠球炎、胃酸过多	2～3次/日，或在症状发作时服用，每次1～2包，相当于20g凝胶，请于使用前充分振摇均匀，亦可伴开水或牛奶服用。饭前半小时前服用	偶可引起便秘，可给予足量的水加以避免。建议同时服用缓泻剂	禁忌证：慢性肾功能衰竭、高磷血症禁用。注意事项：每袋磷酸铝凝胶含蔗糖2.7g，糖尿病患者使用本品时，不超过1袋

（二）抑酸药

1. H_2受体阻断药　H_2受体阻断药（H_2 receptor antagonist，H_2RA）可通过阻断H_2受体减少胃酸分泌，尤其是可以非常有效地抑制夜间基础胃酸分泌，对促进溃疡愈合具有非常意义。H_2受体阻断药可减轻GERD患者的症状，治疗功能性消化不良，能够促进NSAID相关性溃疡的愈合，尤其是十二指肠溃疡。慢性胃炎伴胃灼热、腹痛患者可作为首选，西咪替丁相对副作用较多，西咪替丁、雷尼替丁、法莫替丁抑酸作用依次增强，对于慢性胃炎抑酸强度中等即可（表3-2）。

表3-2 H_2 受体阻断药

药物名称	使用指征	用法和用量	不良反应	注意事项
西咪替丁	用于胃及十二指肠溃疡、吻合口溃疡、应激性溃疡、反流性食管炎、卓-艾综合征、上消化道出血	口服，一次200～400mg，2～4次/日；或800mg睡前一次服用。静脉滴注：将本品用葡萄糖注射液或葡萄糖氯化钠注射液稀释后静脉滴注，一次200～600mg，一日剂量不宜超过2g	皮疹、荨麻疹；头痛、头晕、乏力、幻觉；口干、恶心、呕吐、便秘、腹泻、轻度AST及ALT增高；偶见白细胞减少；罕见心率增加，血压上升；突发性心律失常、心动过缓、心源性休克及轻度的房室传导阻滞、心脏骤停；男性乳房女性化、女性溢乳、性欲减退、阳痿、急性血卟啉病；视物模糊；关节痛、肌痛；肾功能损伤	对本品过敏者慎用；长期使用本品应定期检查肝肾功能及血象，对肝肾功能不全慎用；严重心脏及呼吸系统疾病、慢性炎症、器质性脑病、幼儿、老年人、有使用本品引起血小板减少史的患者、高甘油三酯血症者慎用 禁忌证：对本品过敏者、严重肾功能不全者、妊娠及哺乳期妇女禁用；急性胰腺炎禁用
雷尼替丁	用于胃及十二指肠溃疡、吻合口溃疡、应激性溃疡、反流性食管炎、卓-艾综合征、上消化道出血	成人常规剂量：一次150mg，2次/日，早晚餐时服，或300mg睡前顿服 静脉滴注：每小时25mg的速率间歇静脉滴注2小时，2次/日或每6～8小时1次	同西咪替丁	①对本品过敏者慎用 ②本品可影响某些检验值，如肝功能 ③长期使用本品须定期检查肝肾功能及血象 ④肝肾功能不全慎用 禁忌证：①对本品过敏者 ②严重肾功能不全者 ③妊娠及哺乳期妇女 ④8岁以下儿童 ⑤苯丙酮尿症者 ⑥急性间歇性血卟啉病

续 表

药物名称	使用指征	用法和用量	不良反应	注意事项
法莫替丁	用于胃及十二指肠溃疡、吻合口溃疡、应激性溃疡、反流性食管炎、卓-艾综合征、上消化道出血	成人常规剂量：口服：一次20mg，2次/日，早晚服用，或睡前一次服用40mg 静脉滴注1次20mg，每12小时1次，溶解于5%葡萄糖溶液100ml中，滴注时间为15～30分钟	皮疹、荨麻疹；头痛、头晕、乏力、幻觉；口干、恶心、呕吐、便秘、腹泻、轻度AST及ALT增高、罕见腹部胀满感及食欲缺乏；偶见白细胞减少；罕见心率增加，血压上升；罕见耳鸣、面部潮红、月经不调	①肝肾功能不全者、老年人、心脏病患者慎用 ②小儿用药的安全性尚未确定 ③胃溃疡患者应先排除胃癌后才使用 ④用药期间可能出现中性粒细胞和血小板计数减少 ⑤长期使用应定期监测肝肾功能及血象 禁忌证：对本品过敏者、严重肾功能不全者、妊娠及哺乳期妇女禁用

2．质子泵抑制剂　质子泵抑制剂（proton pump inhibitor，PPI）通过阻断胃腺壁细胞上的质子泵而抑制胃酸分泌。PPI是有效的胃十二指肠溃疡短期治疗药物，还可与抗菌药物联合应用于幽门螺杆菌的根除治疗。PPI能够用于治疗消化不良和反流性食管炎，预防、治疗NSAID相关性溃疡。根除幽门螺杆菌首选（表3-3）。

表3-3　质子泵抑制剂

药物名称	使用指征	用法和用量	不良反应	注意事项
奥美拉唑	用于胃及十二指肠溃疡、反流性食管炎、卓-艾综合征、消化性溃疡急性出血、急性胃黏膜病变出血，与抗生素联合用于Hp根除治疗	成人常规剂量：口服，一次20mg，清晨顿服；静脉注射，氯化钠注射液100ml，40mg奥美拉唑稀释后滴注，时间不少于20分钟	口干、轻度恶心、呕吐、腹胀、便秘、腹泻、腹痛、ALT及AST升高、胆红素升高，萎缩性胃炎；感觉异常、头晕、头痛、嗜睡、失眠、外周神经炎；维生素B_{12}缺乏；致癌性，如肠嗜铬细胞增生、胃部类癌；皮疹、男性乳房发育、溶血性贫血	首先排除癌症的可能后才能使用本品；不宜再服用其他抗酸药或抑酸药；肝肾功能不全慎用；妊娠及哺乳期妇女尽可能不用 禁忌证：对本品过敏者、严重肾功能不全者、婴幼儿禁用

续　表

药物名称	使用指征	用法和用量	不良反应	注意事项
泮托拉唑	用于胃及十二指肠溃疡、反流性食管炎、卓-艾综合征、消化性溃疡急性出血、急性胃黏膜病变出血，与抗生素联合用于 Hp 根除治疗	口服：常规剂量一次 40mg，1 次/日，早餐前服用。静脉滴注：一次 40mg，0.9% 氯化钠注射液 100ml 混合后静脉输入	见奥美拉唑	肝肾功能不全者慎用，严重肝功能损害的应减少剂量并定期测定肝功能的变化；妊娠及哺乳期妇女尽可能不用；儿童不宜应用；用前需排除胃与食管的恶性病变，以免因症状缓解而延误诊断。禁忌证：对本品过敏者，哺乳期、妊娠期妇女禁用
兰索拉唑	用于胃及十二指肠溃疡、反流性食管炎、卓-艾综合征、消化性溃疡急性出血、急性胃黏膜病变出血，与抗生素联合用于 Hp 根除治疗	成人常规剂量口服：一次15～30mg，1 次/日，于清晨口服	见奥美拉唑	肝肾功能不全慎用；妊娠期妇女慎用；小儿不宜使用；老年人慎用；首先排除癌症的可能后才能使用本品；不宜再服用其他抗酸药或抑酸药 禁忌证：对本品过敏者、哺乳期妇女禁用
埃索美拉唑	用于胃及十二指肠溃疡、反流性食管炎、卓-艾综合征、消化性溃疡急性出血、急性胃黏膜病变出血，与抗生素联合用于 Hp 根除治疗	成人常规剂量口服：一次 20mg，1 次/日	见奥美拉唑	对本品、奥美拉唑或其他苯并咪唑类化合物过敏者，哺乳期妇女、儿童禁用
雷贝拉唑钠	用于胃及十二指肠溃疡、反流性食管炎、卓-艾综合征、消化性溃疡急性出血、急性胃黏膜病变出血，与抗生素联合用于 Hp 根除治疗	成人常规剂量口服：一次 10～20mg，1 次/日，早晨服用	见奥美拉唑	肝脏疾病慎用；老年人慎用；定期进行血液生化、甲状腺功能检查；应在排除恶性肿瘤的前提下再行给药；不宜用于维持治疗；长期治疗患者应定期进行检测 禁忌证：有本品及其成分过敏史者、有苯并咪唑类药物过敏史者、妊娠及哺乳期妇女、儿童禁用

（三）胃黏膜保护药　胃黏膜保护剂是指预防和治疗胃黏膜损伤，保护胃黏膜，促进组织修复和溃疡愈合的药物。胃黏膜保护药品种繁多，有的胃黏膜保护剂还同时兼有抗酸作用，如碱式碳酸铋，有的兼有杀灭 Hp 的作用，如胶体铋剂。可作为慢性胃炎治疗的首选药物（表 3-4）。

表 3-4　胃黏膜保护药

药物名称	使用指征	用法和用量	不良反应	注意事项
硫糖铝	用于胃及十二指肠溃疡、胃炎	一次 1g，3～4 次/日，餐前 1 小时及睡前服用	常见便秘；少见口干、恶心、呕吐、腹泻、皮疹、眩晕、瘙痒、低磷血症、骨软化	肾功能不全慎用；妊娠期、哺乳期妇女不宜服用；甲状腺功能亢进、低磷血症患者不宜长期用药；本品对严重十二指肠溃疡效果较差 禁忌证：对本品过敏者、早产儿及未成熟的新生儿禁用
枸橼酸铋钾	用于胃及十二指肠溃疡、急慢性胃炎、Hp 感染的根除治疗	口服，一次 0.3g，4 次/日，前 3 次于三餐餐前半小时、第 4 次于晚餐后 2 小时服用，或 2 次/日，早晚各服 0.6g	口中氨味、舌苔及粪便呈灰黑色、恶心、呕吐、食欲减退、腹泻、便秘；头痛、头晕、失眠、长期大剂量服用可导致铋性脑病；肾毒性；铋性脑病相关的骨关节病；皮疹	肝功能不全慎用；儿童慎用；急性胃黏膜病慎用；不得服用其他铋制剂，连续用药不宜超过 2 个月，停用含铋药物 2 个月，可再继续下一个疗程；服药时不得同时食用高蛋白饮食 禁忌证：对本品过敏者、妊娠及哺乳期妇女、严重肾功能不全者禁用
胶体果胶铋	同枸橼酸铋钾	口服：一次120～150mg（以铋计），4 次/日，分别于三餐前 1 小时及临睡时服用	便秘	粪便可呈无光泽的黑褐色 禁忌证：对本品过敏者、严重肾功能不全患者、妊娠期妇女禁用

续　表

药物名称	使用指征	用法和用量	不良反应	注意事项
替普瑞酮	用于各种原因引起的急慢性胃炎、胃黏膜病变的改善及胃溃疡	成人常规剂量口服：一次 50mg，3 次/日，餐后 30 分钟服用	消化系统：可出现便秘、腹胀、腹泻、口渴、恶心、腹痛等症状，也可出现 AST 及 ALT 轻度升高。精神神经系统：可出现头痛等症状。皮肤：可出现皮疹、全身瘙痒等症状。其他：有时会出现血清总胆固醇升高、上睑发红或发热等症状	妊娠期用药的安全性尚未确定，妊娠期妇女应慎用；儿童用药的安全性尚未确定，儿童应慎用；出现皮疹、全身瘙痒等皮肤症状时，应停止用药 禁忌证：对本品过敏者
吉法酯	用于胃及十二指肠溃疡、急慢性胃炎、空肠溃疡及痉挛、胃酸过多、胃灼热、腹胀、消化不良	一次 100mg，3 次/日，疗程 1 个月	口干、恶心、心悸、便秘	哺乳期妇女慎用；有前列腺素类药物禁忌者，如青光眼患者慎用 禁忌证：对本品过敏者、妊娠期妇女禁用
米索前列醇	同“吉法酯”挛，胃酸过多、胃灼热、腹胀、消化不良	口服：用于胃及十二指肠溃疡，一次 200μg，4 次/日，3 餐前和睡前服用，疗程 4～8 周，如溃疡复发可继续延长疗程；预防非甾体抗炎药相关消化性溃疡，一次 200μg，2～4 次/日	腹泻、腹痛、消化不良、肠胀气、恶心及呕吐；月经过多、阴道出血、经期前后阴道出血；皮肤瘙痒，偶有眩晕、头痛；倦怠、震颤、惊厥、呼吸困难、发热、心悸、低血压、心动过缓	脑血管或冠状动脉病变的患者、低血压者、癫痫患者慎用；可引起腹泻；妇女使用米索前列醇治疗开始前 2 周内血清妊娠试验必须是阴性；对前列腺素类过敏者禁用；青光眼、哮喘、过敏性结肠炎及过敏体质等禁用；有心、肝、肾或肾上腺皮质功能不全者禁用；妊娠及哺乳期妇女禁用

（四）抑制胃肠动力药（解痉药）　当胃炎导致胃痉挛性疼痛时可适当选用抗胆碱药物。如颠茄、阿托品、山莨菪碱、曲美布汀、匹维溴铵（表 3-5）。

表3-5　抑制胃肠动力药（解痉药）

药物名称	使用指征	用法和用量	不良反应	注意事项
阿托品	各种内脏绞痛，如胃肠绞痛及膀胱刺激症状。对胆绞痛、肾绞痛的疗效较差	成人　①口服：一次 0.3～0.6mg，3次/日，极量一次1mg或3mg/d；②皮下注射、肌内注射、静脉注射：一般用药，一次 0.3～0.5mg，0.5～3mg/d，极量一次2mg	常见便秘、出汗减少、口鼻咽喉干燥、视物模糊、皮肤潮红、排尿困难、胃肠动力低下、胃食管反流；少见眼压升高、过敏性皮疹、疱疹；接触性药物性眼睑结膜炎	下列情况应慎用：脑损害者（尤其是儿童）、心脏病（特别是心律失常、充血性心力衰竭、冠心病、二尖瓣狭窄等）、反流性食管炎、溃疡性结肠炎 对其他颠茄生物碱不耐受者，对本品也不耐受 禁忌证：青光眼及前列腺增生者、高热者禁用
颠茄	胃及十二指肠溃疡，轻度胃肠平滑肌痉挛等，胆绞痛，输尿管结石腹痛，胃炎及胃痉挛引起的呕吐和腹泻，迷走神经兴奋导致的多汗、流涎、心率慢、头晕等	口服：颠茄酊剂，一次 0.3～1.0ml，极量一次 1.5ml，3次/日。颠茄浸膏，一次 8mg～16mg，极量一次50mg。颠茄片，成人一次10mg，必要时4小时可重复一次。复方颠茄片，一次1片	可见口干、少汗、瞳孔轻度扩大、排尿困难、皮肤潮红、干燥、呼吸道分泌物减少、痰黏、腹胀、便秘、心悸、视物模糊、头晕、神志不清、谵妄、躁动、幻觉	不能和促动力药合用。酊剂浓度剂量不可过大，以免发生阿托品化现象 禁忌证：青光眼、前列腺增生、心动过速患者禁用
山莨菪碱	氢溴酸山莨菪用于感染中毒性休克、血管痉挛和栓塞引起的循环障碍、解除平滑肌痉挛、胃肠绞痛、胆道痉挛、有机磷中毒	口服：一次5～10mg，3次/日 肌内注射：一般慢性疾病，成人一次5～10mg，小儿0.1～0.2mg/kg	口干、面部潮红、轻度扩瞳、视近物模糊；心动过速、排尿困难，阿托品样中毒症状	①婴幼儿、老年体虚者慎用 ②急腹症未明确诊断时，不宜轻易使用 ③夏季用药时，因其闭汗作用，可使体温升高 ④反流性食管炎，重症溃疡性的结肠炎慎用 ⑤不宜与地西泮在同一注射器中应用，为配伍禁忌 禁忌证：颅内压增高、脑出血急性期、青光眼、前列腺增生，新鲜眼底出血、幽门梗阻、肠梗阻，恶性肿瘤者

续　表

药物名称	使用指征	用法和用量	不良反应	注意事项
东莨菪碱片 丁溴东莨菪碱	用于：①胃肠道痉挛、胆绞痛、肾绞痛、胃肠道蠕动亢进；②内镜检查的术前准备、内镜逆行胰胆管造影、气钡双重造影、腹部CT扫描的术前准备	口服：一次10～20mg，3～5次/日，整片或整粒吞服 肌内注射：一次20～40mg，或一次20mg，间隔20～30分钟后再用20mg；急性绞痛发作一次20mg，一日数次 静脉注射：一次20～40mg，或一次用20mg间隔20～30分钟后再用20mg 静脉滴注：急性绞痛发作一次20mg，一日数次，将本品溶于5%葡萄糖注射液或0.9%氯化钠注射液中	口渴、视力调节障碍、嗜睡、心悸、面部潮红、恶心、呕吐、眩晕、头痛、胃食管反流、过敏反应、排尿困难、精神失常	①妊娠及哺乳期妇女慎用；②老年患者慎用；③婴幼儿与低血压患者慎用；④不宜用于因胃张力低下和胃运动障碍及胃食管反流所引起的上腹痛、胃灼热等症状；⑤忌与碱性药液配伍使用 禁忌证：严重心脏病、器质性幽门狭窄、麻痹性肠梗阻、青光眼，前列腺增生

（五）促胃肠动力药（促动力药）　动力失调与慢性胃炎互为因果，促进胃排空有利于改善胃炎症状和防止复发（表3-6）。

表3-6　促胃肠动力药（促动力药）

药物名称	使用指征	用法和用量	不良反应	注意事项
多潘立酮	①因胃排空延缓、胃食管反流、食道炎引起的消化不良；②功能性、器质性、感染性、饮食性、反射性治疗及化疗引起的恶心和呕吐	口服：成人一次10mg，3～4次/日；儿童一次0.3mg/kg；均为餐前15～30分钟服用	头痛、头晕、嗜睡、倦怠、神经过敏；罕见张力障碍性反应、癫痫发作；非哺乳期泌乳、更年期后妇女及男性乳房胀痛、月经失调；偶见口干、便秘、腹泻、痉挛性腹痛、心律失常、一过性皮疹或瘙痒	①肝功能损害者慎用；②严重肾功能不全者应调整剂量；③妊娠慎用；④血清催乳素水平可升高；⑤心脏病患者（心律失常）、低钾血症以及接受化疗的肿瘤患者使用本品时，有可能加重心律失常 禁忌证：对本品过敏者、嗜铬细胞瘤、乳腺癌、分泌催乳素的垂体肿瘤（催乳素瘤）、机械性肠梗阻、胃肠道出血、穿孔者禁用。禁与酮康唑（口服制剂）、氟康唑、伏立康唑、红霉素、克拉霉素、胺碘酮合用

续　表

药物名称	使用指征	用法和用量	不良反应	注意事项
甲氧氯普胺	①慢性胃炎、胃下垂伴胃动力低下、功能性消化不良，胆胰疾病等引起的腹胀、腹痛、嗳气、胃灼热及食欲不振等；②迷走神经切除后胃潴留，糖尿病性胃排空功能障碍，胃食管反流病；③各种原因引起的恶心、呕吐	口服：①一般性治疗，一次5～10mg，10～30mg/d，餐前30分钟服用；②糖尿病性胃排空功能障碍，症状出现前30分钟口服10mg，或三餐前及睡前口服5～10mg，4次/d 肌内注射：一次10～20mg，一日剂量不宜超过0.5mg/kg，否则易引起锥体外系反应。静脉滴注：一次10～20mg，用于不能口服者或治疗急性呕吐。严重肾功能不全患者剂量至少需减少60%	常见昏睡、烦躁不安、倦怠无力；少见乳腺肿痛、恶心、便秘、皮疹、腹泻、睡眠障碍、眩晕、严重口渴、头痛、易激动、乳汁增多、直立性低血压、躁动不安、昏睡状态、锥体外系反应	①肝肾衰竭慎用；②妊娠期妇女不宜使用；③哺乳期妇女在用药期间应停止哺乳；④小儿不宜长期应用；⑤老年人大量长期应用容易出现锥体外系症状；⑥本品可使醛固酮与血清泌乳素浓度升高；⑦对胃溃疡胃窦潴留者或十二指肠球部溃疡合并胃窦部炎症者有益，不宜用于一般十二指肠溃疡 禁忌证：对普鲁卡因或普鲁卡因胺过敏者、癫痫患者、胃肠道出血、机械性梗阻或穿孔、嗜铬细胞瘤、放疗或化疗的乳癌患者、抗精神病药致迟发性运动功能障碍史者
莫沙必利	用于功能性消化不良、胃食管反流病、糖尿病胃轻瘫、胃大部切除术患者的胃功能障碍	口服：一次5mg，3次/日，餐前服用	腹泻、腹痛、口干、皮疹、倦怠、头晕；偶见嗜酸性粒细胞增多、甘油三酯升高、AST及ALT升高、碱性磷酸酶及γ-谷氨酰转肽酶升高	妊娠和哺乳期妇女避免使用本品；老年人注意观察；服用2周消化道症状无变化时，应立即停药 禁忌证：对本品过敏者、胃肠道出血、阻塞或穿孔以及其他刺激胃肠道可能引起危险的疾病
伊托必利	用于功能性消化不良引起的各种症状，如上腹不适、餐后饱胀、早饱、食欲减退、恶心、呕吐等	口服：一次50mg，3次/日，餐前服用，根据年龄、症状适当增减或遵医嘱	偶见皮疹、发热、瘙痒、腹泻、腹痛、便秘、唾液增加、头痛、睡眠障碍、白细胞减少、血尿素氮及肌酐升高、胸背部疼痛、疲劳、手指发麻、手抖等	严重肝肾功能不全者、妊娠期和哺乳期妇女慎用；儿童应避免服用；老年人注意观察，必要时应减量或停药 禁忌证：见莫沙必利

（六）助消化药　当腺体萎缩，黏膜屏障作用减退，胃酸、消化酶分泌减弱，致胃化学性消化功能减退、胀满，使用消化酶类药物，可协助改善消化不良症状。胃消化酶分泌降低可适当配合消化酶制剂（表3-7）。

表3-7　助消化药

药物名称	使用指征	用法和用量	不良反应	注意事项
多酶片	用于消化不良和增进食欲	成人一次1~2片，3次/日	无明显不良反应	对本品各成分过敏者禁用
乳糖酶	主要用于“乳糖不耐受症”患者，此类患者不能消化乳糖，伴有腹泻、消化不良、灼热以及肠易激综合征等	在进食含乳糖的食物前服用。成人或12岁以上儿童1~3片/次嚼服或吞服。12岁以下儿童一般不应服用	主要用于“乳糖不耐受症”患者	使用后症状无明显改善者应停止使用并咨询医师。妊娠期妇女慎用 禁忌证：对乳糖酶过敏者禁用
干酵母	用于消化不良、食欲减退、腹泻及胃肠胀气	口服：成人每次0.5~4g；儿童每次0.3~0.9g。均3次/日嚼碎后服	服用剂量过大可发生腹泻	过敏体质者慎用 禁忌证：对本品过敏者禁用
乳酶生	用于消化不良、肠内过度发酵、肠炎、腹泻等	口服：成人一次0.3~1g，3次/日，餐前服用	未见明显不良反应	本品应在冷暗处保存 禁忌证：对本品过敏者禁用
胰酶、胰酶肠溶片	用于各种原因引起的胰腺外分泌功能不足（如囊性纤维化、慢性胰腺炎、胰腺切除术后、胃切除术后、肿瘤引起的胰管或胆总管阻塞、慢性胰腺炎性疼痛、老年人、胃肠、肝胆疾病）的替代治疗	成人每次0.3~1g，3次/日，餐前或进餐服	偶见过敏反应，可见打喷嚏、流泪、皮疹、鼻炎和支气管哮喘等。囊性纤维化患者应用本品治疗，可出现尿酸增多，且与剂量相关	妊娠及哺乳期妇女慎用；用药过量可引起恶心、胃痉挛、皮疹、血尿、关节痛、足或小腿肿胀以及腹泻。用药过量时给予一般支持治疗即可 禁忌证：急性胰腺炎早期患者；对猪蛋白及其制品过敏者

续 表

药物名称	使用指征	用法和用量	不良反应	注意事项
复方消化酶胶囊	用于食欲缺乏、消化不良，包括腹部不适、嗳气、早饱、餐后腹胀、恶心、排气过多、脂肪便，也可用于胆囊炎和胆结石以及胆囊切除者消化不良	口服：每次1～2粒，3次/日，餐后服用	不良反应可见呕吐、腹泻、软便、口内不快感	过敏体质者慎用。不良反应可见呕吐、腹泻、软便、口内不快感。对急性肝炎患者及胆道完全闭锁患者禁用，对本品过敏者禁用
复方阿嗪米特肠溶片	用于因胆汁分泌不足或消化酶缺乏消化不良而引起的症状	用法：口服1～2片/次，3次/日，餐后服用		以下情况禁用：肝功能障碍，因胆石症引起的胆绞痛，胆管阻塞，急性肝炎患者等
胃蛋白酶	用于消化不良、食欲减退及慢性萎缩性胃炎等	口服：胃蛋白酶片，每次0.2～0.4g，3次/日，餐前服用，同时服稀盐酸每次0.5～2ml。含糖胃蛋白酶片，一次2g～4g，3次/日，餐前服用，同时服稀盐酸每次0.5～2ml。胃蛋白酶合剂，每次10～20ml，3次/日。餐前或进食时服用	无明显不良反应	遇热不稳定，70℃以上失效。溶液在pH 6.0以上不稳定。本品易吸潮，使蛋白消化力降低，如已吸潮或变性者不宜服用 禁忌证：对本品过敏者禁用

（七）胃肠功能调节药（表3-8）

表3-8　胃肠功能调节药

药物名称	使用指征	用法和用量	不良反应	注意事项
曲美布汀	用于肠易激综合征，胃肠道运动功能紊乱引起的食欲减退、恶心、呕吐、腹胀、腹痛、腹泻和便秘等症状的改善	口服：每次100～200mg，3次/日。用药过程中如出现过敏反应，应即停药	偶见便秘、腹泻、腹鸣、口渴、口内麻木感、困倦、眩晕、头痛、心动过速、AST及ALT升高	老年人慎用 禁忌证：对本品过敏者、儿童、妊娠及哺乳期妇女
匹维溴铵	用于肠易激综合征患者的腹痛、排便紊乱及肠道不适的对症治疗	口服：成人每次50mg，3次/日，进餐时服用	本品耐受性良好，少数患者有腹部不适、腹痛、腹泻或便秘，偶见皮疹、瘙痒	本品无明显的抗胆碱能作用，因此，本品可用于合并前列腺增生、尿潴留和青光眼的肠易激综合征者 禁忌证：对本品过敏者、儿童、妊娠及哺乳期妇女

第二节　消化道出血

一、临床处置思路

（一）诊断　Treitz韧带以上的消化道出血为上消化道出血。呕血与黑便是上消化道出血的特征性表现；下消化道出血主要是便血，可表现为急性大出血、慢性少量显性出血和慢性隐性出血，粪便的色泽、性状取决于出血部位、出血量、出血速度以及在肠道内停留的时间。出血部位愈低，出血量愈大，出血愈快，粪便颜色愈红。高位出血在肠内停留过久可呈柏油样，不易与上消化道出血鉴别；直肠肛门出血多为鲜红色。肛门指诊是诊断肛门直肠疾病，如痔疮、肛瘘、息肉及癌肿的重要方法。

1．消化道大量出血的早期识别　患者以出血性休克为首发表现时须进行上消化道内镜检查和直肠指诊来获得及早诊断。上消化道出血量达到约20ml时，粪便潜血试验可呈现阳性反应。当出血量达50～70ml甚至更大量，可表现为黑便。如果出血量超过500ml，患者可有头昏、乏力、心动过速和血压偏低等表现，随出血量增加，症状更加显著，甚至引起出血性休克。

2．出血的病因和部位的诊断　消化性溃疡患者80%～90%都有长期规律性上腹疼痛史；食管胃底静脉曲张破裂出血患者呕出大量鲜红色血而有慢性肝炎病史，伴有肝掌、蜘蛛痣、腹壁静脉曲张、脾大、腹腔积液等体征，可有白细胞或血小板减少；有服用非甾体抗炎药或肾上腺皮质激素类药物史或严重创伤、手术、败血症时，其出血以急性胃炎（应激性溃疡和急性胃黏膜病变）为可能；黄疸，发热及腹痛者伴消化道出血时，胆道出血可能；剧烈咳嗽或呕吐考虑食管贲门黏膜撕裂症；45 岁以上慢性持续性粪便潜血试验阳性，伴有缺铁性贫血病史者应考虑胃癌；50 岁以上原因不明的肠梗阻病史，应考虑结肠肿瘤。条件允许及早行内镜检查、血管造影、放射性核素显像，必要时腹部 B 超及 CT 检查。Dieulafoy 病是指胃黏膜下恒径小动脉破裂出血，出血凶猛，老人多见，病变多在贲门下 7cm 范围内。常规检查未明确病因时，应考虑其他少见情况：血管畸形、食管炎、十二指肠憩室、平滑肌瘤、钩虫病、血液系统疾病和急性感染等。

3. 出血严重度与预后的判断　病情严重度与失血量呈正相关，因呕血与黑便混有胃内容物与粪便，而部分血液潴留在胃肠道内未排出，故难以根据呕血或黑便量判断出血量。常根据临床综合指标判断失血量的多少，如根据血容量减少导致周围循环的改变（伴随症状、脉搏和血压、实验室检查）来判断失血量，休克指数（心率/收缩压）是判断失血量的重要指标。体格检查中可以通过皮肤黏膜色泽、颈静脉充盈程度、神志和尿量等情况来判断血容量减少程度，客观指标包括中心静脉压和血乳酸水平。大量出血是指短时出血量在 1000ml 以上或血容量减少 20% 以上，急需输血纠正。

4. 活动性出血的判断　判断出血有无停止，对决定治疗措施极有帮助。如果患者症状好转、脉搏及血压稳定、尿量足［>0.5ml/（kg·h）］，提示出血停止。大量出血的患者可考虑留置并冲洗胃管，对判断是否有活动性出血有帮助。

临床上，下述症状和（或）体征与实验室检查均提示有活动性出血：

（1）呕血或黑便次数增多，呕吐物呈鲜红色或排出暗红血便，或伴有肠鸣音活跃。

（2）经快速输液输血，周围循环衰竭的表现未见明显改善，或虽暂时好转而又再恶化，中心静脉压仍有波动，稍稳定又再下降。

（3）红细胞计数、血红蛋白测定与血细胞比容（Hct）继续下降，网织红细胞计数持续增高。

（4）补液与尿量足够的情况下，血尿素氮持续或再次增高。

（5）胃管抽出物有较多新鲜血。

5. 病情严重程度分级　一般根据年龄、有无伴发病、失血量等指标分为轻、中、重度。年龄超过 65 岁、伴发重要器官疾患、休克、血红蛋白浓度低及需要输血者的再出血危险性增高。血尿素氮、肌酐或血清转氨酶升高者，病死率增高。

6. 检查

（1）一般检查：项目包括胃液、呕吐物或粪便潜血试验、外周血红细胞计数、血红蛋白浓度、Hct 等。为明确病因、判断病情和指导治疗，尚需进行凝血功能试验、血肌酐和尿素氮、肝功能、肿瘤标志物等检查。

（2）内镜检查：①胃镜、结肠镜检查，胃镜检查是上消化道出血定性、定位诊断的首选方法。多在出血后 24～48 小时内行急诊胃镜检查。溃疡出血内镜下按 Forrest 分级为活动性出血（Ⅰ级：喷血或渗血）、近期出血（Ⅱ级：血痂、血管残端）或单纯溃疡（Ⅲ级）。静脉曲张出血可分为轻、中和重度等。结肠镜是诊断下消化道出血的主要方法。凡疑诊下消化道出血，均是结肠镜检查的适应证；②术中内镜，对于各种检查仍未明确出血病因，剖腹探查时还未发现病灶者可选用术中内镜。采用内镜从小肠切口进入，逐段检查，寻找出血病灶。

（3）X线造影：可选用X线钡餐检查、小肠插管气钡双重造影和结肠气钡双重造影两种方法。X线造影对肿瘤、憩室诊断价值大，浅小病灶、血管畸形不能发现。

（4）选择性动脉造影：内镜及X线检查未能发现病变时，可选择本检查。一般从动脉插管，选择腹腔动脉、肠系膜上动脉和肠系膜下动脉造影，观察造影剂外漏和血管畸形，活动性出血时诊断阳性率高。

（二）治疗

1．治疗目标　应根据病情、按照循证医学原则行个体化分级救治，对血流动力学不稳定者尽快补充血容量，纠正周围循环衰竭，必要时输血。

2．出血征象的监测

（1）症状和试验室检查：记录呕血、黑便和便血的频率、颜色、性质、次数和总量，定期复查红细胞计数、血红蛋白、Hct与血尿素氮等，需要注意Hct。

（2）生命体征和循环状况：监测意识状态、脉搏和血压、肢体温度、皮肤和甲床色泽、周围静脉（特别是颈静脉充盈情况）、尿量等，意识障碍和排尿困难者需留置导尿管，危重大出血者必要时进行中心静脉压、血清乳酸测定，老年患者常需心电、血氧饱和度和呼吸监护。呕吐时嘱其保持侧卧、取头低足高位，以防剧烈呕吐时引起窒息，保持患者呼吸道通畅。大量出血者宜禁食，少量出血者可适当进流质。

3．液体复苏

表3-9　低血容量休克的判断及补液

指标	分级			
	1	2	3	4
血液丢失（ml）	<750	750～1500	1500～2000	>2000
血液丢失（%bv）	<15	15～30	30～40	>40
脉率（次/分）	<100	>100	>120	>140
血压	正常	正常	下降	下降
脉压	正常或增加	减低	减低	减低
呼吸率（次/分）	14～20	20～30	30～40	>35
尿量（ml）	>30	20～30	30～40	>35
精神状态	轻度焦虑	中度焦虑	焦虑和意识模糊	意识模糊和昏睡
液体补充	晶体样液	晶体样液	晶体样液和血液	晶体样液和血液

（1）血容量的补充：应立即建立快速静脉通道，并选择较粗静脉以备输血，最好能留置导管。根据失血的多少在短时间内输入足量液体，以纠正循环血量的不足。对高龄、伴心肺肾疾病患者，应防止输液量过多，以免引起急性肺水肿。对于急性大量出血者，应尽可能施行中心静脉压监测，以指导液体的输入量。下述征象对血容量补充有很好的指导作用：意识恢复；四肢末端由湿冷、青紫转为温暖、红润；脉搏由快弱转为正常有

力，收缩压接近正常，脉压大于30mmHg；尿量多，中心静脉压改善（表3-9）。

（2）液体的种类和输液量：常用液体包括生理盐水、平衡液、全血或其他血浆代用品。失血量较大时，可输入胶体扩容剂。下列情况时可输血（紧急时输液、输血同时进行）：改变体位出现晕厥、血压下降和心率加快；收缩压低于90mmHg或较基础血压下降25%；血红蛋白低于70g/L或HCV低于25%。

（3）血管活性药物的使用：在积极补液的前提下，可以适当地选用血管活性药物（如多巴胺）以改善重要脏器的血液灌注。

4. 止血措施

（1）内镜下止血：起效迅速、疗效确切，有条件应作为治疗的首选。

（2）抑酸药物：抑酸药能提高胃内pH值，既可促进血小板聚集和纤维蛋白凝块的形成，避免血凝块过早溶解，有利于止血和预防再出血，又可治疗消化性溃疡。临床常用的抑酸剂包括质子泵抑制剂（PPI）和H_2受体阻断剂。常用的PPI针剂有：埃索美拉唑、奥美拉唑、泮妥拉唑、兰索拉唑、雷贝拉唑等，常用的H_2受体阻断剂针剂包括雷尼替丁、法莫替丁等（详见慢性胃炎章节）。

（3）止血药物：包括去甲肾上腺素盐水、云南白药、凝血酶、注射用血凝酶、氨基己酸、氨甲环酸、维生素K_1、酚磺乙胺等。止血药物的疗效尚未证实，不推荐作为一线药物使用，理论上纤维素凝血块的溶解是上消化道病变持续出血或再出血的原因，因此纤维蛋白溶解酶原抑制剂氨基己酸等可以降低再出血率。但氨基己酸等可能引起心脑肺等多脏器的血栓形成。对没有凝血功能障碍的患者，应避免滥用此类药物（表3-11）。

（4）生长抑素：可以降低胃酸和胃蛋白酶分泌，减少内脏血管量，但并不直接收缩血管，可能通过抑制胃肠分泌的血管活性肠肽引起血管平滑肌收缩。奥曲肽0.1mg静脉注射，继以25μg/h持续给药。或者生长抑素250μg静脉注射，继以250μg/h持续给药，用以门脉高压出血、上消化道动脉出血及下消化道出血（表3-10）。

（5）血管加压素：以0.2～0.4U/min静脉滴注，可联用硝酸甘油以减少不良反应。如通过选择性血管造影，于出血血管内注入效果更好。用于曲张静脉破裂出血及下消化道血管性出血，初始剂量0.3～0.4U/min，动脉血压稳定后可与硝酸甘油合用。硝酸甘油可含服0.6mg，根据血压调整剂量，维持动脉收缩压100mmHg，出血停止后，调整剂量。可能因非选择性血管收缩引起心肌缺血、心律失常、肠系膜及外周缺血。有条件可选用特利加压素（表3-10）。

（6）三腔二囊管：用于食管胃静脉曲张破裂出血，不作为首选方法。近期接受过食管胃连接部手术者绝对禁忌。相对禁忌证包括充血性心衰、呼吸衰竭、心律失常、不能肯定出血的部位。胃囊充气可保持不超过72小时，食管囊不超过24小时，每8小时应放气1次。常见并发症有吸入性肺炎、窒息、食管炎、食管黏膜坏死及心律失常。

（7）灌胃、灌肠止血：不提倡。冰盐水洗胃只有在胃黏膜温度降至15°C以下才有效，但可引全身温度降低，降低心输出量，血红蛋白携氧能力下降。冷生理盐水灌肠：每200ml盐水中可加入去甲肾上腺素8～16mg或凝血酶，反复灌洗数次。

（8）选择性血管造影：有助于明确出血的部位与原因，必要时可行栓塞治疗。

（9）手术治疗：药物、内镜和放射介入治疗失败或病情特别凶险者，可考虑手术治疗。手术的目的首先是控制出血，在患者全身情况和局部条件许可的前提下，可对病变部位作较彻底的外科手术。

二、临床处置流程

（一）消化道出血的临床处置流程（图3-2）

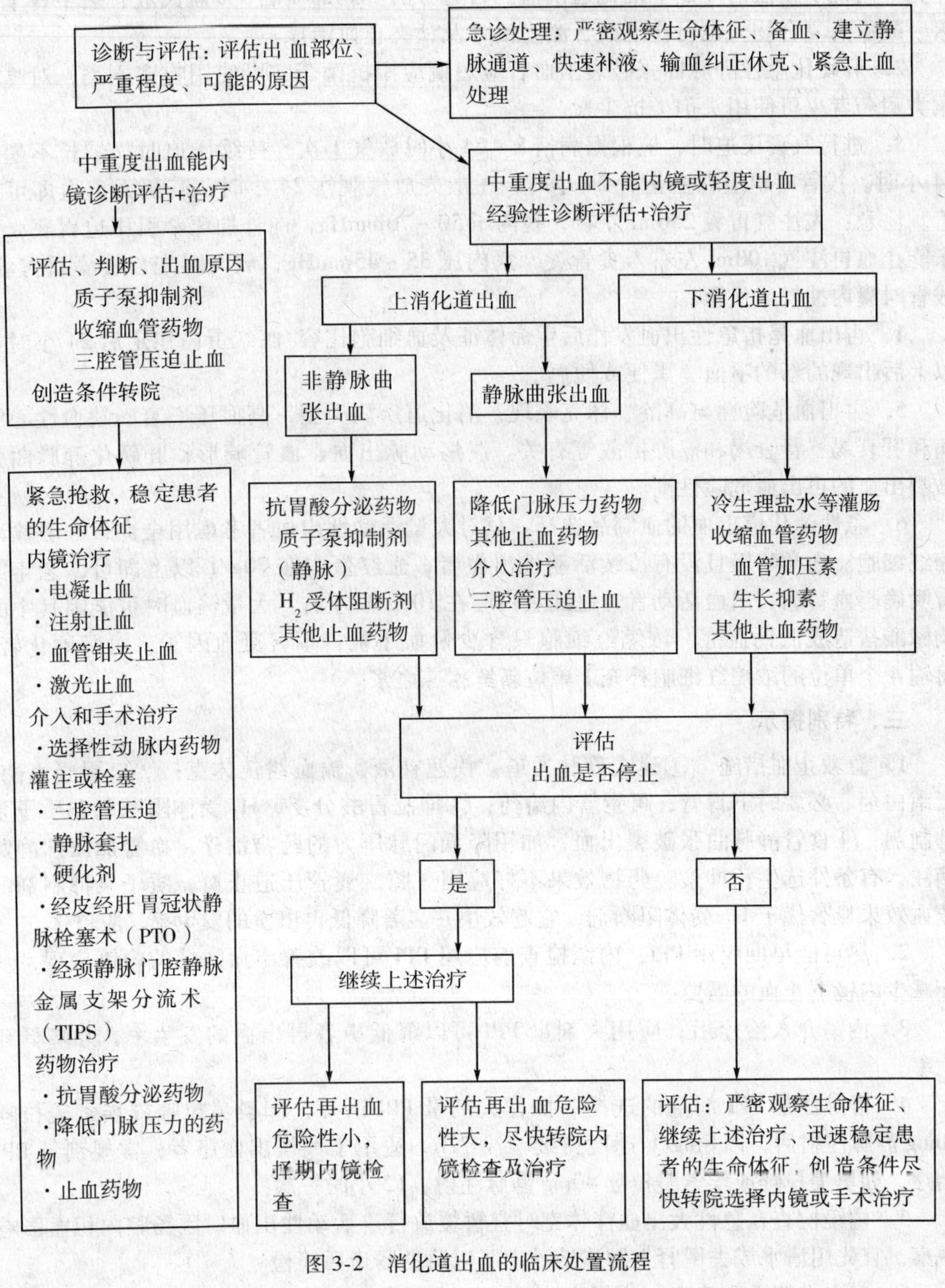

图3-2　消化道出血的临床处置流程

（二）对流程图重要环节的说明

1．引起下消化道出血的病因很多，以肠道恶性肿瘤、息肉及炎症性病变引起的最为常见。结肠、直肠癌是最常见的病因，其次是肠道息肉、炎症性病变和憩室。常规直肠指诊。下消化道大量出血的处理基本措施是输血，输液，纠正血容量不足引起的休克。内镜下止血治疗是下消化道出血的首选方法。局部喷洒5%孟氏液、去甲肾上腺素、凝血酶复合物。也可作电凝、激光治疗及钛夹止血治疗。

2．肝硬化急性静脉曲张破裂出血者应短期应用抗菌药，可使用喹诺酮类，对喹诺酮类耐药者也可使用头孢类抗生素。

3．进行气囊压迫时，应根据病情8～24小时放气1次，持续压迫时间最长不超过24小时。拔管时机应在血止后24小时，一般先放气观察24小时，若仍无出血即可拔管。注意：先注气胃囊250ml左右，囊内压50～70mmHg，向外加压牵引压迫胃底，若未能止血再注气100ml左右入食管囊，囊内压35～45mmHg；放气时先食管囊后胃囊，拔管时囊内抽气成负压。

4．再出血是指急性出血发作后生命体征及血细胞比容/血红蛋白稳定后24小时或以上后出现的新的呕血、黑便或便血。

5．再出血危险性与高龄、休克表现，消化道疾病类型，高血压心衰、缺血性心脏病和肝衰竭、肾衰竭和癌肿扩散等有关。溃疡动脉出血、血管畸形、肝硬化静脉曲张破裂出血的再出血危险性高。

6．急性消化道出血的血制品选择　只对大量活动性出血者考虑用全血，一般输浓缩红细胞。通常年轻且没有持续活动性出血者，血红蛋白在70g/L以上即可，老年或有明确心血管病、出血活动者，血红蛋白应在100g/L左右。大量输血时可能因其中的枸橼酸盐造成低钙血症。浓缩红细胞只含少量血小板，不含凝血因子，对肝硬化者，每输4个单位的浓缩红细胞补充1单位新鲜冰冻血浆。

三、特别提示

1．急救止血措施　①建立静脉通道、快速补液、输血纠正休克；②口服凝血酶、云南白药、必要时下胃管，可胃管内给药；③抑制胃酸分泌，H_2受体阻断剂和质子泵抑制剂；④食管静脉曲张破裂出血：加用降低门脉压力的药物治疗，血管加压素静脉滴注，有条件选生长抑素。药物效果不好应用三腔二囊管压迫止血。质子泵抑制剂的止血效果显著优于H_2受体阻断剂，它起效快并显著降低再出血的发生率，应首选。

2．尽可能早期应用PPI，内镜检查前应用PPI可以改善出血病灶的内镜表现，从而减少内镜下止血的需要。

3．内镜介入治疗后，应用大剂量PPI可以降低患者再出血的发生率，并降低死亡率。

4．静脉注射PPI剂量的选择　推荐大剂量PPI治疗，如奥美拉唑或埃索美拉唑80mg静脉注射后，以8mg/h速度持续输注72h，适用于大量出血患者；常规剂量PPI治疗，如奥美拉唑或埃索美拉唑40mg静脉注射，12小时一次。

5．内镜检查在急性大出血伴休克时宜暂缓放行。活动性出血时因肠腔内积血影响观察，宜先用清水或去甲肾上腺素溶液灌肠以清洁肠道后镜检。

6．对出血病因明确者，为提高疗效、防止复发，应采取针对原发病的病因治疗，如幽门螺杆菌阳性的消化性溃疡患者，应予抗幽门螺杆菌治疗及抗溃疡治疗。需要长期服用 NSAIDs、阿司匹林等药物者一般推荐同时服用 PPI 或黏膜保护剂。

7. X 线造影检查宜在出血停止一周后进行，以免诱发出血。

8. 止血药物（包括局部和全身）不应滥用，注意其副作用，如去甲肾上腺素盐水口服应用无确切疗效，心肾功能衰竭者禁用；氨基已酸、氨甲环酸等可能引起心脑肺等多脏器的血栓形成。对没有凝血功能障碍的患者，应避免滥用此类药物；云南白药、凝血酶口服、注射用血凝酶相对较为安全。

9. 消化道出血液体复苏时，对于考虑为血管性出血的患者，如门静脉高压食管胃底曲张静脉破裂出血、血管畸形等的动脉出血，纠正低血容量后应避免大量输液诱发再出血。

10. 未控制出血的失血性休克复苏　未控制出血的失血性休克是低血容量休克的一种特殊类型，常见于消化道出血等。患者死亡的原因主要是大量出血导致严重持续的低血容量休克甚至心脏骤停。失血性休克未控制出血时早期积极复苏可引起稀释性凝血功能障碍；血压升高后，血管内已形成的凝血块脱落，造成再出血。控制性液体复苏（延迟复苏），即在活动性出血控制前应给予小容量液体复苏，在短期允许的低血压范围内维持重要脏器的灌注和氧供，避免早期积极复苏带来的副作用，失血性休克处理首要原则必须是迅速止血，消除失血的病因。

11. 低血容量休克的患者一般不常规使用血管活性药，这些药物有进一步加重器官灌注不足和缺氧的风险，临床通常仅对于足够的液体复苏后仍存在低血压或者输液还未开始的严重低血压患者，才考虑应用血管活性药与正性肌力药。多巴胺 1 ~ 3μg/(kg · min) 时主要作用于脑、肾和肠系膜血管，使血管扩张，增加尿量；2 ~ 10μg/(kg · min) 时主要作用于 β_2 受体，通过增强心肌收缩能力而增加心输出量，同时也增加心肌氧耗；>10μg/(kg · min) 时以血管 α_2 受体兴奋为主，收缩血管。

12. 胃底食管静脉破裂出血药物　①血管加压素主要通过收缩内脏血管，减少门静脉血流量，达到曲张静脉止血。不主张给予初剂负荷量。此药的不良反应有腹痛、血压升高、心绞痛等，有心血管疾病者禁用。应合并使用硝酸甘油。血管加压素的临时止血效果尚满意，但必须静脉内持续均匀地给药，停药后多数患者又发生再出血，因此只能用于急性大出血时的临时措施，为其他治疗创造条件；②加压素类似药：其优点有耐受性好，不良反应小，不需静脉持续输注及作用时间长等。如特利加压素为长效加压素，可显著降低门静脉压力和胃底食管曲张静脉内压力，几乎无血管加压素的心、脑血管不良反应，但价格昂贵，如静脉推注副作用明显，建议静脉滴注；③生长抑素及其类似物：生长抑素是一种胃肠激素，能抑制胃肠道激素的分泌，减少内脏血流量和降低门静脉压力，而对全身血流动力学影响较小，持续静脉滴注，连续 48h 以上，出血停止后逐渐减量。

四、基本药物使用选择

（一）治疗门脉高压症（包括胃底食管静脉破裂出血）的药物（表 3-10）

表3-10 治疗食管胃底静脉破裂出血的药物

药物名称	使用指征	用法和用量	不良反应	注意事项
血管加压素	用于食管、胃肠道等消化道疾病引起的急性大出血的辅助治疗	连续静脉滴注，0.3～0.4U/min。 可配合硝酸甘油同时使用。止血后每12小时减0.1U/min	可出现面色苍白、出汗、心悸、胸闷、腹痛、过敏性休克，一旦出现应立即停药	高血压、冠心病、心衰、胎位不正者禁用
特利加压素	用于食管、胃肠道等消化道疾病引起的急性大出血的辅助治疗	静脉注射：治疗食管胃底静脉曲张出血，首剂2mg（用氯化钠注射液稀释）静脉缓慢注射（超过1分钟），维持剂量为每4小时静脉缓慢注射，1～2mg延续24～48小时，直至出血控制。建议出血停止后仍维持治疗1～2日，以防止再出血。用于其他胃肠道出血，对疑为上消化道出血的患者进行早期治疗时使用，可每4～6小时缓慢静脉注射1mg，连续用药，直至出血控制。本品也可作为急救药物使用	可见腹绞痛、排便次数增加、头痛、面色发白、血压升高或降低、冠状动脉痉挛、心绞痛、诱发心肌梗死、心功能衰竭、脑血管意外、少尿和尿失禁	高血压，晚期动脉粥样硬化、心律失常或冠脉功能不全者慎用。应监测血压、血清电解质及液体平衡 禁忌证：①患有冠心病、高血压、脑血管病、周围血管病、机械性肠梗阻、肾功能衰竭者；②妊娠期妇女；③对本品过敏者
奥曲肽	与内镜硬化剂等特殊手段联合用于肝硬化所致的食管胃静脉曲张出血的紧急治疗	初始：0.1mg缓慢静脉注射（3～5分钟），后连续静脉滴注，25μg/h	主要不良反应有注射部位疼痛或针刺感，一般可于15分钟后缓解。消化道不良反应有厌食、恶心、呕吐、腹泻、腹部痉挛疼痛等，偶见高血糖、胆石、糖耐受异常和肝功能异常等	对本品过敏者禁用，孕妇、哺乳期妇女和儿童禁用。肾、胰腺功能异常和胆石症患者慎用

续　表

药物名称	使用指征	用法和用量	不良反应	注意事项
生长抑素	①严重、急性胃及十二指肠溃疡出血；②急性糜烂性或出血性胃炎；③胰腺手术后的术后并发症的预防；④严重急性食管静脉曲张出血	初始250μg缓慢静脉注射（3～5分钟），而后以250μg/h静脉滴注	常见：恶心、呕吐；少见眩晕、面部潮红、腹痛、腹泻和血糖轻微变化 消化系统：出现恶心、呕吐、腹泻和腹部痉挛性疼痛	糖尿病患者慎用；对本品过敏者忌用；儿童、妊娠及哺乳期妇女慎用

（二）止血药物（表3-11）

表3-11　止血药物（局部与全身）

药物名称	使用指征	用法和用量	不良反应	注意事项
凝血酶	消化道止血	消化道止血：用生理盐水或温开水（不超37℃）溶解成500～1000U的溶液，口服或局部灌注，也可根据出血部位及程度增减浓度、次数	偶可致过敏反应，应及时停药	①本品严禁注射。如误入血管可导致血栓形成、局部坏死危及生命。②本品必须直接与创面接触，才能起止血作用。③本品应新鲜配制使用。孕妇只在具有明显指征，病情必需时才能使用，对本品有过敏史者禁用
氨基己酸	主要用于急性或慢性、局限性或全身性原发性纤维蛋白溶解亢进所致的各种出血。弥散性血管内凝血所致的继发性高纤溶状态，在未肝素化前，一般不用本品	初量可取4～6g溶于100ml生理盐水或5%～10%葡萄糖溶液中，15～30分钟滴完。持续剂量1g/h，可口服也可注射。维持12～24小时或更久，依病情而定	常见的不良反应为恶心、呕吐和腹泻，其次为眩晕、瘙痒、头晕，耳鸣，全身不适、鼻塞、皮疹、红斑、不泄精等	本品不能阻止小动脉出血。尿道手术后出血的患者慎用；有血栓形成倾向或过去有血管栓塞者忌用；肾功能不全者慎用，孕妇慎用

续 表

药物名称	使用指征	用法和用量	不良反应	注意事项
血凝酶	消化道止血	静脉注射、肌内注射，也可局部使用。成人：每次 1.0 ~ 2.0kU，紧急情况下，立即静脉注射 1.0kU，同时肌内注射 1.0kU	不良反应发生率极低，偶见过敏样反应。如出现以上情况，可按一般抗过敏处理方法，给予抗组胺药或/和糖皮质激素及对症治疗	大、中动脉，大静脉受损的出血，必须首先用外科手术处理；弥散性血管内凝血（DIC）导致的出血时慎用；血液中缺乏血小板或某些凝血因子时，宜在补充血小板、凝血因子或输注新鲜血液的基础上应用。虽无关于血栓的报道，为安全起见，有血栓病史者禁用。对本品中任何成分过敏者禁用。孕期未超过三个月的妇女不宜使用
酚磺乙胺	用于防治各种手术前后的出血，也可用于血小板功能不良、血管脆性增加而引起的出血，如脑出血、胃肠道出血等	静脉滴注：每次 0.25 ~ 0.75g，2 ~ 3 次/日，或每次 2.5 ~ 5.0g，稀释后滴注	本品毒性低，可有恶心、头痛、皮疹、暂时性低血压等，偶有静脉注射后发生过敏性休克的报道	有血栓形成史者慎用；高分子血浆扩充剂应在使用本品之后而不要在使用本品之前应用；右旋糖酐抑制血小板聚集，可拮抗本品凝血作用；勿与 6-氨基己酸合用，以免引起中毒；与碱性药物配伍时，易变色失效。对本药过敏者禁用
维生素 K_1	用于维生素 K 缺乏引起的出血，如梗阻性黄疸、胆瘘、慢性腹泻等所致出血，香豆素类、水杨酸钠等所致的低凝血酶原血症	低凝血酶原血症：肌内或深部皮下注射，每次 10mg，1 ~ 2 次/日，24 小时内总量不超过 40mg。用于重症患者静注时，给药速度不应超过每分钟 1mg	偶见过敏反应。静注过快，超过每分钟 5mg，可引起面部潮红、出汗、支气管痉挛、心动过速、低血压等，曾有快速静脉注射致死的报道。肌注可引起局部红肿和疼痛。新生儿应用本品后可能出现高胆红素血症，黄疸和溶血性贫血	有肝功能损伤的患者，本品的疗效不明显，盲目加量可加重肝损伤。本品对肝素引起的出血倾向无效。外伤出血无必要使用本品。本品用于静脉注射宜缓慢，给药速度不应超过 1mg/min。本品应避免冻结，如有油滴析出或分层则不宜使用，但可在避光条件下加热至 70 ~ 80℃，振摇使其自然冷却，如澄明度正常则仍可继续使用。严重肝脏疾患或肝功不良者禁用

（三）H_2 受体阻断剂及质子泵抑制剂　见慢性胃炎章节。

第三节　急性胰腺炎

一、临床处置思路

（一）诊断　临床上表现为急性、持续性上腹痛（偶无腹痛），血清淀粉酶活性增高，≥正常值上限3倍，影像学提示胰腺有或无形态改变，排除其他疾病者。可有或无其他器官功能障碍。少数病例血清淀粉酶活性正常或轻度增高。

血清淀粉酶测定具有重要临床意义，尿淀粉酶变化仅作参考。发病72小时后C反应蛋白（CRP）>150mg/L提示胰腺组织坏死。在发病初期（24～48小时）行B超检查，可以初步判断胰腺组织形态学变化，同时有助于判断有无胆道疾病。CT扫描是诊断急性胰腺炎的标准影像学方法。

1. 常见病因　胆石症（包括胆道微结石）、酒精、高脂血症。其他病因：壶腹乳头括约肌功能不良、药物和毒物（硫唑嘌呤、氢氯噻嗪、雌激素、类固醇激素、四环素、钙剂、Ara-C等）、逆行性胰胆管造影术（ERCP）后、十二指肠乳头旁憩室、外伤性、高钙血症、腹部手术后、胰腺破裂、壶腹周围癌、胰腺癌、血管炎、感染性（柯萨奇病毒、腮腺炎病毒、获得性免疫缺陷病毒、蛔虫症）、自身免疫性（系统性红斑狼疮、干燥综合征）、α_1-抗胰蛋白酶缺乏症等。

2. 入院后评估　临床分型标准（Ranson标准）：入院时评价指标（5项）：年龄55岁以上；白细胞16×10^9/L；血糖>11.2mmol/L；血清LDH>350IU/L；GOT（AST）>250IU/L。入院后48小时内评价指标（6项）：血细胞比容下降超过10%；BUN升高超过1.79mmol/L；血清钙<2mmol/L；动脉血PO_2<8kPa（60mmHg）；碱缺乏>4mmol/L；估计体液丢失超过6000ml。每项记1分。轻症急性胰腺炎（mild acute pancreatitis，MAP）具备急性胰腺炎的临床表现和生化改变，而无器官功能障碍或局部并发症，对液体补充治疗反应良好。Ranson评分<3，或CT分级为A、B、C。重症急性胰腺炎（severe acute pancreatitis，SAP）具备急性胰腺炎的临床表现和生化改变，且具下列之一者：局部并发症（胰腺坏死，假性囊肿，胰腺脓肿）；器官衰竭；Ranson评分≥3；CT分级为D、E。

3. 辅助检查　血常规、尿常规、粪便隐血；肾功能、肝功能、血糖、血脂、血清电解质（钙）；血尿淀粉酶；血气分析；C反应蛋白（CRP）；ECG。CT平扫（必要时增强）；B超检查。

（二）治疗

1. 一般治疗

（1）纠正水、电解质紊乱，支持治疗，防止局部及全身并发症。血、尿常规测定、粪便隐血、肾功能、肝脏功能测定，血糖测定，心电监护，血压监测，血气分析，血清电解质测定，动态观察腹部体征和肠鸣音改变。记录24小时尿量和出入量变化。

（2）常规禁食，对有严重腹胀，麻痹性肠梗阻者应进行胃肠减压。在患者腹痛减轻或消失、腹胀减轻或消失、肠道动力恢复或部分恢复时可以考虑开放饮食，开始以糖类为主，逐步过渡至低脂饮食，不以血清淀粉酶活性高低作为开放饮食的必要条件。

（3）补液，补液量包括基础需要量和流入组织间隙的液体量。应注意输注胶体物质和补充微量元素、维生素。总能量 8000～10000kJ/d（1kcal 约 4kJ），50%～60% 来自糖（250g），15%～20% 来自蛋白（8.5% 氨基酸 750～1000ml），20%～30% 来自脂类（10% 脂肪乳剂 500ml）。高脂血症者应减少脂肪类物质的补充。

2. 镇痛　疼痛剧烈时考虑镇痛治疗。在严密观察病情下可注射盐酸哌替啶（杜冷丁）。不推荐应用吗啡或胆碱能受体阻断剂，如阿托品、654-2 等，因前者会收缩壶腹乳头括约肌，后者则会诱发或加重肠麻痹。

3. 抑制胰腺外分泌和胰酶抑制剂应用　生长抑素及其类似药物（奥曲肽）可以通过直接抑制胰腺分泌而发挥作用，主张在 SAP 治疗中应用。H_2 受体阻断剂和质子泵抑制剂可通过抑制胃酸分泌而间接抑制胰腺分泌，预防应激性溃疡的发生。

（2）蛋白酶抑制剂主张早期、足量应用。加贝酯：起始剂量 300mg/d，3 天后改 100mg/d，总疗程 6～10d，静滴速度以 1mg/（kg · h）为宜，可有过敏反应；乌司他丁：10 万 U 稀释静滴，1～3 次/日，可有过敏反应。

4. 血管活性物质的应用　由于微循环障碍在急性胰腺炎（AP）、尤其 SAP 发病中起重要作用，推荐应用改善胰腺和其他器官微循环的药物，如前列腺素 E_1 制剂、血小板活化因子拮抗剂、丹参制剂等。

5. 抗感染药的应用　对于非胆源性 MAP 不推荐常规使用抗感染药。对于胆源性 MAP 或 SAP 应常规使用抗感染药。胰腺感染的致病菌主要为革兰阴性菌和厌氧菌。推荐甲硝唑联合喹诺酮类为一线用药，疗效不佳时改用广谱抗生素，疗程为 7～14 天，特殊情况下可延长应用，必要时应用亚胺培南西司他丁等。要注意真菌感染，临床上无法用细菌感染来解释发热等表现时，应考虑到真菌感染的可能，可经验性应用抗真菌药，同时进行血液或体液真菌培养。

6. 营养支持　MAP 患者只需短期禁食，故不需肠道或肠外营养。SAP 患者常先施行肠外营养，待病情趋向缓解，肠道功能恢复则考虑实施肠内营养。肠内营养的实施是指将鼻饲管放置 Treitz 韧带远端输注能量要素营养物质，如能量不足，可辅以肠外营养，并观察患者的反应，开始量小，20ml/h，如能耐受，则逐渐加大剂量。应注意补充谷氨酰胺制剂。对于高脂血症患者，应减少脂肪类物质的补充。进行肠内营养时，应注意患者的腹痛、肠麻痹、腹部压痛等胰腺炎症状和体征是否加重，并定期复查电解质、血脂、血糖、总胆红素、血清白蛋白水平、血常规及肾功能等。

7. 预防和治疗肠道衰竭　对于 SAP 患者应密切观察腹部体征及排便情况，监测肠鸣音的变化。及早给予促肠道动力药物，包括生大黄、乳果糖等。给予微生态制剂调节肠道细菌菌群；应用谷氨酰胺制剂保护肠道黏膜屏障。同时可应用中药，如芒硝外敷。病情允许下，尽早恢复饮食或实施肠内营养对预防肠道衰竭具有重要意义。

8. 中医中药　生大黄，复方制剂（如清胰汤、柴芍承气汤）等被临床实践证明有效。

9. 胆源型胰腺炎的内镜治疗　推荐在有条件的单位，对于怀疑或已经证实的胆源型胰腺炎，如果符合重症指标，和（或）有胆管炎、黄疸、胆总管扩张，或最初判断是 MAP、但在治疗中病情恶化者，应行 EPCP 鼻胆管引流或内镜下括约肌切开术。

10. 并发症的处理　急性呼吸窘迫综合征是 AP 的严重并发症，给予机械通气。急性肾功能衰竭必要时透析。低血压静脉补液，必要时使用血管活性药物。弥散性血管内凝血时应使用肝素。AP 有胰液积聚者，部分会发展为假性囊肿。对于胰腺假性囊肿应密切观察，部分自行吸收，若假性囊肿直径 >6cm，且有压迫现象和临床表现，可行穿刺引流或外科手术引流。胰腺脓肿是外科手术的绝对指征。上消化道出血可应用制酸剂，如 H_2 受体阻断剂、质子泵抑制剂。

11．手术治疗　坏死胰腺组织继发感染者在严密观察下考虑外科手术。

二、临床处置流程

（一）急性胰腺炎的临床处置流程（图 3-3）

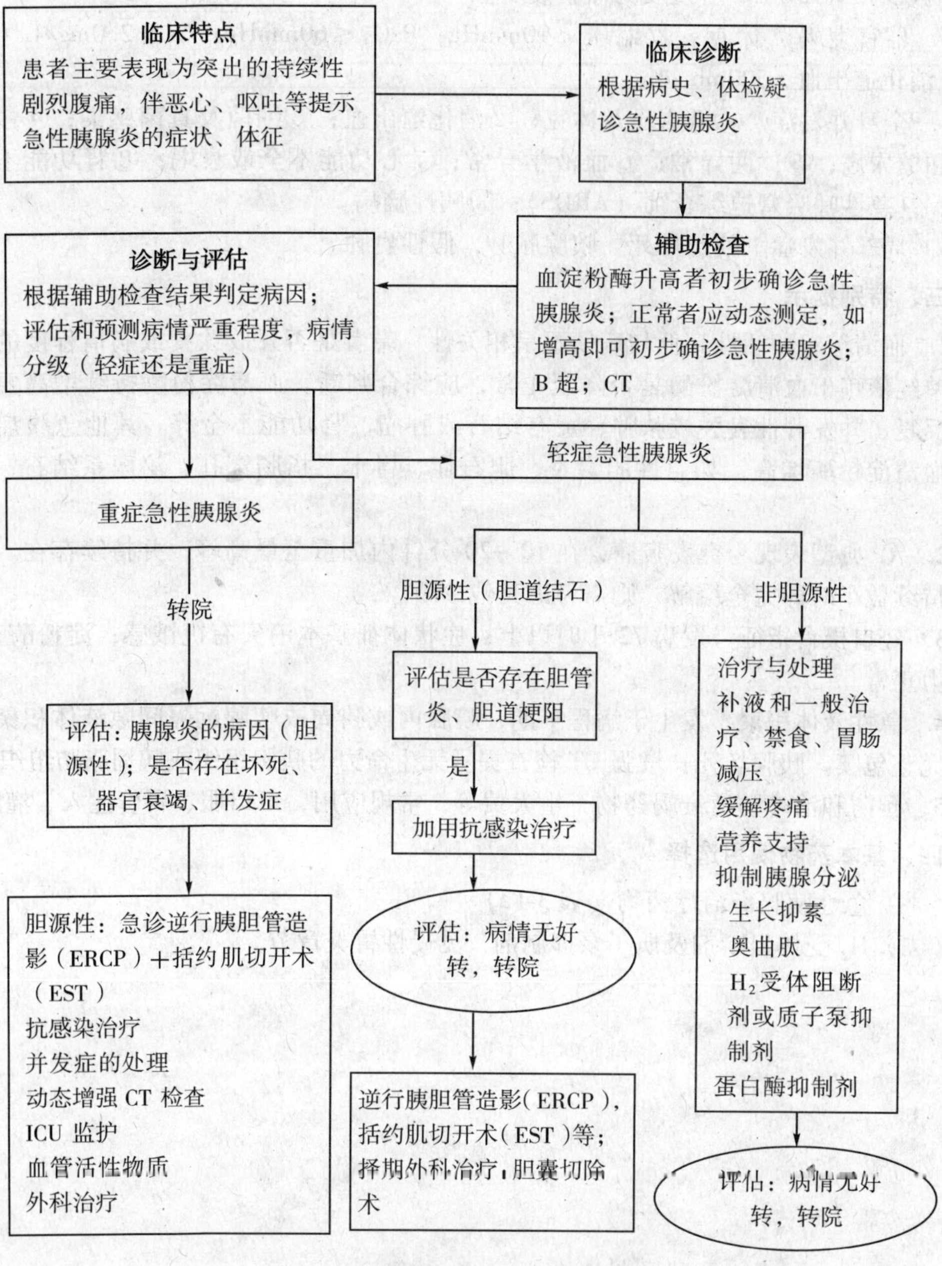

图 3-3　急性胰腺炎的临床处置流程

（二）对流程图重要环节的说明

1．CT 分级　A 级：正常胰腺。B 级：胰腺实质改变，包括局部或弥漫的腺体增大。C 级：胰腺实质及周围炎症改变，胰周轻度渗出。D 级：除 C 级外，胰周渗出显著，胰腺实质内或胰周单个液体积聚。E 级：广泛的胰腺内、外积液，包括胰腺和脂肪坏死，胰腺脓肿。A～C 级：临床上为 MAP；D～E 级：临床上为 SAP。

2．全身性炎症反应综合征（SIRS）　具备以下 2 条或以上标准，脉搏 >90 次/分；呼吸频率 >20 次/分或 PCO_2 <32mmHg；直肠体温 <36℃或 >38℃；白细胞计数 4×10^9/L 或 $>12\times10^9$/L。可发展为器官衰竭。

3．器官衰竭　休克：收缩压 <90mmHg；$PaO_2 \leqslant 60$mmHg；Cr >2. 0mg/L（补液后）；消化道出血 >500ml/24h。

4．全身并发症　①低血压及休克；②消化道出血；③细菌及真菌感染；④慢性胰腺炎和糖尿病；⑤代谢异常；⑥血液学异常；⑦心功能不全或衰竭；⑧肾功能不全或衰竭；⑨急性呼吸窘迫综合征（ARDS）；⑩胰性脑病。

5．局部并发症　胰腺坏死，胰腺脓肿，假性囊肿。

三、特别提示

1．血清淀粉酶活性高低与病情不呈相关性。患者是否开放饮食或病情程度的判断不能单纯依赖于血清淀粉酶是否降至正常，应综合判断。血清淀粉酶持续增高要注意病情反复、并发假性囊肿或脓肿、疑有结石或肿瘤、肾功能不全等。其他急腹症可引起的血清淀粉酶增高，如急性胆囊炎、胆石症、胃十二指肠穿孔、泌尿系结石、肠梗阻等。

2．AP 典型表现为突发腹痛，在 10～20 分钟内加重至最高峰，并持续存在。如疼痛仅持续数小时即完全缓解，则需考虑其他诊断。

3．经口摄食指征　发病 72 小时以上；症状体征基本消失有饥饿感；淀粉酶正常；肠动力正常。

4．急性液体积聚　发生于病程早期，胰腺内或胰周或胰腺远隔间隙液体积聚，并缺乏完整包膜。胰腺坏死：增强 CT 检查提示无生命力的胰腺组织或胰周脂肪组织。

5．预防和治疗肠道衰竭药物　生大黄等，常规应用，可口服、胃管注入、灌肠。

四、基本药物使用选择

（一）急性胰腺炎治疗药物（表 3-12）。

（二）H_2 受体阻断剂及质子泵抑制剂　见慢性胃炎章节。

表 3-12　急性胰腺炎治疗药物

药物名称	使用指征	用法和用量	不良反应	注意事项
加贝酯	用于急性轻型（水肿型）胰腺炎的治疗，也可用于急性出血坏死型胰腺炎的辅助治疗	静脉滴注：每次100mg，治疗开始前3日，每日剂量300mg，症状减轻后改为每日100mg。疗程6～10日。滴速不宜过快，应控制每小时1mg/kg以内，不宜超过每小时2.5mg/kg	少见出现注射部位疼痛、皮肤发红等刺激症状及轻度浅表静脉炎。偶见皮疹、面部潮红、过敏。极个别病例可能发生胸闷、呼吸困难、血压下降等过敏性休克现象	哺乳期妇女慎用；本品在使用过程中应密切观察，谨防过敏，一旦发现应及时停药或抢救；勿将药液注入血管外；多次使用应更换注射部位；药液应新鲜配制，随配使用 禁忌证：有药物过敏史者、儿童、妊娠期妇女
奥曲肽	主要用于门脉高压引起的食管静脉曲张出血、应激性溃疡及消化道出血，急性胰腺炎、胃肠道瘘管、消化系统内分泌瘤、肢端肥大症等。 奥曲肽注射液： ①1ml：0.05mg； ②1ml：0.1mg	皮下注射每次0.1mg，3次/日。连续静脉滴注，每小时25μg	主要不良反应有注射部位疼痛或针刺感，一般可于15分钟后缓解。消化道不良反应有厌食、恶心、呕吐、腹泻、腹部痉挛疼痛等，偶见高血糖、胆石、糖耐受异常和肝功能异常等	对本品过敏者禁用，孕妇、哺乳期妇女和儿童禁用；肾、胰腺功能异常和胆石症患者慎用；少数患者长期治疗有形成胆石的报道，故在治疗前和治疗后应每6～12个月进行胆囊超声波检查1次；对胰岛素瘤患者，本品可能加重低血糖程度，并延长其时间，应注意观察
生长抑素	胰腺手术后的术后并发症的预防。严重急性食管静脉曲张出血。胰、胆和肠瘘的辅助治疗	初始250μg缓慢静脉注射（3～5分钟），而后以每小时250μg静脉滴注	常见：恶心、呕吐；少见眩晕、面部潮红、腹痛、腹泻和血糖轻微变化 消化系统：出现恶心、呕吐、腹泻和腹部痉挛性疼痛	糖尿病患者慎用；用药前后及用药时应检查或监测血糖，由于本品抑制胰岛素和胰高糖素的分泌，所以对胰岛素依赖型糖尿病患者在使用时应小心，这些患者可能会发生短暂的低血糖或2～3小时后出现高血糖，故使用时应每隔3～4小时测试一次血糖浓度；本品与其他药物的不相容性未经测试，所以在注射或静滴时，应单独应用 禁忌证：对本品过敏者；儿童、妊娠及哺乳期妇女

续 表

药物名称	使用指征	用法和用量	不良反应	注意事项
乌司他丁	用于：①急性胰腺炎；②慢性复发性胰腺炎；急性循环衰竭的抢救辅助用药	急性胰腺炎、慢性复发性胰腺炎，初期每次100000U溶于500ml 5%葡萄糖注射液或0.9%氯化钠注射液中静脉滴注，每次静滴1~2小时，1~3次/日，以后随症状消退而减量	血液系统：偶见白细胞减少或嗜酸性粒细胞增多；消化系统：偶见恶心、呕吐、腹泻，偶有AST、ALT上升；注射部位：偶见血管痛、发红、瘙痒感、皮疹等；偶见过敏，出现过敏症状应立即停药，并适当处理	对本品过敏者禁用

第四节 消化性溃疡

一、临床处置思路

（一）诊断

1. 临床诊断　中上腹痛、反酸是消化性溃疡病的典型症状，腹痛发生与餐后时间的关系被认为是鉴别胃与十二指肠溃疡病的临床依据。①慢性过程，少则几年，多则十几年或更长；②周期性发作，发作期与缓解期相交替，常有季节性；③节律性疼痛，胃溃疡多为餐后痛，下次进餐前消失；十二指肠或幽门前区溃疡多为空腹痛，夜间痛，进食后缓解。

胃溃疡的腹痛多发生在餐后半小时左右，而十二指肠溃疡则常发生在空腹时，近年来，由于抗酸剂、抑酸剂等药物广泛使用，症状不典型的患者日益增多。由于NSAID有较强的镇痛作用，NSAID溃疡临床上无症状者居多，部分以上消化道出血为首发症状，也有表现为恶心、厌食、食欲不振、腹胀等消化道非特异性症状。

2. 并发症诊断　消化性溃疡病的主要并发症为上消化道出血、穿孔、溃疡恶变和幽门梗阻。

3. 病因诊断　胃酸分泌异常、幽门螺杆菌（*H. pylori*）感染和NSAID应用是引起消化性溃疡病的最常见病因。其他药物，如糖皮质激素药物、抗肿瘤药物和抗凝药也可诱发消化性溃疡病。吸烟、饮食因素、遗传、胃十二指肠运动异常、应激与心理因素等与消化性溃疡病的发病有一定关系。

4. 检查

（1）血、尿、粪便常规，便潜血试验。溃疡活动期潜血常为阳性。

（2）肝功能、电解质。

(3) 胃镜及黏膜活体组织检查，或钡餐检查。对诊断溃疡与鉴别良、恶性肿瘤有肯定价值。胃镜下溃疡多呈圆形、椭圆形，直径一般小于2cm，边缘光滑无结节，底平整，覆有白苔或灰白苔，周围黏膜充血水肿，有时可见皱襞向溃疡集中。可分为活动期、愈合期、瘢痕期。龛影是X线诊断溃疡的直接征象，凸出于胃轮廓之外，有时见周围辐射状黏膜皱襞。间接征象包括压痛，激惹，变形及大弯侧痉挛性切迹等，可提示但不能肯定胃溃疡。

(4) 幽门螺杆菌检测。

(5) 必要时做五肽促胃液素胃液分析及血清促胃液素测定。

(二) 治疗　治疗原则：缓解症状，促进溃疡愈合，减少并发症及预防复发。

1. 一般治疗　饮食治疗是本病的基本措施。按时进食；避免粗糙、刺激食物，如烟、酒、浓茶、辛辣食物及纤维含量很高的食物。保持乐观的情绪，规律的生活，避免过度紧张与劳累。避免应用致溃疡药物，停用诱发或引起溃疡病加重或并发出血的有关药物，包括：①水杨酸盐及非类固醇抗炎药（NSAIDs）；②肾上腺皮质激素；③利血平等。必须用上述药物应当尽量采用肠溶剂型或小剂量间断应用，同时进行充分的抗酸治疗和加强黏膜保护。

2. 药物治疗治疗　消化性溃疡的药物主要包括降低胃酸的药物、根除幽门螺杆菌感染的药物和增强胃黏膜保护作用的药物。

(1) 十二指肠球部溃疡：以降低损害因素药物为主。①H_2受体阻断剂：西咪替丁片0.2g，口服，3次/日，睡前加服0.4g；或西咪替丁片0.8g，睡前1次口服；或雷尼替丁胶囊150mg，口服，2次/日；或法莫替丁胶囊：每次20mg，口服，早晚各1次。②质子泵抑制剂：奥美拉唑20mg晨起1次口服，或选用泮托拉唑等。4周为1个疗程，胃镜复查如溃疡未愈合，可再延长1个疗程，换用更强抑酸药。

(2) 胃溃疡：以增强保护因素药物为主。①硫糖铝：1.0g，饭前口服，4次/日；或枸橼酸铋钾120mg，饭前口服，4次/日；亦可选用磷酸铝凝胶、铝碳酸镁片等。亦可选用抑酸药H_2受体阻断剂、质子泵抑制剂。注意抑酸药不宜与硫糖铝、铋剂联用；②腹胀可用多潘立酮：10mg，口服，3次/日，促进胃排空。疗程为4~8周，胃镜复查如溃疡未愈合，可再延长1个疗程或换用其他药物。

(3) 幽门螺杆菌感染的治疗

1) 三联疗法：PPI（常规剂量）+阿莫西林（1.0g）或甲硝唑（0.4g）+克拉霉素（0.5g），2次/日，疗程7~14日，根除率70%~84%；（阿莫西林过敏者可以换用左氧氟沙星）。PPI+阿莫西林（1.0g）+甲硝唑（0.4g）/呋喃唑酮（0.1g），2次/日，共7~14天。

2) 四联疗法：根除率80%~90%。PPI（常规剂量）+铋剂（常规剂量）+甲硝唑（0.4g，2次/日）+四环素（0.75~1.0g），2次/日；PPI（常规剂量）+铋剂（常规剂量）+阿莫西林（1.0g）+克拉霉素（0.5g），2次/日，疗程10~14日。在我国，甲硝唑的耐药率为50%~100%，克拉霉素的耐药率为10%~40%，阿莫西林的耐药率为0~2.7%。呋喃唑酮抗幽门螺杆菌作用强，不易产生耐药性，可用呋喃唑酮0.1g替代甲硝唑。PPI常规剂量：奥美拉唑20mg，2次/日。

3. 手术治疗　以下情况可考虑手术：①上消化道大出血经内科紧急处理24小时

无效者；②急性穿孔；③器质性幽门梗阻；④胃溃疡疑有癌变；⑤经内科积极治疗 2 个月疗效不满意者。

二、临床处置流程

（一）消化性溃疡的临床处置流程（图 3-4）

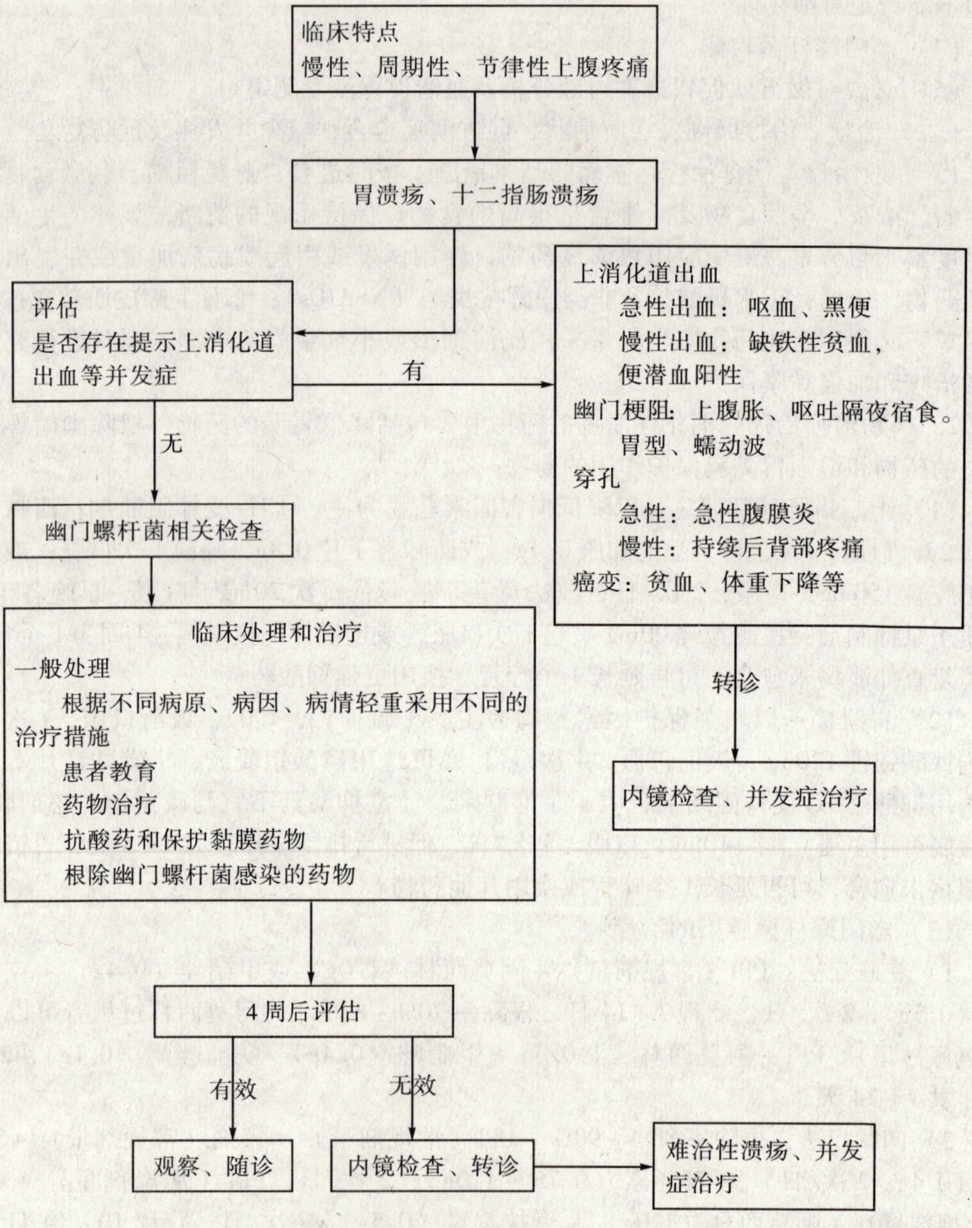

图 3-4　消化性溃疡的临床处置流程

（二）对流程图重要环节的说明

1. 消化性溃疡并发大量出血常可引起周围循环衰竭和失血性贫血，应当进行紧急处理，详见消化道出血章节。

2. 难治性溃疡　采用标准剂量的 PPI、H_2 受体阻断剂正规治疗全疗程（胃溃疡 12 周，十二指肠溃疡 8 周）后，经胃镜检查证实溃疡未愈合。增加 H_2 受体阻断剂的剂量或应用奥美拉唑。

3. 药物的选用原则　组胺 H_2 受体阻断剂可作为胃十二指肠溃疡的首选药物，抗酸剂和硫糖铝也可用作第一线药物治疗，但疗效不及 H_2 受体阻断剂，奥美拉唑可用作第一线药物，但在更多的情况下用于其他药物治疗失败的顽固性溃疡，幽门螺杆菌阳性的病例应采用三联疗法根除幽门螺杆菌感染。

三、特别提示

1. NSAID 溃疡发生的危险性除与所服的 NSAID 种类、剂量大小、疗程长短有关外，还与患者年龄（>60 岁）、幽门螺杆菌感染、吸烟及合并使用糖皮质激素药物或抗凝剂、伴心血管疾病或肾病等因素有关。

2. 对胃溃疡应常规行活组织检查，对不典型或难愈合溃疡，要分析其原因，必要时行超声内镜检查或黏膜大块活检，以明确诊断。

3. 消化性溃疡病治疗通常采用标准剂量的 PPI，每日 1 次，早餐前半小时服药，治疗十二指肠溃疡疗程为 4 周，胃溃疡为 6～8 周，通常内镜下溃疡愈合率均在 90% 以上。H_2 受体阻断剂通常采用标准剂量，每日 2 次，疗程同 PPI，但溃疡愈合率低于 PPI，内镜下溃疡愈合率在 65%～85%。

4. 联合应用黏膜保护剂可提高消化性溃疡病的愈合质量，有助于减少溃疡的复发率。

5. 对老年人消化性溃疡病、巨大溃疡、复发性溃疡建议在抗酸、抗幽门螺杆菌治疗同时，应用黏膜保护剂。

6. 对 NSAID 溃疡的预防及治疗应首选 PPI，通过它高效抑制胃酸分泌作用，显著改善患者的胃肠道症状、预防消化道出血、提高胃黏膜对 NSAID 的耐受性等作用，并能促进溃疡愈合。

7. NSAID 所致溃疡，如有可能，建议停用 NSAID 药物，如合并幽门螺杆菌感染者，应行根除治疗。对不能停用 NSAID 药物者，长期使用 PPI 预防溃疡复发的效果显著优于 H_2 受体阻断剂。

8. 消化性溃疡的维持治疗：由于消化性溃疡治愈停药后复发率甚高，并发症发生率较高，而且自然病程长达 8～10 年，因此药物维持治疗是重要的治疗措施。常用：①正规维持治疗：适用于反复发作、症状持久不缓解，存在多种危险因素或伴有并发症者维持方法：西咪替丁 400mg、雷尼替丁 150mg、法莫替丁 20mg 睡前一次服用，也可口服硫糖铝 1g，每日 2 次。至少维持 1～2 年，对于老年人预期溃疡复发可产生严重后果者，可终身维持；②间隙全剂量治疗：在患者出现严重症状复发或内镜证明溃疡复发时，可给予一疗程全剂量治疗。70% 以上患者可取得满意效果；③按需治疗：在症状复发时给予短程治疗，症状消失后即停药，对有症状者应用短程药物治疗目的在于控制症状，而让溃疡自发愈合。60 岁以上有溃疡出血或穿孔史，每年复发 2 次以上以及合并其他严重疾病者不适用。

四、基本药物使用选择

（一）抗幽门螺杆菌感染及其用药（表3-13）

表3-13　抗幽门螺杆菌感染及其用药

药物名称	用法和用量	不良反应	注意事项
阿莫西林	口服：成人每次1.0g，2次/日	过敏反应症状；消化系统症状；血液系统症状偶见嗜酸性粒细胞增多、白细胞减少、血小板减少、贫血等；皮肤黏膜反应：偶见斑丘疹、渗出性多形性红斑、Lyell综合征、剥脱性皮炎；肝、肾功能紊乱：少数患者用药后偶见血清转氨酶升高、急性间质性肾炎	用药前应详细询问有无青霉素过敏史，过敏者应更换其他药物，用药期间应注意过敏反应。青霉素过敏及青霉素皮肤试验阳性患者禁用
克拉霉素	口服：成人每次0.5g，2次/日	成人最常见的不良反应是胃肠不适，如恶心、消化不良、腹痛呕吐和腹泻，克拉霉素主要由肝脏排泄，因此，对肝功能损伤的患者用药应谨慎	对大环内酯类抗生素过敏者禁用。克拉霉素禁止与下列药物合用：阿司咪唑、西沙必利、匹莫齐特（哌迷清）和特非那丁。孕妇，哺乳妇女，严重肝肾功能低下者，心律失常，心动过缓，Q-T间期延长，缺铁性心脏病，充血性心力衰竭及水电解质紊乱者禁用或慎用
甲硝唑	口服：成人每次0.4g，2次/日	以消化道反应最为常见，包括恶心、呕吐、食欲不振、腹部绞痛，一般不影响治疗；神经系统症状有头痛、眩晕，偶有感觉异常、肢体麻木、共济失调、多发性神经炎等，大剂量可致抽搐。少数病例发生等麻疹、潮红、瘙痒、膀胱炎、排尿困难、口中金属味及白细胞减少等	经肝代谢，肝功能不全者药物可蓄积，应酌情减量；应用期间应减少钠盐摄入量，如食盐过多可引起钠潴留；服药期间禁酒；可诱发白色念珠菌病，必要时可并用抗念珠菌药；可引起周围神经炎和惊厥，遇此情况应考虑停药（或减量）；可致血象改变，白细胞减少等，应予注意；孕妇禁用

续 表

药物名称	用法和用量	不良反应	注意事项
呋喃唑酮	成人常用剂量为每次0.1g，2次/日	主要有恶心、呕吐、腹泻、头痛、头晕、药物热、皮疹、肛门瘙痒、哮喘、直立性低血压、低血糖、肺浸润等，偶可出现溶血性贫血、黄疸及多发性神经炎	一般不宜用于溃疡病或支气管哮喘患者；口服本品期间饮酒，则可引起双硫仑样反应，表现为皮肤潮红、瘙痒、发热、头痛、恶心、腹痛、心动过速、血压升高、胸闷烦躁等，故服药期间和停药后5天内，禁止饮酒；葡萄糖-6-磷酸脱氢酶（G-6-PD）缺乏者可致溶血性贫血 对该品过敏者禁用。孕妇及哺乳期妇女禁用
四环素	0.75 ~ 1.0g，2次/日	胃肠道症状如恶心、呕吐、上腹不适；肝毒性，通常为脂肪肝变性，变态反应：多为斑丘疹和红斑，偶可引起溶血性贫血、血小板减少，偶可致良性颅内压增高	①本品可致肝损害，因此原有肝病者不宜用此类药物；②本品可加重氮质血症，已有肾功能损害不宜应用此类药物，如确有指征应用时须慎重考虑，并根据肾功能损害的程度减量应用
左氧氟沙星	口服：成人每次0.4g，2次/日	胃肠道反应；中枢神经系统反应；过敏反应：皮疹、皮肤瘙痒；偶可发生：癫痫发作、精神异常、烦躁不安、意识混乱、幻觉、震颤；间质性肾炎表现；静脉炎；结晶尿；关节疼痛	孕妇禁用，哺乳期妇女应用本品时应暂停哺乳。不宜用于18岁以下的小儿及青少年

（二）H_2受体阻断剂及质子泵抑制剂　见慢性胃炎章节。

第五节　肝　硬　化

一、临床处置思路

（一）诊断

1. 诊断根据　主要根据有：①病毒性肝炎，长期饮酒等有关病史；②有肝功能减退（包括食欲不振、腹胀、脂肪泻、牙龈出血等出血倾向和贫血；蜘蛛痣、肝掌、皮肤色素沉着）及门静脉高压症的表现（脾大、腹腔积液、食管胃底静脉曲张、腹壁静脉曲张、痔静脉扩张）；③肝脏质地坚硬有结节感；④肝功能试验常有阳性发现；⑤肝活组织检查见假小叶形成。

2．常用检查

（1）血常规、尿常规、粪便常规、潜血。

（2）肝肾功能、电解质、血糖、血型、凝血功能、甲胎蛋白（AFP）、乙肝病毒（HBV）、丙肝病毒（HCV）。

（3）腹腔积液检查。

（4）腹部超声、胸正侧位片。肝边界不清，光点粗细不一，左大右小，肝静脉变细，门静脉主干增宽，脾增大，有腹水。

（5）腹腔积液病原学检查，腹部CT或MRI，超声心动检查。

（6）24小时尿钠排出量或尿钠/钾比值。

（二）治疗

1．一般治疗

（1）休息。

（2）饮食：高热量，高蛋白和维生素丰富容易消化的食物为适宜。肝功能损害严重或有肝性脑病先兆时，应限制或禁食蛋白质；有腹腔积液时饮食应限盐。禁酒及避免进食粗糙坚硬食物，禁用损害肝脏的药物。

（3）支持治疗：失代偿期患者食欲缺乏，进食量少，多有恶心呕吐，宜静脉输入高渗葡萄糖液补充热量，输液中可加维生素C，胰岛素，氯化钾等；注意维持水电解质和酸碱平衡，病情较重者可用复方氨基酸，清蛋白或新鲜血浆。

2．抗肝纤维化治疗　抗病毒治疗：代偿期乙型肝炎肝硬化患者，只要检出HBV DNA，不论其血清HBeAg为阳性或阴性，均应及早开始抗病毒治疗。原则上宜优先选用核苷（酸）类似物进行抗病毒治疗；失代偿期乙型肝炎肝硬化患者，HBV DNA阳性，ALT正常或升高者，均应尽早开始抗病毒治疗。核苷（酸）类似物进行抗病毒治疗时，应优先选用抗病毒能力强、耐药率低的药物。目前尚应根据患者的具体病情、经济能力、药物在当地的可获取情况考虑选择。拉米夫定是目前治疗失代偿期乙型肝炎肝硬化患者最为常用的药物。若不发生耐药，治疗是安全有效的，可以改善肝功能，延长等待肝移植的时间，甚至可以避免肝移植。可参照拉米夫定优化治疗原则给药，即在12周和24周如HBV DNA未降至10^3拷贝/ml以下者，加用阿德福韦治疗。若HBV DNA水平较低（$\leqslant 10^4$拷贝/ml），且肾功能良好，也可用阿德福韦治疗。但应注意，在失代偿期HBV相关肝硬化出现肾功能损害概率可能较高，治疗1年肾功能损害的发生率达28%，应密切地注意监测肾功能的变化。目前多主张拉米夫定和阿德福韦联用（表3-15）。

恩替卡韦抗病毒作用强、耐药基因屏障高，若患者经济许可，尤其是血清HBV DNA＞10^5拷贝/ml时，宜优先选用恩替卡韦（表3-15）。

目前尚无特效抗肝纤维化药物，可选用心肝宝、复方鳖甲软肝片等。肝功能异常加用水飞蓟素等保肝治疗（表3-16）。

3．腹水的治疗

（1）限制水、钠摄入。

（2）利尿剂的使用：主要使用螺内酯（安体舒通），潴钾利尿剂，单独使用可导致高钾血症，尚有性激素样副作用；呋塞米（速尿，排钾利尿剂，单独使用应注意低钾）。目前主张联合使用，联合比例为螺内酯：呋塞米100：40，起始剂量螺内酯40～80mg/d，呋塞米20～40mg/d，最大剂量螺内酯400mg/d，呋塞米160mg/d（表3-14）。

（3）抽腹腔积液及输清蛋白：对顽固性腹腔积液的患者可行系列性治疗性腹腔穿刺术，如果腹腔积液量大，应考虑每抽取1L腹腔积液输清蛋白6～8g。

（4）提高血浆胶体渗透压：少量多次静脉输入鲜血浆或清蛋白。

（5）腹腔积液浓缩回输：治疗难治性腹腔积液。抽腹腔积液5000～10000ml，通过浓缩处理为500ml，再回输。可清除部分潴留的水和钠外，可提高血浆蛋白的浓度和有效血容量，改善肾血压循环从而消除或减轻腹腔积液。有感染的腹腔积液不可回输。

（6）经颈静脉肝内门体分流（TIPS）

4．门静脉高压的手术治疗　降低门静脉压力和消除脾功能亢进。无黄疸或腹腔积液，肝功能损害较轻和无并发症者，手术效果较好。

5．并发症治疗

（1）上消化道出血：急救措施：禁食，静卧，加强监护，迅速补充有效血容量以纠正出血性休克和采取有效止血措施，预防肝性脑病。

（2）自发性细菌性腹膜炎：积极加强支持治疗和抗菌药物的使用。强调早期，足量和联合应用抗菌药物，一经诊断就立即进行。主要针对革兰阴性杆菌并兼顾革兰阳性球菌的药物，如氨苄西林，头孢噻肟钠，头孢他啶，头孢曲松钠，左氧氟沙星等选择2～3种联合使用。根据治疗反应和培养结果考虑调整抗菌药物；开始数天剂量宜大，病情稳定后减量；由于并发症容易复发，用药时间不得少于2周。

（3）肝性脑病：去除肝性脑病发作的诱因是其一般治疗的基本原则，限制蛋白质摄入，并保证热能供给。慎用巴比妥类、苯二氮䓬类镇静药，如患者出现躁狂，应禁用这些药物，试用异丙嗪、氯苯那敏（扑尔敏）等抗组胺药。止血和清除肠道积血，上消化道出血是肝性脑病的重要诱因。乳果糖、支链氨基酸、门冬氨酸、鸟氨酸可用于治疗肝性脑病。

（4）肝肾综合征：目前无有效治疗方法。在积极改善肝功能前提下，采取迅速控制消化道大出血，感染等诱发因素；严格控制输液量，量出为入，纠正水、电解质和酸碱平衡紊乱；输注右旋糖酐，清蛋白或浓缩腹腔积液回输，增加循环血容量，改善肾血流，在扩容的基础上应用利尿剂；血管活性药物（如多巴胺、前列腺素）、特利加压素可改善肾血流量，增加肾小球滤过率；重在预防，避免强烈利尿，单纯大量放腹腔积液及服用损害肝功能的药物。

6．肝移植手术。

二、临床处置流程

（一）肝硬化的临床处置流程（图3-5）

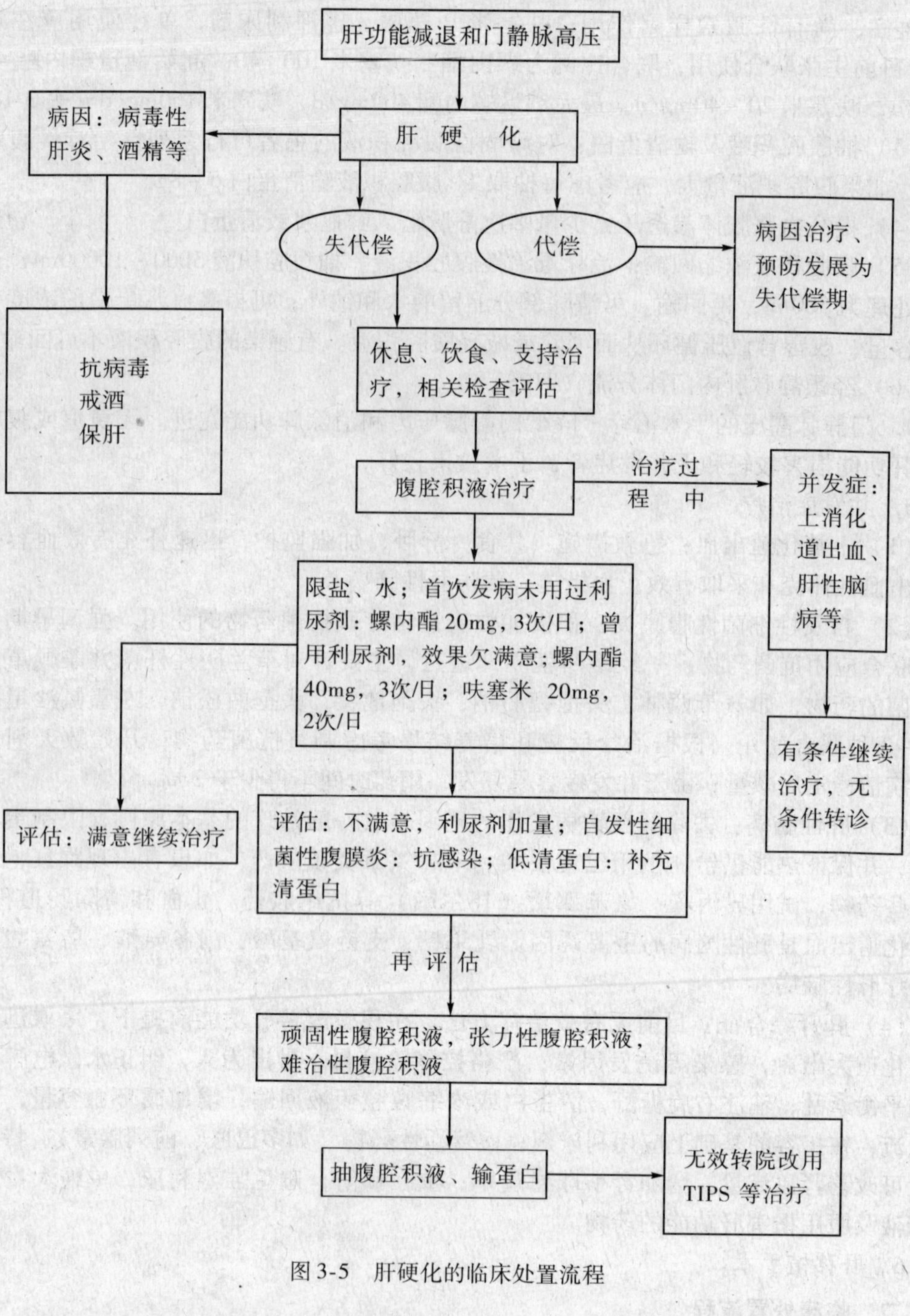

图 3-5　肝硬化的临床处置流程

（二）对流程图重要环节的说明

1．肝功能减退表现　厌食、乏力、腹胀、消瘦、贫血、出血倾向，内分泌紊乱（蜘蛛痣、肝掌、男性性欲减退、睾丸萎缩、女性月经失调、不孕）、黄疸。

2．门脉高压表现　脾大，侧支循环形成或开放，食管胃底静脉曲张最常见，腹腔积液。

3．肝功能检查异常　①反映肝细胞损害：ALT、AST、γ-GT、A/G、腺苷脱氨酶、胆红素、凝血酶原时间；②反映肝纤维化：前胶原Ⅲ肽、单胺氧化酶、透明质酸酸酶增高。

4．利尿作用疗效的判断　①体重的监测：无外周水肿患者减轻300～500g/d；有外周水肿患者减轻800～1000g/d；②尿钠的测定同，治疗期间24小时尿钠应大于78mmol/d；③随机尿液的钠钾比例测定：其比例大于1表示利尿剂治疗有效。

5．难治性腹腔积液　腹腔积液不易纠正或治疗性腹腔穿刺后容易复发，内科治疗不能满意控制。利尿剂耐药型腹腔积液：对饮食限钠和强化利尿治疗，饮食钠限制在90mmol/d（相当于5.2g盐）以下，螺内酯400mg/d和呋塞米160mg/d至少一周无效。利尿剂难治型腹腔积液：由于利尿剂导致的并发症限制了利尿剂有效剂量的应用，从而使腹腔积液难以控制。

三、特别提示

1．利尿剂加量指征　如果体重不减轻；任何一次随意尿的尿钠/尿钾 >1；24h尿钠 >78mmol/L；此时应注意患者是否限钠不够，是否利尿剂剂量不够。

2．利尿剂导致的并发症　肝性脑病：排除其他诱发因素；肾功能损害：Scr上升大于1倍或Scr >2mg/dl；低钠血症：血钠下降 >10mmol/L，至 <125mmol/L；低钾或高钾血症：血钾 <3mmol/L或 >6mmol/L。

3．停利尿剂指征　①肝性脑病；②尽管限制水，血钠仍 <120mmol/L；③血清肌酐 >2mg/L；④临床上出现明显的应用利尿剂产生的并发症；⑤高钾血症和代谢性酸中毒（螺内酯）。

4．顽固性腹腔积液　顽固性腹腔积液在腹腔积液患者中的发生率为5%～10%，已明确是因为对大剂量的利尿剂（螺内酯400mg/d，加上呋塞米160mg/d）无反应。那些使用低剂量利尿剂时发生副作用（如肝性脑病、低血钠、高血钾或氮质血症）的患者中也被认为会发生顽固性腹腔积液。主要的临床特征包括穿刺术后频繁复发腹腔积液，发生Ⅰ型肝肾综合征（特征是渐进的少尿和快速的血清肌酐浓度增加）的危险增加和差的预后。

5．利尿剂单用、联合、还是序贯治疗应个体化，一般利尿剂联合治疗优于序贯治疗及单用。具体剂量亦应个体化，一般先弱后强，先小量后大量，3～5天调整1次，注意检测体重、肾功能、电解质。

四、基本药物使用选择

（一）利尿药物（表3-14）

表 3-14　利尿药物

药物名称	使用指征	用法和用量	不良反应	注意事项
螺内酯	肝硬化腹腔积液	每日 40 ~ 400mg，分 2 ~ 4 次服用	常见的有：①高钾血症；②胃肠道反应，如恶心、呕吐、胃痉挛和腹泻；尚有报道可致消化性溃疡。少见的有：①低钠血症；②男性可致乳房发育、阳痿、性功能低下，在女性可致乳房胀痛、声音变粗、毛发增多、月经失调、性功能下降；③中枢神经系统表现，可发生步态不协调、头痛等	下列情况慎用：①无尿；②肾功能不全；③电解质紊乱可诱发肝昏迷；④低钠血症；⑤酸中毒；⑥乳房增大或月经失调者。给药应个体化，从最小有效剂量开始使用，以减少电解质紊乱等副作用的发生。用药前应了解患者血钾浓度；本药起作用较慢，而维持时间较长，可先于其他利尿药 2 ~3 日服用；停药时，本药应先于其他利尿药 2 ~3 日停药。高钾血症患者禁用
呋塞米	肝硬化腹腔积液	起始剂量为口服 20 ~ 160mg，分 2 ~ 3 次服用	常见者与水、电解质紊乱有关，如直立性低血压、低钾血症、低氯性碱中毒、低钠血症、低钙血症；少见者有过敏反应、胰腺炎、肌肉强直等，耳鸣、听力障碍多见于大剂量静脉快速注射时多为暂时性，少数为不可逆性，尤其当与其他有耳毒性的药物同时应用时。在高钙血症时，可引起肾结石	下列情况慎用：①无尿或严重肾功能损害者，后者因需加大剂量，故用药间隔时间应延长，以免出现耳毒性等副作用；②糖尿病；③高尿酸血症或有痛风病史者；④严重肝功能损害者，因水电解质紊乱可诱发肝昏迷；⑤胰腺炎或有此病史者；⑥有低钾血症倾向者，尤其是应用洋地黄类药物或有室性心律失常者；⑦红斑狼疮，本药可加重病情或诱发活动；⑧前列腺肥大

（二）抗病毒药物（表 3-15）

表 3-15　抗病毒药物

药物名称	使用指征	用法和用量	不良反应	注意事项
拉米夫定	适用于乙型肝炎病毒导致的慢性乙型肝炎	口服，成人每次 0.1g，1次/日	乳酸酸中毒和伴有脂肪变性的严重肝脏肿大，乙型肝炎的治疗后加重，胰腺炎	对拉米夫定或制剂中其他任何成分过敏者禁用。在有乙肝治疗经验的专科医生指导下用药，不能自行停药，并需在治疗中进行定期监测。至少应每 3 个月测 1 次 ALT 水平，每 6 个月测 1 次 HBVDNA 和 HBeAg
阿德福韦	适用于乙型肝炎病毒导致的慢性乙型肝炎	推荐剂量为 1 次/日，每次 10mg，饭前或饭后口服均可	虚弱，头痛，腹痛，恶心，（胃肠）胀气，腹泻和消化不良	停止乙肝治疗会使肝炎急性加重，包括停止使用阿德福韦，因此，停止乙肝治疗的患者应密切监测肝功能。若必要，应重新进行抗乙肝治疗；对于肾功能障碍或潜在肾功能障碍风险的患者，使用阿德福韦慢性治疗会导致肾毒性，这些患者应密切监测肾功能并适当调整剂量。单用核苷类似物或合用其他抗反转录病毒药物会导致乳酸性酸中毒和严重的伴有脂肪变性的肝大，包括致命事件
恩替卡韦	适用于乙型肝炎病毒导致的慢性乙型肝炎	成人和 16 岁以上青年口服，1 次/日，每次 0.5mg。拉米夫定治疗时病毒血症或出现拉米夫定耐药突变的患者为 1 次/日，每次 1.0mg（0.5mg 两片）。空腹服用（餐前或餐后至少 2 小时）	最常见的不良反应有：头痛、疲劳、眩晕、恶心	停止治疗后的病情加重。核苷类药物在单独或与其他抗反转录病毒药物联合使用时，已经有乳酸性酸中毒和重度的脂肪性肝大，包括死亡病例，对恩替卡韦或制剂中任何成分过敏者禁用

续 表

药物名称	使用指征	用法和用量	不良反应	注意事项
替比夫定	适用于乙型肝炎病毒导致的慢性乙型肝炎	成人和青少年（≥16岁）的推荐剂量为600mg，1次/日，口服，餐前或餐后均可	常见不良反应为虚弱，头痛，腹痛，恶心，（胃肠）胀气，腹泻和消化不良	停止乙肝治疗会发生肝炎急性加重，包括停止使用替比夫定。因此，停止乙肝治疗的患者应密切监测肝功能，若必要，应重新进行抗乙肝治疗；对于肾功能障碍或潜在肾功能障碍风险的患者，使用替比夫定慢性治疗会导致肾毒性。这些患者应密切监测肾功能并适当调整剂量；单用核苷类似物或合用其他抗反转录病毒药物会导致乳酸性酸中毒和严重的伴有脂肪变性的肝大，包括致命事件；因为对发育中的人类胚胎的危险性尚不明确，所以建议用替比夫定治疗的育龄妇女要采取有效的避孕措施

（三）保肝药物（表3-16）

表3-16　保肝药物

药物名称	使用指征	用法和用量	不良反应	注意事项
水飞蓟素	急、慢性肝炎，肝硬化，脂肪肝	严重患者：420mg/d，分3次于饭前服用；维持剂量与中等程度肝病患者，280mg/d，分2次于饭前服用	偶可致过敏反应，应及时停药	孕妇和哺乳期妇女慎用。对本品过敏者禁用
甘草甜素	抗肝炎药。用于慢性乙型肝炎	甘草甜素片：口服。每次1片（150mg），2次/日	少数患者在应用过程中有头昏、恶心、胸闷、口干、乏力、皮疹和低热，轻者无需处理短期内即可自行缓解或消失；严重者需立即就诊。个别患者可出现低血钾及血压升高。长期应用极少数患者出现轻度面部或下肢水肿，极个别出现体毛增生	长期大剂量应用应监测血钾、血压变化；甘草甜素口服后大部分在胃内分解为甘草次酸，易发生类似醛固酮增多症的临床表现。过敏体质或对本品成分过敏者禁用

续　表

药物名称	使用指征	用法和用量	不良反应	注意事项
葡醛内酯	用于急慢性肝炎的辅助治疗	口服。成人每次2~4片，3次/日。5岁以下小儿每次1片；5岁以上一次2片，3次/日	偶有面红、轻度胃肠不适，减量或停药后即消失	如服用过量或出现严重不良反应，应立即就医。对本品过敏者禁用，过敏体质者慎用。本品性状发生改变时禁止使用
复方甘草酸苷	治疗慢性肝病，改善肝功能异常	3次/日，成人每次2~3片，小儿每次1片，饭后服用。慢性肝病可1次/日，40~60ml静脉注射或者静脉点滴	主要不良反应为假性醛固酮症，可以出现低血钾症、血压上升、钠及体液潴留、水肿、尿量减少、体重增加等症状。此外可出现乏力、肌力低下、肌肉痛、四肢痉挛、麻痹等横纹肌溶解症症状，在发现CK（CPK）升高，血、尿中肌红蛋白升高时应停药并给予处理	醛固酮症患者，肌病患者，低钾血症患者禁用。有血氨升高倾向的末期肝硬化患者禁用
硫普罗宁	用于改善各类急慢性肝炎的肝功能异常	口服，每次100~200mg，3次/日，疗程2~3个月；静脉滴注，每次0.2g，1次/日，连续4周。配制方法：临用前溶于5%~10%葡萄糖注射液250~500ml，按常规静脉滴注	偶见皮疹、皮肤瘙痒、面色潮红等	出现过敏反应的患者应停用本药。以下患者慎用：①老年患者；②有哮喘病史的患者；③既往曾使用过青霉胺或使用青霉胺时发生过严重不良反应的患者。对于曾出现过青霉胺毒性反应的患者，使用本药应从较小的剂量开始。孕妇及哺乳期妇女及儿童禁用

续 表

药物名称	使用指征	用法和用量	不良反应	注意事项
还原型谷胱甘肽	病毒性、药物毒性、酒精毒性及其他化学物质毒性引起的肝脏损害	成人常用量为每次口服 400mg，3 次/日。疗程 12 周。病毒性肝炎，1200mg，1 次/日，静脉注射，30 天；重症肝炎，1200 ~ 2400mg，1 次/日，静脉注射，30 天；活动性肝硬化 1200mg，1 次/日，静脉注射，30 天；脂肪肝，1800mg，1 次/日，静脉注射，30 天；酒精性肝炎，1800mg，1 次/日，静脉注射，14 ~ 30 天；药物性肝炎，1200 ~ 1800mg，1 次/日，静脉注射，14 ~ 30 天	过敏症：偶有皮疹等过敏症状，应停药。偶有食欲不振，恶心，呕吐，上腹痛等症状	对本品成分过敏者应禁用
甘草酸二铵	适用于伴有丙氨酸氨基转移酶（ALT）升高的急、慢性病毒性肝炎	口服，一次 150mg，3 次/日；静脉注射，一次 150mg，以 10% 葡萄糖注射液 250ml 稀释后缓慢滴注，1 次/日	消化系统：可出现食欲不振、恶心、呕吐、腹胀。心脑血管系统：常见头痛、头晕、胸闷、心悸及血压升高。其他：皮肤瘙痒、荨麻疹、口干和水肿。以上症状一般较轻，不影响治疗	本品未经稀释不得进行注射；治疗过程中应定期检测血压，血清钾、钠浓度，如出现高血压、血钠潴留、低血钾等情况应停药或适当减量。严重低钾血症、高钠血症、高血压、心衰、肾功能衰竭患者禁用

（四）治疗肝性脑病的药物（表 3-17）

表 3-17 治疗肝性脑病的药物

药物名称	使用指征	用法和用量	不良反应	注意事项
门冬氨酸鸟氨酸	因急、慢性肝病（如各型肝炎、肝硬化、脂肪肝、肝炎后综合征）引发的血氨升高及治疗肝性脑病	口服：成人常用量每次 5g，2～3 次/日，溶解在水中，餐前或餐后服用。静脉滴注：①用于急性肝炎，每日 5～10g；②用于慢性肝炎或肝硬化，10～20g/d，病情严重可适当增加剂量，但一日不得超过 40g；③肝昏迷早期可视病情轻重，最多使用不超过 40g	偶见恶心，少数病例出现呕吐。总体来说，上述症状都是一过性的，不需停止治疗。如减少药物剂量或减慢输液速度，上述不良反应即可消失	儿童、老年人、妊娠及哺乳期妇女慎用；当使用大剂量的本品时，应监测患者血清和尿中的药物水平。如患者的肝功能已经完全受损，输液速度必须根据患者的个体情况来调整，以免引起恶心和呕吐 禁忌证：严重肾功能不全的患者（诊断标准是血清肌酐水平超过 3mg/100ml）禁用本品
支链氨基酸	用于肝性脑病，也用于肝功能不全时的营养缺乏症	静脉滴注：一次 250ml，2 次/日，与等量 10% 葡萄糖注射液缓慢静脉滴注	输注速度过快可引起恶心、呕吐、头痛和发热等反应，尤其对危重和老年患者	儿童、老年人、妊娠及哺乳期妇女慎用；注意水电解质平衡的监测。 禁忌证：氨基酸代谢失调、心肾功能不全者禁用
谷氨酸钠	用于血氨过多所致的肝性脑病、肝昏迷及其他精神症状	静脉滴注：每次 11.5g，一日不超过 23g，用 5% 葡萄糖注射液稀释后缓慢滴注	①大量谷氨酸钠治疗肝性脑病时，可导致严重的碱中毒与低钾血症；②输液太快，可出现流涎、面部潮红、呕吐等症状；③过敏的先兆可有面部潮红、头痛与胸闷等症状出现；④儿童可有震颤；⑤合并焦虑状态的患者用后可出现晕厥、心动过速及恶心等反应	肾功能不全者慎用；儿童、老年人、妊娠及哺乳期妇女慎用；用药期间应注意电解质平衡，可能时测血二氧化碳结合力及钾、钠、氯含量；用于肝昏迷时，与谷氨酸钾合用，二者比例一般为 3∶1 或 2∶1，钾低时为 1∶1 禁忌证：少尿、尿闭者禁用

续 表

药物名称	使用指征	用法和用量	不良反应	注意事项
谷氨酸钾	同谷氨酸钠	静脉滴注：用于治疗肝性脑病，将谷氨酸钾 18.9g 溶于 5% 或 10% 葡萄糖注射液 500～1000ml 中缓慢滴注，1～2 次/日，低钾血症患者适用。为维持电解质平衡，谷氨酸钾常与谷氨酸钠合用，以 1:3 或 1:2 混合应用	①静脉滴注过快可引起流涎、皮肤潮红和呕吐。儿童可见震颤等；②大量谷氨酸钾治疗肝性脑病时，可导致高钾血症；③过敏先兆有面部潮红、头痛与胸闷等症状；④合并焦虑状态者可有昏厥、心动过速，流泪及恶心等	肾功能不全慎用；儿童、老年人、妊娠及哺乳期妇女慎用；肾功能不全者或无尿患者慎用谷氨酸；不与谷氨酸钠合用时注意产生高血钾症；注射液每支谷氨酸钾含钾离子 34mmol，大剂量或高浓度使用可致心律失常 禁忌证：本品过量可致碱血症，故有碱血症者慎用或禁用

第六节　胃　癌

一、临床处置思路

（一）诊断

1. 胃癌诊断依据　①临床表现：上腹不适、隐痛、贫血等。肿瘤表面溃疡时出现呕血、黑便。早期无特殊体征，晚期可见上腹肿块左锁骨上淋巴结肿大，同时贫血、消瘦、腹腔积液等恶病质表现；②粪便隐血试验多呈持续阳性；③胃镜检查明确肿瘤情况，取活组织检查作出病理学诊断；④影像学检查提示并了解有无淋巴结及脏器转移；钡餐检查了解肿瘤大小、形态和病变范围；⑤根据上述检查结果进行临床分期。

2. AJCC 分期（TNM）

(1) 原发肿瘤（T）

T_x：原发肿瘤无法评估

T_0：无原发肿瘤的证据

T_{is}：原位癌：上皮内肿瘤，未侵及固有层

T_1：肿瘤侵犯固有层或黏膜下层

T_2：肿瘤侵犯固有肌层或浆膜下层

T_{2a}：肿瘤侵犯固有肌层

T_{2b}：肿瘤侵犯浆膜下层

T_3：肿瘤穿透浆膜（脏腹膜）而尚未侵及邻近结构

T_4：肿瘤侵犯邻近结构

（2）局部淋巴结（N）

N_x：区域淋巴结无法评估

N_0：区域淋巴结无转移

N_1：1～6 个区域淋巴结有转移

N_2：7～15 个区域淋巴结有转移

N_3：15 个以上区域淋巴结有转移

（3）远处转移（M）

M_x：远处转移情况无法评估

M_0：无远处转移

M_1：有远处转移

（4）组织学分级（G）

G_x：分级无法评估

G_1：高分化

G_2：中分化

G_3：低分化

G_4：未分化

（5）分期

AJCC 分期（TNM）

	0 期	Ⅰ期			Ⅱ期			Ⅲ期				Ⅳ期		
		ⅠA	ⅠB					ⅢA			ⅢB			
T	T_{is}	T_1	T_1	$T_{2a/b}$	T_1	$T_{2a/b}$	T_3	$T_{2a/b}$	T_3	T_4	T_3	T_4	$T_{1\sim3}$	任何 T
N	N_0	N_0	N_1	N_1	N_2	N_1	N_0	N_2	N_1	N_0	N_2	$N_{1\sim3}$	N_3	任何 N
M	M_0	M_0	M_0	M_0	M_0	M_0	M_0	M_0	M_0	M_0	M_0	M_0	M_0	M_1

3．并发症　出血、穿孔、梗阻、胃肠瘘管、胃周围粘连及脓肿形成等。

（二）治疗

1．治疗原则　根据 TNM 分期，采用综合治疗方案。

（1）Ⅰ期胃癌属于早期胃癌，主要以手术切除为主。对个别ⅡA＋Ⅱc 型侵及黏膜下层，淋巴结出现转移者，应配合一定化疗。

（2）Ⅱ期胃癌属于中期胃癌，主要以手术切除为主。有的辅助化疗或免疫疗法。

（3）Ⅲ期胃癌多侵及周围组织并出现较广泛淋巴结转移，虽以手术切除为主，但应配合化疗、放疗、免疫治疗和中医中药治疗。

（4）Ⅳ期胃癌已属晚期，多采用非手术疗法，有适于手术者尽量切除原发与转移病灶，配合化疗、放疗、免疫、中医中药综合疗法。

2．化疗　早期胃癌可不用化疗外，其他进展期胃癌均应适当化疗。

（1）全身化疗：考虑肿瘤病理类型、部位、病期等因素。胃癌多为腺癌，常用的对胃癌有效的药物主要有以下几类：氟尿嘧啶类（氟尿嘧啶、卡培他滨、S-1）、铂类

（顺铂、奥沙利铂）、紫杉类（紫杉醇、多西他赛）、蒽环类（多柔比星、表柔比星）、伊立替康、靶向药物等。氟尿嘧啶被认为是胃癌化疗的基础，有效率在20%～30%，其他药物的单药有效率在6%～30%。临床常用方案可分为以下几类：以氟尿嘧啶为基础方案；以铂类为基础方案；以紫杉类为基础方案；以伊立替康为基础方案；靶向药物与化疗联合方案。此外，方案又可分为两药联合和三药联合。除患者肿瘤负荷较大、体力状态较佳或追求短期内控制肿瘤等因素外，不可根治性胃癌的姑息性化疗多趋于应用两药联合方案。术后第一年应作3个疗程，每疗程约2个月，休息2个月后作第二疗程。第二、三年每年作2个疗程，第四、五年每年作1个疗程，五年后可不必化疗。

（2）腹腔化疗：可术后腹腔置管或腹腔埋置化疗泵及插管化疗。增加局部浓度。

3. 免疫疗法　免疫治疗与化疗并用，可延长患者生命。常用干扰素、IL-2等药物。

4. 中医中药治疗　以扶正为主。可对抗放疗副作用，提高白细胞、血小板，调整胃肠功能，提高机体抵抗力。

二、临床处置流程

（一）胃癌的临床处置流程（图3-6）

（二）对流程图重要环节的说明

1. 术前化疗　ECF（副作用大）或其改良方案。

2. 术前放化疗　以氟尿嘧啶为基础的方案；以铂类为基础的方案；以紫杉类药物为基础的方案；以伊立替康为基础的方案（推荐用于局部进展但估计无法根治切除的病例）。

3. 术后辅助放化疗/化疗　氟尿嘧啶类药物联合放疗（推荐）；以氟尿嘧啶为基础的方案；氟尿嘧啶/顺铂；ECF或其改良方案。

4. 切缘有3种情况　R_0：切缘阴性；R_1：切缘镜下阳性；R_2：切缘肉眼阳性。

5. 支持治疗方式　①梗阻：支架、手术、激光、光动力学疗法、放疗；②营养：肠内营养、营养指导；③疼痛控制：放疗和（或）药物；④出血：药物、内镜治疗、手术或放疗。

三、特别提示

1. 胃癌的早期诊断　慢性萎缩性胃炎伴胃酸缺乏，有肠化或不典型增生者；良性溃疡但胃酸缺乏者；胃溃疡经正规治疗无效；胃切除后10年以上；40岁以上，过去无胃痛、胃病史，短期出现胃部症状者。多年前因胃患良性疾病，做过胃大部分切除术后恢复良好，近期又发生消化不良、上腹疼痛、恶心、呕吐、黑便、健康状况明显减退者，应及早及定期胃镜检查。

2. 对下述的检查结果尚需引起足够重视　①中度或重度的不典型增生；②40岁以上的大肠型上皮化生或伴重度不典型增生；③病灶直径大于2cm的胃溃疡，特别是位于胃小弯部病程较长的溃疡；④腺瘤性、无蒂性或直径超过2cm、体积较大的胃息肉；⑤伴有肠上皮化生，尤其是出现重度不典型增生的萎缩性胃炎。对于上述改变，需严密观察，定期进行复查，一旦有病变可疑时，宜及时施行手术。

3. 晚期胃癌常用化疗方案

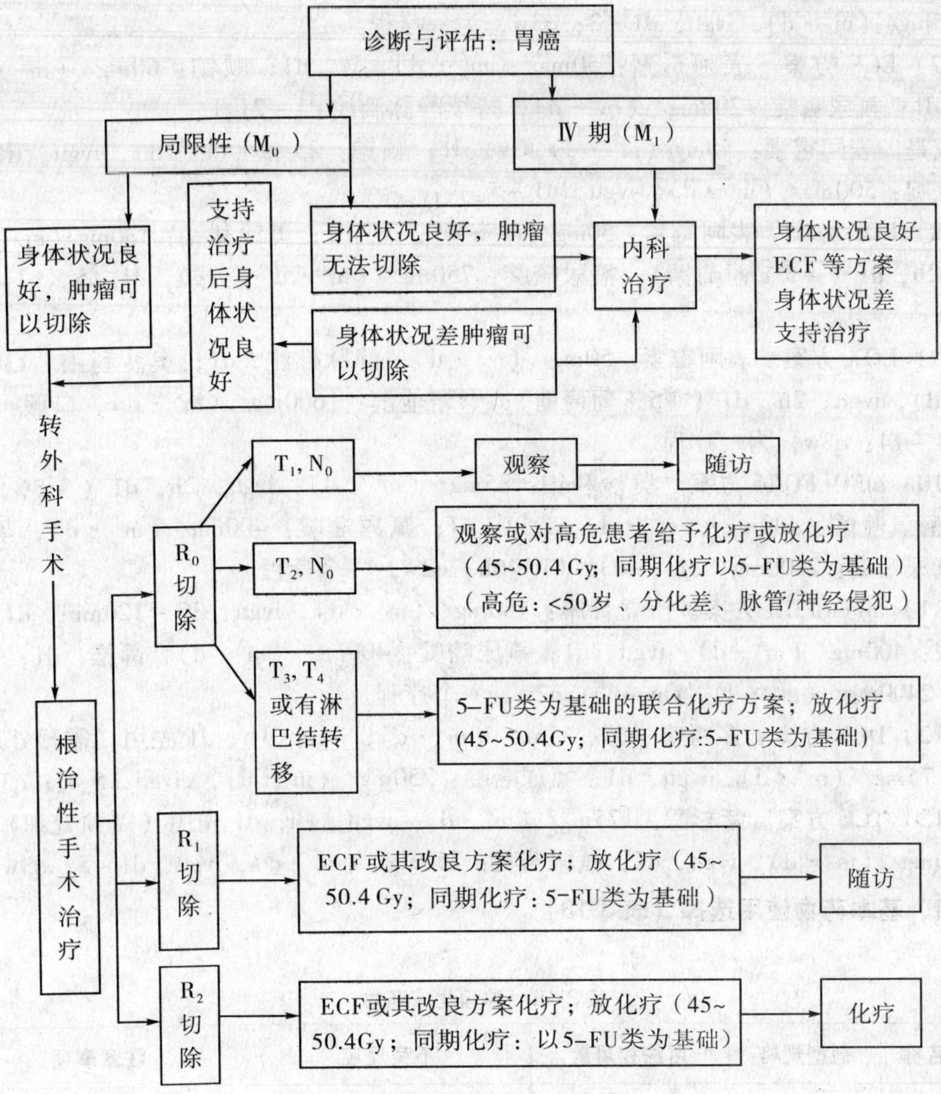

图3-6　胃癌的临床处置流程

（1）CF方案。醛氢叶酸：200mg/m²，静脉点滴（ivgtt），d1~5；氟尿嘧啶：425mg/m²，ivgtt，d1~5；每3周重复。

（2）LV/UFT方案。替加氟：800~1200mg/d，口服，分3~4次；醛氢叶酸：25mg/（m²·d），分3~4次与UFT同服；服21天，休7天，为一疗程。

（3）CAPE方案：卡培他滨：2000~2500mg/（m²·d），口服，分2次；服14天，休7天，为一疗程。

（4）LV/FP方案。顺铂：25mg/（m²·d），ivgtt，d1~3；醛氢叶酸：20mg/（m²·d），ivgtt，d1~5；氟尿嘧啶：500mg/（m²·d），ivgtt，d1~5；q3w，为一疗程。

（5）CDDP/S1方案。顺铂：25mg/（m²·d），ivgtt，d1~3；S1：40mg/m²，口服，2次/日，二周；q3w，为一疗程。

（6）XP方案。卡培他滨：1600~2000mg/（m²·d），口服，分2次；d1~14；顺

铂：25mg/（m^2·d），ivgtt，d1~3；q3w，为一疗程。

（7）ECF方案。表阿霉素：50mg/（m^2·d），iv，d1；顺铂：60mg/（m^2·d），ivgtt，d1；氟尿嘧啶 200mg/（m^2·d），持续静脉滴注d1~21。

或是，表阿霉素：50mg/（m^2·d），iv，d1；顺铂：25mg/（m^2·d），ivgtt，d1~3；氟尿嘧啶：500mg/（m^2·d），ivgtt，d1~5。

（8）EOF方案。表阿霉素：50mg/（m^2·d），iv，d1；奥沙利铂：130mg/（m^2·d），ivgtt，2h，d1（+5%葡萄糖）；氟尿嘧啶：750mg/（m^2·d），ivgtt，d1~5，q3w，为一疗程。

（9）EOX方案。表阿霉素 50mg/（m^2·d），静脉推注，d1；奥沙利铂 130mg/（m^2·d），ivgtt，2h，d1（+5%葡萄糖）；卡培他滨：1600mg/（m^2·d），口服，分2次，d1~14；q3w，为一疗程。

（10）mFOLFOX6方案。奥沙利铂：85mg/（m^2·d），ivgtt，2h，d1（+5%葡萄糖）；醛氢叶酸：400mg/（m^2·d），ivgtt，d1；氟尿嘧啶：400mg/（m^2·d），静推，d1；氟尿嘧啶：2400mg/（m^2·d），Civ 46h；q2w，一个疗程。

（11）mFOLFIRI方案。伊立替康：180mg/（m^2·d），ivgtt，30~120min，d1；醛氢叶酸：400mg/（m^2·d），ivgtt，d1；氟尿嘧啶：400mg/（m^2·d），静推，d1；氟尿嘧啶：2400mg/（m^2·d），Civ 46h；q2w，一个疗程。

（12）DCF方案。多西紫杉醇：75mg/（m^2·d），ivgtt，1h，d1先用（需预处理）；顺铂：75mg/（m^2·d），ivgtt，d1；氟尿嘧啶：750mg/（m^2·d），civgtt，5天；q3w。

（13）TCF方案。紫杉醇：175mg/（m^2·d），ivgtt，1h，d1先用（需预处理）；顺铂：60mg/（m^2·d），ivgtt，d1；氟尿嘧啶：750mg/（m^2·d），ivgtt，d1~5；q3w。

四、基本药物使用选择（表3-18）

表3-18 肿瘤化疗药物

药物名称	剂型规格	用法和用量	不良反应	注意事项
顺铂	顺铂注射液：6ml（30mg）	每次用量（mg/m^2体表面积），单次（每4周1次）50~120mg/m^2，1次/周，共2次50mg/m^2，1次/日，连用5天，15~20mg/m^2；疗程依临床疗效而定，每3~4周重复疗程	主要不良反应为消化道反应，有厌食、恶心、呕吐、腹泻等。停药2~3日后消失。另还可有骨髓抑制及肾和听神经毒性反应以及心电图改变等，少数有肝功能损伤	给药前2~16小时和给药后至少6小时之内，必须进行充分的水化治疗。用药期间必经常检查血、尿、肝、肾功能及听力。对顺铂和其他含铂制剂过敏者、妊娠、哺乳期、骨髓功能减退、严重肾功能损害、失水过多、水痘、带状疱疹、痛风、高尿酸血症、近期感染及因顺铂而引起的外周神经病等患者禁用

续　表

药物名称	剂型规格	用法和用量	不良反应	注意事项
氟尿嘧啶	注射用氟尿嘧啶：0.25g	成人常用量：缓慢静脉滴注，每日0.5～1g，每3～4周连用5日；也可1次/周，每次0.5～0.75g，连用2～4周后休息2周作为一疗程。静脉滴注速度愈慢，疗效愈好而毒副作用相应减轻。动脉插管注射，每次0.75～1g。腹腔内注射按体表面积一次500～600mg/m^2。1次/周，2～4次为1疗程	恶心、食欲减退或呕吐；偶见口腔黏膜炎或溃疡，腹部不适或腹泻；周围血白细胞减少常见，血小板减少罕见；脱发或注入药物的静脉上升性色素沉着相当多见；静脉滴注处药物外溢可引起局部疼痛、坏死或蜂窝织炎；长期应用可导致神经系统毒性；长期动脉插管投给氟尿嘧啶，可引起动脉栓塞或血栓的形成、局部感染、脓肿形成或栓塞性静脉炎等；偶见用药后心肌缺血，可出现心绞痛和心电图变化	本品不可用作鞘内注射。除有意识地单用本品较小剂量作放射增敏剂外，一般不宜和放射治疗同用。有下列情况慎用本品：肝功能明显异常；周围血白细胞计数低于3.5×10^9/L、血小板低于50×10^9/L；感染、出血（包括皮下和胃肠道）或发热超过38℃者；明显胃肠道梗阻；失水或（和）酸碱、电解质平衡失调者。孕妇及哺乳期妇女禁用。伴发水痘或带状疱疹时禁用
表阿霉素（表柔比星）	注射用盐酸表阿霉素：10mg	单独用药时，成人剂量为每次60～90mg/m^2，联合化疗时，每次50～60mg/m^2静脉注射。根据患者血象可间隔21天重复使用	心脏毒性和骨髓抑制毒性；其他不良反应有：脱发，60%～90%的病例可发生，一般可逆，男性有胡须生长受抑；黏膜炎，用药的第5～10天出现，通常发生在舌侧及舌下黏膜；胃肠功能紊乱，如恶心、呕吐、腹泻；曾有报道偶有发热、寒战、荨麻疹、色素沉着、关节疼痛	禁用于因用化疗或放疗而造成明显骨髓抑制的患者；已用过大剂量蒽环类药物（如阿霉素或柔红霉素）的患者；近期或既往有心脏受损病史的患者。静脉给药，用灭菌注射用水稀释，使其终浓度不超过2mg/ml；建议先注入生理盐水检查输液管通畅性及注射针头确实在静脉之后，再经此通畅的输液管给药。以此减少药物外溢的危险，并确保给药后静脉用盐水冲洗；表阿霉素注射时溢出静脉会造成组织的严重损伤甚至坏死。小静脉注射或反复注射同一血管会造成静脉硬化。建议以中心静脉输注较好；不可肌内注射和鞘内注射

续 表

药物名称	剂型规格	用法和用量	不良反应	注意事项
紫杉醇	紫杉醇注射液：5ml（30mg）	单药剂量为135～200mg/m^2，在粒细胞集落刺激因子（G-CSF）支持下，剂量可达250mg/m^2。将紫杉醇用生理盐水、5%葡萄糖或5%葡萄糖生理盐水稀释成0.3～1.2mg/ml溶液，静滴3小时。联合用药剂量为135～175mg/m^2，3～4周重复	过敏反应：支气管痉挛性呼吸困难，荨麻疹和低血压。几乎所有的反应发生在用药后最初的10分钟；骨髓抑制：一般发生在用药后8～10日；神经毒性：周围神经病变；心血管毒性：可有低血压和无症状的短时间心动过缓；肌肉关节疼痛；胃肠道反应；肝脏毒性；脱发；局部反应	治疗前应用地塞米松，苯海拉明和H_2受体阻断剂进行预处理；配制紫杉醇时必须加以注意，宜戴手套操作；静脉注射时一旦药液漏至血管外应立即停止注入，局部冷敷和以1%普鲁卡因局封等相应措施；本品滴注开始1小时内，每15分钟测血压、心率和呼吸一次，注意过敏反应；注射本品前须备有抗过敏反应的药物及相应的抢救器械。白细胞低于1.5×10^9/L严重骨髓抑制者；妊娠和哺乳妇女禁用
多西紫杉醇	每支20mg（0.5ml）	推荐剂量为每3周75mg/m^2，滴注1小时	骨髓抑制；过敏反应，一部分病例可发生严重过敏反应；皮肤反应常表现为红斑；体液潴留包括水肿，少数病例发生胸腔积液，腹腔积液，心包积液，毛细血管通透性增加以及体重增加；可能发生恶心，呕吐或腹泻等胃肠道反应；神经毒性的报道；心血管不良反应极少发生。其他不良反应包括：脱发，无力，黏膜炎，关节痛和肌肉痛，低血压和注射部位反应	除有禁忌证外，所有患者在接受治疗前需预服药物以减轻体液潴留的发生。中性粒细胞减少是最常见的不良反应。治疗期间应经常对血细胞数目进行监测。在开始滴注的最初几分钟内有可能发生过敏反应。治疗期间可能发生外周神经毒性。可能发生体液潴留

续　表

药物名称	剂型规格	用法和用量	不良反应	注意事项
替加氟	替加氟片：50mg；注射用替加氟 5ml（0.2g）	成人口服，每日 800～1200mg，分 3～4 次服用，总量 30～50g 为一疗程。溶于 5%葡萄糖注射液或 0.9%氯化钠注射液 500ml 中，一日 1 次静滴，总量 20～40g 为一疗程	轻度骨髓抑制表现为白细胞和血小板减少。轻度胃肠道反应以食欲减退、恶心为主，个别患者可出现呕吐、腹泻和腹痛，停药后可消失。其他反应有乏力、寒战、发热、头痛、眩晕、运动失调、皮肤瘙痒、色素沉着、黏膜炎及注射部位血管疼痛等	用药期间定期检查白细胞、血小板计数，若出现骨髓抑制，轻者对症处理，重者需减量，必要时停药。一般停药 2～3 周即可恢复；轻度胃肠道反应可不必停药，给予对症处理，严重者需减量或停药，餐后服用可以减轻胃肠道反应；有肝肾功能障碍的患者使用时应慎重，酌情减量
伊立替康	盐酸伊立替康注射液：100mg(5ml)	$350mg/m^2$ 静脉滴注 30～90 分钟，每 3 周 1 次	胃肠道病症：迟发性腹泻，厌食，腹痛及黏膜炎，中性粒细胞减少症，皮肤及皮下组织病症：常见脱发，肌肉骨骼病症：早期的反应如肌肉收缩、痉挛及感觉异常等	禁用于有慢性肠炎和（或）肠梗阻的患者；对盐酸伊立替康三水合物或本品中的赋型剂有严重过敏反应史的患者；孕期和哺乳期妇女；胆红素超过正常值上限 3 倍的患者；严重骨髓功能衰竭的患者；WHO 一般状态评分 >2 的患者

续 表

药物名称	剂型规格	用法和用量	不良反应	注意事项
奥沙利铂	每瓶:50mg，100mg	推荐剂量为 $85mg/m^2$（静脉滴注）每2周重复1次，应按照患者的耐受程度进行剂量调整。奥沙利铂应在输注氟尿嘧啶前给药，将其溶于5%葡萄糖溶液250ml至500ml中，持续静脉滴注2~6小时	血液学方面的不良反应主要是：贫血，白细胞减少，粒细胞减少及血小板减少。非血液学方面的不良反应：恶心、呕吐、腹泻；神经系统：以末梢神经炎为主要表现，有时可有口腔周围，上呼吸道和上消化道的痉挛及感觉障碍	与具有潜在性神经毒性的药物联合用药时，应严密监测奥沙利铂的神经学安全性；应给予预防性和（或）治疗性的镇吐用药；当出现血液毒性时（白细胞 $<2\times10^9/L$ 或血小板 $<50\times10^9/L$），应推迟下周期用药，直至恢复；在每一疗程治疗之前应进行血液计数和分类，在治疗开始之前应进行神经学检查，之后应定期进行；患者在两个疗程之间持续存在疼痛性感觉异常或（和）功能障碍时，本品用量应减少25%调整剂量后若症状仍存在或加重，应停药；不要与碱性的药物或介质、氯化合物、碱性制剂等一起使用，也不要用含铝的静脉注射器具。对铂类衍生物有过敏者禁用。妊娠及哺乳期间慎用
亚叶酸钙	亚叶酸钙注射液：3ml（30mg）	与5-FU合用增效，每次20~500mg/m²，静滴，1次/日，连用5天。可用生理盐水或葡萄糖注射液稀释配成输注液，配制后的输注液pH不得少于6.5。输注液须新鲜配制	不良反应很少见，偶有皮疹、荨麻疹、哮喘等过敏反应	禁忌证：恶性贫血患者；维生素 B_{12} 缺乏引起的巨幼细胞贫血患者。慎用：服用抗癫痫药的儿童。药物对老人的影响：有研究指出，本药与5-FU联用时，对老年患者和（或）身体虚弱者，可使发生严重胃肠道反应

续　表

药物名称	剂型规格	用法和用量	不良反应	注意事项
卡培他滨	片剂:0.15g;0.5g	每日 2.5g/m^2，连用2周，休息1周。每日总剂量分早晚2次于饭后半小时用水吞服。如病情继续恶化或产生不能耐受的毒性时应停止治疗	消化系统：最常见的副作用为可逆性胃肠道反应。皮肤：手足综合征表现为麻木、感觉迟钝等。全身不良反应：常有疲乏。其他常见的副作用为黏膜炎、发热、虚弱、嗜睡等。神经系统：头痛、感觉异常等。心血管系统：下肢水肿。血液系统：少见中性粒细胞减少。其他：常见厌食及脱水	对发生脱水的严重腹泻者应严密监测并给予补液治疗。几乎近一半使用本品的患者发生手足综合征。多数副作用可以消失，但需要暂时停止用药或减少用量，无须长期停止治疗。曾经出现本品严重副反应或对氟嘧啶（卡培他滨的代谢产物）有过敏史者禁用
S-1（替吉奥）	S-1 是喃氟啶和二种新的调节药物（5-氯-2，4-二氢嘧啶和羰化钾）以1∶0.4∶1的比率组成的复合抗癌新药。20mg；25mg。其组分为：替加氟、吉美嘧啶及奥替拉西钾	体表面积 < 1.25m^2 的患者，每次用 40mg，每天2次。体表面积在 1.25 ~ 1.5m^2 的患者，每次 50mg，每天2次。体表面积 > 1.5m^2 的患者，每次 60mg，每天2次，早餐和晚餐	骨髓抑制。肝功能损伤，食欲减退，转氨酶升高，严重腹泻、肠炎，间质性肺炎，严重口腔溃疡和出血；可能发生急性肾衰；可能发生皮肤毒性；可能发生嗅觉缺失症	不能与其他氟尿嘧啶类药物和抗真菌类药物联用

第七节　慢性腹泻

一、临床处置思路

（一）诊断　慢性腹泻为排便次数超过 3 次/日，粪质稀薄（含水量超过 85%），每日排粪量超过200g，或含未消化食物或脓血，病程在两个月以上或反复发作。

1. 腹泻的病因诊断

（1）感染性。细菌性：霍乱、细菌性痢疾、大肠杆菌性肠炎；病毒性：轮状病毒性肠炎；真菌性：肠道念珠菌病；原虫感染：阿米巴痢疾、隐孢子虫感染（HIV）；蠕虫感染：血吸虫病、旋毛虫病。

（2）非感染性。原发性小肠吸收不良：热带性口炎性腹泻、成人乳糜泻；继发性小肠吸收不良：胰消化酶缺乏、双糖酶缺乏、胆汁缺乏；非感染性炎症：放射性肠炎、炎症性肠病、缺血性肠炎；功能性腹泻：肠易激综合征（IBS）；内分泌及代谢障碍疾病，如甲状腺功能亢进、肾上腺皮质功能减退、胃泌素瘤、血管活性肠肽（VIP）瘤、类癌综合征及糖尿病性肠病；胃大部切除术后；药源性：如利血平、甲状腺素、洋地黄类药物、消胆胺等。此外，某些抗肿瘤药物和抗生素使用亦可致腹泻；肠道肿瘤：大肠癌、小肠淋巴瘤等。

2. 腹泻分类及特点

（1）渗透性腹泻：肠腔内有大量高渗食物或药物引起，特点为禁食后腹泻停止，粪便中含有大量未完全消化或分解的食物成分，pH 偏酸性，肠腔内渗透压高。如吸收不良性腹泻，由肠黏膜的吸收面积减少或吸收障碍所引起，如小肠大部分切除、吸收不良综合征等。乳糖酶缺乏，乳糖不能水解即形成肠内高渗，服用盐类泻剂或甘露醇等引起的腹泻亦属此型。

（2）分泌性腹泻：肠吸收受抑/胃肠道分泌大量水和电解质，特点为大量水样泻，粪中无脓血或脂肪，禁食后仍有腹泻，粪渗透压接近血浆。霍乱弧菌外毒素引起的大量水样腹泻即属于典型的分泌性腹泻；产毒素的大肠杆菌感染、某些胃肠道内分泌肿瘤如胃泌素瘤、VIP 瘤所致的腹泻也属分泌性腹泻。

（3）渗出性腹泻：炎症或溃疡引起脓血、黏液渗出到肠腔而引起，可分为感染性或非感染性，粪便量少，左半结肠病变多有黏液、脓血便。见于各种肠道炎症疾病。

（4）胃肠运动功能异常性腹泻：粪便多稀烂但不带渗出物，伴肠鸣音亢进，腹痛可有可无。如肠炎、胃肠功能紊乱及甲状腺功能亢进，类癌综合征及糖尿病性肠病；胃大部切除术后等。

3. 腹泻的定位诊断

（1）小肠性腹泻：腹痛位于脐周；粪便量多、稀薄，或可含脂肪，黏液少，恶臭；腹泻次数较少；无里急后重；体重减轻常见。

（2）大肠性腹泻：腹痛位于结肠解剖部位；粪便量少，可含黏液脓血；腹泻次数较多；里急后重常见；除恶性肿瘤外，体重减轻少见。

4. 辅助检查　血常规：注意嗜酸细胞数；粪便检查：潜血、细胞、原虫、虫卵检查；粪脂肪定性检查；粪致病菌培养连续 3 次；临床生化；血气分析；甲状腺功能检查；结肠镜检查；X 线检查：小肠钡透；钡灌肠用于不适合结肠镜检查者；小肠吸收功能测定：显示肠道吸收不良。

（二）治疗　腹泻是症状，根本治疗是病因治疗。

1. 一般治疗

（1）饮食补液：轻、中型腹泻予清淡流质或半流质饮食，重型伴呕吐者可暂禁食。不耐受肠内营养的严重营养不良应选择全胃肠外营养。轻、中度脱水给予口服补液盐。静脉补液适用于重度脱水伴循环衰竭、严重的电解质紊乱或代谢性酸中毒，不能经口摄入或经口摄入不足以维持体液需要。注意酸中毒的纠正和钾、钠、钙和镁的补充。

有明显消瘦、衰竭或病因难以去除或无法在短期内去除者，除要素饮食外，应配合静脉补充营养，必要时给予全胃肠外营养支持治疗。

（2）止泻：严重水样泻可导致水、电解质和酸碱失衡。在这种情况下可短期内使用止泻药作为辅助治疗。轻症患者可选用吸附药如蒙脱石散剂等，可以吸附病毒和细菌，通过与消化道黏液糖蛋白的结合增厚黏液层，加速黏膜的修复和再生。

腹泻主要应针对病因进行治疗，盲目给予止泻药非但无效，反而会加重病情，甚至引起严重并发症。慎用阿片类止泻药及阿托品等抗胆碱药，对严重溃疡性结肠炎可诱发中毒性巨结肠。对细菌及抗生素相关性腹泻者阿片类止泻药将延长病程，加重全身症状。仅用于功能性腹泻引起严重不适者，如复方苯乙哌啶（苯乙哌啶加阿托品）1～2 片/次，3 次/日；此药有加强中枢抑制作用，不宜与巴比妥类等中枢抑制药同用。洛哌丁胺（易蒙停）比复方地芬诺酯安全，药效更强而持久，首次 4mg，视大便次数调整剂量，每有腹泻加 2mg 至止泻，不超过 16mg/d。慢性腹泻可用 4～8mg/d 长期维持。

肠道微生态制剂：肠道菌群紊乱可导致腹泻，长期腹泻也会引起正常肠道细菌减少。益生菌能调节肠道菌群，改善肠道微生态环境，可作为相关疾病的主要治疗或辅助治疗。可选用活菌制剂，如：双歧杆菌等；也可选择死菌或其代谢产物改善微环境，如乳酸菌素。

生长抑素：具有抑制内分泌肿瘤细胞分泌激素、抗肠分泌和抑制肠蠕动的作用，增加水和电解质的吸收，适用于类癌综合征、VIP 瘤和其他内分泌肿瘤引起的腹泻。

2．病因治疗　对乳糖不耐受者饮食中应避免乳制品，对乳糜泻患者应予无麦胶饮食，小肠细菌过度生长或肠道感染者应予抗生素治疗，炎症性肠病者应使用糖皮质类激素或氨基水杨酸制剂，胃泌素瘤患者应予抑酸剂和手术切除肿瘤。对疑有胆酸诱导的腹泻者可试用考来烯胺等。

3．替代疗法　主要是针对胰源性消化不良，治疗需补充胰酶。各种胰酶制剂的脂肪酶、蛋白酶、淀粉酶的含量不同，可根据病情选择，且应在进餐时服用，并根据症状调整剂量。

二、临床处置流程

（一）慢性腹泻的临床处置流程（图 3-7）

（二）对流程图重要环节的说明

1．辅助检查选择　①水样泻：首先应区分是渗透性还是分泌性腹泻。如具有分泌性腹泻特点，在排除感染性腹泻的基础上，可进行小肠和结肠 X 线钡剂检查、内镜检查加活检、腹部和盆腔 CT 等检查排除肠道病变。选择性试验包括血促胃液素、VIP、降钙素、生长抑素、5-羟色胺、尿五羟吲哚乙酸等检测。如临床表现具有渗透性腹泻的特点。可检测粪便 pH、饮食、服用的药物情况，行氢呼气试验；②炎症性腹泻：首先需排除感染性腹泻，进行小肠和结肠 X 线钡剂检查、内镜检查；③脂肪泻：是吸收不良综合征的突出表现，由脂肪消化不良或吸收不良所致。胰泌素试验、粪便糜蛋白酶活性测定，小肠 X 线钡剂检查、腹部和盆腔 CT 等检查、小肠镜检查。

2．吸收功能检查　怀疑小肠吸收不良时，可作粪脂测定、D-木糖吸收试验、维生素 B_{12} 试验等。氢呼气试验有助诊断乳糖或其他双糖吸收不良、小肠内细菌过度生长或

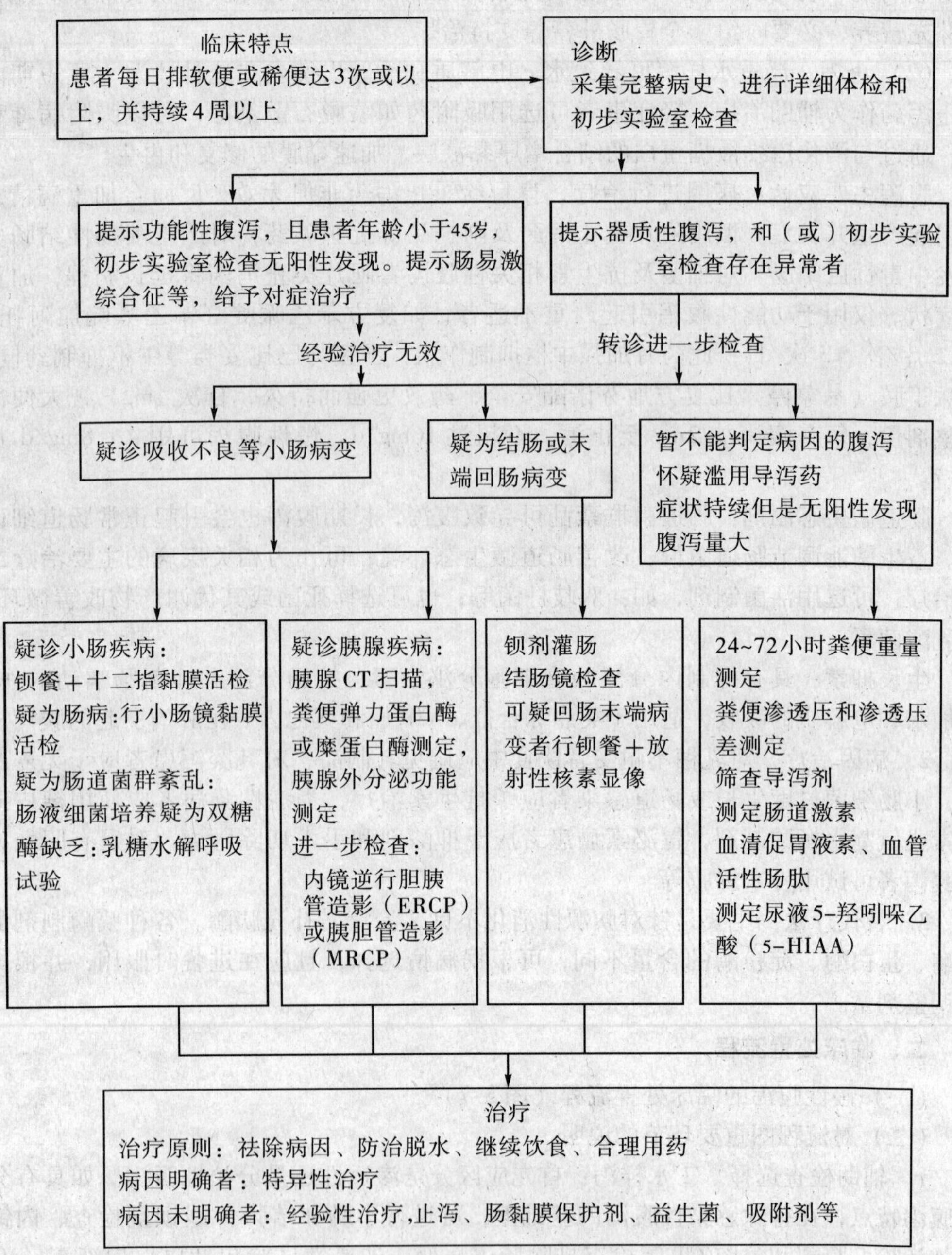

图3-7　慢性腹泻的临床处置流程

小肠传递过速。

三、特别提示

1. 急性腹泻伴发热寒战和脓血便者，多为感染性腹泻；慢性腹泻伴发热、食欲不振、消瘦和便血者，可能为恶性肿瘤和结核；伴皮肤损害要注意结缔组织病；伴精神、情绪改变和大量黏液便可能是肠易激综合征；慢性腹泻伴关节炎、活动性肝炎等肠外表现可能是炎症性肠病。

2. 重度失水见于霍乱、沙门菌食物中毒；手足搐搦见于脂肪泻、尿毒症和甲旁减的低钙血症；淋巴结肿大、多发性关节炎见于Whipple病；结节性红斑、虹膜炎和多形性红斑见于炎症性肠病；毛细血管扩张和阵发性皮肤潮红见于类癌综合征；腹腔积液见于肝硬化、腹腔结核和腹腔转移癌；腹块见于腹腔恶性肿瘤、肠结核、克罗恩病。肛门指检对诊断常有重要意义。类癌等肿瘤：腹泻常伴皮肤潮红，测尿中5-羟吲哚乙酸；胰性霍乱：水泻低钾无胃酸综合征，测血中血管活性肠肽与肠抑胃肽。脂肪泻：典型者有大容量、腐臭味、浅黄或灰白色稀水样便或糊状便。表面常漂浮油脂状物，但轻度脂肪泻可无明显粪便改变，粪便脂肪定性检测阳性。

3. 类癌综合征如原发灶不能切除可用奥曲肽治疗；成人乳糜泻应从饮食中去除麦胶成分。

4. 粪便性状　淘米水样便见于霍乱和肠毒素性大肠杆菌腹泻；洗肉水或血水样便见于副溶血弧菌感染；黏糊绿豆汤样便见于沙门菌感染；蛋花汤样便见于婴儿腹泻；蛋清样便见于白色念珠菌肠道感染；泡沫油光样便见于脂肪消化吸收不良；脓血便提示结肠有糜烂或溃疡；暗红色或果酱样便见于阿米巴痢疾；含未消化肌纤维和脂肪滴提示胰腺外分泌功能减退；恶臭便见于蛋白质和脂肪消化障碍；酸臭味提示碳水化合物消化障碍。

5. 在治疗与腹泻相关的腹部痉挛时可以应用解痉药，但不能作为腹泻的主要治疗药物。

6. 不应滥用抗生素。

四、基本药物使用选择

（一）吸附药和收敛药（表3-19）

表3-19　吸附药和收敛药

药物名称	使用指征	用法和用量	不良反应	注意事项
白陶土	用于腹泻，当合并感染或水电解质失衡时要慎用	口服：服用白陶土合剂，一次10～20ml，每间隔4小时1次	用于腹泻，当合并感染或水电解质失衡时要慎用	对本品过敏者禁用
蒙脱石	急、慢性腹泻，食管、胃及十二指肠疾病引起的相关疼痛症状的辅助治疗	口服：成人每次3g，3次/日，将3g倒入50ml温水中，摇均吞服	极少数患者可出现轻微便秘，减量后可继续服用	本品可能影响其他药物的吸收，必须合用时在服用本品之前1小时服用其他药物；治疗急性腹泻应注意纠正脱水

续　表

药物名称	使用指征	用法和用量	不良反应	注意事项
药用炭	用于食物、生物碱等中毒及腹泻、腹胀等	每次 1～3g，3 次/日，餐前服用	长期或大量服用可引起便秘	服用药用炭可影响儿童营养 禁忌证：3 岁以下儿童如患长期腹泻或腹胀禁用本品
碱式碳酸铋	用于缓解胃肠功能不全及吸收不良所引起的腹胀、腹泻等症状，高酸性的慢性胃炎、溃疡病	口服：成人一次 0.6～2.0g，3 次/日，餐前服用	用药期间舌苔和粪便可呈黑色；偶可引起可逆性精神失常；大量及长期服用，可引起便秘和碱中毒	细菌感染所致的肠炎，宜先控制感染后再使用本品 禁忌证：对本品过敏者、肠道高位阻塞性疾病、发热者、3 岁以下儿童
鞣酸蛋白	用于急性胃肠炎、非细菌性痢疾	口服：每次 1～2g，3 次/日，空腹服用	长期大量服用可引起便秘	对急性腹泻者，如在服用本品 48 小时后临床症状无改善，应及时停用，改换其他治疗 禁忌证：发热、便血的细菌性痢疾者，肠梗阻、便秘及胃肠胀气或严重脱水者、溃疡性结肠炎的急性发作期及由广谱抗菌药物所引起假膜性肠炎患者

（二）微生态药及其他　微生态制剂已成为治疗各种急、慢性胃炎、肠炎、腹泻、消化不良、便秘等消化系统疾病的治疗措施之一。目前常用的人用微生态制剂有：酪酸梭菌活菌制剂、凝结芽胞杆菌制剂、枯草杆菌、肠球菌、双歧杆菌、嗜酸乳杆菌、粪肠球菌、蜡样芽胞杆菌制剂、地衣芽胞杆菌无毒菌株活菌制剂等，在选用的时候一定要注意其成分（表 3-20）。

表 3-20　微生态药及其他

药物名称	使用指征	用法和用量	不良反应	注意事项
地衣芽胞杆菌制剂	用于急、慢性腹泻，各种肠炎及肠道菌群失调症的防治	口服：成人每次0.5g，3次/日，首剂加倍	偶见粪便干结、腹胀，大剂量服用可发生便秘	本品为活菌制剂与规格，切勿将本品置于高温处，溶解时水温不宜高于40℃。服用本品时应避免与抗菌药物合用 禁忌证：对微生态制剂过敏史者禁用
双歧三联活菌制剂	用于肠道肠菌群失调引起的腹泻和腹胀，轻、中型急性腹泻及慢性腹泻	口服：成人每次420～840mg，2～3次/日		本品不宜与抗菌药物同时服用；餐后半小时温开水送服 禁忌证：对微生态制剂过敏史者禁用

（三）抗动力药（表3-21）

表 3-21　抗动力药

药物名称	使用指征	用法和用量	不良反应	注意事项
地芬诺酯（苯乙哌啶）	用于急、慢性功能性腹泻，慢性肠炎	口服：成人每次2.5～5mg，2～3次/日。腹泻得到控制时即可减少剂量。每片含地芬诺酯2.5mg、硫酸阿托品0.025mg，每次1～2片，2～4次/日，餐前服用	成人服用常规剂量，不良反应轻而少见。偶见口干、恶心、呕吐、头晕、头痛、嗜睡、失眠、抑郁、烦躁、皮疹、腹胀及肠梗阻等，减量或停药后即消失。儿童对本品比较敏感，可能出现呼吸抑制等不良反应	妊娠期妇女长期服用本品可引起新生儿的戒断及呼吸抑制症状；儿童服用本品一定要十分慎重，因易出现迟发性地芬诺酯中毒；下列情况慎用：慢性肝病患者（可诱发肝性脑病）、正在服用成瘾性药物者、腹泻早期或腹胀者、哺乳期妇女。禁忌证：2岁以下儿童；青光眼者、严重肝病、肝硬化、梗阻性黄疸、脱水患者；对地芬诺酯或阿托品过敏者；与假膜性小肠结肠炎或产肠毒素的细菌有关的腹泻者

续 表

药物名称	使用指征	用法和用量	不良反应	注意事项
洛哌丁胺	用于控制急、慢性腹泻的症状，也用于回肠造瘘术者，可减少排便量和次数，增加大便稠硬度	口服：成人初始剂量每次2～4mg，以后根据维持大便正常情况调节剂量，一日可用2～12mg。成人最大剂量不超过每日16mg	偶见口干、嗜睡、倦怠、头晕、恶心、呕吐、便秘、胃肠不适和过敏反应	肝功能障碍者慎用。妊娠期妇女慎用，哺乳期妇女尽量避免使用，若有过量时，可能出现中枢神经抑制症状，如木僵、调节功能紊乱、嗜睡、缩瞳、肌张力过高、呼吸抑制等以及肠梗阻。可用纳洛酮作为解毒剂。禁忌证：对本品过敏者；肠梗阻患者、便秘及胃肠胀气或严重脱水的患者、溃疡性结肠炎的急性发作期；应用广谱抗菌药物引起假膜性肠炎、细菌性小肠结肠炎者

第八节 便　秘

一、临床处置思路

（一）诊断

1. 便秘定义　指排便次数减少，每周排便少于3次、粪便量减少、粪便干结、排便困难。慢性便秘病程至少6个月。健康人排便习惯多为一日1～2次或1～2日1次排便，少数健康人的排便次数可达每日3次，或3日1次。正常粪便多为成形或半成形的软便，也可为腊肠样硬便。正常排便需要肠内容物以正常速度通过各段肠管，及时抵达直肠，并能刺激直肠肛门，引起排便反射，排便时盆底肌群协调活动，完成排便。以上任一个环节的故障，均可能引起便秘。

2. 慢性便秘的诊断及检查方法

（1）慢性便秘的诊断：包括病史，体格检查，有关实验室、影像学检查和特殊检查方法。详细了解病史，包括有关便秘的症状及病程、胃肠道症状、伴随症状和疾病，以及用药情况。便秘症状特点（便次、便意、是否困难或不畅以及粪便性状），相关病史，如肠道解剖结构异常或系统疾病，及药物因素引起的便秘，精神及心理状态及社会因素。出现报警症状（如便血、贫血、消瘦、发热、黑便、腹痛等）及时检查排除器质性病变，在排除器质性疾病导致的便秘后，判定慢性便秘所属功能性疾病的类型。

（2）一般检查方法：①肛门直肠指检了解粪便嵌塞、肛门狭窄、痔病或直肠脱垂、直肠肿块、肛门括约肌的功能状况；②血常规、便常规、粪便潜血试验是常规检查。必要时进行生化和代谢方面的检查；③对可疑肛门、直肠病变者，直肠镜或结肠镜检查，或钡剂灌肠。

3．慢性便秘的严重程度诊断　按照慢性便秘的严重程度：可将便秘分为轻、中、重三度。

（1）轻度：指症状较轻，不影响生活，经一般处理能好转，无需用药或少用药。

（2）重度：指便秘症状持续，患者异常痛苦，严重影响生活，不能停药或治疗无效。

（3）中度：介于轻重度两者之间。

难治性便秘：常常是重度便秘，可见于出口梗阻型便秘、结肠无力以及重度便秘型肠易激综合征（IBS）等。

4．功能性便秘的分型

（1）慢传输型便秘：主要是结肠动力低下、结肠传输时间延长所致，患者临床表现为排便费力、需要手法帮助排便、排便不尽感等。肛直肠指检时无粪便或触及坚硬的粪便，而肛门外括约肌的缩肛和力排功能正常。

（2）出口梗阻型便秘：排便费力、不尽感或下坠感，排便量少，有便意或缺乏便意。直肠指检肛门外括约肌呈矛盾性收缩。肛门直肠测压时显示力排时肛门外括约肌呈矛盾性收缩等或直肠壁的感觉阈值异常。

（3）混合型便秘：具备以上（1）和（2）的特点。

（二）治疗　治疗目的是缓解症状、恢复正常肠动力和排便功能。治疗原则是个体化的综合治疗，包括调整患者的精神心理状态、推荐合理的膳食结构、建立正确的排便习惯，对有明确病因者进行病因治疗、需长期应用通便药维持治疗者，应避免滥用泻剂。根据便秘轻重、病因和类型，进行综合治疗，恢复正常的排便习惯和排便生理。

1．一般治疗　建立合理的饮食习惯（如增加膳食纤维含量，增加饮水量），坚持良好的排便习惯，同时应增加活动，解除患者对排便过度紧张的心理负担，指导患者养成良好的排便习惯。

2．膳食纤维和膳食纤维制剂　增加膳食中的纤维素，可提高粪便的含水量、促进肠内有益细菌的增殖，增加粪便的体积、加快肠道传输，使排便次数增加。膳食纤维制剂包括麦麸、甲基纤维素等，副作用为腹胀，可疑肠梗阻者禁用。

3．通便药　选用适当的通便药物。选择药物应以少有毒、副作用及药物依赖为原则。

（1）容积类轻泻剂（膨松剂）：如纤维素、欧车前等，通过增加粪便中的水含量和固形物而起到通便作用。

（2）渗透性泻剂：包括不被吸收的糖类、盐类泻剂和聚乙二醇。不被吸收的糖类可增加肠腔内粪便的容积，刺激肠道蠕动，可用于轻度、中度便秘的治疗，如乳果糖。盐类制剂，如硫酸镁在肠道不完全吸收，使水分渗入肠腔，老年人和肾功能减退者应慎用。聚乙二醇口服后不被肠道吸收、代谢，能有效治疗便秘，不良反应少。

（3）刺激性泻剂：包括酚酞、蒽醌类药物、蓖麻油等能刺激肠蠕动增加肠动力，减少吸收。此类泻剂易出现药物依赖、电解质紊乱等不良反应，长期应用可引起结肠黑变病，并增加大肠癌的危险性。

（4）对慢传输型便秘，还可加用促动力剂，如西沙必利或莫沙必利等。

（5）复方角菜脂酸对治疗痔源性便秘有效。

（6）开塞露和甘油栓有软化粪便和刺激排便的作用。

需要注意的是，慢性便秘患者应避免长期应用或滥用刺激性泻剂。多种中成药具有通便作用，但长期服用中成药治疗慢性便秘时，应注意其中的成分及其副作用。对粪便嵌塞的患者，清洁灌肠一次或结合短期使用刺激性泻剂以解除嵌塞。解除后，再选用膨松剂或渗透性药物，保持排便通畅。

4．心理疗法与生物反馈　中、重度的便秘患者常有焦虑甚至抑郁等心理因素或障碍的表现，应予以认知治疗，使患者消除紧张情绪。生物反馈疗法适用于功能性排便障碍。

5．外科治疗　当患者症状严重影响工作和生活，且经过一段时间严格的非手术治疗无效时，可考虑手术治疗。要掌握好手术适应证。手术后应给予必要的药物治疗。

二、临床处置流程

（一）便秘的临床处置流程（图3-8）

（二）对流程图重要环节的说明

1．器质性疾病特征　体重下降、贫血、便血、结肠癌家族史。

2．行为（松弛）疗法　指定时排便锻炼，增强排便肌肉的力量和协调性。对神经源性便秘和残障的便秘有一定的疗效，对慢传输型便秘效果不佳。

三、特别提示

1．建立正常的排便习惯　定时排便、不要忽视便意、排便时不要读书。

2．药物的选择　需要强调个体化，可单一用药，也可联合用药。慢性便秘首选膨胀性和渗透性泻剂，仅在必要时再使用刺激性泻剂。因为刺激性泻药可造成泻剂性结肠，引起药物剂量增加而疗效降低，加重便秘。对于有轻度排便不尽感的患者，可以短期应用刺激性泻药，但应警惕肠绞痛、直肠粪便嵌塞、排便失禁。对于年老体弱多病的慢性便秘患者，需长期规律应用泻药，最好不要间断，以维持正常排便，预防粪便嵌塞。

3．容积性泻剂　膨松剂含纤维素及欧车前，不被吸收，吸水后形成凝胶，增加粪便量、刺激肠蠕动、增加正常菌群数目，可长期服用、注意多饮水。

4．泻盐　含镁制剂，如枸橼酸镁、硫酸镁，刺激缩胆囊素的分泌而缩短结肠通过时间，肠腔内高渗，阻止水分吸收，肠道扩张刺激肠蠕动。副作用：影响体液及电解质平衡、肠绞痛。适用于急性便秘。

5．渗透性泻剂　在肠道中不被吸收、具有高渗透性、增加肠腔内水分、刺激肠蠕动。副作用：腹胀、胃肠胀气。

6．刺激性泻剂　刺激结肠黏膜、肌间神经丛及平滑肌，增加肠蠕动和黏液分泌。包括蓖麻油、蒽醌类及多酚化合物。蒽醌类泻剂：番泻叶、波希鼠李皮、大黄及芦荟。连续应用可能发生严重的腹泻及腹痛、出现电解质紊乱。故不宜长期应用该类泻剂，否则会产生药物依赖性，引起泻剂结肠、结肠黑便病，常被诊为顽固性便秘而用更多的泻剂。

7．润滑剂　液体石蜡（石蜡油）长期应用可导致脂溶性维生素和钙、磷的吸收。

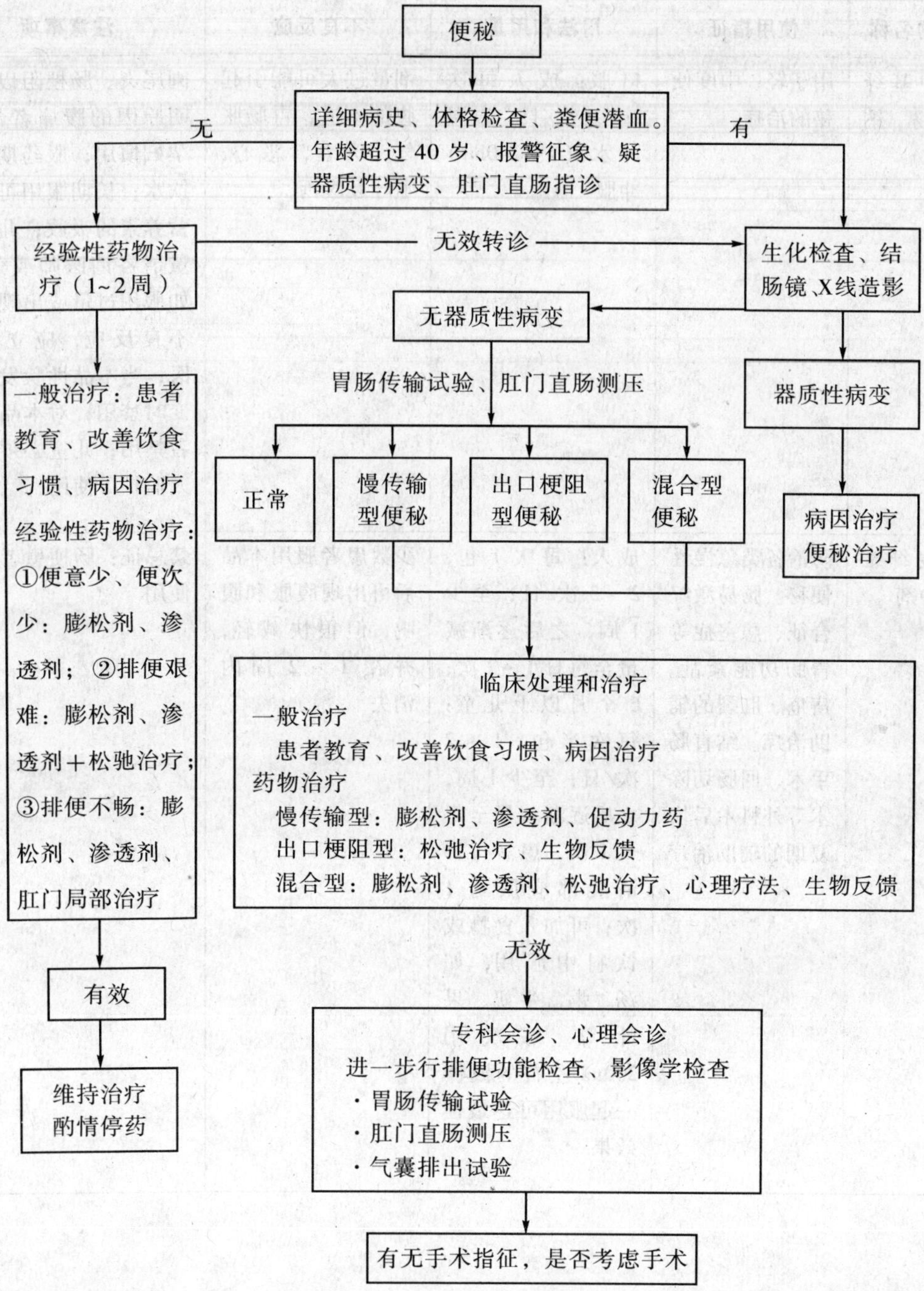

图3-8　便秘的临床处置流程

8. 胃肠动力药　用于慢传输型便秘，如5-HT4受体激动剂。

四、基本药物使用选择

（一）膳食纤维制剂、容积性泻药（表3-22）

表3-22　膳食纤维制剂、容积性泻药

药物名称	使用指征	用法和用量	不良反应	注意事项
羧甲基纤维素钠颗粒	用于轻、中度便秘的治疗	口服：成人每次2g，3次/日，以温开水（约240ml）冲服	剂量过大可能引起腹部不适，胃肠胀气，厌食，恶心，呕吐及腹泻	阑尾炎、肠梗阻以及不明原因的腹痛者禁用；孕妇慎用；服药期间多饮水；长期服用可影响营养素的吸收；儿童用量请咨询医师或药师；如服用过量或出现严重不良反应，应立即就医；当本品性状发生改变时禁用；对本品过敏者禁用；儿童必须在成人监护下使用
小麦纤维素冲剂	防治各类急慢性便秘。肠易激综合征、憩室症等胃肠功能紊乱。痔疮、肛裂的辅助治疗。结直肠手术、回肠切除术等外科术后恢复期的辅助治疗	成人：每次1包，2～3次/日；至少1周，之后逐渐减量至每日1～2次；6个月以上儿童：每次半包，1～2次/日；至少1周，之后逐渐减量至每日1次。患者每日清晨都应服药1次；可加入食物或饮料中服用，如汤、粥、牛奶、果汁等，每次用200ml左右的液体一起服用可达最佳效果	少数患者服用本品后可出现腹胀和腹鸣，但很快减轻，并在1～2周内消失	禁忌证：肠梗患者不宜使用

续　表

药物名称	使用指征	用法和用量	不良反应	注意事项
欧车前亲水胶	功能性便秘、肠易激综合征、憩室病、痔疮、肛裂、肛肠手术及其他外科手术后，维持正常的排便功能。 非特异性腹泻	口服：成人每次6g，1～3次/日，以300ml水搅匀后，餐后半小时服用	常见腹胀、恶心、肠胀气、肠梗阻、粪便嵌塞、肠绞痛等，宜从小剂量开始可避免，坚持服用症状可消失。对车前子敏感者，吸入或摄入本品可能会引起过敏反应。亦有支气管痉挛、鼻炎等变态反应	应保持足够水分摄入，以防肠梗阻和食管阻塞；不能在睡前服用；对老年人、体弱、肠道狭窄、胃肠动力不足者应认真监护；橙味剂型含苯丙氨酸，对苯丙酮尿症者慎用 禁忌证：原因不明的腹痛、炎症性肠道病变、肠梗阻、肠麻痹、胃肠出血及粪便嵌塞；对本品过敏者；妊娠及哺乳期妇女、婴幼儿；长期卧床者或吞咽困难者

（二）渗透性泻药（表3-23）

表3-23　渗透性泻药

药物名称	使用指征	用法和用量	不良反应	注意事项
乳果糖	用于慢性或习惯性便秘，并预防和治疗各种肝病引起的高血氨症以及高血氨所致的肝性脑病	成人每次5～10g，1～2次/日	偶见腹部不适、胀气或腹痛；剂量大时偶见恶心、呕吐。长期大量使用致腹泻时可出现水电解质失衡。不良反应在减量或停药不久后消失	以下情况慎用：妊娠初始3个月妇女、乳果糖不耐受者、糖尿病患者；本品疗效有个体差异性，须调节剂量 禁忌证：本品过敏者；胃肠道梗阻和急腹症者；对乳糖或半乳糖不耐受者、乳酸血症者；尿毒症和糖尿病酸中毒者

续 表

药物名称	使用指征	用法和用量	不良反应	注意事项
聚乙二醇4000	用于成人及8岁以上儿童（包括8岁）便秘的症状治疗	口服：每次10g，1～2次/日，或一日20g，一次顿服，将本品溶解在一杯水中服用	因为在消化道内不被吸收或吸收量极少，潜在毒性极低。可能会导致腹泻，少数甚至腹胀、腹痛，恶心，停药后24～48小时恢复正常。重新再服用小剂量即可。罕有过敏反应，如皮疹、荨麻疹和水肿。特例报道有过敏性休克	妊娠及哺乳期妇女慎用；出现水、电解质紊乱者停药；建议不要长期使用，儿童应为短期治疗，疗程最好不超过3个月，可配合其他通便措施 禁忌证：对本品过敏者；炎症性器质性肠病（溃疡性结肠炎、克罗恩病）、肠梗阻、肠穿孔、胃潴留、消化道出血、中毒性肠炎、中毒性巨结肠和肠扭转患者；未确诊的腹痛
硫酸镁	用于导泻、肠道清洗；十二指肠引流及胆绞痛	口服：用于导泻，每次5～20g，1次/日，用100～400ml水溶解后顿服。用于利胆，服用33%的溶液剂，每次10ml，3次/日	可能引起嗳气、腹痛、食欲减退等。连续服用硫酸镁可引起便秘，部分患者可出现麻痹性肠梗阻，停药后好转	肾功能不全者慎用；儿童及老年人慎用；呼吸系统疾病患者，特别是呼吸功能不全者慎用；严重心血管疾病患者慎用；服用中枢抑制药中毒需导泻时，应避免使用硫酸镁，改用硫酸钠；本品的致泻作用一般在服药后2～8小时出现，故宜早晨空腹服药，并同时大量饮水以加强导泻作用，防止脱水 禁忌证：急腹症、肠道失血、妊娠及经期妇女
开塞露	用于便秘	成人每次20ml，儿童每次10ml	外用无不良反应	对本品过敏者禁用，过敏体质者慎用

（三）刺激性泻药（表3-24）

表 3-24　刺激性泻药

药物名称	使用指征	用法和用量	不良反应	注意事项
酚酞	用于治疗便秘，也可在结肠镜检查或 X 线检查时用作肠道清洁剂	口服：成人每日 50～200mg，根据患者情况而增减。一般应睡前顿服，服药约 8 小时后排便	偶见肠绞痛、出血倾向；罕见过敏反应	幼儿及妊娠期妇女慎用；避免过量或长期应用；药物过量处理应马上洗胃，并给予药用炭；禁用导泻药 禁忌证：对本品过敏者；阑尾炎、肠梗阻、直肠出血未明确诊断的患者、充血性心力衰竭和高血压、粪块阻塞者；婴儿和哺乳期妇女
蓖麻油	用于外科手术前或诊断检查前清洁肠道之用，器械润滑	口服：成人每次 10～20ml，总量不超过 60ml；儿童每次 5～15ml，小于 2 岁的婴幼儿，每次 1～5ml	泻后可有短期便秘，常见不良反应为恶心、呕吐等。蓖麻油在小肠内可发生形态学改变，并改变黏膜的通透性。可发生腹痛、脱水和电解质失衡	不宜作为治疗便秘长期用药；忌与脂溶性驱肠虫药同用。 禁忌证：妊娠及经期妇女
比沙可啶	用于便秘的治疗，腹部 X 线检查或内镜检查前以及手术前后清洁肠道	口服：成人一次 5～10mg，1 次/日	偶见明显的腹部绞痛，停药后即消失；直肠给药有时有刺激性，反复应用可能引起直肠炎；可引起过度腹泻；可出现尿色异常和低钾血症	本品有较强刺激性，应避免将本品吸入或与眼睛、皮肤黏膜接触；为避免胃肠道刺激，应用肠溶片在服药时不得咀嚼或压碎；进餐 1 小时内不宜服用本品，服药前 2 小时不得服牛奶或抗酸药；不宜长期使用（不超过 7 天）；妊娠期妇女慎用，哺乳期妇女在用药期间应停止哺乳。 禁忌证：对本品过敏者；急腹症（阑尾炎、肠梗阻和胃肠炎等）、炎症性肠病、严重水、电解质紊乱者；6 岁以下儿童不建议用此药；新生儿禁忌直肠给药

（四）润滑性泻药及其他（表 3-25）

表 3-25 润滑性泻药及其他

药物名称	使用指征	用法和用量	不良反应	注意事项
甘油	用于便秘	直肠塞入：成人用 3g，儿童用 1.5g，对儿童及年老体弱者较为适宜。也可用本品 50% 溶液灌肠	口服有轻微头痛、咽部不适、口渴、恶心、呕吐、腹泻及血压轻微下降等不良反应，尤以空腹服用较明显	
液状石蜡	用于肠梗阻、肠粪块嵌塞、便秘，也用于器械润滑	口服：成人每次 15 ~ 45ml，2 次/日；6 岁以上儿童，每次 10 ~ 15ml，睡前服用	曾有报道，在全身性吸收液状石蜡后在肝、脾或肠系膜淋巴结内发生异物肉芽肿或液状石蜡瘤	本品不可久用，因口服可妨碍脂溶性维生素和钙、磷的吸收，并有吸入肺部的危险。摄用后保持直立位至少 2 小时以减少脂肪性肺炎的危险。对有吞咽异常者不宜给予口服液状石蜡 禁忌证：婴幼儿禁用
复方角菜酸酯栓	用于痔疮及其他肛门疾患引起的疼痛、肿胀、出血和瘙痒的对症治疗；亦可用于缓解肛门局部手术后的不适	外用：塞肛门内约 2cm 处，每次 1 枚，1 ~ 2 次/日	用药部位皮肤可能会略感不适	妊娠及哺乳期妇女慎用；使用本品 7 日后，如症状尚未缓解，请及时就医；使用本品时，宜先洗净患处，使用期间注意保持良好的饮食习惯。禁忌证：对本品过敏者禁用

（五）促动力药 见有关章节

（姚金锋）

第四章　内分泌疾病合理用药指导

第一节　2 型糖尿病

一、临床处置思路

（一）诊断　有糖尿病症状（典型症状包括多饮、多尿和不明原因的体重下降等）者满足以下标准中的一项即可诊断为糖尿病：任意时间血浆葡萄糖≥11.1mmol/L（200mg/dl）；空腹（禁食时间大于 8 小时）血浆葡萄糖≥7.0mmol/L（126mg/dl）；75g 葡萄糖负荷后 2 小时血浆葡萄糖≥11.1mmol/L（200mg/dl）。

无糖尿病症状者，需满足以上三项标准中的两项。

2 型糖尿病也叫成人发病型糖尿病，多在 35～40 岁之后发病，占糖尿病患者的 90% 以上。多数发病缓慢，症状较轻；不少患者因慢性并发症、伴发病或仅于健康检查时发现；很少自发性发生糖尿病酮症；早期不需要胰岛素治疗的阶段一般较长，随病情进展，相当一部分患者需要胰岛素控制血糖、防治并发症或维持生命；常有家族史。

（二）检查项目

1. 初步检查　眼：视力、扩瞳查眼底；心脏：标准 12 导联心电图、卧位和立位血压；肾脏：尿常规、镜检、24 小时尿白蛋白定量或尿白蛋白与肌酐比值、血肌酐和尿素氮；神经系统：四肢腱反射、立卧位血压、音叉振动觉或尼龙丝触觉；足：足背动脉、胫后动脉搏动情况和缺血表现、皮肤色泽、有否破溃、溃疡、真菌感染、胼胝、毳毛脱落等；询问有关症状。血液生化检查：血脂［总胆固醇、甘油三酯、低密度脂蛋白（LDL-C）、高密度脂蛋白（HDL-C）］、尿酸、电解质。

2. 必要时做进一步检查　主要项目：对于眼底病变可疑者或有增殖前期、增殖期视网膜病变者，应进一步做眼底荧光造影；有下肢缺血者，可行多普勒超声检查、血流测定、肱动脉与足背动脉血压比值；疑有心血管病变者，可行心脏彩超检查；疑有神经病变者，行神经传导速度测定、痛觉阈值测定等。

（三）治疗

1. 治疗目标

（1）糖尿病患者的血糖控制目标

内分泌疾病合理用药指导

表 4-1 血糖控制目标

项目	理想	良好	差
空腹血糖（mmol/L）	4.4～6.1	≤7.0	>7.0
非空腹血糖（mmol/L）	4.4～8.0	≤10.0	>10.0
HbA1c（%）	<6.5	6.5～7.5	>7.5

＊根据 2003 年美国糖尿病学会临床指南

（2）糖尿病患者的血压控制目标：一般控制目标为血压≤130/80mmHg；老年人应≤140/90mmHg；若 24 小时尿白蛋白≥1g，血压应≤125/75mmHg；药物治疗 24 小时内的谷峰比应≥50%。

（3）糖尿病患者的血脂控制目标

表 4-2 血脂控制目标

	良好	一般	不良
总胆固醇（mmol/L）	<4.2	≥4.5	≥6.0
高密度脂蛋白胆固醇（mmol/L）	>1.1	1.1～0.9	<0.9
甘油三酯（mmol/L）	<1.5	<2.2	≥2.2
低密度脂蛋白胆固醇（mmol/L）	<2.5	2.5～4.0	>4.0

2. 基础治疗

（1）糖尿病健康教育：使患者掌握有关知识；积极开展和推广自我血糖监测技术，教会患者如何监测血糖以及如何掌握监测的频度；掌握医学营养治疗的具体措施和体育锻炼的具体要求；对用胰岛素治疗的患者，应学会胰岛素注射技巧和自己调整胰岛素用量的方法。

（2）血糖和尿糖的监测：血糖的自我监测，由患者在家中采用便携式的血糖仪进行；医院中的血糖监测，合并糖尿病并发症和其他伴随疾病而住院接受治疗的糖尿病患者的血糖监测的次数应适当增加；糖化血红蛋白（HbA1C）；糖化血浆蛋白；尿糖监测包括单次尿糖监测和分段尿糖监测，尿糖的控制目标应为阴性；任何糖尿病患者，在应激、发生其他伴随疾病或血糖超过 16.7mmol/L（300mg/dl）时，均应进行常规的尿酮体监测。

（3）医学营养治疗：总热量：理想体重（kg）= 身高（cm）－105；成年人休息状态下每日每公斤理想体重给予热量 105～125.5kJ（25～30kcal）、轻体力劳动 125.5～146kJ（30～35kcal）、中体力劳动 146～167kJ（35～40kcal）、重体力劳动 167kJ（40kcal）以上。根据患者的营养状态和体重酌情增减。

碳水化合物所提供的热量应占总热量的 55%～65%，应鼓励患者多摄入复合碳水化合物及富含可溶性食物纤维素的碳水化合物和富含纤维的蔬菜。

蛋白质不多于总热量的 15%。有微量白蛋白尿的患者，蛋白质的摄入量应限制在

0.8～1.0g/kg。有显性蛋白尿的患者，蛋白质的摄入量应限制在低于0.8g/kg，血尿素氮升高者应限制在0.6g/kg。

脂肪提供的热量应占总热量的20%～30%，其中少于1/3的热量来自于饱和脂肪。患者的低密度脂蛋白胆固醇水平≥100mg/dl（2.6mmol/L），应使饱和脂肪酸的摄入量少于总热量的10%，食物中的胆固醇含量应<300mg/d。患者的低密度脂蛋白胆固醇水平≥100mg/dl（2.6mmol/L），食物中的胆固醇含量应减少至<200mg/d。

每日三餐分配为1/5、2/5、2/5或1/3、1/3、1/3。食盐限量在6g/d以内，尤其是高血压患者；限制饮酒。

（4）体育锻炼：运动治疗的原则是适量、经常性和个体化。

以保持健康为目的的体力活动为每日至少30分钟中等强度的活动，如慢跑、快走、骑自行车、游泳等。

运动项目要和患者的年龄、健康状况、社会、经济、文化背景相适应，即运动的项目和运动量要个体化。

应将体力活动融入到日常的生活中，如尽量少用汽车代步和乘电梯等。

运动的强度可根据运动1小时后的心率与预期最大心率间的关系（有自主神经病变者不适用）来估计（表4-3）。

表4-3　运动强度和心率

强度	最大心率（%）*
非常轻	<35
轻	35～54
中等	55～69
强	78～89
非常强	>90
最强	100

*最大心率=220－年龄

二、临床处置流程

（一）2型糖尿病的临床处置流程（图4-1）

（二）对流程图重要环节的说明

1. 可在两种药物联合应用的基础上进一步改善血糖，但这种联合治疗方法的安全性和成本-效益比尚有待评估。

2. 严重高血糖的患者应首先采用胰岛素降低血糖，减少发生糖尿病急性并发症的危险性。待血糖得到控制后，可根据病情重新制定治疗方案。

3. 肥胖或超重的2型糖尿病患者的药物选择和治疗程序　在饮食和运动不能满意控制血糖的情况下，应首先采用非胰岛素促分泌剂类降糖药物治疗（有代谢综合征或伴有其他心血管疾病危险因素者应优先选用双胍类药物或格列酮类，主要表现为餐后高血糖的患者也可优先选用α-糖苷酶抑制剂）。两种作用机制不同的药物间可联合用

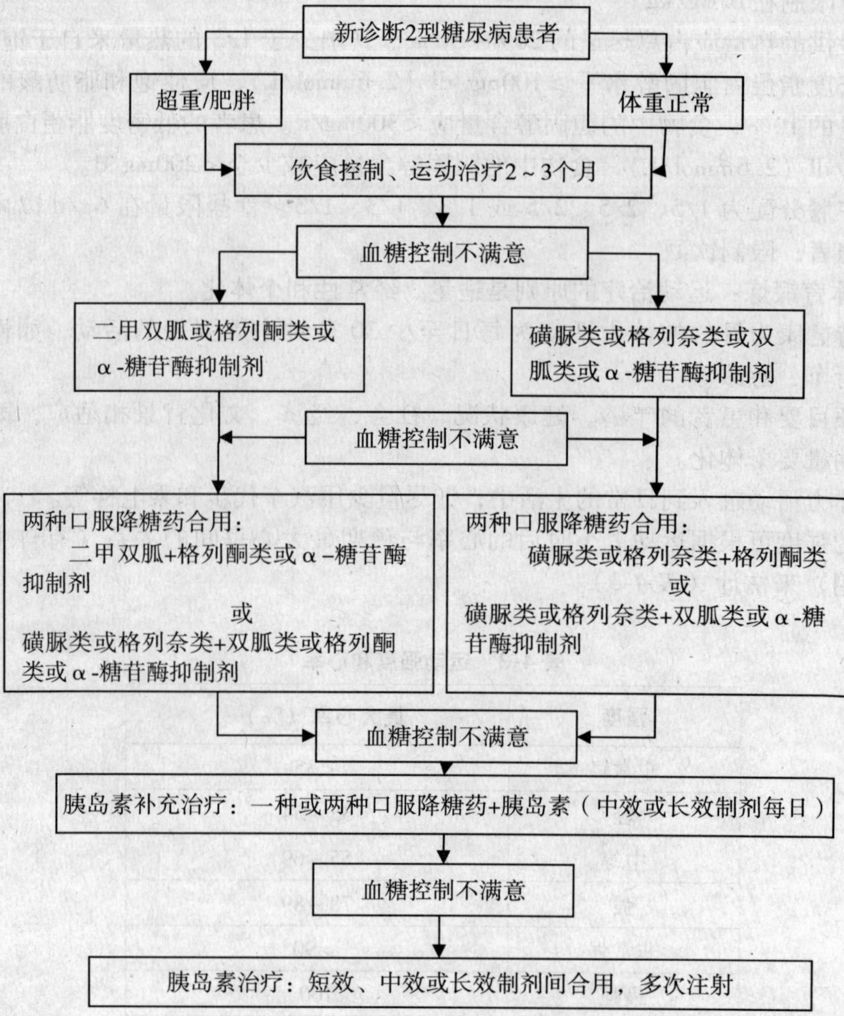

图 4-1　2 型糖尿病的临床处置流程

药。如血糖控制仍不满意可加用或换用胰岛素促分泌剂。如在使用胰岛素促分泌剂的情况下血糖仍控制不满意，可在口服药基础上联合使用胰岛素或换用胰岛素。

4. 体重正常的 2 型糖尿病患者的药物选择和治疗程序　在饮食和运动不能满意控制血糖的情况下，可首先采用胰岛素促分泌剂类降糖药物或α-糖苷酶抑制剂。如血糖控制仍不满意可加用非胰岛素促分泌剂（有代谢综合征或伴有其他心血管疾病危险因素者优先选用双胍类药物或格列酮类，α-糖苷酶抑制剂适用于无明显空腹高血糖而餐后高血糖的患者）。在上述口服药联合治疗的情况下血糖仍控制不满意，可在口服药基础上联合使用胰岛素或换用胰岛素。

三、特别提示

1. 出现急性并发症（低血糖昏迷、高渗性昏迷、酮症酸中毒、乳酸酸中毒等），则按相应路径或指南进行救治，退出本路径。

2. 合并妊娠或伴有增加控制血糖难度的合并症，延长住院时间，按相应路径或指南进行治疗。

3. 若必须同时服用对血糖或降糖药物有影响的药物，或患者对胰岛素制剂、降糖药物有过敏情况时，导致住院时间延长、住院费用增加。若患者必须同时服用对血糖或降糖药有影响的药物，或者对胰岛素制剂、降糖药物有过敏情况时，会导致其住院时间延长，住院费用增加。

4. 出现严重的糖尿病慢性并发症（糖尿病肾病，眼部、心血管、神经系统并发症，皮肤病变，糖尿病足），或合并感染，导致住院时间延长、住院费用增加。并请相关科室协助治疗。

四、基本药物使用选择

（一）口服降糖药（表4-4、表4-5、表4-6、表4-7）

表4-4　促胰岛素分泌剂

磺脲类					
药物名称	**剂型**	**规格**	**使用指征**	**使用方法**	**禁忌证**
格列本脲	片剂	2.5mg×100片	单用饮食控制疗效不满意的轻、中度2型糖尿病，患者胰岛B细胞有一定的分泌胰岛素功能，并且无严重的并发症	轻症者1.25mg，3次/日，餐前服用，7日后递增2.5mg/d。一般用量5～10mg/d，最大用量不超过15mg/d	1型糖尿病人；2型糖尿病人伴有酮症酸中毒、昏迷、严重烧伤、感染、外伤和重大手术等应激情况；肝、肾功能不全者；对磺胺药过敏者；白细胞减少的患者
格列吡嗪	片剂	2.5mg×30片	适用于经饮食控制及体育锻炼2～3个月疗效不满意的轻、中度2型糖尿病患者，这类糖尿病患者的胰岛β细胞需有一定的分泌胰岛素功能，且无急性并发症，不合并妊娠，无严重的慢性并发症	一般推荐剂量2.5～20mg/d，早餐前30分钟服用。日剂量超过15mg，宜在早、中、晚分三次餐前服用。最大日剂量不超过30mg	对磺胺药过敏者；已明确诊断的1型糖尿病患者；2型糖尿病患者伴有酮症酸中毒、昏迷、严重烧伤、感染、外伤和重大手术等应激情况；肝、肾功能不全者；白细胞减少的患者
	控释片剂	5mg×14片		推荐的起始剂量为5mg/d，与早餐同时服用；最大推荐剂量20mg	
	缓释片剂	5mg×12片		需整片吞服。推荐起始剂量5mg/d，一日一次，早餐前30分钟服用	

续 表

药物名称	剂型	规格	使用指征	使用方法	禁忌证
格列齐特	片刻	80mg × 60片	当单用饮食疗法、运动治疗和减轻体重不足以控制血糖水平的2型糖尿病	开始用量40～80mg，1～2次/日，以后根据血糖水平调整至80～240mg/d，待血糖控制后，每日改为维持量；最大剂量不超过320mg	已知对格列齐特或其中某一种赋形剂、其他磺脲类、磺胺类药物过敏；1型糖尿病；糖尿病昏迷前期，糖尿病酮症酸中毒；严重肾或肝功能不全：对这些病例建议应用胰岛素；应用咪康唑治疗者；哺乳期
	缓释片剂	30mg × 30片		每日仅服1次，30～120mg，建议于早餐时服用	
格列喹酮	片剂	30mg × 100片	单纯饮食治疗不能理想控制的中老年2型糖尿病，尤其适用于2型糖尿病伴肾功能不良者，60岁以上糖尿病患者，用其他口服糖尿病药反复发生低血糖者，仅需用小剂量口服药来控制餐后高血糖者，可与中效或长效胰岛素联合使用，口服糖尿病药继发性失效者，其他磺脲类药疗效不佳者仍可试换用本品	开始剂量15～30mg，餐前口服，1～3次/日，最大剂量不超过180mg	1型糖尿病；糖尿病昏迷前期；糖尿病合并酸中毒或酮症；对磺胺药过敏；妊娠糖尿病禁用

续　表

药物名称	剂型	规格	使用指征	使用方法	禁忌证
格列美脲	片剂	1mg×15片	用于节食、体育锻炼及减肥均不能满意控制血糖的2型糖尿病	初始剂量为1mg，1次/日，根据血糖监测结果逐渐增加剂量，仅个别患者需用至8mg。1次/日，建议于早餐之前服用	1型糖尿病、曾有酮症酸中毒病史、糖尿病酮症酸中毒、糖尿病昏迷前期或糖尿病昏迷的患者；不可用于对格列美脲、其他磺酰脲类、其他磺胺类、赋形剂中任何成分过敏者；严重肾脏损害或肝功损害的患者；妊娠和哺乳期

格列奈类

药品名称	剂型	规格	使用指征	使用方法	禁忌证
瑞格列奈	片剂	0.5mg×30片，1mg，2mg×30片	用于饮食控制、降低体重及运动锻炼不能有效控制高血糖的2型糖尿病患者；可与二甲双胍并用，二者并用时对控制血糖比单独使用更能达到协同功效	主餐前15分钟内服用；起始剂量为0.5～1mg；最大日剂量不应超过16mg	已知对瑞格列奈或本品中的任何赋形剂过敏的患者；1型糖尿病患者；伴随或不伴昏迷的糖尿病酮症酸中毒患者；妊娠或哺乳妇女；8岁以下儿童；严重肾功能或肝功能不全的患者；与CYP3A4抑制剂或诱导剂合并治疗时
那格列奈	片剂	0.12g×12片	可以单独用于经饮食和运动不能有效控制高血糖的2型糖尿病患者；也可用于二甲双胍不能有效控制高血糖的2型糖尿病患者；那格列奈不适用于对磺脲类降糖药治疗不理想的2型糖尿病患者	推荐剂量为每次60～120mg，3次/日，餐前1～5分钟口服；当HbA1c接近目标控制水平时，可改为一次60mg，3次/日	对药物的活性成分或任何赋形剂过敏；1型糖尿病；糖尿病酮症酸中毒；妊娠和哺乳；重度感染、手术前后或有严重外伤的患者慎用

表 4-5　双胍类

药物名称	剂型	规格	使用指征	使用方法	禁忌证
二甲双胍	片剂	0.25g×48 片	首选用于单纯饮食控制及体育锻炼治疗无效的 2 型糖尿病，特别是肥胖的 2 型糖尿病；对于 1 型或 2 型糖尿病，本品与胰岛素合用，可增加胰岛素的降血糖作用，减少胰岛素用量，防止低血糖发生；本品也可与磺脲类口服降血糖药合用，具协同作用	成人开始 0.25g，2～3 次/日，一日最大剂量不超过 2g，餐中或餐后即刻服用	心力衰竭（休克）、急性心肌梗死和败血症等引起的肾功能障碍［血清肌酐水平≥1.5mg/dl（男性），≥1.4mg/dl（女性）或肌酐清除异常］；需要药物治疗的充血性心衰，和其他严重心、肺疾患；严重感染和外伤、外科大手术，临床有低血压和缺氧等；已知对盐酸二甲双胍过敏；急性或慢性代谢性酸中毒，包括有或无昏迷的糖尿病酮症酸中毒，和糖尿病酮症酸中毒需要用胰岛素治疗；酗酒者；接受血管内注射碘化造影剂者，可以暂时停用本品；维生素 B_{12}、叶酸缺乏未纠正者
二甲双胍	片剂	850mg×20 片			
二甲双胍	缓释片剂	0.5g×10 片		起始剂量为 500mg，1 次/日随晚餐服用，最大剂量为 2000mg	

表 4-6　噻唑烷二酮类

药物名称	剂型	规格	使用指征	使用方法	禁忌证
罗格列酮	片剂	4mg×7 片	适用于对于饮食控制和运动加服本品或用单一抗糖尿病药物，而血糖控制不佳的 2 型糖尿病患者，本品可与二甲双胍或磺酰脲类药物联合应用；对服用最大推荐剂量二甲双胍或磺酰脲类药物，且血糖控制不佳的患者，本品不可替代原抗糖尿病药物，需在其基础上联合应用	起始用量为，1 次/日，每次一片；若空腹血糖控制不佳，可加量至 8mg/d；空腹或进餐时服用	禁用于已知对本品或其中成分过敏者

续　表

药物名称	剂型	规格	使用指征	使用方法	禁忌证
比格列酮	片剂	15mg×7片	适用于2型糖尿病；本品可单独使用，当饮食控制、体育锻炼和单药治疗不能满意控制血糖时，也可与磺脲、二甲双胍或胰岛素合用	每日一次，服药与进食无关；初始剂量为15～30mg，最大剂量一日不超过45mg	禁用于对此产品或其他任何成分过敏者

表4-7　α葡萄糖苷酶抑制剂

药物名称	剂型	规格	使用指征	使用方法	禁忌证
阿卡波糖	片剂	50mg×30片	2型糖尿病；降低糖耐量低减者的餐后血糖	餐前即刻整片吞服或与前几口食物一起咀嚼服用；起始剂量为每次50mg，3次/日；个别情况下，可增加至每次0.2g，3次/日	对阿卡波糖和（或）非活性成分过敏者；有明显消化和吸收障碍的慢性胃肠功能紊乱患者禁用；患有由于肠胀气而可能恶化的疾患（如Roemheld综合征、严重的疝、肠梗阻和肠溃疡）者禁用；严重肾功能损害（肌酐清除率<25ml/min）的患者禁用
伏格列波糖	片剂	0.2mg×30片	改善糖尿病餐后高血糖；适用于患者接受饮食疗法、运动疗法没有得到明显效果，或者患者除饮食疗法、运动疗法外还用口服降血糖药物或胰岛素制剂而没有得到明显效果时	成人每次0.2mg，3次/日，餐前口服。疗效不明显时，经充分观察可以将每次用量增至0.3mg	严重酮体症、糖尿病昏迷或昏迷前的患者；严重感染的患者、手术前后的患者或严重创伤的患者；对本品的成分有过敏史的患者

（二）胰岛素治疗　2型糖尿病患者在生活方式和口服降糖药联合治疗的基础上，如果血糖仍然未达到控制目标，即可开始口服药物和胰岛素联合治疗。一般经过最大剂量口服降糖药治疗后糖基化血红蛋白仍大于7.0%，就应启动胰岛素治疗。口服降糖药可以保留。当仅使用基础胰岛素治疗时，不必停用胰岛素促分泌剂。

对新诊断的、与1型糖尿病鉴别困难的消瘦的糖尿病患者，应该把胰岛素作为一线治疗药物。

在糖尿病病程中（包括新诊断的2型糖尿病患者），出现无明显诱因的体重下降时，应该尽早使用胰岛素治疗。

1. 胰岛素的起始治疗中基础胰岛素的使用　基础胰岛素包括中效和长效胰岛素。一般情况下，基础胰岛素是口服药物失效时实施口服药和胰岛素联合治疗的首选用药。

使用方法：继续口服降糖药物治疗，联合中效和长效胰岛素睡前注射。起始剂量为0.2U/kg。根据患者空腹血糖水平调整胰岛素用量，通常每3～4天调整一次，根据血糖的水平每次调整1～4U直至空腹血糖达标。

如白天血糖不达标，可改为每天多次注射。

2. 预混胰岛素的使用　在饮食、运动和口服降糖药治疗的基础上，糖基化血红蛋白较高的2型糖尿病患者可以直接使用预混胰岛素作为胰岛素的起始治疗，但胰岛素促泌剂应停用。

使用方法：起始的胰岛素剂量一般为每天0.4～0.6U/kg，按1∶1的比例分配到早餐前和晚餐前。根据空腹血糖、早餐后血糖和晚餐前后血糖分别调整早餐前和晚餐前的胰岛素用量，每3～5天调整一次，根据血糖水平调整的剂量为1～4个单位，直到血糖达标。

3. 多次胰岛素注射治疗（胰岛素强化治疗）　在基础胰岛素和口服药物联合治疗后餐后血糖控制欠佳或者需要进餐时间灵活的患者应该进行每日多次胰岛素注射（餐时+基础胰岛素）。

在预混胰岛素治疗的基础上血糖仍然未达标或反复出现低血糖者，需进行多次胰岛素注射。

使用方法：根据空腹血糖和三餐后血糖的水平分别调整睡前和三餐前的胰岛素用量，每3～5天调整一次，根据血糖水平每次调整的剂量为1～4U，直到血糖达标。

表4-8　胰岛素及胰岛素类似物

药物名称		起效时间	峰值时间	作用持续时间
超短效胰岛素类似物	门冬胰岛素	10～15min	1～2h	4～6h
	赖脯胰岛素	10～15min	1～1.5h	4～5h
短效胰岛素（RI）		15～60min	2～4h	5～8h
中效胰岛素（NPH）		2.5～3h	5～7h	13～16h
长效胰岛素（PZI）	长效胰岛素	3～4h	8～10h	长达20h
	长效胰岛素类似物	2～3h	无峰	长达30h

续　表

药物名称		起效时间	峰值时间	作用持续时间
预混胰岛素	预混胰岛素（HI30R，HI70/30）	0.5h	2～12h	14～24h
	预混胰岛素（50R）	0.5h	2～3h	10～24h
	预混胰岛素类似物（预混门冬胰岛素30）	10～20min	1～4h	14～24h
	预混胰岛素类似物（预混赖脯胰岛素25）	15min	1.5～3h	16～24h

第二节　甲状腺功能亢进症

一、临床处置思路

（一）诊断　Graves 甲亢：临床甲亢表现；甲状腺弥漫性肿大；T_3、T_4 升高；TSH 下降；或伴有突眼、胫前黏液性水肿等。

结节性甲状腺肿伴甲亢：有甲状腺肿病史；临床甲亢表现；甲状腺结节肿大；T_3、T_4 升高；TSH 下降；中老年患者多见；扫描可见多发热结节或冷热结节。

自主功能性腺瘤：甲状腺单结节；直径一般在 4cm 以上；临床甲亢表现；T_3、T_4 升高；TSH 下降；甲状腺扫描：肿瘤部位热结节，其余部位显影淡或不显影。

（二）检查项目

1. 初步检查　主要项目包括：sTSH 或 μTSH；T_3、T_4 和（或）FT_3、FT_4（有影响甲状腺结合球蛋白 TBG 的因素时选用）；甲状腺自身抗体：TRAb（TSH 受体抗体）、TSAb（甲状腺刺激抗体）；血常规、肝功能、空腹及餐后 2 小时血糖；甲状腺 B 超。

2. 必要时做进一步检查　主要项目：^{131}I 摄取（需要与亚急性甲状腺炎、产后甲状腺炎、碘甲亢鉴别时）；同位素显像（甲状腺结节性质判定）；疑有甲状腺毒症性心脏病者，可行心脏彩超和心电图检查。

（三）治疗

1. 一般治疗

（1）注意休息。

（2）补充足够热量和营养、糖、蛋白质和 B 族维生素。

（3）失眠较重者可给镇静安眠剂。

（4）心悸明显者给 β 受体阻断剂。

2. 抗甲状腺药物治疗　适应证：①病情轻；②甲状腺轻中度肿大；③年龄在 20

岁以下；④妊娠甲亢；⑤年老体弱或合并严重心、肝、肾疾病不能耐受手术者。

3. 手术治疗　适应证：①中重度甲亢长期药物治疗无效或停药后复发；②甲状腺较大；③结节性甲状腺肿伴甲亢；④自主性高功能腺瘤；⑤疑与甲状腺癌并存者；⑥儿童甲亢用抗甲状腺药物治疗效果差者；⑦妊娠甲亢需大剂量抗甲状腺药物方能控制症状者可在妊娠中期进行手术治疗。

4. 放射性^{131}Ⅰ治疗　适应证：①成人Graves甲亢伴甲状腺肿大Ⅱ度以上；②抗甲状腺药物治疗失败或过敏；③甲亢手术后复发；④甲亢性心脏病或甲亢伴其他病因的心脏病；⑤甲亢并白细胞和/或血小板减少或全血细胞减少；⑥老年甲亢；⑦甲亢并糖尿病；⑧毒性多结节性甲状腺肿；⑨自主功能性甲状腺结节合并甲亢。

二、临床处置流程

（一）甲状腺功能亢进症的临床处置流程（图4-2）

（二）对流程图重要环节的说明

1. 抗甲状腺药物常见的副作用

（1）粒细胞缺乏：发生率为0.37%左右，外周血白细胞低于3×10^9/L或中性粒细胞低于1.5×10^9/L，立即停用抗甲状腺药物并禁止使用其他抗甲状腺药物，采取无菌隔离措施，广谱抗生素，皮下注射重组人粒细胞集落刺激因子（rhG-CSF）或重组人粒细胞-巨噬细胞集落刺激因子2～10μg/(kg·d)，白细胞恢复正常后停用。

（2）粒细胞减少：一般不需要停药，减少抗甲状腺药物加用一般升白细胞药物。

（3）皮疹：加用抗组胺药物，皮疹严重应停药。

（4）肝损害：发生率为0.1%～0.2%，他巴唑主要引起胆汁郁积，丙基硫氧嘧啶主要引起肝细胞损害，轻者停药后可恢复，重者可引起肝坏死。

（5）丙基硫氧嘧啶特异性副作用：多数患者无临床表现，仅部分呈抗中性粒细胞胞质抗体（ANCA）相关性小血管炎发热，肌肉关节疼痛，肺和肾损害，多见于中青年女性；停药后多可恢复，少数重症患者需激素和免疫抑制剂治疗；有条件者在丙基硫氧嘧啶治疗前测定ANCA抗体并在治疗过程中监测尿常规及ANCA抗体。

2. 甲亢本身也有转氨酶增高和粒细胞减少，所以在用药前需要检查基础的肝功能和血常规。

3. 抗甲状腺药物的副作用，尤其是粒细胞缺乏，通常发生在最初大剂量治疗的2～3个月内及再次用药的1个月内，所以治疗早期应每周查白细胞一次，每月查肝功能2～3次。告知患者，用药过程中如果出现咽痛、发热、全身不适等症状应迅速到医院检查。

三、特别提示

1. 出现甲状腺危象、粒细胞缺乏和中毒性肝病，则按相应路径或指南进行救治，退出本路径。

2. 伴有Graves眼病、甲状腺毒症心脏病，延长住院时间，则按相应路径或指南进行治疗。

3. 有手术和放射碘治疗指证的患者，进入相应的路径进行治疗。

4. 合并妊娠的患者按相应的指南进行治疗。

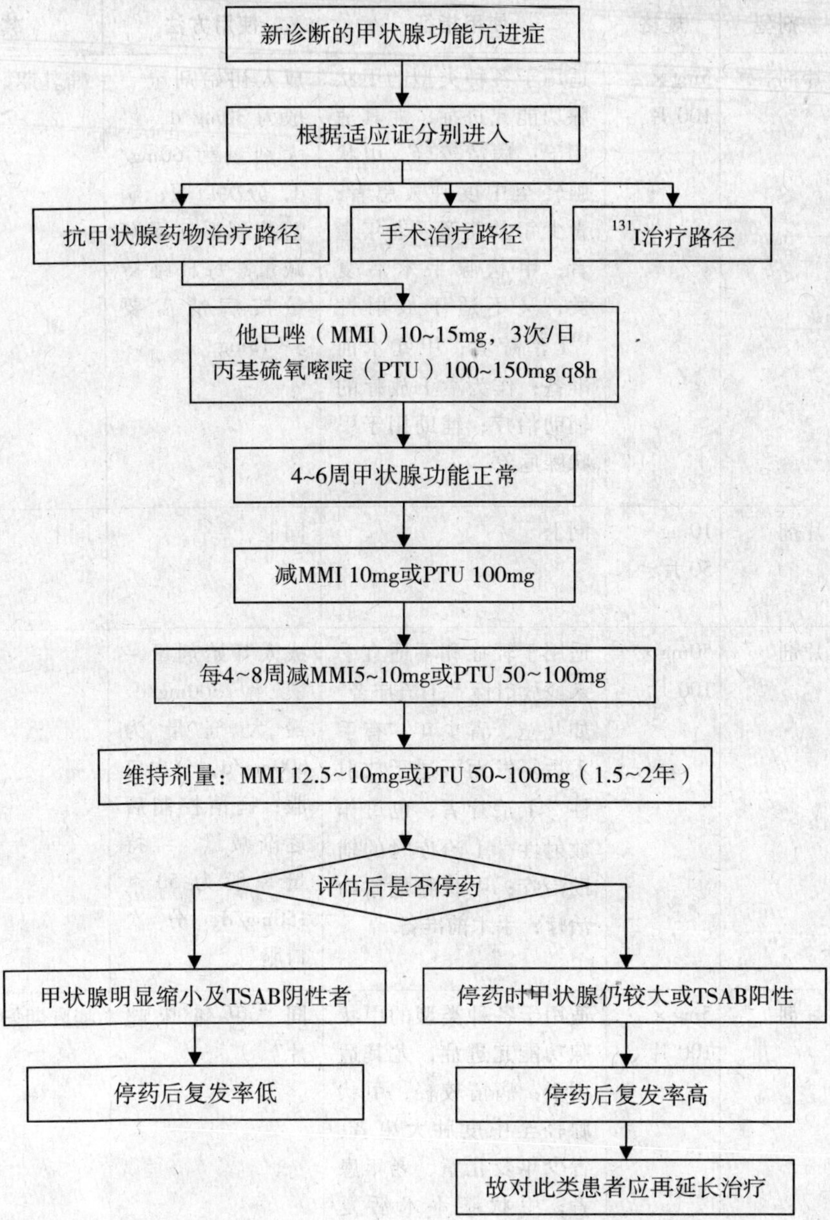

图4-2　甲状腺功能亢进症的临床处置流程

四、基本药物使用选择

表 4-9　抗甲状腺药物

药物名称	剂型	规格	使用指征	使用方法	禁忌证
甲巯咪唑片（他巴唑）	片剂	5mg×100片	适用于各种类型的甲状腺功能亢进症，尤其适用于：病情较轻，甲状腺轻至中度肿大患者；青少年及儿童、老年患者；甲状腺手术后复发，又不适于放射性^{131}I治疗者；甲亢术前准备；作为^{131}I放疗的辅助治疗；辅助用于甲状腺危象	成人初始剂量一般为30mg/d，最大剂量为60mg/d，分次口服；病情控制后，逐渐减量，每日维持量按病情需要5～15mg	哺乳期妇女禁用
甲巯咪唑片（赛治）	片剂	10mg×50片	同上	同上	同上
丙基硫氧嘧啶	片剂	50mg×100片	适用于轻症和不适宜手术或放射性^{131}I治疗者，如儿童、青少年、有手术后复发而不适于放射性^{131}I治疗者，也可作放射性^{131}I治疗时的辅助治疗；甲状腺危象的治疗；手术前准备	成人开始剂量一般为300mg/d，最大剂量为600mg/d，分次口服；病情控制后逐渐减量，维持量一般为50～150mg/d，分次口服	
卡比马唑	片剂	5mg×100片	适用于各种类型的甲状腺功能亢进症，尤其适用于：病情较轻，甲状腺轻至中度肿大患者；青少年及儿童、老年患者；甲状腺手术后复发，又不适于用放射性^{131}I治疗者；手术前准备；作为^{131}I放疗的辅助治疗	同"甲巯咪唑片"	哺乳期妇女禁用

续 表

药物名称	剂型	规格	使用指征	使用方法	禁忌证
盐酸普萘洛尔片	片剂	10mg×100片	适用于甲状腺功能亢进症的心率过快，也可用于治疗甲状腺危象	成人一次10～40mg，3～4次/日	支气管哮喘；心源性休克；心脏传导阻滞（Ⅱ～Ⅲ度房室传导阻滞）；重度或急性心力衰竭；窦性心动过缓

第三节　甲状腺功能减退症

一、临床处置思路

（一）诊断　甲状腺功能减退症（hypothyroidism，简称甲减）是由于甲状腺激素合成和分泌减少或组织利用不足导致的全身代谢减低综合征。

甲减的症状和体征：以代谢率减低和交感神经兴奋性下降为主要表现。可有表情呆滞、反应迟钝、声音嘶哑、听力障碍，面色苍白、颜面和（或）眼睑水肿、唇厚舌大、常有齿痕，皮肤干燥、粗糙、脱皮屑、皮肤温度低、水肿、手脚掌皮肤可呈姜黄色，毛发稀疏干燥，跟腱反射时间延长，脉率缓慢。

实验室检查血清 TSH 增高，FT_4 减低，原发性甲减即可成立。实验室检查血清 TSH 减低或正常，TT_4、FT_4 减低，考虑中枢性甲减。

（二）检查项目

1. 初步检查　主要项目应包括：血清促甲状腺激素（TSH）；血清 TT_4、FT_4、TT_3、FT_3；甲状腺过氧化物酶抗体（TPOAb）、甲状腺球蛋白抗体（TgAb）；血常规、血脂、心肌酶、血沉；甲状腺 B 超。

2. 必要时做进一步检查　主要项目：疑有肿瘤者可选择，甲状腺球蛋白、降钙素、甲状腺显像检查；累及心脏可进行心脏 B 超及心电图检查；考虑中枢性甲减可进行 MRI 检查和垂体激素测定，必要时行 TRH 兴奋试验。

（三）治疗

1. 治疗目标　临床甲减症状和体征消失，TSH、TT_4、FT_4 维持在正常范围内；继发于下丘脑和垂体的甲减，不能把 TSH 作为治疗指标，而是把血清 TT_4、FT_4 达到正常范围作为治疗的目标。

2. 激素替代治疗

（1）药物：左甲状腺素钠（$L\sim T_4$）；甲状腺片。

（2）剂量：成年患者 $L\sim T_4$ 替代剂量，1.6～1.8μg/(kg·d)；儿童需要较大的剂量，2.0μg/(kg·d)；老年患者则需要较低的剂量，大约 1.0μg/(kg·d)；妊娠时的替代剂量需要增加 30%～50%；甲状腺癌术后的患者需要大剂量替代 2.2μg/(kg·d)。

（3）服药方法：一般从 20～50μg/d 开始，每 1～2 周增加 25μg，直至达到治疗目标；缺血性心脏病者起始剂量宜小，调整剂量宜慢，防止诱发和加重心脏病。

（4）影响因素

1）影响 L～T_4 的吸收的因素：肠道吸收不良、氢氧化铝、碳酸钙、消胆胺、硫糖铝、硫酸亚铁、食物纤维添加剂等。

2）加速 L～T_4 清除的药物：苯巴比妥、苯妥英钠、卡马西平、利福平、异烟肼、洛伐他汀、胺碘酮、舍曲林、氯喹等药物。

（5）检测指标：治疗初期，每间隔 4～6 周测定激素指标，治疗达标后，需要每 6～12 个月复查一次激素指标。

3. 血脂代谢异常治疗　给予低脂饮食及替代治疗，甲状腺功能恢复正常后，若血脂仍然偏高，在肌酶谱正常的情况下，可予以降脂药物治疗。

4. 少量心包积液治疗　排除结核性心包炎后，少量心包积液可随着甲减的好转而逐渐消退。一般不需要特殊治疗。

二、临床诊断与鉴别诊断流程（图 4-3、图 4-4）

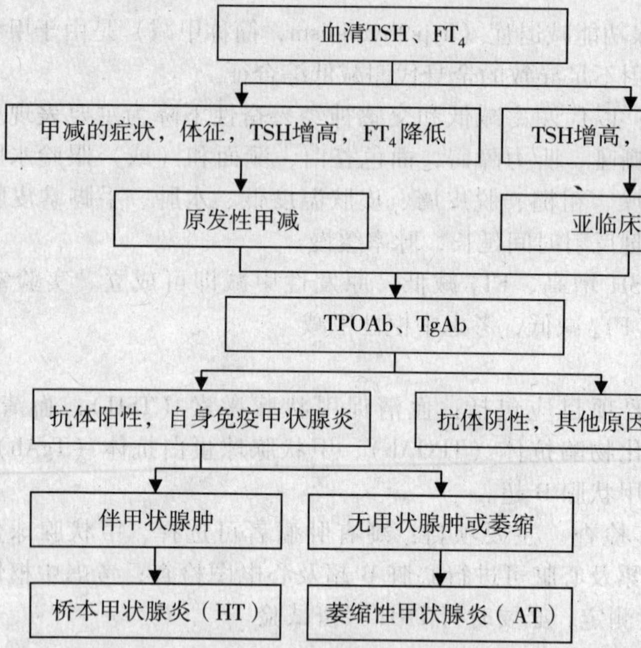

图 4-3　甲状腺功能减退症诊断流程

三、特别提示

1. 出现黏液水肿型昏迷，则按相应路径或指南进行救治，退出本路径。

2. 合并妊娠或累计心脏病变，则按相应路径或指南进行治疗，并请相关科室协助治疗。

3. 确定为中枢性甲状腺功能减退症者及替代后出现快速心律失常、心功能不全、心肌缺血者退出本路径。

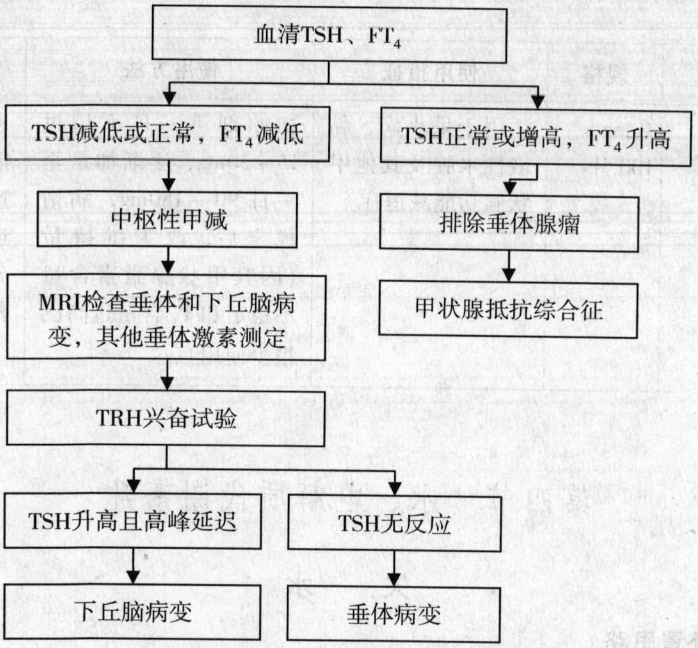

图 4-4　甲状腺功能减退症鉴别诊断流程

四、基本药物使用选择

表 4-10　甲状腺功能减退症治疗基本用药

药物名称	剂型	规格	使用指征	使用方法	禁忌证
左甲状腺素钠片	片剂	50μg×30片	适用于先天性甲状腺功能减退症（克汀病）与儿童及成人的各种原因引起的甲状腺功能减退症的长期替代治疗，也可用于单纯性甲状腺肿，慢性淋巴性甲状腺炎，甲状腺癌手术后的抑制（及替代）治疗，也可用于诊断甲状腺功能亢进的抑制试验	一般最初每日25～50μg，最大量不超过100μg，可每隔2～4周增加25～50μg，直至维持正常代谢为止；一般维持剂量为50～200μg/d；老年或有心血管疾病患者：起始量以12.5～25μg为宜，可每3～4周增加一次剂量，每次增加12.5～25μg，加药后应密切观察患者有否心率加快心律不齐血压改变并定期监测甲状腺激素水平必要时暂缓加量或减少用量	患有非甲状腺功能低下性心衰快速型心律失常和近期出现心肌梗死者禁用，对本药过敏者禁用

续　表

药物名称	剂型	规格	使用指征	使用方法	禁忌证
甲状腺素片	片剂	40mg×100片	适用于呆小病、黏液性水肿及其他甲状腺功能减退症	初始剂量一日不超过15～30mg，逐渐加量至一日90～180mg，病情稳定后，改为维持量（因其甲状腺激素含量不稳定和T_3含量过高已很少使用）	患有非甲状腺功能低下性心衰快速型心律失常和近期出现心肌梗死者禁用，对本药过敏者禁用

第四节　水、电解质代谢紊乱

失　水

一、临床处置思路

（一）诊断

表4-11　三种失水的诊断比较

	高渗性脱水	低渗性脱水	等渗性脱水
发病原因	水摄入不足或丧失过多	体液丧失而单纯补水	水和钠等比例丧失而未予补充
发病原理	细胞外液高渗，细胞内液丧失为主	细胞外液低渗，细胞外液丧失为主	细胞外液等渗，以后高渗，细胞内外液均有丧失
主要表现和影响	口渴、尿少、脑细胞脱水	脱水体征、休克、脑细胞水肿	口渴、尿少、脱水体征、休克
血清钠（mmol/L）	145	130	130～145
血浆渗透压（mOsm/L）	310	280	280～310
尿钠	有	减少或无	减少

（二）检查项目

1. 初步检查　主要项目应包括：血尿渗透压、电解质、尿常规、尿钠测定、血常规、肾功能和血气分析。

2. 必要时做进一步检查　结合病史及其临床表现选择合适的检查进而明确其病因及程度。

二、治疗

严密监测血清电解质、酸碱度、体重、血压和脉搏的变换；记录每日的出入量；

经静脉补充液体时监测中心静脉；尿量大于30ml/h后补钾；注意纠正酸碱平衡紊乱；积极治疗原发病。

（一）补液总量

1. 已丢失量

（1）根据失水程度：据临床表现判断失水量，轻度失水相当于体重的2%～3%，中度失水相当于体重的4%～6%，重度失水相当于体重的7%～14%。

（2）根据体重减少量：丢失量（kg）=（原体重－现在体重）。

（3）根据血钠浓度：适用于高渗性失水

丢失量（kg）=原体重×0.6－正常血清钠÷实测血清钠×原体重×0.6

丢失量（kg）=（实测血清钠－正常血清钠）×现体重×0.6÷正常血清钠

丢失量（kg）=现体重×K×（实测血清钠－正常血清钠），男性：K=4，女性：K=3

注：1kg=1000ml，正常血清钠=142mmol/L

适用于低渗性脱水

补液量（ml）=（所测血细胞比容－正常血细胞比容）/正常血细胞比容×体重×200

注：正常血细胞比容，男性=0.48，女性=0.42

2. 继续丢失量　就诊后继续发生的液体丢失量，包括生理需要量（约1500ml/d），及继续发生的病理丢失量，如呕吐、大量出汗等。

（二）补液种类

1. 高渗性失水　含钠液体占补液的1/3，补水为主，补钠为辅。适当补充钾及碱性液。

2. 等渗性失水　含钠液体占补液的1/2，补充等渗溶液为主，0.9%氯化钠是首选，而0.9%氯化钠1000ml+5%葡萄糖溶液500ml+5%碳酸氢钠液100ml配伍更符合生理需要。

3. 低渗性失水　含钠液体占补液的2/3，补充高渗液体为主，可用10%葡萄糖溶液250ml替换上述配方中的5%葡萄糖溶液。补钠量可参照公式：补钠量=（125mmol/L－实测血清钠）×0.6×体重（kg）；补钠量=（142mmol/L－实测血清钠）×0.2×体重（kg），按1g氯化钠含Na+17mmol/L折算。补充速度不宜过快，以血清钠每小时升高0.5mmol/L为宜。

（三）补液方法

1. 途径　尽量鼻饲或口服，不足部分或中重度失水者需静脉补充。

2. 速度　先快后慢，一般开始4～8h补充液体总量的1/3～1/2，其余在24～48h内补完，具体根据患者的年龄、心肺肾的功能决定。

水过多和水中毒

一、临床处置思路

（一）诊断　根据患者有导致抗利尿激素（ADH）分泌增多、肾排水功能不良及肾上腺皮质功能减退的各种因素，输入不含或少含电解质液体过多的病史；水过多和水中毒的临床表现；血浆渗透压降低，血钠降低，严重时前者可降至＜230mmol/L，后者可降至＜110mmol/L；血清钾、氯及血浆白蛋白、血红蛋白、平均红细胞血红蛋白浓度（MCHC），血细胞比容等均降低；平均红细胞体积（MCV）增大，一般可以作出诊断。血钠降低还需与其他原因所致的低钠血症相鉴别（参阅“低钠血症”章节）。如无其他失钠因素，血钠水平可大致反映水过多和水中毒的程度。急性水中毒神经系统受累的程度与低血钠的程度和持续时间密切相关，但在慢性中毒则其相关性较不明确。

（二）检查项目

1. 初步检查　主要项目应包括：血尿渗透压、电解质、尿常规、尿钠测定、血常规、肾功能、ADH 和血气分析。

2. 必要时做进一步检查　结合病史及其临床表现选择合适的检查进而明确其病因及程度。

二、治疗

（一）治疗原则　治疗原发病，去除导致 ADH 过多的因素。肾上腺皮质功能减退者需补充氢化可的松或地塞米松；记录 24 小时出入水量。

（二）轻症水过多和水中毒的治疗　轻症患者通过限制水、禁水、进干食，使水代谢呈负平衡，即可逐渐恢复。适当服用依他尼酸（利尿酸）或呋塞米等袢利尿剂。

（三）重症水过多和水中毒的治疗

1. 高容量综合征　以脱水为主，首选袢利尿剂，如呋塞米 20～60mg，每天口服 3～4 次，重症者给予呋塞米静脉注射，20～80mg，6 小时一次，或依他尼酸 25～50mg，稀释后缓慢静脉注射。有效循环血容量不足者补充有效血容量。急性病情严重的患者，可用血液滤过或腹膜透析，使体内水分在短期内排出。用硝普钠、硝酸甘油保护心脏，减轻其负荷。

2. 低渗血症　重症患者，特别是出现精神神经症状如惊厥、昏迷时，需保护心、脑功能，迅速纠正低渗状态。常用高渗溶液为 3%～5% 氯化钠溶液，一般剂量为 5～10ml/kg，先给 100ml（2～3ml/kg）于 1 小时内缓慢静脉滴注。在滴注过程中，严密观察精神状态、心肺功能、尿量及血钠情况，以调节剂量及滴速。滴注完毕观察 1～2h，如病情需要可把余下的 1/3～1/2 量，分次补给。滴注氯化钠溶液时可并用呋塞米或利尿酸钠，以排出体内过多的水分减少血容量。有报告静脉注射呋塞米与肌内注射去氧皮质酮（DOCA）合用，能使精神神经症状迅速改善。其机制是前者使体内水分从肾排出，后者使肾近曲小管重吸收钠增加。地美环素（demethylchlortetracycline，demeclocycline）能抑制 ADH 对肾小管的作用，造成可逆性尿崩症，从而排出体内水分，剂量为 0.3g，每日 3～4 次口服。此药特别适用于慢性有临床症状的患者。碳酸锂（lithium carbonate）亦有同样作用，但副作用较多，临床上少用。

（四）对症处理　惊厥者，可给予 5% 氯化钙或 10% 葡萄糖酸钙 10～20ml，静脉缓慢注射；亦可用苯妥英或水合氯醛。纠正酸中毒；低钾者补钾。

低 钠 血 症

一、临床处置思路

（一）诊断　血清钠＜135mmol/L，临床表现：轻症表现为软弱乏力、恶心呕吐、头痛嗜睡、肌肉痛性痉挛、可逆性共济失调等；重症表现为抽搐、木僵、昏迷和颅内压升高等；还有失水和血容量不足而引起的血压低、心率快和循环衰竭。

表 4-12　缺水与缺钠脱水的比较

	缺钠脱水	缺水
口渴	不明显	明显
皮肤充实度	减退	正常
脉率	增快	正常
血压	降低	正常
痛性肌痉挛	有或严重	无
尿量	无明显变化	<500ml/d
尿浓度	无明显变化	高度浓缩
血清蛋白	增加	正常
血红蛋白，血细胞比容	增加	正常
血尿素氮	正常或增高	正常或增高
血钠、氯	降低	升高
死亡原因	循环衰竭	高渗状态
治疗	补充盐、水	补充水

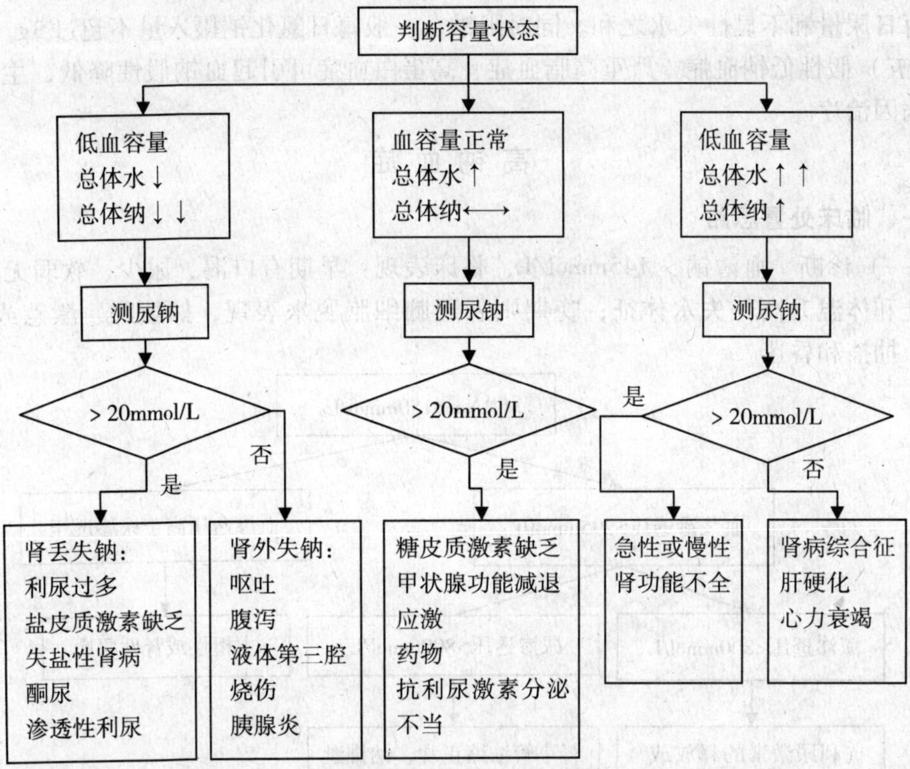

图 4-5　各型低钠血症的鉴别

注：现有体液总量 = 正常血清钠值/实测血清钠值 × 正常体液总量；正常体液总量 = 病前体重（kg）×0.6；总体钠 = 总体液量 × 血钠浓度（mmol/L）

（二）检查项目

1. 初步检查　主要项目应包括：血尿渗透压、电解质、尿常规、尿钠测定、血常规、肾功能和血气分析。

2. 必要时做进一步检查　结合病史及其临床表现选择合适的检查进而明确其病因及程度。

二、治疗

去处病因；纠正低钠血症；对症处理；治疗合并症。

（一）急性低钠血症　少而危重，迅速处理。治疗目标是每小时升高血钠 2mmol/L，可给予 3% 氯化钠溶液静脉点滴，滴速 1～2ml/（kg·h）；同时注射袢利尿剂以加速游离水的排泄。严密监测血电解质的变化。

（二）慢性低钠血症　找到病因，进行病因治疗。限制水分摄入或增加溶质摄入或促进水分排出。注意血钠纠正速率不要超过每小时 1mmol/L，肾水丢失率为 250ml/h。

（三）失钠性低钠血症　主要是补钠。轻症者口服盐水或氯化钠片即可，同时饮水，使血容量得以恢复。严重者需静脉补充生理盐水或高浓度盐水，缺钠量（mmol/L）=（正常血钠 - 患者所测血钠）×0.6×患者体重（kg），1g 氯化钠 = 17mmol/L Na^+。注意此类患者不能输葡萄糖，否则会加重低钠血症。缺钾同时补钾，有循环衰竭应及时补充胶体溶液。

（四）稀释性低钠血症　以限制水的摄入和利尿排水为主，原则上每日摄入水量要少于每日尿量和不显性失水之和。同时限钠，一般每日氯化钠摄入量不超过 3g。

（五）假性低钠血症　严重高脂血症、高蛋白血症可引起血钠假性降低，主要针对原发病因治疗。

高钠血症

一、临床处置思路

（一）诊断　血清钠 > 145mmol/L，临床表现：早期有口渴、尿少、软弱无力、恶心呕吐和体温升高伴失水体征；晚期则表现脑细胞脱水表现，如烦躁、激惹或淡漠、嗜睡、抽搐和昏迷。

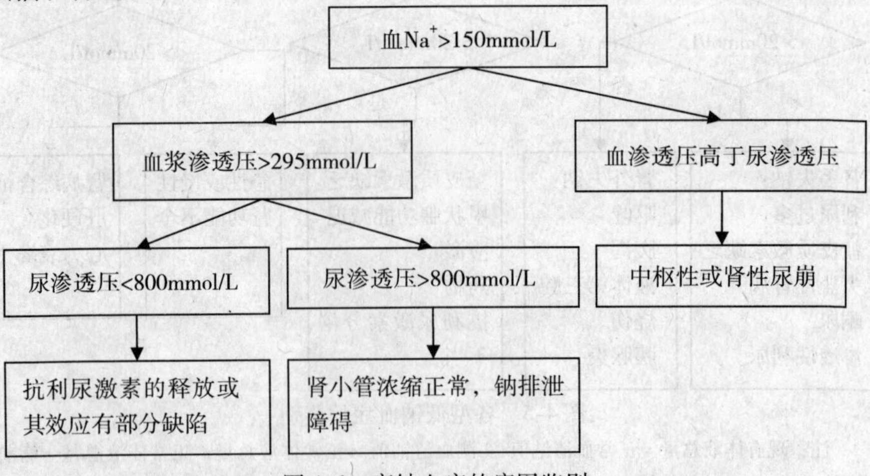

图 4-6　高钠血症的病因鉴别

（二）检查项目

1. 初步检查　主要项目应包括：血尿渗透压、电解质、尿常规、尿钠测定、血常规、肾功能和血气分析。

2. 必要时做进一步检查　结合病史及其临床表现选择合适的检查进而明确其病因及程度。

二、治疗

积极治疗原发病，去除病因。因水分摄入不足者立即让患者饮水纠正高钠血症。

（一）失水过多性高钠血症　轻症患者可经口或鼻饲补充水，症状较重需静脉补充。首选等渗盐水和5%葡萄糖液，按1/4∶3/4或1∶1比例配制，也可选0.45%盐水或5%葡萄糖水。补液速度不宜过快，密切监测血钠变化，下降速度不超过每小时0.5mmol/L。

失水量（kg）=K（男性为0.6，女性为0.5）×体重×（1－正常血钠浓度÷测得血钠浓度），如果原有体重不明，则男性失水量（kg）=4×现在体重×欲降低的钠量（mmol/L）；女性失水量=3×现在体重×欲降低的钠量（mmol/L）。

（二）钠排泄障碍所致的高钠血症　主要是去除体内多余的钠，可输5%葡萄糖液，同时给予呋塞米或利尿酸钠增加钠的排出，但必须同时补液。如果是肾功能衰竭者，可采用血液透析或腹膜透析治疗。

低钾血症

一、临床处置思路

（一）诊断　血清钾<3.5mmol/L，临床表现：肌肉软弱无力、肢体软瘫，严重者累计呼吸肌麻痹而窒息，腱反射减弱或消失；心律失常，严重者出现心室扑动或室颤；口渴多饮、夜尿增多；恶心、呕吐、便秘、肠蠕动减弱或消失。

表4-13　低钾血症和钾缺乏的病因诊断

摄入不足
禁食、偏食、厌食
排出过多
胃肠道丢失过多
呕吐频繁、胃肠、胆道引流、腹泻
皮肤
长期高温作业随大量汗液排出而未补充
肾脏
利尿剂、渗透性利尿、
盐皮质激素作用增强
原发性醛固酮增多症、继发性醛固酮增多症、糖皮质激素增多、食用甘草
肾小管疾病
肾小管酸中毒、白血病伴溶菌酶尿、Liddle综合征
钾分布变化
低钾性周期麻痹、胰岛素的作用

在患者停用干扰血钾的药物如血管紧张素转换酶抑制剂（ACEI）、血管紧张素Ⅱ受体拮抗剂（ARB）等2周左右，同步测定血和尿钾离子水平。若血钾 < 3.5mmol/L的同时尿钾 > 25mmol/24h，或血钾 < 3mmol/L的同时尿钾 > 20mmol/24h，则提示尿路失钾。应重复测定2～3次。

（二）检查项目

1. 初步检查　主要项目应包括：血清电解质、心电图、尿钾测定及肾功能检查、肾素-血管紧张素-醛固酮检测、尿常规和血气分析。

2. 必要时做进一步检查　结合病史及其临床表现选择合适的检查进而明确其病因及程度。

二、治疗

低钾血症的治疗关键在于去除病因和补钾治疗，但补钾治疗比较困难，因为经常会导致高血钾。当需要静脉补钾时，应在心电监护下进行，且补钾速度 < 20mmol/h。口服补钾比较安全。一般来说，血钾浓度每下降0.3mmol/L提示体钾含量下降100mmol，但是其变异度比较大。由于补钾治疗存在潜在致高血钾危险，因此补钾目标为维持血钾在正常范围的低限。

（一）补钾量　轻度缺钾（血清钾3.0～3.5mmol/L）时，可补钾100mmol/L（氯化钾8.0g）；中度缺钾（血清钾2.5～3.0mmol/L）时，可补钾300mmol/L（氯化钾24g）；重度缺钾（血清钾2.0～2.5mmol/L）时，可补钾500mmol/L（氯化钾40g）。每日补钾不超过200mmol/L（氯化钾15g）。

（二）补钾方法　口服或静脉输注。

（三）补钾种类　氯化钾（含钾13～14mmol/g），尤其适用于伴有低氯性碱中毒者；氯化钾肠溶片，不宜长期使用；枸橼酸钾（含钾9mmol/g），尤其适用于肾小管酸中毒所致的低钾；谷氨酸钾（4.5mmol/g），适用于肝衰竭伴低钾血症者；L-门冬氨酸钾镁溶液（含钾3.0mmol/10ml）：门冬氨酸和镁有助于钾进入细胞内。

（四）补钾注意事项　检查肾功能和尿量，每日尿量在700ml以上，每小时在30ml以上时补钾较为安全；钾进入细胞内较为缓慢，一般补钾需要4～6d；补钾速度以20～40mmol/h为宜，不能超过50～60mmol/h；输注较高浓度的钾时，需要进行持续心脏监测和每小时测定血钾，避难高钾血症和心脏停搏；注意碱中毒和低镁血症的存在；低钾血症纠正后出现手足搐搦，注意低钙血症合并存在。

高钾血症

一、临床处置思路

（一）诊断　血清钾 > 5.5mmol/L，临床表现：原发病的临床表现；心律失常，严重者出现心室扑动或室颤；四肢松弛性瘫痪，腱反射消失，也可出现迟钝、嗜睡等中枢神经症状。

表 4-14　高钾血症的病因诊断

摄入过多
饮食、药物、输入库存血或放射照射血
排泄减少
肾衰竭
急性、严重慢性肾衰
肾上腺皮质功能减退
醛固酮缺乏症、艾迪生病、假性醛固酮缺乏症
抑制钾排泄的利尿药
螺内酯、氨苯蝶啶、阿米洛利
减少钾排泄的其他药物
血管紧张素转换酶抑制剂、血管紧张素受体阻断剂、非甾体类抗炎药、环孢素
钾分布改变
组织损伤、组织缺氧、药物、高钾血症周期性麻痹、酸中毒
假性高钾血症
试管内溶血、静脉穿刺技术不良、血小板增多、白细胞增多

（二）检查项目

1. 初步检查　主要项目应包括：血电解质、心电图、尿钾测定及肾功能检查、肾素-血管紧张素-醛固酮检测、尿常规和血气分析。

2. 必要时做进一步检查　结合病史及其临床表现选择合适的检查进而明确其病因及程度。

二、治疗

首先要控制引起高钾血症的原因及治疗原发病。一旦发现高钾血症时，应立即停止补钾，积极采取保护心脏的急救措施，对抗钾的毒性作用；促使钾向细胞内转移；排除体内过多的钾，以降低血清钾浓度。

（一）轻-中度高钾血症的治疗　低钾饮食，每天摄入钾限于 50～60mmol；停止可导致血钾升高的药物；去除高钾血症的病因或治疗引起高钾血症的原因；纠正酸中毒。

（二）重度高钾血症的治疗

1. 对抗钾的心脏抑制作用　11.2% 乳酸钠液 60～100ml（或 4%～5% 碳酸氢钠 100～200ml）静脉滴注，注射中注意防止诱发肺水肿；10% 葡萄糖酸钙 10～20ml 加等量 25% 葡萄糖液，缓慢静脉注射，有心力衰竭的患者不宜同时应用洋地黄；3%～5% 氯化钠液 100～200ml 静脉滴注，尿量正常也可用等渗盐水；25%～50% 葡萄糖液 100ml 或 10% 葡萄糖液 500ml，按每 4g 葡萄糖给予 1 单位普通胰岛素持续静脉滴注。

2. 促进排钾　高钠饮食；呋塞米、依他尼酸、氢氯噻嗪等排钾利尿药；聚磺苯乙烯 10～20g，口服 2～3 次/日，或 40g 加入 25% 山梨醇液 100～200ml 中保留灌肠，或 25% 山梨醇液口服，一次 20ml，2～3 次/日；血液或腹膜透析。

3. 减少钾的来源　停止高钾饮食和含钾药物；给予高糖高脂饮食；清除坏死组织和体内积血；避免应用库存血；控制感染。

低钙血症

一、临床处置思路

（一）诊断　血清蛋白正常时，血清钙＜2.2mmol/L。

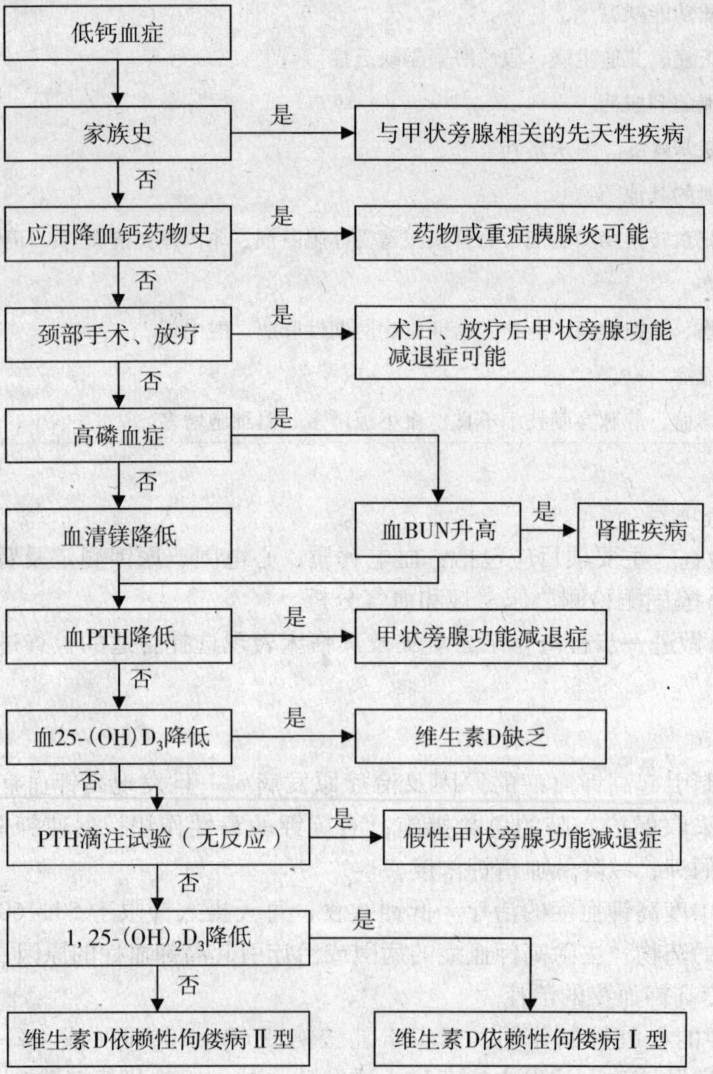

图4-7　低钙血症的临床处置流程

（二）检查项目

1. 初步检查　主要项目应包括：血电解质、血清蛋白浓度的测定、血甲状旁腺激素、尿钙、尿磷测定及肾功能检查、血维生素D浓度测定、尿常规和血气分析。

2. 必要时做进一步检查　结合病史及其临床表现选择合适的检查进而明确其病因

及程度。

二、治疗

（一）查明病因　针对病因进行治疗。

（二）补充钙剂　对于低血钙症状不太明显的和慢性低血钙患者可给予口服补钙，一般每日需补充元素钙 1 ~ 2g，乳酸钙（含钙量 13%）、葡萄糖酸钙（含钙量 9%）、碳酸钙（含钙量 40%）；急性严重低血钙血症者，常用 10% 葡萄糖酸钙或 10% 氯化钙加入 25% ~ 50% 葡萄糖液 20 ~ 40ml 中缓慢注射，每分钟不超过 2ml。

（三）维生素 D 治疗　肾衰竭、甲旁减或维生素 D 依赖性佝偻病时，应选用 $1,25-(OH)_2D_3$ 0.25 ~ 1.0μg/d。其他原因维生素 D 缺乏、抵抗引起的低钙血症，可补给维生素 D 15000 ~ 50000U/d 或更大剂量。治疗期间严密监测血钙和尿钙情况，避免高钙血症及对肾功能的损害。

（四）纠正低镁血症　存在低镁血症者应给予补镁治疗，将 25% 硫酸镁 5ml 加入 25% ~ 50% 葡萄糖液 20 ~ 40ml 中缓慢静推，或 10% 硫酸镁 10ml 肌内注射，3 ~ 4 次/日。

（五）其他　噻嗪类利尿剂和限制钠盐摄入，可用于肾功能不全时低钙血症的辅助治疗。

高钙血症

一、临床处置思路

（一）诊断

1. 血清蛋白正常时，血清钙 > 2.75mmol/L。

2. 临床表现

（1）血钙水平在 2.75 ~ 3mmol/L 时，大多数患者可无症状或症状较轻；当血钙中等程度升高时，多数患者有相应症状，个体差异较大；患者血钙大于 3.5 ~ 4mmol/L 时，几乎都出现高钙危象。

（2）消化系统：食欲不振，恶心、呕吐为最常见，伴有体重减轻，便秘、腹胀、腹痛。

（3）泌尿系统：多尿、烦渴、多饮。肾钙盐沉着而发生肾结石，肾钙化，钙化性肾功能不全，进而发展为肾功能不全，尿毒症，脱水常见。

（4）神经系统：情绪低沉，记忆力减退，注意力不能集中，失眠和表情淡漠等。重者有嗜睡、恍惚、幻觉、妄想、肌肉低张力、低反射、深腱反射消失、僵呆，甚至昏迷。

（5）心血管系统：心动过速或心动过缓，心律失常，传导阻滞，心搏骤停，心电图示 QT 间期缩短，T 波增宽，血压增高，易发生洋地黄中毒。

（6）钙沉着于组织器官：眼球结膜充血、角膜浑浊。钙也可沉着于肾、血管、肺、心肌、关节和皮肤软组织等。当血钙≥3.75mmol/L 时，多数患者病情迅速恶化，十分凶险，如不及时抢救，常死于肾功能衰竭或循环衰竭。

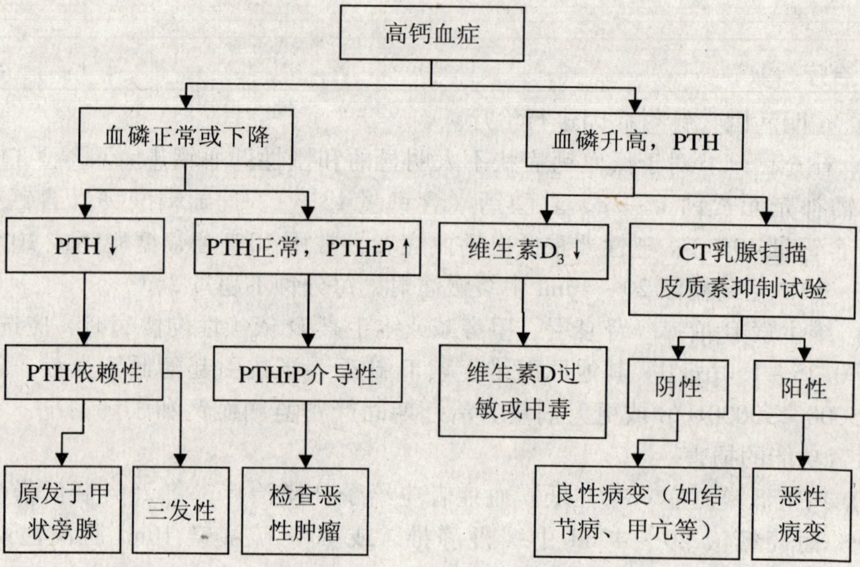

图4-8 高钙血症的临床处置流程

（二）检查项目

1. 初步检查 主要项目应包括：血电解质、血清蛋白浓度的测定、血甲状旁腺激素、尿钙、尿磷测定及肾功能检查、血维生素D浓度测定、尿常规和血气分析。

2. 必要时做进一步检查 结合病史及其临床表现选择合适的检查进而明确其病因及程度，如X线、B超、CT及75Se甲酰氨基酸放射性核素扫描可帮助确定肿瘤诊断。

二、治疗

治疗高钙血症最根本有效的办法是查明病因和去除病因，对轻度高血钙，无临床症状的患者一般不积极采取控制血钙的措施；对有症状、体征的中度高血钙患者，需立即进行治疗。

（一）扩容、促进尿钙排泄 首先使用生理盐水补充细胞外液容量，使尿量达到3L/d以促进尿钙排除；给予呋塞米40～80mg静脉注射，每2～6小时1次，由于噻嗪类利尿药可减少肾脏钙的排泄，加重高血钙，因此绝对禁忌。

（二）抑制骨吸收

1. 二膦酸盐 一般静脉途径给药，维持输注4h以上。常用药物及方法见下表：

表4-14 常用二膦酸盐制剂用法

	给药途径	用 量	降血钙疗效
羟乙膦酸钠（etidronate）	静脉滴注	7.5mg/(kg·d)×3d	30%～40%
帕米二膦酸盐（pamidronate）	静脉滴注	90mg，用1次	90%
氯甲二膦酸盐（clodronate）	皮下注射	1500mg用1次或300mg/d×5d	80%
伊班膦酸盐（ibandronate）	静脉滴注	6mg，用1次	75%

2. 降钙素　鲑鱼降钙素 2～8U/kg，鳗鱼降钙素 0.4～1.6U/kg，均为皮下或肌内注射，每 6～12 小时重复注射，停药后 24h 内血钙水平回升。重复注射时应酌情增加剂量，如应用同一剂量的降钙素不能达到首次注射的降血钙效果，有逸脱现象。

3. 氨磷汀　有机三磷酸盐，为放射治疗或化学治疗中正常组织的保护剂。

4. 普卡霉素（光辉霉素）　静脉注射 25～50mg/kg，因其对肝、肾、造血系统有毒性作用，一般只注射一次，必要时 5～7d 后重复一次。

5. 顺铂　一次用量为 24h 静脉滴注剂量 100mg/m^2。

6. 硝酸镓　抗癌药，用量为 200mg/(m^2·d)，持续滴注 5～7d。

（三）糖皮质激素　适用于血液系统恶性肿瘤如淋巴瘤和多发性骨髓瘤导致的高钙血症，也用于治疗维生素 D 或 A 中毒或肉芽肿病导致的血钙水平升高。通常对实性肿瘤或原发性甲状旁腺功能亢进症引发的高钙血症无效。常用剂量为氢化可的松 200～300mg 每日静脉滴注，一般 3～5d。

（四）钙螯合剂　依地酸二钠可与钙结合成为可溶性复合物，增加尿钙排除，2～4g/d，加入糖盐水中静脉滴注 4h 以上，肾功能减退者慎用。

（五）其他　透析，使用低钙或无钙透析液进行腹透或血透，治疗顽固性或肾功能不全的高钙危象，可迅速降低血钙水平。活动，卧床的患者应尽早活动，以避免和缓解长期卧床造成的高钙血症。

低磷血症

一、临床处置思路

（一）诊断　血清磷 <0.8mmol/L，临床表现：轻症一般无症状，重症患者常表现为眩晕、肌无力或横纹肌溶解、昏睡、麻木、抽搐、昏迷，甚至死亡。严重的低血磷血症可引起溶血、出血与感染。

表 4-15　低磷血症的病因诊断

摄入过少
肠道吸收减少
经肾脏丢失
维生素 D 缺乏、肾小管功能不良、甲状旁腺功能亢进症、抗维生素 D 低血磷性佝偻病、肿瘤
磷转移入细胞
糖尿病酮症酸中毒、碱中毒、内分泌激素及营养素、细胞增殖过快
其他
严重烧伤、慢性酒精中毒

（二）检查项目

1. 初步检查　主要项目应包括：血电解质、血甲状旁腺激素、肾功能检查、血维生素 D 浓度测定、ADH、尿常规和血气分析。

2. 必要时做进一步检查　结合病史及其临床表现选择合适的检查进而明确其病因及程度。

二、治疗

1. 查明病因　针对病因进行治疗。

2. 对无症状和轻症患者无需补磷治疗；轻中度减少者可给予口服磷酸盐补充（0.08～0.16mmol/kg，2～3次/日）；严重血磷减少者可给予静脉补磷：新近发生者，首次剂量为0.08mmol/kg（注：mmol数×30.974＝mg数）；慢性患者，首剂可用0.16mmol/kg；症状明显者，首剂应增加25%～50%；合并高钙血症者，应减少25%～50%，间隔6h可重复给药，其间监测血钙和血磷的浓度；低血钙同时补钙，但不宜加于含磷酸盐的溶液中或通过同一静脉输注；补磷时每次剂量不要超过0.24mmol/kg。

高磷血症

一、临床处置思路

（一）诊断　血清磷＞1.9mmol/L，临床表现：可有感觉异常、手足搐搦、腹痛、恶心呕吐、肌阵挛、惊厥和意识障碍。

表4-16　高磷血症的病因诊断

肾脏排泄降低
急慢性肾功能不全、甲旁减或假性甲旁减、肢端肥大症、低镁血症
外源性磷进入体内过多
含磷药物摄入、注射、灌肠或维生素D过量
磷从细胞内释出
代谢性或呼吸性酸中毒、细胞溶解及高热、挤压伤

（二）检查项目

1. 初步检查　主要项目应包括：血电解质、血甲状旁腺激素、肾功能检查、血维生素D浓度测定、ADH、尿常规和血气分析。

2. 必要时做进一步检查　结合病史及其临床表现选择合适的检查进而明确其病因及程度。

二、治疗

针对病因治疗；低磷饮食，去除含磷药物；服用含钙铝的磷结合剂或无钙铝的磷吸附剂；严重者，可做血液透析治疗，尤其是肿瘤溶解、肾功能衰竭等引起者。

低镁血症

一、临床处置思路

（一）诊断　血清镁＜0.75mmol/L，临床表现：缺镁早期常有恶心、呕吐、厌食、衰弱，缺镁加重常发生神经肌肉及行为异常，如纤维颤动，震颤共济失调，抽搐和强直，眼球震颤反射亢进，易受声、光机械刺激而诱发。患者常有明显的痛性腕足痉挛，

Trousseau 征或 Chvostek 征阳性，有时精神方面失常，失去定向力。

（二）检查项目

1．初步检查　主要项目应包括：血电解质、血甲状旁腺激素、肾功能检查、尿镁测定、尿常规和镁耐量试验。

2．必要时做进一步检查　结合病史及其临床表现选择合适的检查进而明确其病因及程度。

二、治疗

1．查明病因　控制原发疾病是防止镁盐过多丢失的根本方法。

2．补充镁盐　口服，镁盐有：氯化镁、乳酸镁、10% 醋酸镁（10ml/次，每日 4 次）、氧化镁（250～500mg/次，每日 4 次）、氢氧化镁（200～300mg/次，每日 4 次）。肌内注射：浓度为 20%～50%，每次 2g，4～6h 一次。静脉滴注：3g 硫酸镁加入 5%～10% 葡萄糖液 1000ml 中，根据缺镁程度决定滴速，危急状态缓解后改为口服或肌内注射。

高 镁 血 症

一、临床处置思路

（一）诊断　血清镁 > 1. 05mmol/L，临床表现：本病主要见于肾功能衰竭者，故尿毒症患者定期监测血镁。早期有恶心呕吐、心动过缓、皮肤血管扩张、尿潴留、深腱反射减弱或消失。严重时可有嗜睡、木僵、精神错乱、呼吸抑制和昏迷。

（二）检查项目

1．初步检查　主要项目应包括：血电解质、肾功能检查、尿常规和血气分析。

2．必要时做进一步检查　结合病史及其临床表现选择合适的检查进而明确其病因及程度。

二、治疗

停止镁摄入；治疗原发病；肾功能正常者予以利尿剂排镁；静脉注射 10% 葡萄糖酸钙以拮抗镁的作用；血液透析治疗。

（郝咏梅）

第五章　泌尿系统疾病合理用药指导

第一节　急性肾小球肾炎

一、临床处置思路

（一）诊断　短期内发生血尿、蛋白尿、少尿、水肿、高血压等典型症状，病前1～3周有咽部感染或皮肤感染史、有关链球菌培养及血清学检查阳性、血清补体下降等，可帮助临床确诊本病。临床表现不明显者，须连续多次尿常规检查，根据尿液典型改变及血补体动态改变（8周内血清补体水平恢复正常）作出诊断。当临床诊断不肯定时需要肾活检病理诊断（病理改变为毛细血管内增生性肾小球肾炎）。

（二）检查

1. 主要项目应包括　尿常规、镜检；24小时尿蛋白定量；血常规；血沉；血液生化检查：肝功能、肾功能、电解质、血脂；血清学检查：抗链O、血清补体。

2. 必要时做进一步检查　肾活检病理检查可明确诊断；当合并充血性心衰、肺水肿时，应行胸片、心电图、心脏彩超检查；怀疑有高血压脑病者，应行眼底检查。

（三）治疗　急性链球菌感染后肾炎是一种自限性疾病。因此基本上是对症治疗，主要环节为预防和治疗水钠潴留、控制循环血容量，从而达到减轻症状（水肿、高血压）、预防致死性合并症（心力衰竭、脑病、急性肾衰竭），以及防止各种加重肾脏病变的因素，促进肾组织学及功能的恢复。

1. 一般治疗　急性起病后应卧床休息，直至肉眼血尿消失，利尿消肿，血压恢复正常（大约2周）。应给富含维生素的低盐饮食（食盐2.0～3.0g/d），出现肾功能不全、氮质血症者，应限制蛋白质入量，同时限制钾入量。

2. 对症治疗

（1）利尿：限制水、钠入量后水中毒仍明显者，应加用利尿剂。可用噻嗪类利尿剂和髓袢利尿剂，如呋塞米（速尿）、布美他尼（丁尿胺）等。

（2）控制血压：利尿后即可达到控制血压的目的，必要时可加用钙通道阻滞剂以增强血管扩张效果。出现高血压脑病时给予解痉、吸氧、降颅压等减轻脑水肿。

（3）控制心力衰竭：主要措施为利尿、降压，必要时可应用酚妥拉明或硝普钠静脉滴注，以减轻心脏前后负荷。如限制钠盐摄入与利尿仍不能控制心力衰竭时，可应用血液滤过脱水治疗。

（4）急性肾衰竭：对于合并新月体形成的患者可给予糖皮质激素（包括冲击治疗）和细胞毒药物或血浆置换。出现以下情况时应透析治疗：①少尿性急性肾衰竭，特别呈高血钾时，如肾脏活检确诊本病，则以透析治疗维持生命，配合上述对症治疗；②严重水钠潴留，引起急性左心衰竭；③高钾血症的治疗：限制饮食中钾入量，应用排钾性利尿剂均可防止高血钾的发展，必要时可透析治疗。

（5）感染灶的治疗：在有明确的感染灶或细菌培养阳性时，应积极应用抗生素治疗，有预防病菌传播的作用，但不主张长期应用抗生素预防感染。

二、临床处置流程

（一）急性肾小球肾炎的临床处置流程（图5-1）

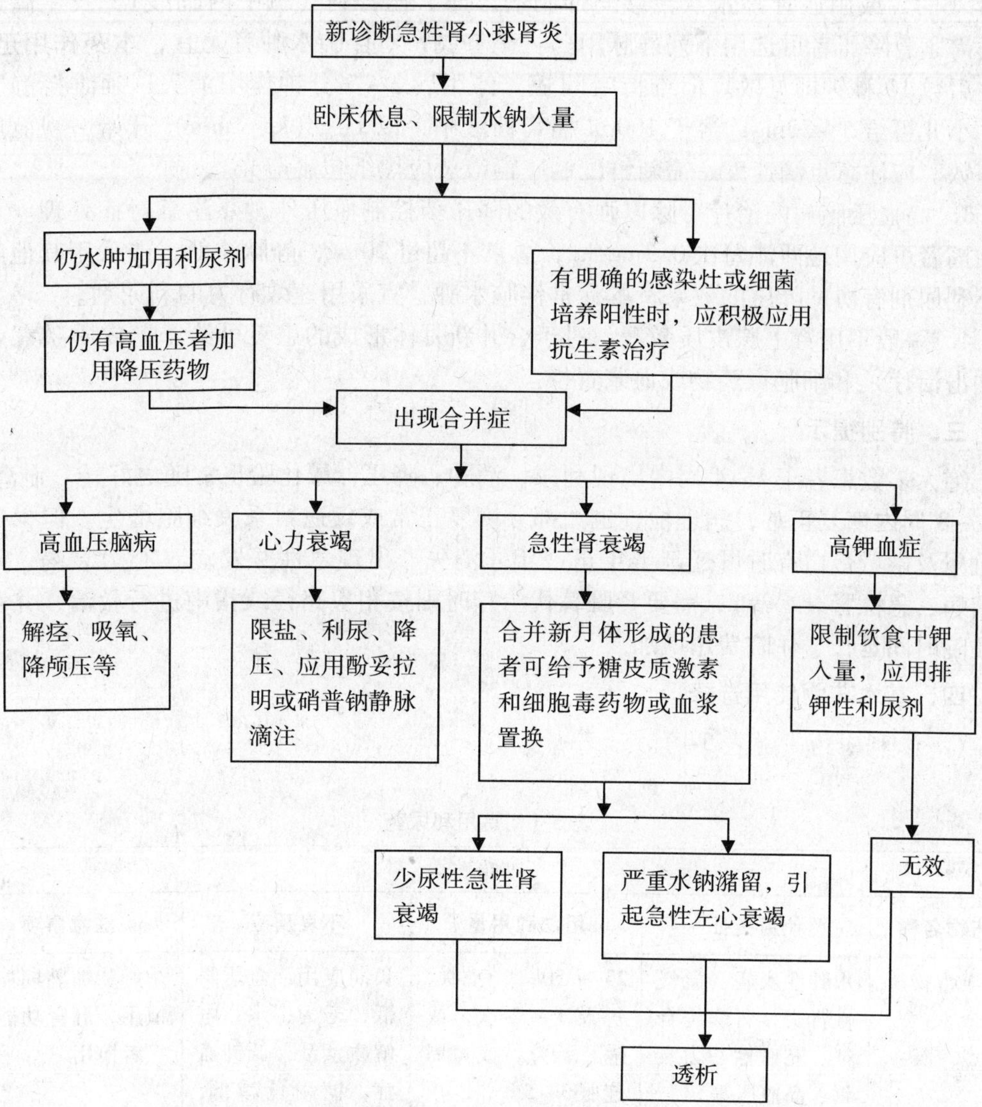

图5-1　急性肾小球肾炎的临床处置流程

（二）对流程图重要环节的说明

1. 利尿剂的应用　急性肾炎时主要病理生理变化为水钠潴留、细胞外流液量扩大，故利尿剂的应用不仅达到利尿消肿作用，且有助于防治并发症。凡经控制水、盐而仍尿少、水肿、血压高者均应给予利尿剂。噻嗪类无效时可用强有力的袢利尿剂，如呋塞米和依他尼酸。此外还可应用各种解除血管痉挛的药物，如多巴胺，以达到利尿目的。

2. 降压药的应用　积极而稳固地控制血压对于增加肾血流量，改善肾功能，预防心、脑合并症，具有积极的治疗作用。常用噻嗪类利尿剂，通过利尿可达到控制血压的目的。凡经休息、限水盐、利尿而血压仍高者应给予降压药。常用钙通道阻滞剂，如硝苯地平，口服或舌下含服，20 分钟后血压开始下降，1 ~ 2 小时作用达高峰，持续 6 ~ 8 小时，或用血管紧张素转移酶抑制剂，如卡托普利（巯甲丙脯酸）。发生高血压脑病需紧急降压者可选用下列静脉用药：硝普钠，对伴肺水肿者尤宜，本药作用迅速，滴注后数 10 秒钟即见效。但维持时间短。停用后 3 ~ 5 分钟作用消失，须维持静脉滴注，小儿可给 5 ~ 20mg，溶于 100ml 葡萄糖液中，以 1μg/(kg · min）开始，视血压调整滴数。应注意点滴速度、需新鲜配制、输液瓶应黑纸包裹避光。

3. 高血压脑病的治疗　除以强有效的降压药控制血压外，要注意对症处理。对持续抽搐者可应用地西泮每次 0. 3mg/kg，总量不超过 20mg，静脉注射，或采用其他解痉药。利尿剂有协助降压的效果，本症常伴脑水肿，宜采用速效有力的利尿剂。

4. 一般不用肾上腺皮质激素　对于合并新月体形成的患者可给予糖皮质激素（包括冲击治疗）和细胞毒药物或血浆置换。

三、特别提示

绝大多数患者于 1 ~ 4 周内出现利尿、消肿、降压，尿化验也常随之好转。血清 C3 在 4 ~ 8 周内恢复正常，病理检查也大部分恢复正常或仅遗留系膜细胞增生。但少量镜下血尿及微量蛋白有时可迁延半年至一年才消失。出现急性并发症（心力衰竭、高血压脑病、急性肾衰竭等），需要肾脏替代治疗时则按相应路径或指南进行救治，并可导致住院时间延长、住院费用增加。

四、基本药物使用选择

（一）利尿药　（表 5-1）。

表 5-1　常用利尿药

噻嗪类				
药物名称	**使用指征**	**用法和用量**	**不良反应**	**注意事项**
氢氯噻嗪	水肿性疾病（急慢性肾炎、肾病综合征、充血性心力衰竭、高血压等）	25 ~ 50 毫克/次，每天 1 ~ 2 次，或隔日治疗，或每周连服 3 ~ 5d	长期应用：血压降低，乏力，水、电解质紊乱，低钾血症，糖耐量减低，高尿酸血症等	孕妇和哺乳期妇女慎用，肝肾功能损害者慎用

续表

药物名称	使用指征	用法和用量	不良反应	注意事项
祥利尿剂				
药物名称	使用指征	用法和用量	不良反应	注意事项
呋塞米	水肿性疾病、高血压等、高钾血症、高钙血症，预防急性肾衰竭	初始20~40毫克/次，必要时6~8h后追加20~40mg，一般应将剂量控制在100mg/d以内，最大剂量：600mg/d	大剂量或长期应用：直立性低血压、休克，水、电解质紊乱，低钾血症，高尿酸血症，血糖升高，耳鸣、听力障碍等	低钾血症、肝性脑病、过量服用洋地黄者，高尿酸血症、糖尿病者慎用，监测血电解质、血压、肝肾功能、血糖和血尿酸
布美他尼	水肿性疾病、高血压等、高钾血症、高钙血症，预防急性肾衰竭，稀释性低钠血症	起始0.5~2mg，必要时每4~5h重复1次；也可每隔1~2天用药1次，最大剂量：10mg/d	直立性低血压、休克、心律失常，低钾血症、低氯血症，高血糖、高尿酸，耳鸣、听力障碍等	对本药或磺胺药过敏者，胰腺炎或有胰腺炎病史者，高尿酸血症、糖尿病者慎用，肝昏迷，孕妇慎用
托拉塞米	肾脏疾病所致水肿，充血性心衰，肝硬化腹腔积液，高血压	起始剂量静脉给予20mg，以后可根据需要可逐渐增至最大剂量100mg/d，疗程不超过1周	同上	对本药或磺胺药过敏者，无尿，肝昏迷，低血压，低血容量、低钾或低钠血症慎用
保钾利尿剂				
药物名称	使用指征	用法和用量	不良反应	注意事项
氨苯蝶啶	水肿性疾病	开始25~100mg/d，分2次口服。与其他利尿药合用时应减量。最大剂量：300mg/d	高钾血症、低钠血症，粒细胞减少甚至粒细胞缺乏，头痛、头晕，恶心、呕吐，肾结石等	肾结石或有肾结石病史者、糖尿病、高尿酸血症、酸中毒者慎用，高钾血症、无尿、严重或进行性加重的肾脏疾病者禁用
螺内酯	与其他利尿剂合用于肾性水肿、增强利尿效果，预防低钾血症	起始40~120mg/d，分2~4次口服	高钾血症、低钠血症，恶心、呕吐，胃痉挛、腹泻等。长期或大剂量应用：步态不协调、嗜睡、精神紊乱等	孕妇和哺乳期妇女慎用，老年人宜小剂量开始。高钾血症、对本药或磺胺药过敏者，肾衰竭者禁用

（二）降压药（表5-2）

表5-2　常用降压药

药物名称	使用指征	用法和用量	不良反应	注意事项
苯磺酸氨氯地平	经休息、限水盐、利尿而血压仍高者，高血压脑病	初始剂量每次2.5～5mg，每日1次；最大剂量：10毫克/次，或隔日治疗，或每周连服3～5天	踝部水肿、潮红，头痛、失眠，腹痛、恶心、便秘等	对本药或其他二氢吡啶类药过敏者，低血压，主动脉狭窄禁用
尼群地平		每次10mg，每日2～3次		对本药过敏者，严重主动脉狭窄禁用
硝苯地平		从小剂量开始服用，一般每次10mg，每日3次，最大剂量：120mg/d；若病情紧急可嚼碎或舌下含服。缓释片10～20mg，每日2次；控释片每次30mg或每次60mg，每日1次		对本药过敏者，心源性休克，心肌梗死急性期、孕妇或哺乳期妇女禁用

第二节　慢性肾小球肾炎

一、临床处置思路

（一）诊断　慢性肾小球肾炎的诊断并不完全依赖病史的长短，多数慢性肾小球肾炎其病理类型决定其起病即为慢性病程。一般而言，凡有尿检异常（血尿、蛋白尿、管型尿）、水肿和高血压病史，病程迁延，无论有无肾功能损害均应考虑此病，肾活检病理检查可确诊并有利于指导治疗。

慢性肾小球肾炎个体间差异较大，临床表现多样，易造成误诊。特别应注意某一表现突出者，如高血压突出者而易误诊为原发性高血压；增生性肾小球肾炎（如IgA肾病等）感染后急性发作者易误诊为急性肾小球肾炎，应予以鉴别。同时注意除外继发性肾小球疾病如系统性红斑狼疮、糖尿病肾病、高血压肾损害及遗传性肾小球肾炎等。

（二）检查项目

1. 初步检查　主要项目应包括：血常规、尿常规、镜检、24小时尿蛋白定量、尿渗透压、血液生化检查：肝功能、肾功能、电解质、血脂、血糖，胸片、心电图、腹部B超。

2．必要时做进一步检查　主要项目：肾活检病理检查可明确诊断，有高血压者应查眼底，行心脏彩超检查；免疫球蛋白、补体、肝炎筛查等除外继发性肾小球肾炎。

（三）治疗

1．治疗目标　慢性肾小球肾炎早期应针对病理类型给予相应的治疗，抑制免疫介导炎症、抑制细胞增殖、减轻肾脏硬化，并应以防止或延缓肾功能进行性恶化、改善或缓解临床症状以及防治合并症。

2．积极控制高血压　可以防止肾功能减退或使已经受损的肾功能有所改善，防止心血管并发症，并改善远期预后。控制血压达标的目标值：如尿蛋白 $<1g/d$，血压应控制在 130/80mmHg 以下；如尿蛋白 $\geq 1g/d$，无心脑血管合并症者，血压应控制在 125/75mmHg 以下。

3．限制食物中蛋白质及磷的摄入　低蛋白与低磷饮食可以减轻肾小球高压、高灌注与高滤过状态，延缓肾小球硬化。根据肾功能状况给予低蛋白饮食（每日 0.6 ~ 1g/kg），保证进食优质蛋白质（动物蛋白为主），适当增加碳水化合物的摄入以满足机体生理代谢所需要的热量，防止负氮平衡。在低蛋白饮食 2 周后可使用必需氨基酸或 α-酮酸。

4．避免加重肾损害的因素　感染、低血容量、脱水、劳累、水电解质和酸碱平衡紊乱、妊娠及应用肾毒性药物，均可能损伤肾脏，应避免使用或慎用。

二、临床处置流程

（一）慢性肾小球肾炎的临床处置流程（图 5-2）

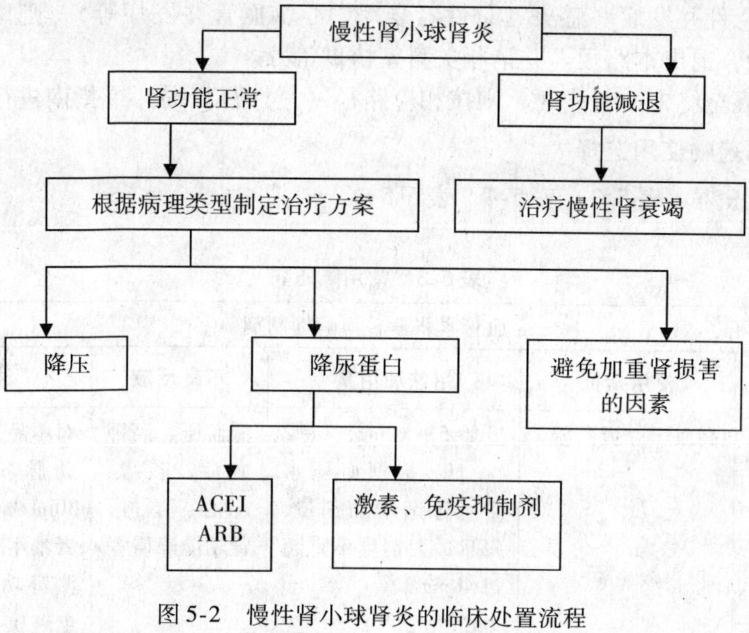

图 5-2　慢性肾小球肾炎的临床处置流程

（二）对流程图重要环节的说明

1．高血压的治疗

（1）非药物治疗：限制饮食钠的摄入（<3g/d），调整饮食蛋白质及含钾的摄入，戒烟、限制饮酒，减肥，适当锻炼等。

（2）药物治疗：常用的降压药物有血管紧张素装换酶抑制剂（ACEI）、血管紧张素Ⅱ受体阻断剂（ARB）、钙通道阻滞剂、利尿剂、β受体阻滞剂等。由于ACEI与ARB除具有降低血压作用外，还有减少尿蛋白和延缓肾功能恶化的肾脏保护作用，应优选。使用ACEI与ARB药物应定期监测血压、肾功能和血钾。部分患者首次应用ACEI与ARB两周左右出现血肌酐升高，需要检查有无危险因素，如果未超过基础水平的30%，仍然可以继续应用。双侧肾动脉狭窄者禁用。肾功能不全患者应用ACEI与ARB要慎重，尤其注意防止高血钾。少数患者应用ACEI有持续性干咳的不良反应，可以换用ARB类。

（3）降压不能过低过快，保持降压平稳。一种药物小剂量开始调整，必要时联合用药，直至血压控制满意。

（4）优选具有肾保护作用、能延缓肾功能恶化的降压药物。

2．减少尿蛋白并延缓肾功能减退　ACEI与ARB具有降低尿蛋白作用，其用药剂量常需高于其降压所需剂量。但应预防低血压的发生。

3．糖皮质激素和细胞毒药物　由于慢性肾炎是包括多种疾病在内的临床综合征，其病因、病理类型及程度、临床表现和肾功能等差异较大，故是否应用应根据病因及病理类型确定。

4．其他　抗血小板聚集药、抗凝药、他汀类降脂药、中医中药也可使用。

三、特别提示

1．出现急性并发症（感染、急性肾衰竭、心脑血管并发症等），则按相应路径或指南进行救治，退出本路径。并请相关科室协助治疗。

2．当进展至终末期肾病时，则按相应路径（慢性肾衰竭）或指南进行救治。

四、基本药物使用选择

（一）降压药（表5-3、表5-4、表5-5）

表5-3　常用降压药

血管紧张素转换酶抑制剂				
药物名称	**使用指征**	**用法和用量**	**不良反应**	**注意事项**
马来酸依那普利	高血压、蛋白尿	开始5～10mg，1～2次/日，根据血压水平可逐渐增加剂量，每日最大剂量不宜超过40mg	低血压、高钾血症、咳嗽、恶心、呕吐，肾功能障碍等	对本品过敏者；双肾动脉狭窄、GFR < 30ml/min、高钾血症者禁用。用药前应监测肾功能、尿常规、电解质
贝那普利		10～20mg，1次/日		

续　表

血管紧张素受体阻断剂				
药物名称	使用指征	用法和用量	不良反应	注意事项
厄贝沙坦	高血压、蛋白尿	0.15 ~ 0.3g，1次/日	心悸、低血压，头痛、焦虑，高钾血症，恶心、呕吐，肾功能障碍等	对本品过敏者；双肾动脉狭窄、GFR < 30ml/min、高钾血症者禁用。用药前应监测肾功能、尿常规、电解质
坎地沙坦		4 ~ 8mg，1次/日		
氯沙坦钾片		50 ~ 100mg，1次/日		
缬沙坦		80 ~ 160mg，1次/日		

表5-4　钙离子通道阻断剂

药物名称	使用指征	用法和用量	不良反应	注意事项
苯磺酸氨氯地平	经休息、限水盐、利尿而血压仍高者，高血压脑病	初始剂量每次2.5 ~ 5mg，每日1次，最大剂量：每次10mg，或隔日治疗，每周连服3 ~ 5天	踝部水肿、潮红，头痛、失眠，腹痛、恶心、便秘等	对本药或其他二氢吡啶类药过敏者，低血压，主动脉狭窄禁用
尼群地平		每次10mg，2 ~ 3次/日		对本药过敏者，严重主动脉狭窄禁用
硝苯地平		从小剂量开始服用，一般每次10mg，3次/日，最大剂量：120mg/天；若病情紧急可嚼碎或舌下含服。缓释片10 ~ 20mg，2次/日；控释片每次30mg或每次60mg，1次/日		对本药过敏者，心源性休克，心肌梗死急性期、孕妇或哺乳期妇女禁用

泌尿系统疾病合理用药指导

表 5-5　β 受体阻断剂

药物名称	使用指征	用法和用量	不良反应	注意事项
酒石酸美托洛尔	高血压	12.5 ~ 25mg，2 ~ 3 次/日，根据血压水平可调整剂量	心动过缓、心力衰竭，低血压，支气管痉挛、哮喘，糖代谢、脂代谢紊乱等	对本品过敏；Ⅱ、Ⅲ度房室传导阻滞、心衰、病态窦房结综合征、心源性休克；孕妇禁用
普萘洛尔		10 ~ 20mg，2 ~ 3 次/日，根据血压水平可调整剂量	诱发或加重充血性心衰，心动过缓、房室阻滞，支气管痉挛、哮喘，糖代谢、脂代谢紊乱等	
阿罗洛尔		10 ~ 20mg，1 ~ 2 次/日，根据血压水平可调整剂量	心动过缓、心力衰竭，低血压，支气管痉挛、哮喘，糖代谢、脂代谢紊乱等	

（二）利尿剂　见急性肾小球肾炎。

（三）激素、免疫抑制剂　见肾病综合征。

第三节　肾病综合征

一、临床处置思路

（一）临床诊断　①大量蛋白尿（尿蛋白定量 >3.5g/d）；②低白蛋白血症（血浆白蛋白 <30g/L）；③高度水肿；④高脂血症（血浆胆固醇、甘油三酯均明显升高）。前两项是诊断肾病综合征的必要条件，后两项为次要条件。临床上只要满足上述 2 项必要条件，肾病综合征的诊断即成立。对肾病综合征患者应肾活检明确病理类型，指导临床治疗。

肾病综合征可分为原发性和继发性。如考虑为继发性应积极寻找病因，在排除继发性肾病综合征，如糖尿病肾病、紫癜性肾炎、狼疮性肾炎、乙肝相关性肾炎、肾淀粉样变等之后才能诊断为原发性肾病综合征。

难治性肾病综合征是指部分患者表现为激素依赖或激素抵抗。激素依赖是指激素治疗有效，激素减量或停药后 2 周内复发。激素抵抗是指足量泼尼松（龙）1mg/(kg·d) 或甲泼尼龙 0.8mg/(kg·d)，8 ~ 12 周无效。局灶节段性肾小球硬化的判断时间应延长为 16 周。

（二）检查项目

1. 初步检查　主要项目应包括：尿液：尿常规、镜检、24 小时尿蛋白定量；血常规；血液生化检查：肝功能、肾功能、电解质、血脂、血糖。血清学检查：免疫球蛋白和补体；自身抗体；肝炎筛查、肿瘤指标检测（CEA、AFP、PSA 等）；胸片、心电图、肾穿刺活检。

2. 必要时做进一步检查 怀疑有血栓栓塞并发症时应行血管多普勒超声或血管造影。

（三）治疗

1. 病因治疗 有继发性原因者应积极治疗原发病。对基础疾病采取积极有效的治疗：手术化疗治疗肿瘤；停用相关药物；积极有效的抗肝炎病毒治疗；治疗感染性疾病；有效控制自身免疫性疾病等。

2. 对症支持治疗

（1）休息：肾病综合征患者应适当注意休息，有严重水肿及低白蛋白血症者应以卧床休息为主，病情稳定者应适当活动，以防止血栓形成。

（2）饮食：在肾病综合征严重低白蛋白血症时，蛋白质的摄入量为1.2～1.5g/(kg·d)。在严重水肿或高血压时，应限制钠盐及水的摄入量，一般摄入钠为2～3g/d。少油、低胆固醇饮。

3. 药物治疗

（1）糖皮质激素：原发性肾病综合征治疗的最基本药物仍为糖皮质激素，激素使用的原则为：①起始剂量要足。成人泼尼松1mg/(kg·d)，最大剂量不超过60～80mg/d；儿童可用至2mg/(kg·d)，最大剂量不超过80mg/d。足量治疗维持4～12周，视病理类型而定。目前膜性肾病不主张采用足量激素治疗，可采用半量糖皮质激素联合免疫抑制剂治疗。②肾病综合征缓解后逐渐递减药物。③激素治疗的总疗程一般在6～12个月，对于常复发的肾病综合征患者，在激素减至0.5mg/(kg·d)或接近肾病综合征复发的剂量时，维持足够长的时间，然后再逐渐减量。激素减量在10mg左右时，副作用较大剂量时明显减少。

（2）利尿消肿：对于水肿明显，限钠、限水后仍不能消肿者可适当选用利尿剂。

1）袢利尿剂：主要作用机制是抑制髓袢升支对氯和钠的重吸收，如呋塞米（速尿）和布美他尼（丁尿胺）为最强有力的利尿剂。剂量为速尿20～120mg/d，丁尿胺1～5mg/d。

2）噻嗪类利尿剂：主要作用于髓袢升支厚壁段（皮质部）及远曲小管前段，通过抑制钠和氯的重吸收，增加钾的排泄而达到利尿效果。双氢氯噻嗪的常用剂量为75～100mg/d。

3）排钠潴钾利尿剂：主要作用于远端小管和集合管，为醛固酮拮抗剂。安体舒通常用剂量为60～120mg/d，单独使用此类药物效果较差，故常与排钾利尿剂合用。

4）补充白蛋白：可提高血浆胶体渗透压，促进组织间隙中的水分回吸收到血管内而发挥利尿作用。

（3）降压治疗：肾病综合征患者应严格控制血压，降压的靶目标应低于130/80mmHg。

（4）免疫抑制治疗：对激素依赖或激素抵抗，或激素有反指征者可考虑在激素基础上加用或单用免疫抑制剂治疗，但要密切注意药物的毒副作用。

1）环磷酰胺：是临床应用最多的烷化剂。环磷酰胺一般剂量为2mg/(kg·d)，口服2～3个月；或每次0.5～0.75g/m^2，静脉滴注，每月1次。病情稳定后减量，累积剂量一般不超过 10～12g。

2）环孢素 A：是神经钙调酶抑制剂，可通过选择性抑制 T 辅助细胞及细胞毒效应而起作用。起始剂量为 3～5mg/(kg·d)，大部分患者在治疗的一个月内起效。起效后逐渐减量，维持≥6 个月。血药浓度应维持在谷浓度 100～200ng/ml，峰浓度 800ng/ml。

3）其他：吗替麦考酚酯、他克莫司等对激素依赖或激素抵抗的原发性肾病综合征有一定疗效。主要抑制 T、B 淋巴细胞增殖。能增加肾病综合征的缓解率，降低复发率，减少激素等的副作用。

（5）降脂治疗：根据血脂的异常情况选用降脂药物，如以胆固醇升高为主，则选用 3-羟基-3-甲基戊二酰单酰辅酶 A（HMG COA）还原酶抑制剂：辛伐他汀、氟伐他汀、阿托伐他汀钙、普伐他汀等。对于以甘油三酯升高为主的，则选用纤维酸类药物：非诺贝特、吉非贝齐等。降脂药物的主要副作用是肝毒性和横纹肌溶解，使用过程中应注意监测肝功能和肌酶。并避免两类降脂药物同时使用。

（6）抗凝和抗血小板黏附治疗：由于严重的低白蛋白血症、凝血因子的改变和激素的使用，肾病综合征患者常处于高凝状态，其血栓、栓塞并发症发生率较高，以下肢深静脉和肾静脉血栓形成为常见，尤其是膜性肾病患者，血栓形成率高达 50%～60%。建议在血浆白蛋白低于 20g/L 的肾病综合征患者中常规应用。常用的药物有：普通肝素和低分子量肝素、双香豆素、阿司匹林、双嘧达莫等。

二、临床处置流程

（一）肾病综合征的临床处置流程（图 5-3）

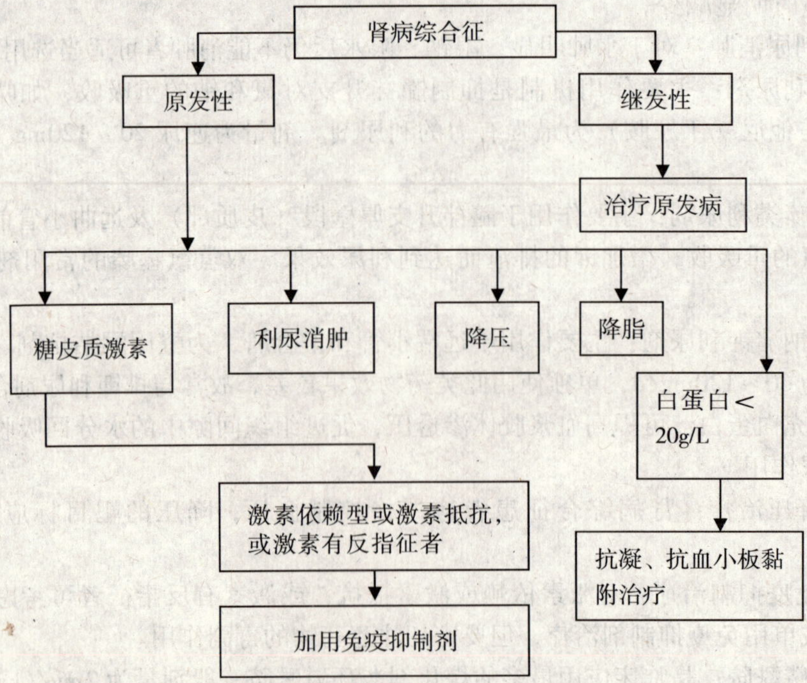

图 5-3 肾病综合征的临床处置流程

（二）对流程图重要环节的说明

1. 虽然血管紧张素转换酶抑制剂（ACEI）和血管紧张素受体拮抗剂（ARB）能有效控制血压、降低蛋白尿、延缓肾衰竭进展、降低心血管并发症的发生率和病死率等，但在肾病综合征严重水肿时，存在肾血流量相对不足时，应避免使用，以免引起肾前性急性肾衰竭。在肾病综合征部分缓解或稳定后开始使用，并可根据病情剂量翻倍，降低尿蛋白。

2. 补充白蛋白的适应证为肾病综合征严重水肿、明显低白蛋白血症，使用利尿剂不能达到利尿消肿效果时。补充白蛋白可以减轻水肿等症状，但对病程没有明显的影响。肾病综合征治疗不应过度补充白蛋白而应强调针对原发病的治疗。

三、特别提示

出现急性并发症（感染、血栓栓塞、急性肾衰竭等），则按相应路径或指南进行救治。导致住院时间延长、住院费用增加。并请相关科室协助治疗。

糖皮质激素治疗肾病综合征时要注意个体化，应尽可能采用清晨一次顿服，长程糖皮质激素治疗时应注意药物副作用（如高血糖、高血压、股骨头坏死、消化道溃疡、感染等），定期进行相关检查。

四、基本药物使用选择

（一）糖皮质激素

表 5-6　糖皮质激素

药物名称	使用指征	用法和用量	不良反应	注意事项
泼尼松	原发性肾病综合征	成人泼尼松 1mg/(kg·d)，最大剂量 60～80mg/d；儿童可用至 2mg/(kg·d)，最大剂量不超过 80mg/d	长期大量服用引起库欣综合征，诱发神经精神症状以及消化系统溃疡、骨质疏松、生长发育受抑制、并发和加重感染。高血压、糖尿病、高血脂。使眼压升高，诱发青光眼、白内障	对肾上腺皮质激素过敏者；高血压、消化性溃疡、精神病、电解质代谢异常、心肌梗死、青光眼患者不宜使用
甲泼尼龙		0.8mg/(kg·d)，严重水肿时，因胃肠道水肿影响糖皮质激素的吸收，可采用静脉用药。病情严重时也可应用甲泼尼龙静脉冲击治疗，剂量 0.5～1.0g/d，连续3天，必要时重复1～2个疗程		

（二）免疫抑制剂

表 5-7 免疫抑制剂

药物名称	使用指征	用法和用量	不良反应	注意事项
环磷酰胺	对于激素耐药、依赖、频繁反复或复发和激素治疗出现明显毒副作用的患者	口服：环磷酰胺每日 2mg/kg，分 2～3 次口服或每日早晨 1 次顿服，累积用量 ≤10～12g。冲击疗法：应用环磷酰胺每日每次 0.5～0.75g/m^2，每月 1 次，连用 6～9 次	骨髓抑制、肝功能损害、性腺抑制、脱发、出血性膀胱炎、感染加重及消化道反应	骨髓抑制、肝肾功能损害、妊娠及哺乳期妇女禁用。使用过程中应定期监测血常规和肝功能
吗替麦考酚酯		每日 1.5～2g 口服，2 次/日	腹泻、白细胞减少，脓毒血症和呕吐，感染	对本品过敏者、严重感染、肝肾功能损害、妊娠及哺乳期妇女不宜使用
环孢素 A		每日 3～5mg/kg，分 2 次口服，间隔 12 小时，维持血浓度 100～200ng/ml，疗程 6 个月左右。如 3 个月有效可减量至每日 2.5mg/kg	齿龈增生，多毛，肝、肾毒性等	对环孢素及其任何赋形剂过敏者；未控制的高血压，如果充分的治疗仍无法控制高血压，则本品应减量或停药。肾功能不全及小管间质病变严重的患者慎用

（三）降脂药

表 5-8 降脂药

药物名称	使用指征	用法和用量	不良反应	注意事项
辛伐他汀	高胆固醇血症	20mg，每晚 1 次	横纹肌溶解、记忆丧失、狼疮样综合征、急性胰腺炎、血小板减少性紫癜、勃起功能障碍、肝损害、多尿等	对本品过敏者、活动性肝脏疾病或无法解释的血清转氨酶持续升高者、妊娠及哺乳期妇女禁用。使用过程中应注意监测肝功能和肌酶，并避免两类降脂药物同时使用

续　表

药物名称	使用指征	用法和用量	不良反应	注意事项
氟伐他汀	高胆固醇血症	20 ~ 40mg，每晚 1 次	腹泻、胀气、眩晕、头痛、恶心、皮疹、食欲缺乏、便秘、腹痛。少见的反应有：肌痛，背痛	用药过程中如有氨基转移酶增高达 3 倍正常高限，或肌酸磷酸激酶显著增高或有肌炎，应停用。肾功能减退时剂量应减少
阿托伐他汀	高胆固醇血症	10 ~ 20mg，每晚 1 次	消化不良、恶心、乏力以及转氨酶升高等	对本品过敏者、活动性肝脏疾病，血清转氨酶持续升高超过正常上限 3 倍且原因不清，肌病、妊娠及哺乳期妇女禁用
普伐他汀	高胆固醇血症	10 ~ 20mg，每晚 1 次	消化不良、恶心、乏力以及转氨酶升高等	对本品过敏者、活动性肝脏疾病，血清转氨酶持续升高超过正常上限 3 倍且原因不清，肌病、妊娠及哺乳期妇女。18 岁以下儿童不推荐使用

（四）抗凝药

表 5-9　抗凝药

药物名称	使用指征	用法和用量	不良反应	禁忌证
低分子肝素钙	预防和治疗深部血栓形成	5000IU，皮下注射，1 次/日	血小板减少、黏膜出血、伤口出血等	对本品过敏者；有出血倾向及凝血机制障碍者，血小板减少症
低分子肝素钠		4100 ~ 5000IU，皮下注射，1 次/日		
阿司匹林		50 ~ 100mg，1 次/日	胃肠道症状、出血等	对本品过敏者；有出血倾向及凝血机制障碍者，慢性或复发性胃、十二指肠病变者慎用
双嘧达莫		100mg，3 次/日	头痛、胃肠道刺激	低血压、出血倾向、冠心病者慎用

第四节　慢性肾衰竭

一、临床处置思路

（一）诊断　①慢性肾脏病史超过3个月（各种原因引起的慢性肾脏结构和功能障碍，包括病理损伤、血液或尿液成分异常及影像学检查异常）。②不明原因的或单纯的GFR下降<60ml/min（老年人GFR<50ml/min）超过3个月。③在GFR下降过程中出现与肾衰竭相关的各种代谢紊乱和临床症状。以上三条中，第一条是诊断的主要依据。根据第二条作诊断时宜慎重或从严掌握。若第三条同时具备，则诊断依据更为充分。

（二）检查项目　检查项目应包括：血常规；尿液：尿常规、镜检、24小时尿蛋白定量；大便常规；血液生化检查：肝功能、肾功能、电解质、血脂、血糖、血型。感染性疾病筛查（肝炎筛查、HIV、梅毒）；凝血功能、血气分析，iPTH，胸片、心电图、腹部超声、心脏超声。

（三）治疗

1．延缓或逆转早中期慢性肾衰竭进展的对策

（1）病因治疗：如对高血压病、糖尿病肾病、肾小球肾炎等坚持长期合理治疗。

（2）避免或消除慢性肾衰竭急剧恶化的危险因素：肾脏基础疾病的复发或加重、严重高血压未能控制、急性血容量不足、肾脏局部血供急剧减少、重症感染、组织创伤、尿路梗阻、其他器官功能衰竭（如严重心衰、严重肝衰竭）、肾毒性药物使用不当等。

（3）阻断或抑制肾单位损害渐进性发展的各种途径，保护健存肾单位。对患者血压、血糖、尿蛋白定量、GFR下降幅度等指标，都应当控制在理想范围（表5-10）。

表5-10　CKD患者血压、血糖、HbA_1C、蛋白尿、GFR变化的治疗目标

项　目	目　标
血压	
CKD1～4期（GFR>15ml/min）	
尿蛋白>1g/d或糖尿病肾病	<125/75mmHg
尿蛋白<1g/d	<135/85mmHg
CKD5期（GFR<15ml/min）	<140/90mmHg
血糖（糖尿病患者）	空腹90～130mg/dl 睡前110～150mg/dl
HbA_1C（糖尿病患者）	<7%
蛋白尿	<0.5g/d
GFR下降速度	<0.3ml/min. mon，<0.4ml/（min·year）

2．营养治疗　慢性肾衰竭患者蛋白质的摄入量一般为0.6～0.8g/（kg·d），以满足其基本生理需要，磷摄入量应<600～800mg/d；饮食中动物蛋白与植物蛋白应保持合理比例，一般两者各占一半；可同时补充适量的必需氨基酸和（或）α酮酸。需摄

入足够的热量，30～35kcal/（kg·d）。

3. 尿毒症的替代治疗　肾脏替代治疗的方式有血液透析、腹膜透析和肾移植。当GFR下降到小于6～10ml/(min·1.73m^2）时应开始透析治疗，除非患者在这种情况下尿量能维持正常而无水肿、体重稳定，并且没有尿毒症症状和体征。对糖尿病肾病可适当提前［GFR 10～15ml/(min·1.73m^2)］安排透析。

（1）腹膜透析：腹透有利于残存肾功能的保护；不需复杂设备、操作简单，在家自行透析，使患者能够更好地回归社会；不必建立血管通路，对中分子毒素清除较好，血流动力学稳定，更适宜于患心血管疾病的患者。

（2）血液透析：与腹透相比，血透更高效，在短时间内清除多余的水分和小分子物质，尤其适合肺水肿、高血钾和药物中毒的快速解救。血透的缺点：①患者需要在工作时间到透析中心接受治疗，这往往影响他们的正常工作。②必须建立一个符合要求的复杂的透析中心以提供这种治疗。③血透需要将血液在体外循环，其流动速度需要至少达到200ml/min，而且要快速的脱水和清除毒素，加之建立血管通路，即动脉-静脉内瘘，这些可对患者的心功能产生影响，出现低血压、心力衰竭等。④初次进入血透或血清毒素水平很高的患者，治疗时可出现脑水肿和透析失衡综合征。

（3）肾脏移植：任何原因的不可逆的肾衰竭患者均可接受肾移植。同种肾移植是治疗终末期肾衰竭最有效的方法。成功的肾移植可以恢复肾脏的全部功能。

二、临床处置流程

（一）慢性肾衰竭的临床处置流程（图5-4）

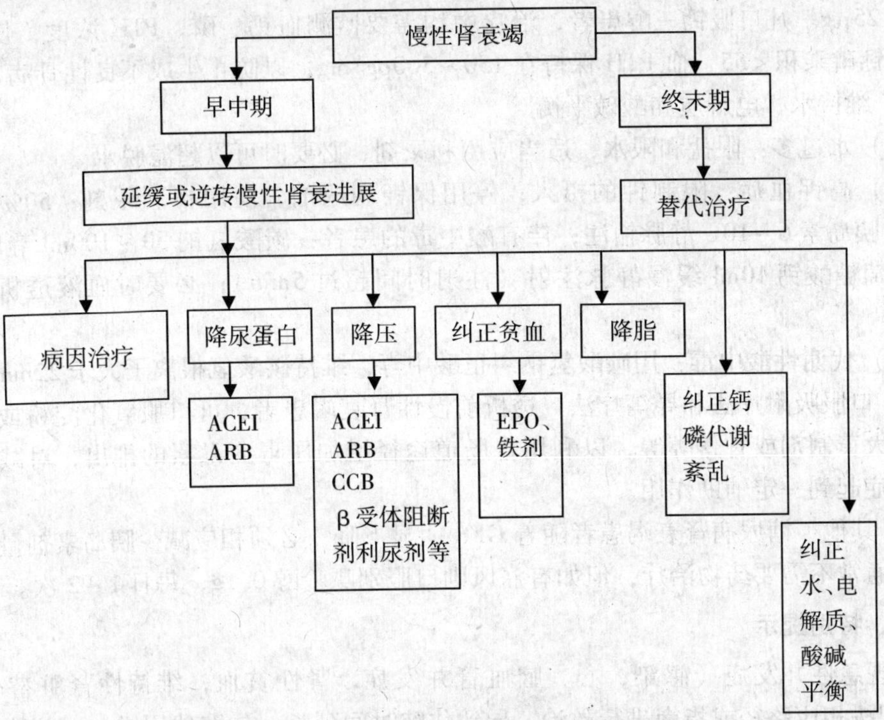

图5-4　慢性肾衰竭的临床处置流程

（二）对流程图重要环节的说明

1. 高血压的治疗　对高血压进行及时、合理的治疗，不仅是为了控制高血压的某些症状，而且是为了积极主动的保护靶器官（心、肾、脑等）。ACEI、ARB、钙通道阻滞剂（CCB）、袢利尿剂、β-阻滞剂、血管扩张剂等均可应用，以ACEI、ARB、CCB的应用较为广泛。

2. 肾性贫血的治疗　如排除缺铁等因素，Hb＜100～110g/L或HCT＜30%～33%，即可开始应用重组人促红细胞生成素（rHuEPO）治疗。一般开始剂量为50～100U/(kg·w)，分2～3次给药，皮下或静脉注射，皮下注射更好。对透析前的慢性肾衰竭患者，目前趋向于小剂量疗法，（2000～3000U，每周1～2次），疗效佳、副作用小，直至Hb上升至120g/L（女）～130g/L（男）或HCT上升至33%～36%。在维持达标的前提下，每月调整用量一次，适当减少EPO的用量。个别透析患者rHuEPO的剂量可能有所增加（3000～4000U，每周3次），但不应盲目加大剂量，而应当分析影响疗效的原因，有针对性的调整治疗方案。在应用rHuEPO时，应重视补充铁剂。

3. 低血钙、高血磷和肾性骨病的治疗

（1）当GFR＜30ml/min时，除限制磷的摄入外，可使用磷结合剂。对明显高磷血症（血清磷水平＞7mg/dl）或血清钙磷乘积＞65，则应暂停应用钙剂，以防加重转移性钙化。此时可短期服用氢氧化铝制剂（10～30ml/次，每日3次），待血清钙磷乘积＜65时，再服用钙剂。

（2）对明显低钙血症的患者，可口服1，25（OH）$_2$D$_3$（钙三醇）0.25μg/d，连服2～4周；如血钙和症状无改善，可将用量增加至0.5μg/d；对血钙不低者，则宜隔日口服0.25μg。凡口服钙三醇患者，治疗中均需要监测血钙、磷、PTH浓度，使透析患者血清钙磷乘积＜55，血PTH保持在150～300pg/mg，以防止生成不良性骨病。

4. 维持水、电解质和酸碱平衡

（1）水过多：限盐和限水，适当应用利尿剂、必要时可以超滤脱水。

（2）高钾血症：限制钾的摄入；停用保钾利尿剂、使用袢利尿剂；50%葡萄糖50ml加胰岛素6～10U静脉输注；伴有酸中毒的患者：碳酸氢钠50～100ml静脉注射；10%葡萄糖酸钙10ml缓慢静脉注射（注射时间超过5min）；必要时血液透析或血液滤过。

（3）代谢性酸中毒：用碳酸氢钠纠正酸中毒，维持碳酸氢根离子大于22mmol/L。

5. 口服吸附疗法和导泻疗法　透析前慢性肾衰竭患者，可口服氧化淀粉或活性炭制剂，大黄制剂或甘露醇等，以利用胃肠道途径增加尿毒症毒素的排出，对减轻患者氮质血症起到一定辅助作用。

6. 其他　糖尿病肾衰竭患者随着GFR明显下降，必须相应减少胰岛素剂量；高尿酸血症通常不需要药物治疗，但如有痛风则口服别嘌呤醇0.1g，每日1～2次。

三、特别提示

出现急性并发症（感染，心、脑血管并发症，肾性贫血，维持性肾脏替代治疗等），则按相应路径或指南进行救治。导致住院时间延长、住院费用增加。并请相关科室协助治疗。

四、基本药物使用选择

（一）纠正贫血药物

表 5-11　纠正贫血药物

药物名称	使用指征	用法和用量	不良反应	注意事项
重组人红细胞生成素	肾性贫血	一般开始剂量为每周 50～100U/(kg·w)，分 2～3 次给药，皮下注射	头痛、低热、乏力，肌痛、关节痛等，血压升高，红细胞比容增高，血液黏度增高等	重度高血压、对人血清白蛋白过敏者慎用
叶酸	各种原因引起的叶酸缺乏所致的贫血	每次 5～10mg，3 次/日	罕见过敏反应。长期用药可以出现畏食、恶心、腹胀等胃肠症状	肌内注射时，不宜与维生素 B_1、维生素 B_2、维生素 C 同管注射；口服大剂量叶酸，可以影响微量元素锌的吸收
琥珀酸亚铁	缺铁性贫血的预防和治疗	每次 0.1～0.2g，3 次/日	胃肠道症状	对铁过敏者及非缺铁性贫血者禁用。肝肾功能严重损害者禁用。血色病或含铁血黄素沉着症患者禁用。宜饭后服用。胃与十二指肠溃疡、溃疡性结肠炎患者慎用，酒精中毒、肝炎、急性感染、肠道炎症、胰腺炎患者慎用

表 5-12　复方 α 酮酸

药物名称	使用指征	用法和用量	不良反应	注意事项
复方 α 酮酸	配合低蛋白饮食，预防和治疗因慢性肾衰竭而造成的蛋白质代谢失调	4～8 片/次，3 次/日口服	可能发生高钙血症	高钙血症及氨基酸代谢紊乱者慎用

表 5-13　纠正钙磷代谢紊乱

药物名称	使用指征	用法和用量	不良反应	禁忌证
碳酸钙	高磷血症	每次 0.5～2g，3 次/日，餐中服用	胃肠道不适	对本品过敏者、高钙血症、高尿酸血症

续 表

药物名称	使用指征	用法和用量	不良反应	禁忌证
骨化三醇		0.25μg，1次/日，连服2～4周；如血钙和症状无改善，可将用量增加至0.5μg/d；对血钙不低者，则宜隔日口服0.25μg	长期服用：高钙血症、异位组织钙化、脂代谢异常	对本品过敏者。定期监测血钙、血磷和iPTH
氢氧化铝凝胶		每次10～30ml，3次/日	便秘、长期应用可致铝中毒	对本品过敏者

（二）降压药　见慢性肾小球肾炎。

（三）降脂药　见肾病综合征。

第五节　尿路感染

一、临床处置思路

（一）诊断

1. 症状、体征　急性膀胱炎可有膀胱刺激症状，急性肾盂肾炎常同时伴有寒战、发热、腰痛、肋脊角及输尿管点压痛，肾区压痛和叩击痛。

2. 辅助检查

（1）尿细菌学检查：凡是有真性细菌尿者，均可诊断为尿路感染。真性细菌尿是指：①膀胱穿刺尿定性培养有细菌生长；②导尿细菌定量培养≥10^5/ml；③清洁中段尿定量培养≥10^5/ml；如临床上无尿感症状，则要求做两次中段尿培养，细菌数均≥10^5/ml，且为同一菌种，才能确定为真性细菌尿。女性有尿急、尿痛、尿白细胞增多，清洁中段尿细菌培养菌落计数≥10^2/ml，且为尿感常见致病菌则可拟诊为尿路感染。

（2）尿常规检查：白细胞尿（离心后尿沉渣镜检白细胞>5/HFP），可有镜下或肉眼血尿，蛋白尿多为阴性或微量。

（3）尿沉渣镜检细菌：如平均每个视野>20个细菌（包括活动或不动的），即为有意义的细菌尿。

（4）亚硝酸盐试验：阳性。

（5）影像学检查：尿路感染急性期不宜做静脉肾盂造影，可做B超检查以排除梗阻。从小儿起就有反复尿感者，尚需作排尿期膀胱－输尿管反流检查。

（二）检查项目

1. 必需的检查项目　血常规，尿常规、镜检，肝肾功能、电解质、血糖、血脂、凝血功能、CRP、ESR、血培养等；尿红细胞位相、白细胞分类；尿白细胞排泄率、尿培养（包括细菌和真菌）；尿找结核菌；B超（双肾形态大小、输尿管和膀胱）。

2. 根据病情可选择的检查项目　血、尿渗透压，尿N-乙酰-β氨基葡萄糖苷酶

(NAG)、尿 β_2 微球蛋白、24 小时尿蛋白定量、尿找支原体和衣原体、血 G、M 试验；腹部 B 超、妇科 B 超、腹部 X 线片、静脉肾盂造影、膀胱输尿管反流造影等。

（三）治疗　治疗目标：以低廉的费用、尽可能小的副作用和尽量避免细菌耐药来获得最佳治疗效果。同时，预防和治疗败血症，减轻全身或局部症状，消除隐藏在生殖道和肠道内的病原体，防止尿路感染的反复发作。

急性期注意休息，多饮水、勤排尿。发热者给予易消化、高热量、富含维生素饮食。膀胱刺激征和血尿明显者，可口服碳酸氢钠片 1g，每日 3 次，以碱化尿液、缓解症状、抑制细菌生长、避免形成血凝块。

尿路感染反复发作者应积极寻找病因，及时祛除诱发因素。

二、临床处置流程

（一）尿路感染的临床处置流程

1. 女性急性非复杂性膀胱炎的临床处置流程（图 5-5）

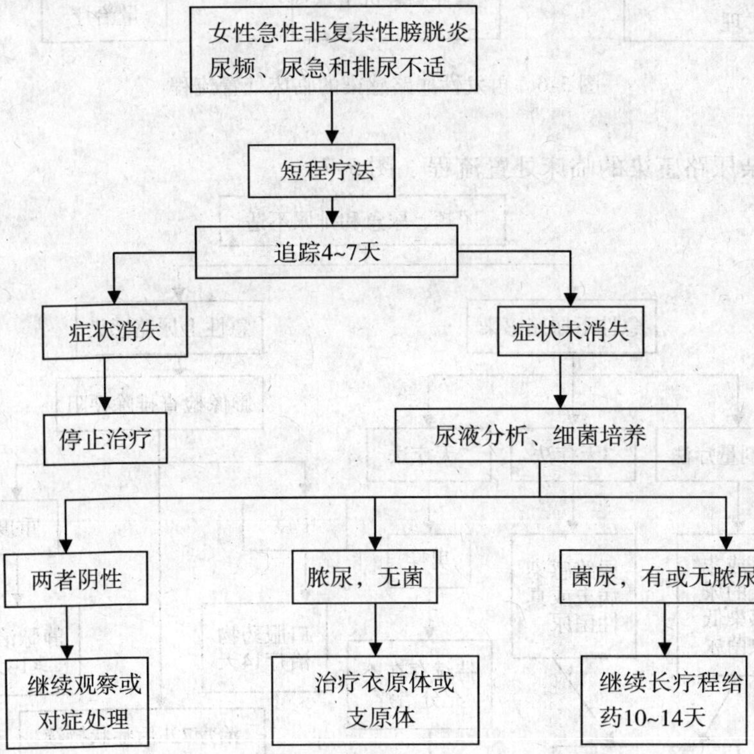

图 5-5　女性急性非复杂性膀胱炎的临床处置流程

2. 再发性尿路感染的临床处置流程（图 5-6）

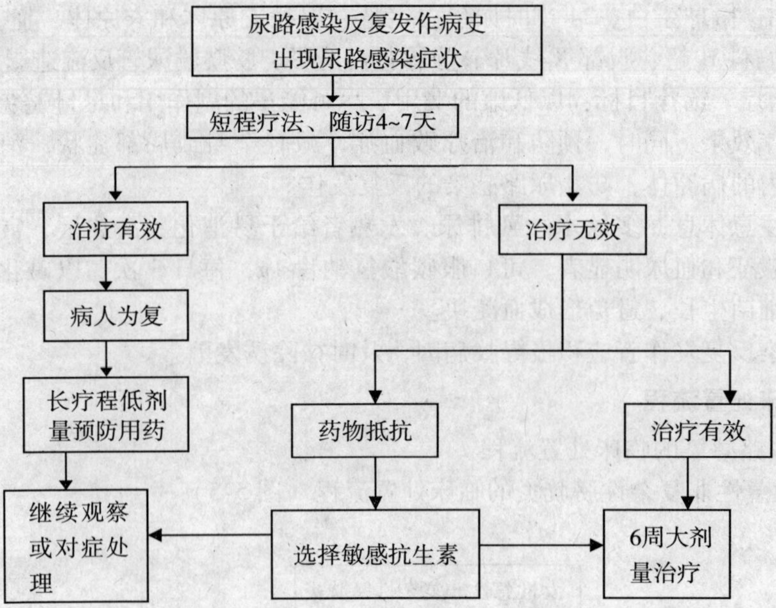

图 5-6　再发性尿路感染的临床处置流程

3. 非复杂尿路感染的临床处置流程（图 5-7）

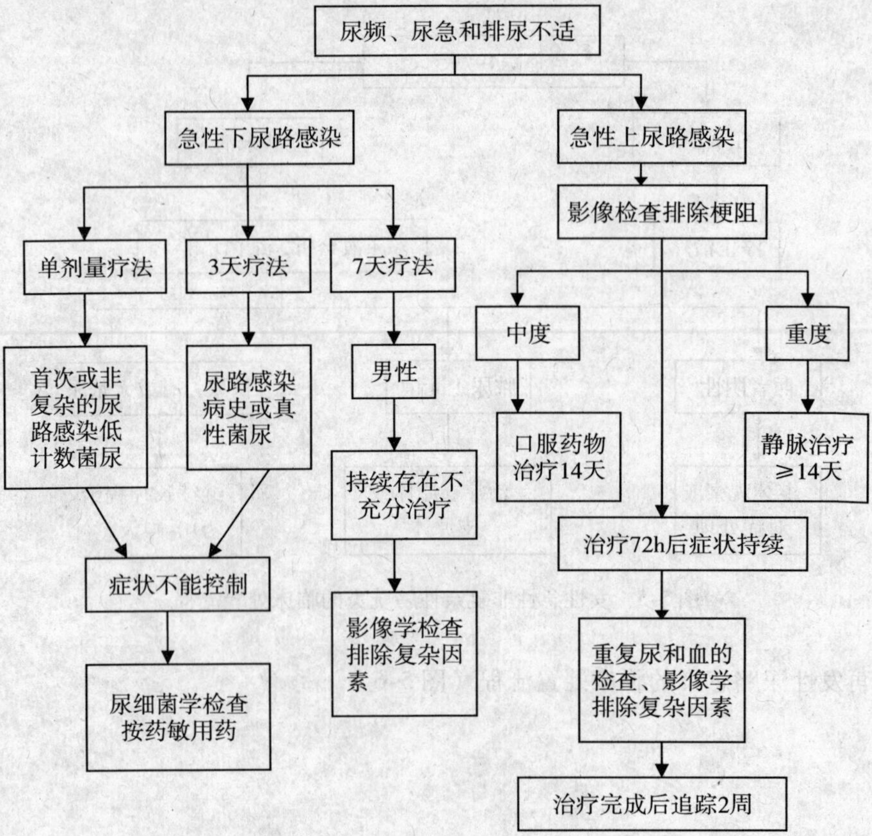

图 5-7　非复杂尿路感染的临床处置流程

4．无症状细菌尿的临床处置流程（图 5-8）

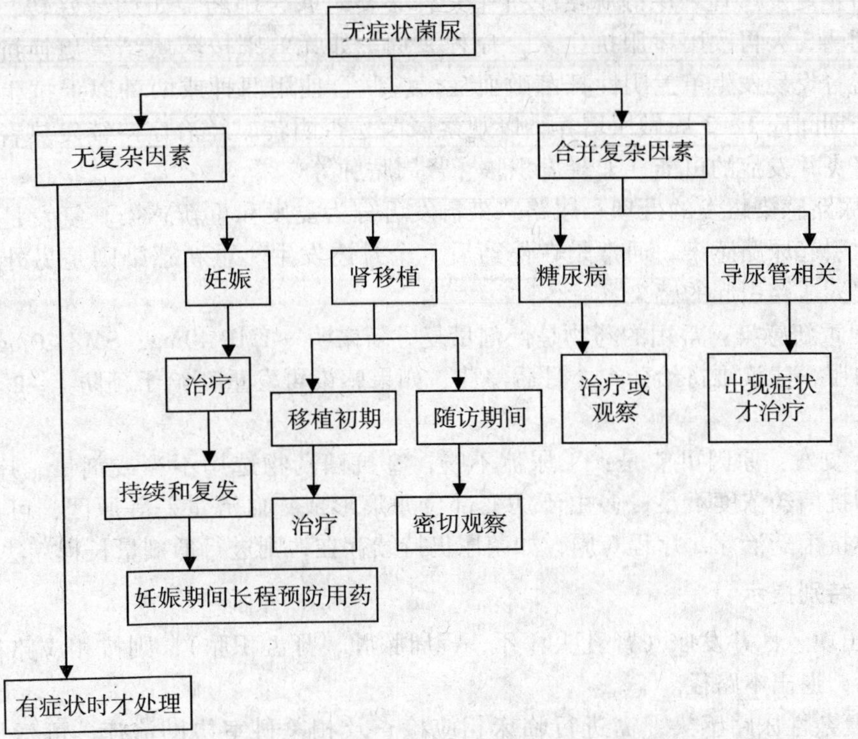

图 5-8　无症状细菌尿的临床处置流程

（二）对流程图重要环节的说明

1．选择抗菌药物时应考虑以下问题

（1）选用对致病菌敏感的药物：应根据药敏试验选择抗生素，在无细菌培养和药敏试验前，宜先选用对革兰阴性杆菌有效的抗生素；首选阿莫西林，还可选喹诺酮类（氧氟沙星、环丙沙星），头孢菌素类（头孢呋辛）等。

（2）抗菌药在肾内的浓度要高，肾盂肾炎宜选用杀菌剂。

（3）选用肾毒性小的抗菌药物。

（4）联合用药主要限于严重的感染：联合用药的指征是：①单一药物治疗失效；②严重感染；③混合感染；④耐药菌株出现。

（5）疗程：下尿路感染者多给予 3 天短程疗法；肾盂肾炎者，疗程 14 天。疗效的评定标准为：①有效：治疗后症状缓解，复查细菌尿阴转；②治愈：治疗结束后症状消失，尿菌阴性，并于第 2、6 周复查尿菌仍阴性，可诊为该次尿路感染治愈；或虽有细菌尿，但为重新感染（新致病菌），则可认为原先的尿路感染已治愈；③治疗失败：疗程结束后尿菌定量检查仍阳性，或治疗后尿菌转阴，但于第 2、6 周复查时尿菌又阳性，且为同一菌种（株）。

2．急性膀胱炎 3 天疗法　给予甲氧苄啶 0. 1g，每日 2 次；或氧氟沙星 0. 2g，每日 2 次；或环丙沙星 0. 25g，每日 2 次；或复方磺胺甲噁唑 2 片，每日 2 次；疗程结束后 1

周复查尿细菌定量培养。

3．急性肾盂肾炎的治疗目的　①控制和预防败血症；②消除进入泌尿道的致病菌；③防止复发。宜采用静脉给予抗生素，必要时联合用药，如病情好转，可于退热后继续用药3天再改用口服抗生素，疗程2周。如无效则按药敏结果更换抗生素。复杂性肾盂肾炎易发生革兰阴性杆菌败血症，应联合使用两种或两种以上抗生素静注治疗。用药期间应1~2周做尿培养，以观察尿菌是否阴转。经治疗持续发热者，则应注意肾盂肾炎并发症的可能，如肾盂积脓、肾周脓肿等。

4．尿路感染再发的处理　尿路感染再发可分为复发和重新感染。复发是原先的致病菌再次引起尿路感染，通常是在停药后1个月内发生。重新感染则是另外一种新的致病菌侵入尿路引起的感染。

（1）重新感染：常用的药物是低剂量复方新诺明（TMP 40mg、SMZ 20mg）每周3次睡前口服，建议维持给药6个月后停药，如果感染再发重新给予预防1~2年或更长时间。

（2）复发：原因可能是：①尿流不畅；②抗菌药物选用不当或剂量、疗程不足；③病灶内抗菌药浓度不足，多由于病变部位瘢痕形成，血流量差等原因，可用较大剂量杀菌类抗菌药治疗，疗程6周，如菌尿仍持续存在，则进行低剂量长程疗法。

三、特别提示

1．出现急性并发症（肾乳头坏死、肾周脓肿、肾盂积脓），则按相应路径或指南进行救治，退出本路径。

2．复杂性尿路感染，需进行临床相应检查及相关科室协助治疗，可延长住院时间，则按相应路径或指南进行治疗。

3．短程疗法不能用于男性患者、孕妇、复杂性尿感、肾盂肾炎、留置导尿管者、高度怀疑耐药菌感染的患者。

四、基本药物使用选择

表5-14　常用抗生素

磺胺类				
药物名称	使用指征	用法和用量	不良反应	注意事项
磺胺甲基苄啶	急性膀胱炎	2片，2次/日	偶见恶心、呕吐、皮疹等，大剂量长期应用出现粒细胞减少、巨幼红细胞性贫血	对磺胺药过敏者；孕妇及哺乳期妇女禁用；肝肾功能损害者慎用

续　表

喹诺酮类				
药物名称	**使用指征**	**用法和用量**	**不良反应**	**注意事项**
氧氟沙星	尿路感染	口服：每次 100～400mg，2 次/日 静脉滴注：每次 200～400mg，2 次/日	消化道症状、心悸、心律失常，头痛、嗜睡、精神错乱，血糖降低，皮疹、瘙痒、红斑及注射部位发红、发痒或静脉炎等	不宜用于对喹诺酮类过敏者、儿童、孕妇和哺乳妇女，肾功能减退时宜减量，肝功能减退者须权衡利弊。有癫痫或中枢神经系疾病既往史者慎用。对喹诺酮类过敏者；18 岁以下；糖尿病；孕妇及哺乳期妇女；Q-T 间期延长低血钾禁用
环丙沙星	尿路感染	0.5～1g/d，分 2 次服，疗程 7～14 日；重症或复杂性病例疗程需适当延长。静脉滴注，用于严重病例，0.4～0.6g/d，分 2 次		
左氧氟沙星	尿路感染	0.2g，2 次/日，口服；静脉滴注，0.4g/d，分 2 次。重度感染患者及病原菌对本品敏感性较差者，每日最大剂量可增至 0.6g，分 2 次静脉滴注		
加替沙星	尿路感染	0.2g，2 次/日，口服；静脉点滴：0.2g，2 次/日		
青霉素类				
药物名称	**使用指征**	**用法和用量**	**不良反应**	**注意事项**
氨苄西林	尿路感染	口服：250～500mg，4 次/日 静脉滴注 1.0～2.0g，每 4 小时 1 次	过敏反应，皮疹，粒细胞缺乏等	青霉素过敏者禁用
氨苄西林舒巴坦		口服：375～750mg，2 次/日 静脉滴注：0.75～1.5g，每 6～8 小时 1 次，最大日剂量 12g		
阿莫西林		口服：0.5g，3 次/日	失眠、头晕，胃肠道不适、贫血等	

续 表

头孢菌素类				
药物名称	**使用指征**	**用法和用量**	**不良反应**	**注意事项**
头孢曲松	肾盂肾炎、复杂性尿路感染	静脉滴注 1.0～2.0g，1 次/日，严重感染可增至 4.0g	恶心、呕吐、腹胀、头痛、眩晕等	对头孢菌素类抗生素过敏者禁用
头孢他啶		静脉滴注：2.0g，2 次/日		
头孢呋辛		静脉滴注：250～500mg，2 次/日		
碳青霉烯类				
药物名称	**使用指征**	**用法和用量**	**不良反应**	**注意事项**
亚胺培南西司他汀	肾盂肾炎	静脉滴注：1.0～2.0g，3～4 次/日	不良反应少见，可出现胃肠道反应，恶心、呕吐、假膜性肠炎；皮肤过敏反应，皮疹、瘙痒；可出现嗜酸性粒细胞升高；偶见白细胞减少，血小板减少或增多，血红蛋白下降及 Coomb 试验阳性；肾及肝功能损害	对本品过敏者禁用
美罗培南		静脉滴注：0.5g，每 6～8 小时 1 次		对本品过敏者；孕妇及哺乳期妇女不推荐使用
氨基糖苷类				
药物名称	**使用指征**	**用法和用量**	**不良反应**	**注意事项**
庆大霉素	尿路感染	肌注/静脉滴注：一次 80mg 或 1～1.7mg/kg，8 小时 1 次	肾毒性表现，听力减退、耳聋，神经肌肉阻滞，恶心、呕吐、肝功能减退等	对本品及其他氨基苷类过敏者；失水、第 8 对脑神经损害、重症肌无力、肾功能损害者慎用
阿米卡星		静脉滴注：0.2g，每 12 小时 1 次	头痛、面部及四肢麻木，肾功能受损，食欲减退、恶心、呕吐、肝功能异常等	

（李绍梅）

第六章　免疫风湿疾病合理用药指导

第一节　类风湿关节炎

一、临床处置思路

（一）诊断　主要依据病史、临床表现，结合血清学及影像学检查。目前，国际上用的是1987年美国风湿病学学会（ACR）类风湿关节炎分类标准：

1. 晨僵　关节及其周围僵硬感至少持续1小时，病程≥6周。

2. 3个或3个区域以上关节部位的关节炎　医生观察到下列14个区域（左侧或右侧的近端指间关节、掌指关节、腕、肘、膝、踝及跖趾关节）中累及3个，且同时软组织肿胀或积液（不是单纯骨隆起），病程≥6周。

3. 手关节炎、腕、掌指或近端指间关节炎中，至少有一个关节肿胀，病程≥6周。

4. 对称性关节炎　两侧关节同时受累（双侧近端指间关节、掌指关节及跖趾关节受累时，不一定绝对对称），病程≥6周。

5. 类风湿结节　医生观察到在骨突部位，伸肌表面或关节周围有皮下结节。

6. 类风湿因子阳性　任何检测方法证明血清类风湿因子含量异常，而该方法在正常人群中的阳性率小于5%。

7. 放射学改变　在手和腕的后前位相上有典型的类风湿关节炎放射学改变：必须包括骨质侵蚀或受累关节及其邻近部位有明确的骨质脱钙。

以上7条满足4条或4条以上并排除其他关节炎即可诊断类风湿关节炎。

（二）类风湿关节炎X线进展的分期（表6-1）

表6-1　类风湿关节炎的分期标准

分　期	分 期 标 准
Ⅰ期 （早期）	1＊ X线检查无破坏性改变 2 可见骨质疏松
Ⅱ期 （中期）	1＊ 骨质疏松，可有轻度的软骨破坏，有或没有轻度的软骨下骨质破坏 2＊ 可见关节活动受限，但无关节畸形 3 邻近肌肉萎缩 4 有关节外软组织病损，如结节和腱鞘炎
Ⅲ期 （严重期）	1＊ 骨质疏松加上软骨或骨质破坏 2＊ 关节畸形，如半脱位，尺侧偏斜，无纤维性或骨性强直 3 广泛的肌萎缩 4 有关节外软组织病损，如结节或腱鞘炎

续 表

分 期	分期标准
Ⅳ期（末期）	1＊ 纤维性或骨性强直 2 Ⅲ期标准内各条

标准前冠有＊号者为病期分类的必备条件

（三）检查项目

1. 实验检查 血常规：多数活动期患者有轻至中度正细胞低色素性贫血，白细胞数大多正常，有时可见嗜酸性粒细胞和血小板增多。血清免疫球蛋白：IgG、IgM、IgA可升高。血清补体：水平多数正常或轻度升高。血沉（ESR）：是反映病情活动的指标之一，病情缓解时可恢复正常。C反应蛋白（CRP）：该指标与疾病活动度、晨僵时间、关节疼痛及肿胀指数、握力、血沉和血红蛋白水平密切相关。病情缓解时CRP水平下降，也可降至正常。类风湿因子（RF）：60%~80%患者有高水平类风湿因子，但RF阳性也见于慢性感染（肝炎、结核等）、其他结缔组织病和正常老年人。环瓜氨酸多肽（CCP）抗体、抗核周因子（APF）和抗角质蛋白抗体（AKA）等自身抗体对类风湿关节炎的诊断有较高的诊断特异性。

2. X线检查 为明确本病的诊断、病期和发展情况，在病初应摄包括双腕关节和手及双足X线片，以及其他受累关节的X线片。X线片早期表现为关节周围软组织肿胀，关节附近轻度骨质疏松，继之出现关节间隙狭窄，关节破坏，关节脱位或融合。

3. 必要时做进一步检查 主要项目：滑液检查：类风湿关节炎患者的滑液呈淡黄色透明、黏稠，常规检查白细胞总数可达10×10^9/L。早期滑液内单个核细胞占多数，晚期以中性粒细胞为主。细菌培养阴性有助于与感染性关节炎鉴别。关节镜及针刺活检：随着关节镜的普及，关节镜及针刺活检的应用已日趋广泛，对类风湿关节炎诊断和治疗均有价值。根据关节破坏程度将X线改变分为Ⅳ期。

（四）治疗

1. 治疗原则

（1）早期治疗：即早期应用缓解病情抗风湿药。

（2）联合用药：对重症患者应联合应用两种以上缓解病情抗风湿药，以使病情完全缓解。

（3）个体化治疗：根据患者的临床特点、对治疗的反应及药物不良反应等选择个体化治疗方案。

（4）功能锻炼：在治疗的同时，应强调关节的功能活动。

2. 一般治疗 关节肿痛明显者应休息、减少关节活动，在关节肿痛缓解后应注意加强关节的功能锻炼。理疗及外用药对缓解关节症状均有一定作用。

3. 药物治疗 主要包括非甾体抗炎药、缓解病情抗风湿药（生物和非生物制剂）、糖皮质激素和植物药等。

二、临床处置流程

（一）类风湿关节炎的临床处置流程（图6-1）

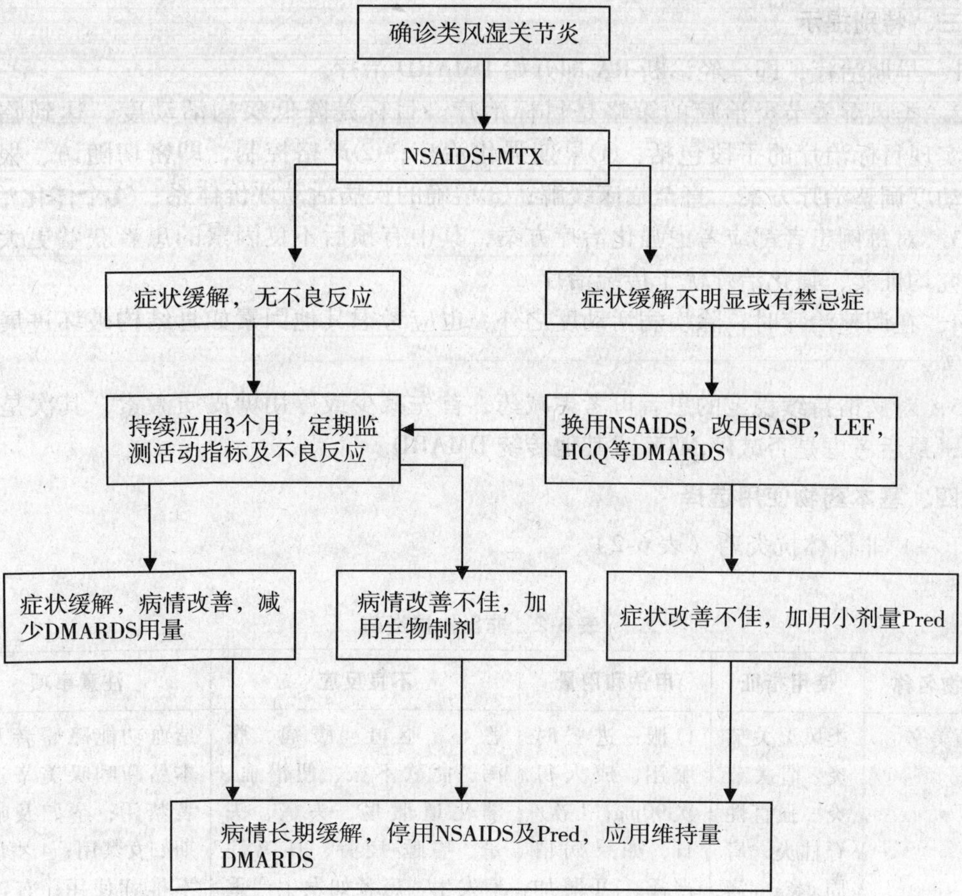

图 6-1　类风湿关节炎的临床处置流程

（二）对流程图重要环节的说明

1．注释　NSAIDS，非甾体抗炎药；MTX，甲氨蝶呤；SASP，柳氮磺吡啶；LEF，来氟米特；HCQ，硫酸羟氯喹；DMARDS，改善病情药；Pred，糖皮质激素。

2．NSAIDS 的选择应遵循的原则　观察抗炎效果需要 2 周左右，不易更换过早；避免两种 NSAIDS 同时应用；尽量选用长效 NSAIDS；遵循 NSAIDS 个体化选择；有胃肠道危险因素存在时，应加用预防溃疡病的药物。

3．DMARDS 的不良反应　2～4 周检测患者血常规、尿常规，1～2 个月检测患者肝功能、肾功能、便潜血。随时关注患者出现皮疹，口腔炎及口腔溃疡，脱发，间质性肺炎，自身免疫溶血性贫血等症状。

4．糖皮质激素应用原则　大剂量（40～60mg/d）可作为诱导缓解；激素＞10mg/d 长期使用应避免；小剂量（＜5mg/d）应用 1～2 个月可停药，长期维持有争议；预防骨质疏松、无高血压、糖尿病等。

5．生物制剂　病程≤6 个月；病程≥6 个月，初始的 MTX 单药治疗失败；病程≥6 个月，MTX 联合其他 DMARDs 或 MTX 续以其他 DMARDs 治疗失败。上述情况均应加用生物制剂。应用生物制剂前应除外各种感染，尤其是结核感染。

三、特别提示

1. 早期治疗，即一经诊断 RA 即开始 DMARD 治疗。

2. 类风湿关节炎治疗的策略是目标治疗。目标是降低疾病活动度、达到临床缓解。实现目标治疗的手段包括：①早期强化治疗；②严格控制，即密切随访、根据病情活动度调整治疗方案、直至临床缓解；③精确的疾病活动评价体系；④个体化治疗。

3. 对每例患者都应考虑强化治疗方案，其中有预后不良因素的患者获益更大。多项研究均证实，强化治疗优于传统治疗。

4. 在调整治疗时，除疾病活动度之外，也应考虑其他因素如骨结构破坏进展、并发症等。

5. 对病情持续稳定的患者可考虑减药，首先减少或停用糖皮质激素，其次是生物制剂，最后考虑是否减停 MTX 或其他传统 DMARD。

四、基本药物使用选择

（一）非甾体抗炎药（表6-2）

表6-2 非甾体抗炎药

药物名称	使用指征	用法和用量	不良反应	注意事项
阿西美辛	类风湿关节炎、骨关节炎、强直性脊柱炎、肩周炎、痛风、软组织损伤等引起的疼痛	口服：进餐时服用，成人每次90mg，1次/日，如果病情严重，可增加至180mg/d	恶心、呕吐、腹痛、腹泻、食欲不振、便潜血、消化道溃疡、头痛、头晕、嗜睡/疲劳、耳鸣偶有发生。患者如发生严重胃肠紊乱特别是上腹部疼痛和黑便时应立即咨询医生。下列副作用很少发生：焦虑、精神失常、精神病、幻觉、沮丧、兴奋、肌肉无力、外周神经病变、肾脏损害、水肿、高血压、高钾血症、高度过敏性红斑、皮疹、黏膜疹、血管性水肿、多汗症、荨麻疹和瘙痒、脱发、过敏性反应、白细胞减少、肝酶升高、血尿素（氮）升高	造血功能障碍者及对本品和吲哚美辛过敏者禁用；孕妇及哺乳期妇女禁用；4岁以下不推荐使用；有溃疡病史、肝肾功能损害、心力衰竭、癫痫、帕金森或精神异常者慎用；患哮喘、呼吸道黏膜水肿或慢性呼吸道疾病，对本品有发生过敏反应的危险

续　表

药物名称	使用指征	用法和用量	不良反应	注意事项
布洛芬	用于缓解中度疼痛，如：关节痛、肌肉痛、神经痛、头痛、牙痛、痛经等。也用于普通感冒或流行性感冒引起的发热	口服，成人每次 300mg，2次/日	①消化道症状包括消化不良、胃烧灼感、胃痛、恶心、呕吐，出现于16%长期服用者，停药上述症状消失，不停药者大部分亦可耐受。少数（<1%）出现胃溃疡和消化道出血，亦有因溃疡穿孔者；②神经系统症状如头痛、嗜睡、晕眩、耳鸣少见，出现在1%~3%患者；③肾功能不全很少见，多发生在有潜在性肾病变者；但少数服用者可出现下肢水肿；④其他少见症状有皮疹，支气管哮喘发作、肝酶升高、白细胞减少等；⑤用药期间如出现胃肠出血，肝、肾功能损害，视力障碍、血象异常以及过敏反应等情况，即应停药	对本品和其他非甾体抗炎药过敏者禁用；孕妇及哺乳期妇女禁用；对阿司匹林过敏的哮喘患者禁用；过敏体质者慎用
美洛昔康	类风湿关节炎和强直性脊柱炎的长期症状治疗；骨关节炎症状加重时的短期治疗	口服：每次15mg，1次/日，根据治疗后反应，剂量可减至每次7.5mg。注射剂尽在治疗的最初几天使用肌内注射，推荐注射剂量为 7.5mg 或15mg，1次/日	①胃肠道频率超过1%：消化不良，恶心，呕吐，腹痛，便秘，胀气，腹泻；频率0.1%~1%：短暂的肝功能时指标异常（如转氨酶或胆红素升高），食管炎，胃、十二指肠溃疡，隐性或肉眼可见的胃肠道出血；频率小于0.1%：胃肠造穿孔，结肠炎；②血液频率超过1%：贫血；0.1%~1%：白细胞减少和血小板减少；③皮肤频率超过1%：瘙痒，皮疹；0.1%~1%：口炎，荨麻疹；小于0.1%：感光过敏；④呼吸道频率小于0.1%哮喘；⑤中枢神经系统频率多于1%：轻微头晕，头痛；0.1%~1%：眩晕，耳鸣，嗜睡；⑥心血管频率多于1%：水肿；0.1%~1%：血压升高，心悸，面部潮红；⑦泌尿生殖系统介于0.1%~1%：肾功能指标异常	下列情况禁用：对本品过敏；活动性消化性溃疡、严重肝功能不全者、非透析严重肾功能不全者；胃肠道出血、脑出血或其他部位出血的患者；严重未控制的心衰；儿童和年龄小于15岁的青少年；孕妇或哺乳者

免疫风湿疾病合理用药指导

续　表

药物名称	使用指征	用法和用量	不良反应	注意事项
萘普生	用于缓解轻至中度疼痛，如关节痛、神经痛、肌肉痛、偏头痛、头痛、痛经、牙痛	口服：首次0.5g，以后每次0.25g，必要时每6～8小时1次。静脉注射：成人每次0.275g，1～2次/日，临用前以0.9%的生理盐水适量溶解并稀释至20ml左右，缓慢注射，注射时间不少于3分钟。小儿5mg/kg。静脉滴注：成人每次0.275g，1～2次/日，临用前以0.9%的生理盐水适量溶解并稀释至100ml左右，缓慢滴注，时间不少于30分钟。小儿5mg/kg	①皮肤瘙痒、呼吸短促、呼吸困难、哮喘、耳鸣、下肢水肿、胃烧灼感、消化不良、胃痛或不适、便秘、头晕、嗜睡、头痛、恶心及呕吐等；②视物模糊或视觉障碍、听力减退、腹泻、口腔刺激或痛感、心悸及多汗等；③胃肠出血、肾脏损害（过敏性肾炎、肾病、肾乳头坏死及肾功能衰竭等）、荨麻疹、过敏性皮疹、精神抑郁、肌肉无力、出血或粒细胞减少及肝功损害等较少见	孕妇、哺乳期妇女禁用；哮喘、鼻息肉综合征、血管神经性水肿，以及对阿司匹林或其他解热镇痛药过敏者禁用；胃、十二指肠活动性溃疡患者禁用；60岁以上、支气管哮喘、肝肾功能不全、凝血机制或血小板功能障碍（如血友病）慎用；下列情况患者应在医师指导下使用：有消化性溃疡史、胃肠道出血、心功能不全、高血压
尼美舒利	可用于慢性关节炎症（如类风湿关节炎和骨关节炎等）；手术和急性创伤后的疼痛；耳鼻咽部炎症引起的疼痛；痛经；上呼吸道感染引起的发热等症状治疗	本品只仅用于成人，口服，每次50～100mg，每日2次，餐后服用。按照病情的轻重和患者的需要，可以增加到200mg，口服2次。老年人的服药剂量应严格遵照医生规定，医生可以根据情况适当减少以上所列的剂量	主要有胃灼热、恶心、胃痛等，但症状轻微、短暂，很少需要中断治疗。极少情况下，患者出现过敏性皮疹。另需注意到本品如同其他非甾体抗炎药一样可能产生头晕、嗜睡、消化道溃疡或肠道出血以及史蒂文斯－约翰逊综合征（Stevens-Johnson syndrome）等	对本品、阿司匹林或其他非甾体抗炎药过敏者禁用；正处于肠胃出血的患者或消化道溃疡活动期的患者禁用；以下患者要慎重使用：具有出血症病史的患者；具有胃肠道疾病的患者；接受抗凝血剂治疗或服用抗血小板凝集药物的患者；在尚不清楚尼美舒利是否可能通过母乳排出体外的情况下，不建议在哺乳期间使用本药

续 表

药物名称	使用指征	用法和用量	不良反应	注意事项
双氯芬酸	用于风湿性关节炎、粘连性脊椎炎、非炎性关节痛、关节炎、非关节性风湿病、非关节性炎症引起的疼痛，各种神经痛、癌症疼痛、创伤后疼痛及各种炎症所致发热等	口服：每次25～50mg，3次/日。儿童：每日2～3mg/kg，分次服用	①可引起头痛及腹痛、便秘、腹泻、胃烧灼感、恶心、消化不良等胃肠道反应；②偶见头痛、头晕、眩晕。血清谷氨酸草酰乙酸转氨酶（GOT），血清谷氨酸丙酮酸转氨酶（GPT）升高；③少见的有肾功能下降，可导致水钠潴留，表现尿量少、面部水肿、体重骤增等。极少数可引起心律失常、耳鸣等；④罕见：皮疹、胃肠道出血、消化性溃疡、呕血、黑便、胃肠道溃疡、穿孔、出血性腹泻、困睡、过敏反应如哮喘、肝炎、水肿；⑤有导致骨髓抑制或使之加重的可能	胃肠道出血者，妊娠妇女和计划怀孕的妇女禁用
塞来昔布	缓解成人类风湿关节炎的症状，缓解骨关节炎的症状，治疗成人急性疼痛	根据个体情况决定本品治疗的最低剂量。类风湿关节炎：本品缓解类风湿关节炎的症状和体征推荐剂量为100～200mg，2次/日	在对照临床试验中报告的不良反应按发生率分类为：>1%，但等于或少于安慰剂组：中枢神经系统：头痛。胃肠道：便秘、恶心。其他：关节痛、腰背痛、失眠、肌痛、外周痛、瘙痒	肝功能受损患者：中度肝功能损害患者的推荐剂量约为常规剂量的50%。本品禁用于对塞来昔布过敏者；禁用于冠状动脉搭桥手术围手术期疼痛的治疗；不可用于已知对磺胺过敏者；不可用于服用阿司匹林或其他非甾体类抗炎药后诱发哮喘、荨麻疹或过敏反应的患者

（二）缓解病情抗风湿药（表6-3）

表 6-3　缓解病情抗风湿药

药物名称	使用指征	用法和用量	不良反应	注意事项
甲氨蝶呤	类风湿关节炎等风湿性疾病；各型急性白血病，特别是急性淋巴细胞白血病、恶性淋巴瘤、非霍奇金淋巴瘤和蕈样肉芽肿、多发性骨髓病；头颈部癌、肺癌、各种软组织肉瘤、银屑病；乳腺癌、卵巢癌、宫颈癌、恶性葡萄胎、绒毛膜上皮癌、睾丸癌	每周 1 次，口服 7.5 ~ 15mg，必要时可加量至 25mg	①胃肠道反应，包括口腔炎、口唇溃疡、咽喉炎、恶心、呕吐、腹痛、腹泻、消化道出血。食欲减退常见，偶见假膜性或出血性肠炎等；②肝功能损害，包括黄疸、丙氨酸氨基转移酶、碱性磷酸酶，γ-谷氨酰转肽酶等增高，长期口服可导致肝细胞坏死、脂肪肝、纤维化甚至肝硬化；③大剂量应用时，由于本品和其代谢产物沉积在肾小管而致高尿酸血症肾病，此时可出现血尿、蛋白尿、尿少、氮质血症甚或尿毒症；④长期用药可引起咳嗽、气短、肺炎或肺纤维化；⑤骨髓抑制：主要为白细胞和血小板减少，长期口服小剂量可导致明显骨髓抑制，贫血和血小板下降而伴皮肤或内脏出血；⑥脱发、皮肤发红、瘙痒或皮疹；⑦白细胞低下时可并发感染	①本品的致突变性，致畸性和致癌性较烷化剂为轻，但长期服用后，有潜在的导致继发性肿瘤的危险；②对生殖功能的影响，虽也较烷化剂类抗癌药小，但亦可导致闭经和精子减少或缺乏，尤其是在长期应用较大剂量后，但一般多不严重，有时呈不可逆性；③全身极度衰竭、恶病质或并发感染及心、肺、肝、肾功能不全时，禁用本品。周围血象如白细胞低于 3500/mm^3 或血小板低于 50000/mm^3 时不宜用
柳氮磺吡啶	类风湿关节炎等风湿性疾病；炎症性肠病，即 Crohn 病和溃疡性结肠炎	口服。成人常用量：初剂量为 2 ~ 3g/d，分 3 ~ 4 次口服，无明显不适量，可渐增至 4 ~ 6g/d，待症状缓解后逐渐减量至维持量，1.5 ~ 2g/d。小儿初剂量为一日 40 ~ 60mg/kg，分 3 ~ 6 次口服，病情缓解后改为维持量一日 30mg/kg，分 3 ~ 4 次口服	①过敏反应较为常见；②中性粒细胞减少或缺乏症、血小板减少症及再生障碍性贫血；③溶血性贫血及血红蛋白尿；④高胆红素血症和新生儿核黄疸；⑤肝脏损害，可发生黄疸、肝功能减退，严重者可发生急性肝坏死；⑥肾脏损害，可发生结晶尿、血尿和管型尿；⑦恶心、呕吐、胃纳减退、腹泻、头痛、乏力等；⑧甲状腺肿大及功能减退偶有发生；⑨中枢神经系统毒性反应偶可发生；⑩罕见有胰腺炎、男性精子减少或不育症	对磺胺类药物过敏者、孕妇、哺乳期妇女、2 岁以下小儿禁用。缺乏葡萄糖-6-磷酸脱氢酶、肝功能损害、肾功能损害患者、血卟啉症、血小板、粒细胞减少、血紫质症、肠道或尿路阻塞患者应慎用；应用磺胺药期间多饮水，保持高尿流量，以防结晶尿的发生，必要时亦可服碱化尿液的药物。如应用本品疗程长，剂量大时宜同服碳酸氢钠并多饮水；对呋塞米、砜类、噻嗪类利尿药、磺脲类、碳酸酐酶抑制药及其他磺胺类药物呈现过敏的患者，对本品亦会过敏

续　表

药物名称	使用指征	用法和用量	不良反应	注意事项
硫酸羟氯喹	类风湿关节炎，盘状红斑狼疮及系统性红斑狼疮	口服，成人每日0.4g，分1~2次服用。根据患者的反应该剂量可持续数周或数月，长期维持治疗，可用较小的剂量，每日0.2g~0.4g即可	①中枢神经系统反应；②神经肌肉反应；③眼反应：a睫状体：调节障碍，伴视觉模糊的症状。b角膜：一过性水肿、点状至线状混浊、角膜敏感度减小。c视网膜：黄斑水肿、萎缩，异常色素沉着。d视野缺损；④皮肤反应；⑤血液学反应；⑥肠胃道反应：食欲不振、恶心、呕吐、腹泻及腹部痛性痉挛；⑦其他：体重减轻，倦怠，卟啉症恶化或加速以及非光敏性牛皮癣。局部报道罕见心肌病变，其与羟氯喹的关系尚不明确	对任何4-氨基喹啉化合物治疗可引起的视网膜或视野改变的患者禁用；已知对4-氨基喹啉化合物过敏的患者禁用；孕妇及哺乳期妇女禁用。接受长期或高剂量治疗的某些患者，已观察到有不可逆视网膜损伤。如果视敏度、视野或视网膜黄斑区出现任何异常的迹象（如色素变化，失去中心凹反射）或出现任何视觉症状（如闪光和划线），且不能用调节困难或角膜混浊完全解释时，应当立即停药，并密切观察其可能的进展。即使在停止治疗之后，视网膜改变（及视觉障碍）仍可能进展
青霉胺	青霉胺用于类风湿性关节炎、慢性活动性肝炎、硬皮病、口眼干燥、关节炎综合征等自身免疫性疾病，有明显的疗效。对类风湿性关节炎，可减轻关节疼痛、肿胀及渗液情况，晨起关节僵硬、血沉率等临床症状明显改善，一般需经数周方可显效，过早停药易于复发	成人剂量为1.0~ 1.5g/d，儿童为每天20mg/kg，分2~3次口服，临床症状体征消失后均用维持量0.5 ~ 1.0g/d	常见的有厌食、恶心、呕吐、溃疡病活动、口腔炎和溃疡。20%服药者有味觉异常。过敏反应有皮肤瘙痒、荨麻疹、发热、关节疼痛和淋巴结肿大。本品抑制原胶原交叉连接，使皮肤变脆和出血，并影响创口愈合。少数服药者发生白细胞减少，其他造血系统损害有粒细胞缺乏症、再生障碍性贫血、嗜酸性粒细胞增多、溶血性贫血和血小板减少性紫癜。6%~20%服药者出现蛋白尿、有时有血尿和免疫复合物膜型肾小球肾炎所致的肾病综合征	肾功能不全、孕妇及对青霉素类药过敏的患者禁用；粒细胞缺乏症，再生障碍性贫血患者禁用；Wilson病患者初次应用本品时应在服药当天留24小时尿测尿酮，以后每3个月如法测定1次；本品应每日连续服用，即使暂时停药数日，再次用药时亦可能发生过敏反应，因此又要从小剂量开始。长期服用本品应加用维生素 B_6 25mg/d，以补偿所需要的增加量。类风湿关节炎服本品2~3个月奏效，若治疗3~4个月无效时，则应停服本品，改用其他药物治疗

续　表

药物名称	使用指征	用法和用量	不良反应	注意事项
来氟米特	适用于成人类风湿关节炎，有改善病情的作用	由于来氟米特半衰期较长，建议间隔24h给药。为了快速达到稳态血药浓度，参照国外临床试验资料并结合Ⅰ期临床试验结果，建议开始治疗的最初3天给予负荷剂量每日50mg（5片），之后给予维持剂量一日20mg（2片）。在使用本药治疗期间可继续使用非甾体抗炎药或低剂量皮质类固醇激素	主要有腹泻、瘙痒、可逆性肝脏酶（ALT和AST）升高、脱发、皮疹等	对本品及其代谢产物过敏者及严重肝脏损害患者禁用。临床试验发现来氟米特可引起一过性的ALT升高和白细胞下降，服药初始阶段应定期检查ALT和白细胞。检查间隔视患者情况而定。严重肝脏损害和明确的乙肝或丙肝血清学指标阳性的患者慎用。免疫缺陷、未控制的感染、活动性胃肠道疾病、肾功能不全、骨髓发育不良的患者慎用。如果服药期间出现白细胞下降，应调整剂量或中断治疗
环孢素	经其他免疫抑制剂治疗无效的类风湿关节炎、狼疮肾炎、难治性肾病综合征等自身免疫性疾病。预防和治疗同种异体器官移植或骨髓移植的排斥反应或移植物抗宿主反应	类风湿关节炎、狼疮肾炎、难治性肾病综合征：初始剂量4～5mg/(kg·d)，分2～3次口服，出现明显疗效后缓慢减量至2～3mg/(kg·d)，疗程3～6个月以上。儿童用量可按或稍高于成人剂量计算	①较常见的有厌食、恶心、呕吐等胃肠道反应，牙龈增生伴出血、疼痛、约1/3用药者有肾毒性，可出现血清肌酐、尿素氮增高、肾小球滤过率减低等肾功能损害、高血压等；②不常见的有惊厥，此外本品尚可引起氨基转移酶升高、胆汁郁积、高胆红素血症、高血糖、多毛症、手震颤、高尿酸血症伴血小板减少、微血管病性溶血性贫血、四肢感觉异常、下肢痛性痉挛等；③罕见的有过敏反应、胰腺炎、白细胞减少、雷诺综合征、糖尿病、血尿等	对环孢素过敏者禁用。严重肝、肾损害，未控制的高血压，感染及恶性肿瘤者忌用或慎用。下列情况慎用：肝功能不全、高钾血症、感染、肠道吸收不良、肾功能不全、对服本品不耐受等

续　表

药物名称	使用指征	用法和用量	不良反应	注意事项
硫唑嘌呤	慢性类风湿关节炎、慢性活动性肝炎（与自体免疫有关的肝炎）、原发性胆汁性肝硬化；急慢性白血病，对慢性粒细胞型白血病近期疗效较好，作用快，但缓解期短；后天性溶血性贫血，特发性血小板减少性紫癜，系统性红斑狼疮；甲状腺功能亢进，重症肌无力；慢性非特异性溃疡性结肠炎、节段性肠炎、多发性神经根炎、狼疮性肾炎，增殖性肾炎，Wegener 肉芽肿等	①口服每日 1.5～4mg/kg，1 次/日或分次口服；②异体移植，每日 2～5mg/kg，1 次/日或分次口服；③白血病，每日 1.5～3mg/kg，1 次/日或分次口服	较巯嘌呤相似，但毒性稍轻，可致骨髓抑制、肝功能损害、畸胎，亦可发生皮疹，偶见肌萎缩	已知对本品高度过敏的患者禁用。可致畸胎，孕妇忌用。致肝功能损害，故肝功能差者忌用，亦可发生皮疹，偶致肌肉萎缩，用药期间严格检查血象

（三）植物药（表6-4）

表6-4　植物药

药物名称	使用指征	用法和用量	不良反应	注意事项
雷公藤多苷	可用于类风湿关节炎、原发性肾小球肾病、肾病综合征、紫癜性及狼疮性肾炎、红斑狼疮、亚急性及慢性重症肝炎、慢性活动性肝炎；亦可用于过敏性皮肤脉管炎、皮炎和湿疹，以及银屑病性关节炎、麻风反应、贝赫切特病（白塞病）、复发性口疮、强直性脊柱炎等	30 ~ 60mg/d，分3次饭后口服	主要为胃肠反应，一般可耐受。偶可见血小板减少，停药后可恢复。可致月经紊乱及精子活力降低	服药期间血小板、白细胞减少，孕妇忌服，老年患者及严重心血管病的患者慎用
白芍总苷	类风湿关节炎	口服，一次0.6g（2粒），2 ~ 3次/日，或遵医嘱	偶有软便，不需处理，可自行消失	偶有软便，不需处理，可自行消失
青藤碱	祛风除湿，活血通络，利水消肿。用于风湿与类风湿关节炎属风寒湿痹症者，症见：肌肉酸痛，关节肿胀，疼痛，屈伸不利，麻木僵硬等。亦用于慢性肾炎（普通型为主）属湿邪瘀阻证者，症见：反复浮肿，腰部酸痛，肢体困重，尿少，舌质暗紫或有淤斑，苔腻等	口服，一次3 ~ 4粒，3次/日	皮肤潮红、灼热、瘙痒、皮疹；偶见胃肠不适、恶心、食欲减退、头昏、头痛、多汗；少数患者白细胞和血小板减少；罕见嗜睡	孕妇或哺乳期妇女忌用；有哮喘病史及对青藤碱过敏者禁用。定期复查血象（建议每两周检查一次），并注意观察血糖和胆固醇。如出现皮疹或少数患者发生白细胞减少等副作用时，停药即可消失

（四）生物制剂（表6-5）

表6-5　生物制剂

药物名称	使用指征	用法和用量	不良反应	注意事项
重组人Ⅱ型肿瘤坏死因子受体-抗体融合蛋白	中度及重度活动性类风湿关节炎；18岁及18岁以上成人中度及重度斑块状银屑病；活动性强直性脊柱炎	皮下注射，注射部位可为大腿、腹部或上臂。成人推荐剂量为每次25ml，每周两次，每次间隔3~4天。注射前用1ml注射用水溶解，溶解后密闭环境可于2~8℃冷藏72小时	常见不良反应是注射部位局部反应，包括轻至中度红斑、瘙痒、疼痛和肿胀等，注射部位反应通常发生在开始治疗的第一个月内，在随后的治疗中发生频率降低。注射部位反应平均持续3~5天。其他不良反应包括头痛、眩晕、皮疹、失眠、咳嗽、腹痛、上呼吸道感染、血压升高、外周血淋巴细胞比例增多、鼻炎、发热、关节酸痛、肌肉酸痛、困倦、面部肿胀、转氨酶升高等。大部分无需处理	患者有反复发作的感染史或者有易导致感染的潜伏疾病时，在使用本品时应极为慎重。在使用本品过程中患者出现上呼吸道反复感染或有其他明显感染倾向时，应及时到医院就诊，由医生根据具体情况指导治疗。当发生严重感染如糖尿病继发感染、结核杆菌感染等时，应暂停使用。一旦出现过敏反应，应立即终止治疗，并予适当处理。对于有充血性心衰的患者在使用时应极为慎重。不建议孕妇及哺乳期妇女使用
英夫利西单抗	用于治疗类风湿关节炎，活动性Crohn病，强直性脊柱炎及银屑病（牛皮癣）关节炎	用法：静脉注射。用量：类风湿关节炎：首次给予本品3mg/kg，在首次给药后的第2周和第6周及以后每隔8周各给予1次相同剂量。本品应与甲氨蝶呤合用。对于疗效不佳的患者，可考虑将剂量调整到10mg/kg，和（或）将用药间隔调整为4周	①皮疹、瘙痒、荨麻疹、出汗增加、皮肤干燥、真菌性皮炎、甲真菌病、湿疹、脂溢性皮炎、脱发；②头痛、眩晕；③恶心、腹泻、腹痛、消化不良、肠梗阻、呕吐、便秘；④上呼吸道感染、下呼吸道感染（包括肺炎）、呼吸困难、鼻窦炎、胸膜炎、肺水肿；⑤乏力、胸痛、水肿、潮热、疼痛、寒战。肌肉痛、关节痛。面部潮红、血栓性静脉炎、淤斑、血肿。高血压、低血压。失眠、嗜睡。肝功能异常。泌尿道感染。结膜炎。心悸、心动过缓。输注部位反应。淋巴结病、中性粒细胞减少症。贫血。输液反应	已知对鼠源蛋白或本品其他成分过敏的患者禁用。本品剂量高于5mg/ml时禁用于中重度心力衰竭患者。本品不应用于严重感染活动期的患者。伴有慢性感染或有反复感染病史的患者应慎用本品。应告知患者并使其尽可能避免处于可能引起感染的潜在危险因素中

续　表

药物名称	使用指征	用法和用量	不良反应	注意事项
阿达木单抗	用于缓解抗风湿性药物（DMARD）治疗无效的结构性损伤的中至重度类风湿关节炎成年患者的体征与症状。本品可单独使用，也可与甲氨蝶呤或其他DMARD合用	对于成年类风湿关节炎患者，推荐剂量为每隔1周皮下注射本品40mg。在使用本品时可继续使用甲氨蝶呤、糖皮质激素、水杨酸盐、非甾体抗炎药（NSAID）、镇痛药或其他DMARD	最严重的不良反应为重度感染、神经功能影响以及淋巴系统的某些恶性肿瘤。最常见的不良反应为注射部位反应，大多数注射部位反应轻微，无需停药	对在接受本品治疗时发生新感染的患者，应密切监测。患者如出现严重的感染，应停药

（五）糖皮质激素（表6-6）

表6-6　糖皮质激素

药物名称	使用指征	用法和用量	不良反应	注意事项
醋酸泼尼松	主要用于过敏性与自身免疫性炎症性疾病。适用于结缔组织病，系统性红斑狼疮，严重的支气管哮喘，皮肌炎，血管炎等过敏性疾病，急性白血病，恶性淋巴瘤以及适用于其他肾上腺皮质激素类药物的病症等	口服一次5～10mg（1～2片），10～60mg/d，必要时酌量增减	本品较大剂量易引起糖尿病、消化道溃疡和类库欣综合征症状，对下丘脑-垂体-肾上腺轴抑制作用较强。并发感染为主要的不良反应	①结核病、急性细菌性或病毒性感染患者慎用。必要应用时，必须给予适当的抗感染治疗 ②长期服药后，停药前应逐渐减量 ③糖尿病、骨质疏松症、肝硬化、肾功能不良、甲状腺功能低下患者慎用 ④对有细菌、真菌、病毒感染者，应在应用足量敏感抗生素的同时谨慎使用

续　表

药物名称	使用指征	用法和用量	不良反应	注意事项
甲泼尼龙	主要用于过敏性与自身免疫性炎症性疾病。适用于结缔组织病，系统性红斑狼疮，严重的支气管哮喘，皮肌炎，血管炎等过敏性疾病，急性白血病，恶性淋巴瘤以及适用于其他肾上腺皮质激素类药物的病症等	口服给药，初始剂量为一次 4 ~ 48mg，一日 1 次。具体用量可根据病种和病情来确定。儿童常规剂量可酌减剂量	①长程使用可引起以下副作用：医源性库欣综合征面容和体态、体重增加、下肢水肿、紫纹、易出血倾向、创口愈合不良、痤疮、月经紊乱、肱或股骨头缺血性坏死、骨质疏松及骨折（包括脊椎压缩性骨折、长骨病理性骨折）、肌无力、肌萎缩、低血钾综合征、胃肠道刺激（恶心、呕吐）、胰腺炎、消化性溃疡或穿孔，儿童生长受到抑制、青光眼、白内障、良性颅内压升高综合征、糖耐量减退和糖尿病加重 ②可出现精神症状：欣快感、激动、谵妄、不安、定向力障碍，也可表现为抑制 ③并发感染为肾上腺皮质激素的主要不良反应 ④糖皮质激素停药综合征	对肾上腺皮质激素类药物过敏禁用。全身性真菌感染禁用。严重精神病及严重精神病史者、活动性消化性溃疡、新近胃肠吻合手术、严重高血压、明显的糖尿病、未能控制的感染（如水痘、麻疹、结核及其他真菌感染）、较严重的骨质疏松患者慎用
甲泼尼龙琥珀酸钠	主要用于过敏性与自身免疫性炎症性疾病。适用于结缔组织病，系统性红斑狼疮，严重的支气管哮喘，皮肌炎，血管炎等过敏性疾病，急性白血病，恶性淋巴瘤以及适用于其他肾上腺皮质激素类药物的病症等	推荐剂量为一次 15 ~ 30mg/kg，静脉注射至少 30min。根据需要，可于 48 小时内每隔 4 ~ 6 小时重复 1 次。抑制免疫：800 ~ 1000mg/d，加入 5% 葡萄糖注射液 250 ~ 500ml 中，4 小时滴完，3 日为一疗程。3 ~ 4 周后可重复	同甲泼尼龙片	对肾上腺皮质激素类药物过敏禁用。全身性真菌感染禁用。严重精神病及严重精神病史者、活动性消化性溃疡、新近胃肠吻合手术、严重高血压、明显的糖尿病、未能控制的感染（如水痘、麻疹、结核及其他真菌感染）、较重的骨质疏松的患者慎用

第二节　骨关节炎

一、临床处置思路

（一）诊断　根据患者的症状、体征、X 线表现及实验室检查，一般不难诊断骨关节炎（OA）。本诊断标准基本参照 Altman 制定的标准并经部分骨科专家讨论确定。

1. 膝关节 OA 诊断标准

（1）近 1 个月内反复膝关节疼痛。

（2）X 线片（站立或负重位）示关节间隙变窄、软骨下骨硬化和（或）囊性变、关节缘骨赘形成，关节液（至少 2 次）清亮、黏稠，WBC < 2000/ml。

（3）中老年患者（≥40 岁）。

（4）晨僵≤3 分钟，活动时有骨摩擦音（感）。

注：综合临床、实验室及 X 线检查，符合 1 + 2 条或 1 + 3 + 5 + 6 条或 1 + 4 + 5 + 6 条，可诊断膝关节 OA。

2. 髋关节 OA 诊断标准

（1）近 1 个月反复髋关节疼痛。

（2）血细胞沉降率≤20mm/1h。

（3）X 线片示骨赘形成，髋臼缘增生。

（4）X 线片示髋关节间隙变窄。

注：满足诊断标准 1 + 2 + 3 条或 1 + 3 + 4 条，可诊断髋关节 OA。

（二）检查项目　本病患者血尿常规检查和血沉、黏蛋白、类风湿因子等均在正常范围。滑膜液检查色泽、透明度及黏蛋白凝块试验正常，白细胞计数在 200 ~ 2000/mm^3，镜检无细菌或结晶，但可见到软骨碎片和纤维，从碎片的数目可粗略估计软骨退化程度。

X 线片一般有典型表现，主要为关节间隙狭窄，软骨下骨质硬化，边缘唇样变及骨赘形成，关节周围骨内囊状改变等。在脊柱除上述改变外，如髓核突出至上下椎体内形成软骨下结节，即所谓许莫结节，有时须与脊椎占位性病变鉴别。CT 和 MRI 检查能清晰显关节病变，椎间盘突出，后纵韧带增厚钙化等，对骨关节炎有诊断意义。

（三）治疗　OA 的治疗目的是减轻或消除疼痛，矫正畸形，改善或恢复关节功能，改善生活质量。

1. 非药物治疗是药物治疗及手术治疗等的基础。对于初次就诊且症状不重的 OA 患者，非药物治疗是首选的治疗方式。目的是减轻疼痛、改善功能，使患者能够很好地认识疾病的性质和预后。患者教育自我行为疗法（减少不合理的运动，适量活动，避免不良姿势，避免长时间跑、跳、蹲，减少或避免爬楼梯），减肥，有氧锻炼（如游泳、自行车等），关节功能训练（如膝关节在非负重位下屈伸活动，以保持关节最大活动度），肌力训练（如髋关节 OA 应注意外展肌群的训练）等。物理治疗主要增加局部血液循环、减轻炎症反应，包括热疗、水疗、超声波、针灸、按摩、牵引、经皮神经电刺激（TENS）等。行动支持主要减少受累关节负重，可采用手杖、拐杖、助行器等。

2．药物治疗如非药物治疗无效，可根据关节疼痛情况选择药物治疗。局部药物治疗对于手和膝关节 OA，在采用口服药前，建议首先选择局部药物治疗。局部药物治疗可使用非甾体抗炎药（NSAIDs）的乳胶剂、膏剂、贴剂和非 NSAIDs 擦剂（辣椒碱等）。局部外用药可以有效缓解关节轻中度疼痛，且不良反应轻微。全身镇痛药物依据给药途径，分为口服药物、针剂以及栓剂。

3．关节腔注射　①透明质酸钠：如果口服药物治疗效果不显著，可联合关节腔注射透明质酸钠类黏弹性补充剂，注射前应抽吸关节液；②糖皮质激素：对 NSAIDs 药物治疗 4～6 周无效的严重 OA 或不能耐受 NSAIDs 药物治疗、持续疼痛、炎症明显者，可行关节腔内注射糖皮质激素。但若长期使用，可加剧关节软骨损害，加重症状。

4．改善病情类药物及软骨保护剂包括双醋瑞因、氨基葡萄糖等。此类药物在一定程度上可延缓病程、改善患者症状。双醋瑞因具有结构调节作用。

二、临床处置流程

（一）骨关节炎的临床处置流程（图 6-2）

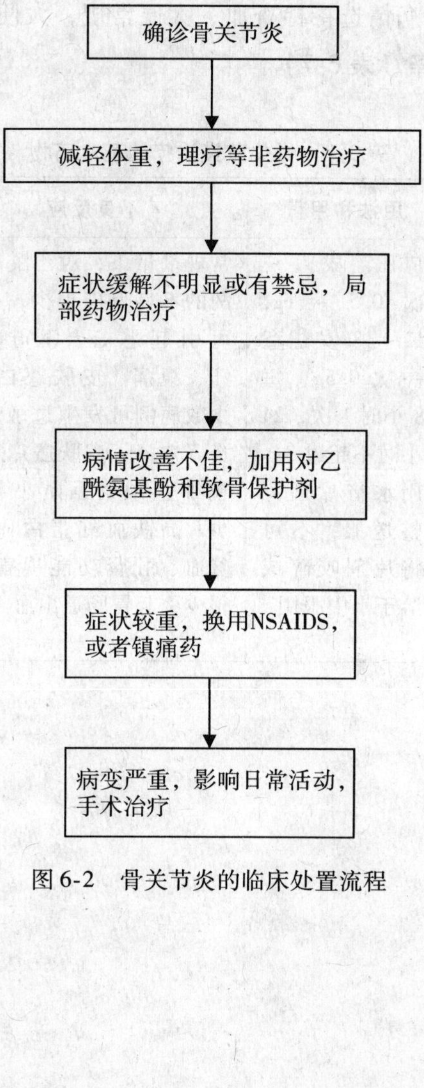

图 6-2　骨关节炎的临床处置流程

（二）对流程图重要环节的说明

1. 治疗应个体化，结合患者自身情况，如年龄、性别、体重、自身危险因素、病变部位及程度等选择合适的治疗方案，在上一个环节治疗出现症状缓解后可不进行下一环节治疗。

2. NSAIDS 的选择应遵循的原则　尽量首选对乙酰氨基酚；观察抗炎效果需要 2 周左右，不易更换过早；避免两种 NSAIDS 同时应用；尽量选用长效 NSAIDS；遵循 NSAIDS 个体化选择；有胃肠道危险因素存在时，应加用预防溃疡病的药物。

3. 糖皮质激素应用原则　不主张全身用药，只可关节腔局部注射，不能随意选用关节腔内注射糖皮质激素，更反对多次反复使用，一般每年最多 3 ~ 4 次。

三、特别提示

1. 骨关节炎的总体治疗原则是非药物与药物治疗相结合，必要时手术治疗。
2. 用药前进行风险评估，关注潜在内科疾病风险。
3. 根据患者个体情况，剂量个体化。
4. 尽量使用最低有效剂量，避免过量用药及同类药物重复或叠加使用。
5. 用药 3 个月，根据病情选择检查血、大便常规，大便潜血及肝肾功能。

四、基本药物使用选择（表 6-7）

表 6-7　骨关节炎治疗的基本药物

药物名称	使用指征	用法和用量	不良反应	注意事项
对乙酰氨基酚	适用于缓解轻中度疼痛，如关节痛、肌肉痛、神经痛、偏头痛、牙痛、痛经及感冒引起的发热、头痛	口服。成人一次 0.5 ~ 1g，12 ~ 18 岁儿童一次 0.5g，每 8 小时 1 次，24 小时不超过 3g。用水将片剂完整送服，不可将片剂咬碎或溶于水中服用	常规剂量下，对乙酰氨基酚的不良反应很少，偶尔可引起恶心、呕吐、出汗、腹痛、皮肤苍白等，少数病例可发生过敏性皮炎（皮疹、皮肤瘙痒等）、粒细胞缺乏、血小板减少、高铁血红蛋白血症、贫血、肝肾功能损害等，很少引起胃肠道出血	对本品过敏者禁用。肝肾功能不全者禁用。12 岁以下儿童不推荐使用本品。不应同时服用含有本品及其他解热镇痛药的制剂。服药期间禁止饮酒或含有酒精的饮料。孕妇、哺乳期妇女慎用

续　表

药物名称	使用指征	用法和用量	不良反应	注意事项
双醋瑞因（安必丁）	用于治疗退行性关节疾病（骨关节炎及相关疾病）；国内研究显示，本品可显著改善骨关节炎及相关疾病引起的疼痛和关节功能障碍等症状。服用2～4周后开始显效，4～6周表现明显。若连续治疗3个月以后停药，疗效至少可持续1个月	长期治疗（不短于3个月）：1～2次/日，每次1粒，餐后服用	轻度腹泻是应用本药治疗最常见的副作用（发生率约7%），一般会在治疗后的最初几天内出现，多数情况下会随着继续治疗而自行消失。上腹疼痛的发生率为3%～5%，恶心或呕吐则少于1%。服用本药偶尔会导致尿液颜色变黄，这是本品的特性，无任何临床意义	本品不能用于已知对双醋瑞因过敏或有蒽醌衍生物过敏史的患者。对曾出现过肠道不适（尤其是过敏性结肠）的患者，必须考虑使用安必丁的益处及相对风险。建议在这种情况下（肌肝清除率＜30ml/min）减少剂量。饭后服用双醋瑞因可以提高吸收率（大约24%）。泻药不应和安必丁共同服用
氨基葡萄糖	用于治疗和预防全身所有部位的骨关节炎，包括膝关节、肩关节、髋关节、手腕关节、颈及脊椎关节和踝关节等。可缓解和消除骨关节炎的疼痛、肿胀等症状，改善关节活动功能	口服，一次1～2粒，3次/日，一般疗程4～12周，如有必要在医师指导下可延长服药时间。每年重复治疗2～3次	偶尔会产生轻度的胃肠不适，如恶心、胃灼热、腹泻，以及头晕、过敏等症状	本品宜在饭时或饭后服用，可减少胃肠道不适，特别是有胃溃疡的患者。严重肝、肾功能不全者慎用。用药一疗程后，症状未缓解，请咨询医师或药师。孕妇和哺乳期妇女慎用。对本品过敏者禁用，过敏体质者慎用

注：阿西美辛、布洛芬、美洛昔康、萘普生、尼美舒利、双氯芬酸、塞来昔布等药物见表6-2。

第三节　系统性红斑狼疮

一、临床处置思路

（一）诊断　目前普遍采用美国风湿病学会 1997 年修订的 SLE 分类标准（表 6-8）。在 SLE 分类标准的 11 项中，符合 4 项或 4 项以上者，在除外感染、肿瘤和其他结缔组织病后，可诊断 SLE。其敏感性和特异性均较高，分别为 95% 和 85%。需强调指出的是患者病情的初始或许不具备分类标准中的 4 条。随着病情的进展而有 4 条以上或更多的项目。11 条分类标准中，免疫学异常和高滴度抗核抗体更具有诊断意义。一旦患者免疫学异常，即便临床诊断不够条件，也应密切随访，以便尽早作出诊断和及早治疗。

表 6-8　美国风湿病学会 1997 年修订的 SLE 分类标准

1. 颊部红斑	固定红斑，扁平或高起，在两颧突出部位
2. 盘状红斑	片状高起于皮肤的红斑，黏附有角质脱屑和毛囊栓；陈旧病变可发生萎缩性瘢痕
3. 光过敏	对日光有明显的反应，引起皮疹，从病史中得知或医生观察到
4. 口腔溃疡	经医生观察到的口腔或鼻咽部溃疡，一般为无痛性
5. 关节炎	非侵蚀性关节炎，累及 2 个或更多的外周关节，有压痛、肿胀或积液
6. 浆膜炎	胸膜炎或心包炎
7. 肾脏病变	尿蛋白 >0.5g/24h 或（+++），或管型（红细胞、血红蛋白、颗粒或混合管型）
8. 神经病变	癫痫发作或精神病，除外药物或已知的代谢紊乱
9. 血液学疾病	溶血性贫血，或白细胞减少，或淋巴细胞减少，或血小板减少
10. 免疫学异常	抗 ds-DNA 抗体阳性，或抗 Sm 抗体阳性，或抗磷脂抗体阳性（后者包括抗心磷脂抗体、狼疮抗凝物阳性、至少持续 6 个月的梅毒血清试验假阳性三者之一）
11. 抗核抗体	在任何时候和未用药物诱发“药物性狼疮”的情况下，抗核抗体滴度异常

（二）检查项目

1. 自身抗体的检测　系统性红斑狼疮的特点之一是血清中出现多种自身抗体，其中部分抗体为本病的特异性或相对特异性标记物。

（1）抗核抗体（ANA）：ANA 是本病的相对特异性抗体，阳性率达 89%～97%，是系统性红斑狼疮最常见的自身抗体。但是，部分患者可 ANA 阴性。

（2）双链 DNA（dsDNA）抗体：对系统性红斑狼疮的敏感性为 40%～70%，但特异性达 97%，是系统性红斑狼疮的特异性抗体。dsDNA 抗体与病情活动及肾损害有关。

（3）Sm 抗体：在系统性红斑狼疮的特异性达 98%，但敏感性较低，仅 20%～

40%。Sm 抗体的滴度往往与病情轻重无关。

（4）脱氧核糖核蛋白（DNP）抗体：为 DNA-组蛋白复合物的抗体，即狼疮因子。已逐步代替传统的狼疮细胞检查。是本病的特异性抗体，阳性率为 28%。在病情活动期阳性率可达 80%。

（5）膜细胞 DNA（cm-DNA）抗体：新发现的一种系统性红斑狼疮特异性抗体，阳性率为 60%~80%，与病情程度无关，对回顾性诊断有意义。

（6）核小体抗体：为系统性红斑狼疮的特异性抗体，阳性率达 82%~86%。

（7）U1 RNP 抗体：对本病的诊断有一定意义，阳性率 45%~60%。但也常见于其他系统性风湿病。

（8）SSA 抗体及 SSB 抗体：可见于系统性红斑狼疮，阳性率分别为 35% 和 20% 左右。但是，并非本病的特异性抗体。

（9）组蛋白抗体：见于 30%~70% 的系统性红斑狼疮患者。对药物性红斑狼疮的诊断很有意义，阳性率可达 80%。

2. 常规化验　血常规：白细胞减低、淋巴细胞减低、血小板减低及溶血性贫血对系统性红斑狼疮的诊断有一定意义。尿常规：尿蛋白阳性（>0. 5/24 小时）或细胞管型有助于诊断。急性时相反应物：血沉增快、C-反应蛋白增加，在本病的活动期尤为明显。

3. 其他免疫指标　补体（CH50、C3、C4）水平减低对诊断有参考意义。皮肤狼疮带试验在 40% 的患者阳性。抗磷脂抗体阳性与血栓形成、习惯性流产及血小板减少有关。此外，患者尚可出现免疫球蛋白增高、抗血小板、抗红细胞及抗淋巴细胞抗体等。

4. 肾活检　肾活检对系统性红斑狼疮的诊断、治疗以及预后的判断均有意义。几乎 100% 的患者均有肾脏免疫复合物的沉积。

5. 辅助检查　X 线、B 超检查、CT、MRI 等检查有助于对胸膜、肺、心脏、腹部以及脑部病变的判断。

（三）治疗

1. 一般治疗　患者宣教：正确认识疾病，消除恐惧心理，明白规律用药的意义，强调长期随访的必要性。避免过多的紫外线暴露，使用防紫外线用品，避免过度疲劳，自我认识疾病活动的征象，配合治疗、遵从医嘱，定期随诊。对症治疗和去除各种影响疾病预后的因素，如注意控制高血压，防治各种感染。

2. 药物治疗　SLE 目前还没有根治的办法，但恰当的治疗可以使大多数患者达到病情的完全缓解。强调早期诊断和早期治疗，以避免或延缓不可逆的组织脏器的病理损害。SLE 是一种高度异质性的疾病，临床医生应根据病情的轻重程度，掌握好治疗的风险与效益之比。既要清楚药物的毒副作用，又要懂得药物给患者带来的生机。

（1）轻型 SLE 的治疗：轻型的 SLE，虽有狼疮活动，但症状轻微，仅表现光过敏、皮疹、关节炎或轻度浆膜炎，而无明显内脏损害者。治疗药物包括：

非甾类抗炎药（NSAIDs）：可用于控制关节肿痛。服用时应注意消化性溃疡、出血、肾、肝功能等方面的不良反应。

抗疟药：可控制皮疹和减轻光敏感，常用氯喹 0. 25g 1 次/日，或羟氯喹 0. 4mg/d，分两次服。主要不良反应是眼底病变，用药超过6个月者，可停药1个月，有视力明显下降者，应检查眼底，明确原因。另外有心脏病史者，特别是心动过缓或有传导阻滞者禁用抗疟药。

短期局部应用激素治疗皮疹，但脸部应尽量避免使用强效激素类外用药，一旦使用，不应超过一周。

小剂量激素：如泼尼松≤10mg/d，可减轻症状。

权衡利弊必要时可用硫唑嘌呤、甲氨蝶呤或环磷酰胺等免疫抑制剂。应注意轻型SLE可因过敏、感染、妊娠生育、环境变化等因素而加重，甚至进入狼疮危象。

（2）重型SLE的治疗：治疗主要分两个阶段，即诱导缓解和巩固治疗。诱导缓解目的在于迅速控制病情，阻止或逆转内脏损害，力求疾病完全缓解（包括血清学、症状和受损器官的功能恢复），但应注意过分免疫抑制诱发的并发症，尤其是感染、性腺抑制等。目前，多数患者的诱导缓解期需要超过半年至1年才能达到缓解，不可急于求成。

糖皮质激素：具有强大的抗炎作用和免疫抑制作用，是治疗SLE的基础药。重型SLE的标准剂量是泼尼松1mg/kg，每日1次，病情稳定后2周或疗程8周内，开始以每1~2周减10%的速度缓慢减量，减至每日泼尼松0.5mg/kg后，减药速度可按病情适当调慢。如果病情允许，维持治疗的激素剂量尽量小于泼尼松10mg/d。在减药过程中，如果病情不稳定，可暂时维持原剂量不变或酌情增加剂量或加用免疫抑制剂联合治疗。可选用免疫抑制剂如环磷酰胺、硫唑嘌呤、甲氨蝶呤等的其中之一，联合应用以便更快地诱导病情缓解和巩固疗效，并避免长期使用较大剂量激素导致的严重的副作用。

环磷酰胺（cyclophosphamide，CYC）：是主要作用于S期的细胞周期特异性烷化剂，通过影响DNA合成发挥细胞毒作用。其对体液免疫的抑制作用较强，能抑制B细胞增殖和抗体生成，且抑制作用较持久，是治疗重症SLE的有效药物之一，尤其是在狼疮性肾炎和血管炎的患者中，环磷酰胺与激素联合治疗能有效地诱导疾病缓解，阻止和逆转病变的发展，改善远期预后。目前普遍采用的标准环磷酰胺冲击疗法是：0.75~1.0g/m^2体表面积，加入生理盐水200ml中静脉滴注，每3~4周1次。多数患者6~12个月可以缓解病情而进入巩固治疗阶段，还常需要继续环磷酰胺冲击治疗，逐渐延长用药间歇期，至约3个月1次维持数年。过去认为环磷酰胺累积剂量不应超过12g以上，新近的研究提示，环磷酰胺累积剂量可以至30g，可以使LN的远期疗效更为巩固，且安全性并未由此降低。

硫唑嘌呤：为嘌呤类似物，可通过抑制DNA合成发挥淋巴细胞的细胞毒作用。疗效不及环磷酰胺冲击疗法，尤其在控制肾脏和神经系统病变效果较差，而对浆膜炎、血液系统、皮疹等较好。用法：每日1~2.5mg/kg，常用剂量50~100mg/d，即50mg每日口服1~2次。副作用包括：骨髓抑制、胃肠道反应、肝功能损害等。少数对硫唑嘌呤极敏感者用药短期就可出现严重脱发和造血危象，引起严重粒细胞和血小板缺乏症，轻者停药后血象多在2~3周内恢复正常，重者则需按粒细胞缺乏或急性再障处理。以后不宜再用。

甲氨蝶呤：二氢叶酸还原酶拮抗剂，通过抑制核酸的合成发挥细胞毒作用。疗效不及环磷酰胺冲击疗法，但长期用药耐受性较佳。剂量 10～15mg，每周 1 次。主要用于关节炎、肌炎、浆膜炎和皮肤损害为主的 SLE。主要副作用有胃肠道反应、口腔黏膜糜烂、肝功能损害、骨髓抑制，偶见甲氨蝶呤导致肺炎和肺纤维化。

环孢素：可特异性抑制 T 淋巴细胞 IL-2 的产生，发挥选择性的细胞免疫抑制作用，是一种非细胞毒免疫抑制剂。在治疗 SLE 方面，对狼疮性肾炎（特别是 V 型 LN）有效，可用环孢素每日剂量 3～5mg/kg，分两次口服。用药期间注意肝、肾功能及高血压、高尿酸血症、高血钾等，有条件者应测血药浓度，调整剂量，血肌酐较用药前升高 30%，需要减药或停药。环孢素对 LN 的总体疗效不如环磷酰胺冲击疗法，而且价格昂贵、毒副作用较大、停药后病情容易反跳。

霉酚酸酯：为次黄嘌呤单核苷酸脱氢酶的抑制剂，可抑制嘌呤从头合成途径，从而抑制淋巴细胞活化。霉酚酸酯治疗狼疮性肾炎有效，能够有效地控制Ⅳ型 LN 活动。每日剂量 10～30mg/kg 体重，分 2 次口服。

3．特殊治疗　血浆置换等治疗 SLE，不宜列入诊疗常规，应视患者具体情况选择应用。

二、临床处置流程

（一）系统性红斑狼疮的临床处置流程（图 6-3）

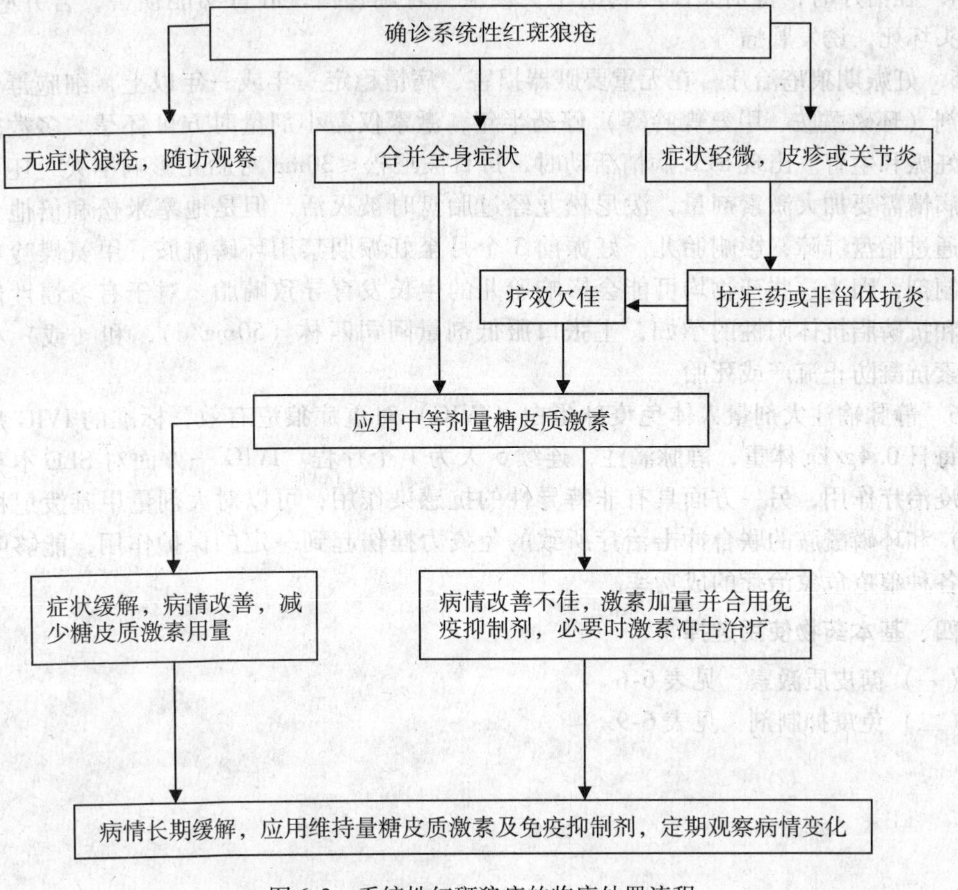

图 6-3　系统性红斑狼疮的临床处置流程

（二）对流程图重要环节的说明

1．无症状狼疮　指实验室检查符合狼疮而没有症状和脏器损害的患者。

2．中等剂量糖皮质激素　醋酸泼尼松 30～40mg/d 开始，可以根据患者反应及时调整剂量，从而减少治疗时间的延误。

3．激素冲击治疗　治疗目的在于挽救生命、保护受累脏器、预防后遗症。通常需要大剂量甲基泼尼松龙冲击治疗，针对受累脏器的对症治疗和支持治疗，以帮助患者度过危象。后续的治疗可按照重型 SLE 的原则，继续诱导缓解和维持巩固治疗。适应证包括：①急进性肾小球肾炎；②神经精神狼疮；③重症血小板减少性紫癜；④弥漫性出血性肺泡炎和急性重症肺间质病变；⑤严重的肠系膜血管炎。

4．免疫抑制剂应用　对开始有明显脏器（如肾脏、中枢神经系统）受累，或明显血管炎患者，或较轻患者治疗欠佳都应尽早应用免疫抑制剂，建议首选环磷酰胺。

三、特别提示

1．个体化治疗，即一经诊断给予患者制定合适的治疗方案。

2．重视患者教育，说服患者长期治疗，给予战胜疾病的信心。

3．对神经精神狼疮可应用鞘内给药，一般为地塞米松 10mg 及甲氨蝶呤 10mg 稀释至 5ml 缓慢注射。

4．在治疗时，特别关注药物的不良反应：骨髓移植，肝肾功能损害，合并感染，股骨头坏死，诱发肿瘤等。

5．妊娠期狼疮治疗　在无重要脏器损害、病情稳定一年或一年以上，细胞毒免疫抑制剂（环磷酰胺、甲氨蝶呤等）停药半年，激素仅需小剂量时方可怀孕，多数能安全地妊娠和生育。出现 SLE 病情活动时，每日泼尼松≤30mg 对胎儿影响不大，还可以根据病情需要加大激素剂量，泼尼松龙经过胎盘时被灭活，但是地塞米松和倍他米松可以通过胎盘屏障，影响胎儿。妊娠前 3 个月至妊娠期禁用环磷酰胺、甲氨蝶呤等免疫抑制剂，因为这些药物均可能会影响胎儿的生长发育导致畸胎。对于有习惯性流产病史和抗磷脂抗体阳性的孕妇，主张口服低剂量阿司匹林（50mg/d），和（或）小剂量肝素抗凝防止流产或死胎。

6．静脉输注大剂量人体免疫球蛋白（IVIG）对重症狼疮有效，标准的 IVIG 疗法是：每日 0.4g/kg 体重，静脉滴注，连续 5 天为 1 个疗程。IVIG 一方面对 SLE 本身具有免疫治疗作用，另一方面具有非特异性的抗感染作用，可以对大剂量甲基泼尼松龙（MP）和环磷酰胺的联合冲击治疗所致的免疫力挫伤起到一定的保护作用，能够明显提高各种狼疮危象治疗的成功率。

四、基本药物使用选择

（一）糖皮质激素　见表 6-6。

（二）免疫抑制剂　见表 6-9。

表 6-9　免疫抑制剂

药物名称	使用指征	用法和用量	不良反应	注意事项
环磷酰胺	对系统性红斑狼疮等各种风湿性疾病均有抑制作用。抗癌药物，对恶性淋巴瘤、急性或慢性淋巴细胞白血病、多发性骨髓瘤有较好的疗效，对乳腺癌、睾丸肿瘤、卵巢癌、肺癌、头颈部鳞癌、鼻咽癌、神经母细胞瘤、横纹肌肉瘤及骨肉瘤均有一定的疗效	成人常用量：口服，每日 50 ~ 200mg，每日一次。静脉注射按体表面积每次 500 ~ 1000mg/m²，加生理盐水 20 ~ 30ml，静脉注射，每周 1 次，连用 2 次，休息 1 ~ 2 周重复。联合用药 500 ~ 600mg/m²。儿童常用量：静脉注射每次 10 ~ 15mg/kg，加生理盐水 20ml 稀释后缓慢注射，每周 1 次，连用 2 次，休息 1 ~ 2 周重复。也可肌内注射	骨髓抑制：白细胞减少较血小板减少常见，最低值在用药后 1 ~ 2 周，多在 2 ~ 3 周后恢复。对肝功能有影响。胃肠道反应：食欲减退、恶心及呕吐，一般停药 1 ~ 3 天即可消失。泌尿道反应：当大剂量环磷酰胺静滴，而缺乏有效预防措施时，可致出血性膀胱炎，表现为膀胱刺激症状、少尿、血尿及蛋白尿，是其代谢产物丙烯醛刺激膀胱所致，但环磷酰胺常规剂量应用时，其发生率较低。其他反应尚包括脱发、口腔炎、中毒性肝炎、皮肤色素沉着、月经紊乱、无精子或精子减少及肺纤维化等	凡有骨髓抑制、感染、肝肾功能损害者禁用或慎用。对本品过敏者禁用。妊娠及哺乳期妇女禁用。本品的代谢产物对尿路有刺激性，应用时应鼓励患者多饮水，大剂量应用时应水化、利尿，同时给予尿路保护剂美司钠。近年研究显示，提高药物剂量强度，能明显增加疗效，当大剂量用药时，除应密切观察骨髓功能外，尤其要注意非血液学毒性，如心肌炎、中毒性肝炎及肺纤维化等。当肝肾功能损害、骨髓转移或既往曾接受多程化放疗时，环磷酰胺的剂量应减少至治疗量的 1/2 ~ 1/3。由于本品需在肝内活化，因此腔内给药无直接作用。环磷酰胺水溶液仅能稳定 2 ~ 3 小时，最好现配现用
霉酚酸酯	可用于难治性系统性红斑狼疮，狼疮性肾炎。预防同种肾移植病人的排斥反应，治疗难治性排斥反应，可与环孢素和肾上腺皮质激素同时应用	初始剂量每次 0.75g，一日 2 次。待病情控制后逐渐减量至每次 0.25g，一日 2 次	主要不良反应包括腹泻、白细胞减少，脓毒症和呕吐，还有频繁的某些类型的感染	对霉酚酸酯发生过敏反应的患者不能使用。服用本药可发生中性粒细胞减少（中性粒细胞绝对计数小于 1.3 × 10³/μl）时，应停止或减量使用，并密切观察患者。作为联合应用免疫抑制药物时，有增加淋巴瘤和其他恶性肿瘤（特别是皮肤瘤）发生的危险。免疫系统的过度抑制也可能导致对感染的易感性增加

注：甲氨蝶呤、硫酸羟氯喹、来氟米特、环孢素、硫唑嘌呤等药物见表 6-3。

第四节　多发性肌炎和皮肌炎

一、临床处置思路

（一）诊断　本病目前采用的是 Bohan 和 Peter 提出的诊断标准：①对称性近端肌无力，伴或不伴吞咽困难和呼吸肌无力；②血清肌酶升高，特别是 CK 升高；③肌电图异常；④肌活检异常；⑤特征性的皮肤损害。具备上述①～④者可确诊多发性肌炎（PM）。具备上述①～④项中的 3 项可能为 PM。只具备 2 项疑诊 PM。具备第 5 条，再加 3 项或 4 项可确诊为皮肌炎（DM），第 5 条加上 2 项可能为 DM，第 5 条加上项为可疑（DM）。

（二）检查项目

1. 血清肌酶　绝大多数患者在病程某一阶段可出现肌酶活性增高，是诊断本病的重要血清学指标之一。肌酶包括肌酸激酶（CK）、醛缩酶（ALD）、乳酸脱氢酶（LDH）、门冬氨酸氨基转移酶（AST）、碳酸酐酶Ⅲ等，其中以 CK 最敏感，CK 有三种同工酶，CK-MM 大部分来源于横纹肌，小部分来自心肌；CK-MB 主要来源于心肌，极少来源横纹肌；CK-BB 主要来源于脑和平滑肌，其中 CK-MM 活性占 CK 总活性的 95%～98%。PM/DM 主要以 CK-MM 的改变为主，碳酸酐酶Ⅲ为惟一存在于横纹肌的同工酶，横纹肌病变时升高，但未作为常规检测。其他肌酶同时来源于其他组织器官对 PM 和 DM 的诊断帮助不如 CK，肌酶活性的增高表明肌肉有新近损伤，肌细胞膜通透性增加，因此肌酶的高低与肌炎的病情变化呈平行关系，可作为诊断、疗效监测及预后的评价指标。肌酶的升高常早于临床表现数周，晚期肌萎缩肌酶不再释放，肌酶可正常。在一些慢性肌炎和广泛肌肉萎缩的患者，即使处于活动期，其肌酶水平也可正常。

2. 肌红蛋白测定　肌红蛋白仅存于心肌与横纹肌，当肌肉出现损伤、炎症、剧烈运动时肌红蛋白均可升高，多数肌炎患者的血清中肌红蛋白水平增高，且与病情呈平行关系，有时先于 CK 升高。

3. 自身抗体　抗核抗体在 PM/DM 中的阳性率为 20%～30%，对肌炎诊断不具特异性。抗 Jo-1 抗体是诊断 PM 的标记性抗体，阳性率为 25%，在合并有肺间质病变患者中的阳性率可达 60%，抗 Jo-1 阳性的 PM/DM 患者，临床上常表现为抗合成酶抗体综合征：肌无力、发热、间质性肺炎、关节炎、雷诺现象和“技工手”。

4. 肌电图　几乎所有患者出现肌电图异常，表现为肌源性损害，即在肌肉松弛时出现纤颤波、正锐波、插入激惹及高频放电，在肌肉轻微收缩时出现短时限低电压多相运动电位，最大收缩时出现干扰相。

5. 肌活检　取受损肢体近端肌肉如三角肌、股四头肌及有压痛和中等无力的肌肉送检为好，应避免在肌电图插入处取材，因肌炎常呈灶性分布，必要时需多部位取材，提高阳性率。

（三）治疗

1. 一般治疗　急性期卧床休息，并适当进行肢体被动运动，以防肌肉萎缩，症状控制后适当锻炼，给以高热量，高蛋白饮食，避免感染。

2．药物治疗

（1）糖皮质激素：是本病的首选药物，通常剂量为泼尼松1.5～2.0mg/(kg·d)，晨起一次口服，重症者可分次口服，大多数患者于治疗后6～12周内肌酶下降，接近正常。待肌力明显恢复，肌酶趋于正常则开始减量，减量应缓慢（一般1年左右），减至维持量5～10mg/d后继续用药2年以上，在减量过程中如病情反复应及时加用免疫抑制剂。

（2）免疫抑制剂：对病情反复及重症患者应及时加用免疫抑制剂。激素与免疫抑制剂联合应用可提高疗效，减少激素用量，及时避免不良反应。甲氨蝶呤常用剂量为每周15～20mg，口服或加生理盐水20ml静脉缓慢推注，若无不良反应，可根据病情酌情加量（每周30mg），待病情稳定后逐渐减量，维持治疗数月或数年。有的患者为控制该病持续小剂量服用MTX5年以上，并未出现不良反应。MTX的不良反应主要有肝酶增高、骨髓抑制、血细胞减少及口腔炎等。用药期间应定期检查血常规和肝肾功能。硫唑嘌呤常用剂量为2～3mg/(kg·d)，口服，初始剂量可从50mg/d开始，逐渐增加至150mg/d，待病情控制后逐渐减量，维持量为50mg/d。不良反应主要有骨髓抑制、血细胞减少、肝酶增高等。用药开始时需每1～2周查血常规1次，以后每1～3个月查血常规和肝功能1次。环磷酰胺：对MTX不能耐受或不满意者可用该药50～100mg/d口服，对重症者，可用0.8～1.0g加生理盐水200ml静脉冲击治疗。不良反应主要有骨髓抑制、血细胞减少、出血性膀胱炎、卵巢毒性及诱发恶性肿瘤等。用药期间，需监测血常规，肝、肾功能。

3．合并恶性肿瘤患者的治疗　在切除肿瘤后，肌炎症状可自然缓解。

二、临床处置流程

（一）多发性肌炎/皮肌炎的临床处置流程（图6-4）

（二）对流程图重要环节的说明

1．足量糖皮质激素　指醋酸泼尼松1～2mg/(kg·d)开始，可以根据患者反应及时调整剂量，从而减少治疗时间的延误。

2．激素冲击治疗　治疗目的在于挽救生命、保护受累脏器、防止后遗症。通常需要大剂量甲基泼尼松龙冲击治疗，针对受累脏器的对症治疗和支持治疗，以帮助患者度过危象。

3．免疫抑制剂应用　对开始有明显脏器损伤（如呼吸机麻痹）、明显血管炎患者，或较轻患者治疗欠佳都应尽早应用免疫抑制剂，建议首选甲氨蝶呤。

三、特别提示

1．个体化治疗，即一经诊断给予患者制定合适的治疗方案。

2．重视患者教育，说服患者长期治疗，给患者战胜疾病的信心。

3．对病情发展迅速或有呼吸肌无力，呼吸困难，吞咽困难者，可用甲基泼尼松龙0.5～1.0g/d静脉冲击治疗，连用3d之后改为60mg/d口服，再根据症状及肌酶水平逐渐减量。应该指出，在服用激素过程中应严密观察感染情况，必要时加用抗感染药物。

4．在治疗时，特别关注药物的不良反应，如骨髓移植，肝肾功能损害，合并感

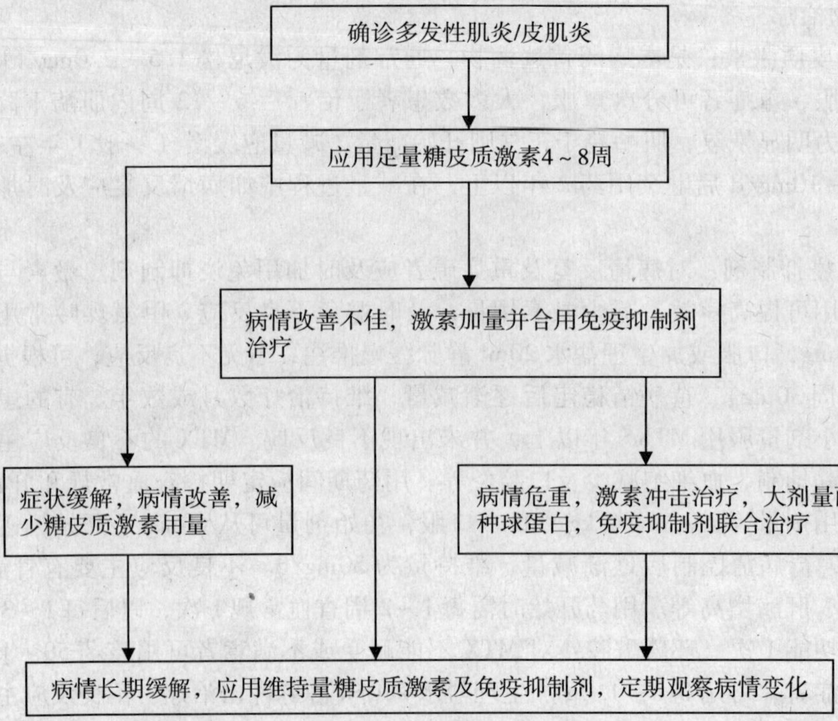

图 6-4　多发性肌炎/皮肌炎的临床处置流程

染，股骨头坏死，诱发肿瘤等。

5. 静脉输注大剂量人体免疫球蛋白（IVIG）对重症多发性肌炎/皮肌炎有效，标准的 IVIG 疗法是：每日剂量 0.4g/kg，静脉滴注，连续 5 天为 1 个疗程。IVIG 一方面对 SLE 本身具有免疫治疗作用，另一方面具有非特异性的抗感染作用，可以对大剂量 MP 和环磷酰胺的联合冲击治疗所致的免疫力挫伤起到一定的保护作用，能够明显提高各种狼疮危象治疗的成功率。

四、基本药物使用选择

（一）糖皮质激素见表 6-6。

（二）免疫抑制剂见表 6-9。

第五节　强直性脊柱炎

一、临床处置思路

（一）诊断

1. 纽约标准（1966 年）　有 X 线片证实的双侧或单侧骶髂关节炎（按下述 X 线片骶髂关节炎 0～Ⅳ级分级），并分别附加以下临床表现的 1 条或 2 条，即，①腰椎在前屈、侧屈和后伸的 3 个方向运动均受限；②腰背痛史或现有症状；③胸廓扩展范围小于 2.5cm。根据以上几点，诊断肯定的强直性脊柱炎（AS）要求有：X 线片证实的

Ⅲ～Ⅳ级双侧骶髂关节炎，并附加上述临床表现中的至少1条；或者X线证实的Ⅲ～Ⅳ级单侧骶髂关节炎或Ⅱ级双侧骶髂关节炎，并分别附加上述临床表现的1条或2条。

2．修订的纽约标准（1984年）　①下腰背痛的病程至少持续3个月，疼痛随活动改善，但休息不减轻；②腰椎在前后和侧屈方向活动受限；③胸廓扩展范围小于同年龄和性别的正常值；④双侧骶髂关节炎Ⅱ～Ⅳ级，或单侧骶髂关节炎Ⅲ～Ⅳ级。如果患者具备④并分别附加①～③条中的任何1条可确诊为AS。

3．欧洲脊柱关节病研究组标准　炎性脊柱痛或非对称性以下肢关节为主的滑膜炎，并附加以下项目中的任何一项，即：①阳性家族史；②银屑病；③炎性肠病；④关节炎前1个月内的尿道炎、宫颈炎或急性腹泻；⑤双侧臀部交替疼痛；⑥肌腱末端病；⑦骶髂关节炎。

（二）检查项目

1．体格检查　骶髂关节和椎旁肌肉压痛为本病早期的阳性体征。随病情进展可见腰椎前凸变平，脊柱各个方向活动受限，胸廓扩展范围缩小及颈椎后突。以下几种方法可用于检查骶髂关节压痛或脊柱病变进展情况：①枕壁试验：正常人在立正姿势双足跟紧贴墙根时，后枕部应贴近墙壁而无间隙。而颈僵直和（或）胸椎段畸形后凸者该间隙增大至几厘米以上，致使枕部不能贴壁。②胸廓扩展：在第4肋间隙水平测量深吸气和深呼气时胸廓扩展范围，两者之差的正常值不小于2.5cm，而有肋骨和脊椎广泛受累者则使胸廓扩张减少。③Schober试验：于双髂后上棘连线中点上方垂直距离10cm及下方5cm处分别作出标记，然后嘱患者弯腰（保持双膝直立位）测量脊柱最大前屈度，正常移动增加距离在5cm以上，脊柱受累者则增加距离少于4cm。④骨盆按压：患者侧卧，从另一侧按压骨盆可引起骶髂关节疼痛。⑤Patrick试验（下肢4字试验）：患者仰卧，一侧膝屈曲并将足跟放置到对侧伸直的膝上。检查者用一只手下压屈曲的膝（此时髋关节在屈曲、外展和外旋位），并用另一只手压对侧骨盆，可引出对侧骶髂关节疼痛则视为阳性。有膝或髋关节病变者也不能完成4字试验。

2．影像学检查　X线表现具有诊断意义。AS最早的变化发生在骶髂关节。该处的X线片显示软骨下骨缘模糊，骨质糜烂，关节间隙模糊，骨密度增高及关节融合。通常按X线片骶髂关节炎的病变程度分为5级：0级为正常，Ⅰ级可疑，Ⅱ级有轻度骶髂关节炎，Ⅲ级有中度骶髂关节炎，Ⅳ级为关节融合强直。对于临床可疑病例，而X线片尚未显示明确的或Ⅱ级以上的双侧骶髂关节炎改变者，应该采用CT检查。该技术的优点还在于假阳性少。但是，由于骶髂关节解剖学的上部为韧带，因其附着引起影像学上的关节间隙不规则和增宽，给判断带来困难。另外，类似于关节间隙狭窄和糜烂的骶髂关节髂骨部分的软骨下老化是一自然现象，不应该视为异常。MRI对了解软骨病变优于CT，但在判断骶髂关节炎时易出现假阳性结果，又因价格昂贵，目前不宜作为常规检查项目。

脊柱的X线片表现有椎体骨质疏松和方形变，椎小关节模糊，椎旁韧带钙化以及骨桥形成。晚期广泛而严重的骨化性骨桥表现称为“竹节样脊柱”。耻骨联合、坐骨结节和肌腱附着点（如跟骨）的骨质糜烂，伴邻近骨质的反应性硬化及绒毛状改变，可出现新骨形成。

3．实验室检查　活动期患者可见血沉增快，C-反应蛋白增高及轻度贫血。类风湿因子阴性和免疫球蛋白轻度升高。虽然 AS 患者 HLA-B27 阳性率达 90% 左右，但无诊断特异性，因为正常人也有 HLA-B27 阳性。HLA-B27 阴性患者只要临床表现和影像学检查符合诊断标准，也不能排除 AS 可能。

（三）治疗

1. 非药物治疗

（1）对患者及其家属进行疾病知识的教育是整个治疗计划中不可缺少的一部分，有助于患者主动参与治疗，并与医师合作。长期计划还应包括患者的社会心理和康复的需要。

（2）劝导患者要谨慎而不间断地进行体育锻炼，以取得和维持脊柱关节的最好位置，增强椎旁肌肉和增加肺活量，其重要性不亚于药物治疗。

（3）站立时应尽量保持挺胸、收腹和双眼平视前方的姿势。坐位也应保持胸部直立。应睡硬板床，多取仰卧位，避免促进屈曲畸形的体位。枕头要矮，一旦出现上胸或颈椎受累应停用枕头。

（4）减少或避免引起持续性疼痛的体力活动。定期测量身高。保持身高记录是防止不易发现的早期脊柱弯曲的一个好措施。

（5）对疼痛或炎性关节或其他软组织选择必要的物理治疗。

2. 药物治疗

（1）非甾类抗炎药：这一类药物可迅速改善患者腰背部疼痛和发僵，减轻关节肿胀和疼痛及增加活动范围，无论早期或晚期 AS 患者的症状治疗都是首选的。抗炎药种类繁多，但对 AS 的疗效大致相当。

（2）柳氮磺吡啶：可改善 AS 的关节疼痛、肿胀和发僵，并可降低血清 IgA 水平及其他实验室活动性指标，特别适用于改善 AS 患者的外周关节炎，并对本病并发的前色素膜炎有预防复发和减轻病变的作用。至今，本品对 AS 的中轴关节病变的治疗作用及改善疾病预后的作用均缺乏证据。通常推荐用量为 2.0g/d，分 2～3 次口服。剂量增至 3.0g/d，疗效虽可增加，但不良反应也明显增多。本品起效较慢，通常在用药后 4～6 周。为了增加患者的耐受性，一般以 0.25g，每日 3 次开始，以后每周递增 0.25g，直至 1.0g，每日 2 次，或根据病情、患者对治疗的反应调整剂量和疗程，维持 1～3 年。为了弥补柳氮磺吡啶起效较慢及抗炎作用欠强的缺点，通常选用一种起效快的抗炎药与其并用。不良反应包括消化系症状，皮疹，血细胞减少，头痛，头晕以及男性精子减少及形态异常（停药可恢复）。磺胺过敏者禁用。

（3）甲氨蝶呤：活动性 AS 患者经柳氮磺吡啶和非甾类抗炎药治疗无效时，可采用甲氨蝶呤。但经对比观察发现，本品仅对外周关节炎、腰背痛和发僵及虹膜炎等表现，以及血沉和 C-反应蛋白水平有改善作用，而对中轴关节的放射线病变无改善证据。通常以甲氨蝶呤 7.5～15mg，个别重症者可酌情增加剂量，口服或注射，每周 1 次，疗程半年至 3 年不等。同时，可并用 1 种抗炎药。尽管小剂量甲氨蝶呤有不良反应较少的优点，但其不良反应仍是治疗中必须注意的问题。这些包括胃肠不适，肝损伤，肺间质炎症和纤维化，血细胞减少，脱发，头痛及头晕等，故在用药前后应定期复查血常规，肝功能及其他有关项目。

（4）糖皮质激素：少数病例即使用大剂量抗炎药也不能控制症状时，甲基泼尼松龙 15mg/(kg·d) 冲击治疗，连续 3 天，可暂时缓解疼痛。对其他治疗不能控制的下背痛，在 CT 指导下行皮质类固醇骶髂关节注射，部分患者可改善症状，疗效可持续 3 个月左右。本病伴发的长期单关节（如膝）积液，可行长效皮质激素关节腔注射。重复注射应间隔 3～4 周，一般不超过 2～3 次。糖皮质激素口服治疗既不能阻止本病的发展，还会因长期治疗带来不良反应。

（5）其他药物：一些男性难治性 AS 患者应用沙利度胺（thalidomide，反应停）后，临床症状和血沉及 C-反应蛋白均明显改善。初始剂量 50mg/d，每 10 天递增 50mg，至 200mg/d 维持，国外有用 300mg/d 维持。用量不足则疗效不佳，停药后症状易迅速复发。不良反应有嗜睡，口渴，血细胞下降，肝酶增高，镜下血尿及指端麻刺感等。因此对选用此种治疗者应严密观察，在用药初期每周查血和尿常规，每 2～4 周查肝肾功能。对长期用药者应定期做神经系统检查，以便及时发现可能出现的外周神经炎。

3. 生物制剂　国外已将抗肿瘤坏死因子-α 用于治疗活动性或对抗炎药治疗无效的 AS，至今有 infliximab 和 etanercept 两种制剂。infliximab 是抗肿瘤坏死因子的单克隆抗体，用法：3～5mg/kg，静点，间隔 4 周重复 1 次，通常使用 3～6 次，治疗后患者的外周关节炎、肌腱末端炎及脊柱症状，以及 C-反应蛋白均可得到明显改善。但其长期疗效及对中轴关节 X 线病变的影响如何，尚待继续研究。不良反应有感染，严重过敏反应及狼疮样病变等。

etanercept 是一种重组的人可溶性肿瘤坏死因子受体融合蛋白，能可逆性地与 TNF-α 结合，竞争性抑制 TNF-α 与 TNF 受体位点的结合。国外已用于治疗活动性 AS。以本品 25mg，皮下注射，每周 2 次，连用 4 个月，治疗中患者可继续原用剂量的抗风湿药物。80% 的患者病情可获改善，如晨僵，脊背痛，肌腱末端炎，扩胸度，血沉和 C-反应蛋白等。本品疗效快且疗效不随用药时间延续而降低。主要不良反应为感染。

二、临床处置流程

（一）强直性脊柱炎的临床处置流程（图 6-5）

（二）对流程图重要环节的说明

1. 注释　NSAIDS，非甾体抗炎药；MTX，甲氨蝶呤；SASP，柳氮磺吡啶；LEF，来氟米特；DMARDS，改善病情药；Pred，糖皮质激素。

2. 选择 NSAIDS 应遵循的原则　观察抗炎效果需要 2 周左右，不易更换过早；避免两种 NSAIDS 同时应用；尽量选用长效 NSAIDS；遵循 NSAIDS 个体化选择；有胃肠道危险因素存在时，应加用预防溃疡病的药物。

3. DMARDS 的不良反应　2～4 周检测患者血常规、尿常规，1～2 个月检测患者肝功能、肾功能、便潜血。随时关注患者出现皮疹，口腔炎及口腔溃疡，脱发，间质性肺炎，自身免疫溶血性贫血等症状。

4. Pred 应用原则　大剂量（40～60mg/d）可作为诱导缓解或合并全身症状，如虹膜睫状体炎，肺间质纤维化，神经炎等；激素 >10mg/d 长期使用应避免；小剂量（<5mg/d）应用 1～2 个月可停药，长期维持有争议；预防骨质疏松、无高血压、糖尿病等。

5. 生物制剂　应有 2 种以上 NSAIDs 足量治疗试验无效；最大推荐剂量至少 4 周治疗无效（除非有禁忌证）；外周关节炎型行 1 次激素局部注射后缓解不明显；有一种

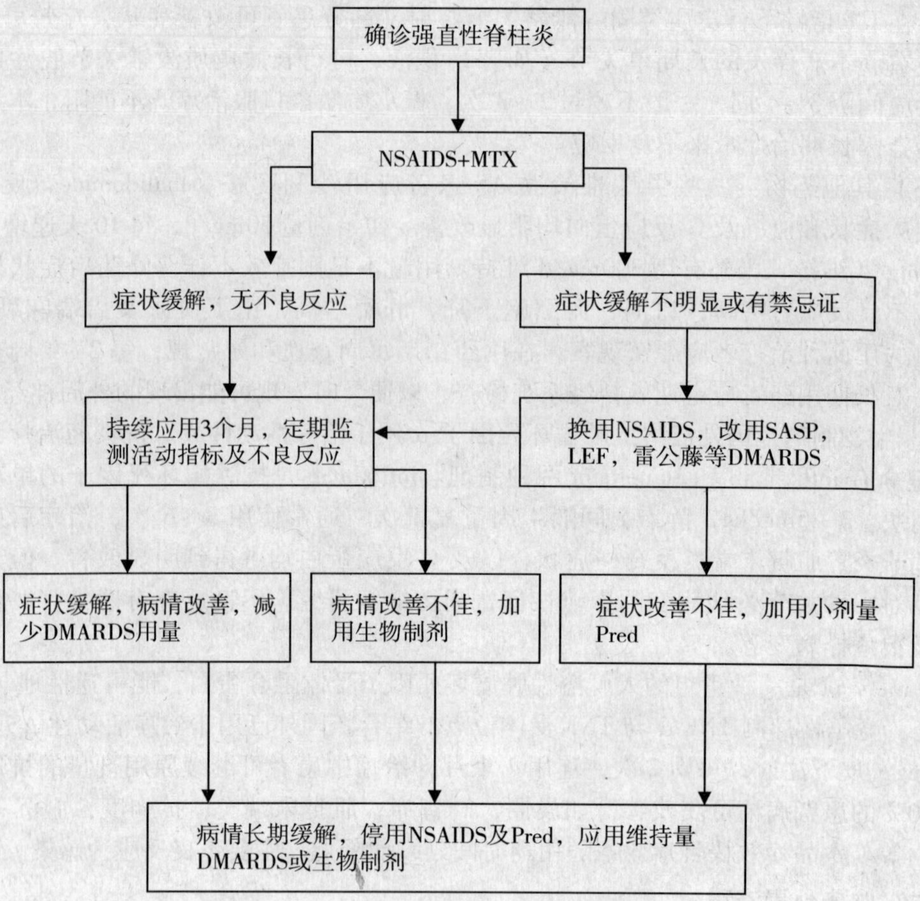

图 6-5　强直性脊柱炎的临床处置流程

DMARD 的治疗试验（最好是柳氮磺吡啶）效果欠佳。肌腱端炎：合适的局部注射后症状不减轻。上述情况均需积极应用生物制剂。应用生物制剂前必须除外各种感染，尤其是结核感染。

三、特别提示

1. 重视医疗体育锻炼，对患者维持脊柱生理曲度、防止畸形，保持良好的胸廓活动度，避免影响呼吸功能等非常有好处。

2. 以证明用于治疗类风湿关节炎的抗疟药、金制剂、青霉胺、硫唑嘌呤等慢作用抗风湿药对强直性脊柱炎无效。

3. 甲氨蝶呤、柳氮磺吡啶等慢作用抗风湿药对外周关节炎效果较好，对中轴关节炎效果不佳。

4. 对无禁忌证的中轴关节受累患者条件允许尽早应用生物制剂可有影像学意义的受益。

四、基本药物使用选择

（一）非甾体抗炎药　见表6-2。

（二）缓解病情的抗风湿药　见表6-10。

表6-10　缓解病情的抗风湿药

药物名称	使用指征	用法和用量	不良反应	注意事项
沙利度胺	强直性脊柱炎和皮肤血管炎等风湿性疾病。皮肤病治疗药。用于控制瘤型麻风反应症	口服。一次25～50mg，一日100～200mg，或遵医嘱。	①口干、恶心、呕吐及腹痛等胃肠道不适；②头昏、头痛、嗜睡、皮疹及面部水肿；③能致畸胎	孕妇及哺乳期妇女禁用。儿童禁用。对本品过敏者禁用。驾驶员、机器操纵者禁用

注：甲氨蝶呤、柳氮磺吡啶、来氟米特三种药物见表6-3

（三）植物药　见表6-4。

（四）生物制剂　见表6-5。

（五）糖皮质激素　见表6-6。

（彭晨星）

第七章　脑血管疾病合理用药指导

第一节　短暂脑缺血发作

一、临床处置思路

（一）诊断　短暂脑缺血发作（transient ischemic attack，TIA）是指由于某种因素造成的脑动脉一过性或短暂性供血障碍，导致相应供血区局灶性神经功能缺损或视网膜功能障碍。症状持续时间为数分钟到数小时，24 小时内完全恢复，可反复发作，不留神经功能缺损症状和体征。目前的临床研究结果对传统的 TIA 发作时间的限定存在争议。

短暂脑缺血发作好发于 50～70 岁，男性多于女性，患者多伴有高血压、动脉粥样硬化、心脏病、糖尿病和血脂异常等脑血管病危险因素。常常突然起病，迅速出现肢体单瘫、偏瘫、面瘫、肢体麻木、言语障碍、眩晕、眼震、复视、交叉性瘫痪、吞咽困难、构音障碍、平衡障碍等。如果上述症状持续数分钟，24 小时内恢复完全，到就诊时临床症状已经消失，或以后又有发作，则高度怀疑短暂脑缺血发作，这时应追问患者既往有无脑血管病危险因素，查头颅 CT 无阳性发现，或无与本次发病有关的责任病灶，在排除其他疾病后，可以诊断短暂脑缺血发作。

需要鉴别的疾病有：局灶性癫痫、复杂性偏头痛、晕厥、梅尼埃综合征（旧称美尼尔综合征）、脑肿瘤、硬膜下血肿、低血糖、低血压等。

（二）检查项目

1. 初步检查　首选头部 CT，其他包括①血流动力学：双上肢血压，除外血流动力学病因；②脑血管状况：颈动脉、椎动脉超声，除外颈动脉病变和椎动脉受压情况，通过 TCD 可发现颅内大动脉狭窄；③心脏：标准 12 导联心电图，除外心源性疾病；④凝血机制：血常规、凝血常规；⑤血液生化检查：血糖、血脂（总胆固醇、甘油三酯、低密度脂蛋白、高密度脂蛋白）。

2. 有条件可以进一步检查以下项目　包括：①对于可疑有脑血管狭窄的患者进一步查磁共振血管成像（MRA）或脑血管造影（DSA）；②疑有阵发性心房颤动者查 24 小时动态心电图和超声心动。

（三）治疗　短暂脑缺血发作是神经科急症，应给予足够重视，及早治疗防止发展为脑梗死。治疗包括：病因治疗、药物治疗和手术治疗。

1. 病因治疗　是脑血管病危险因素的治疗，控制血压，尤其是纠正低血压，控制血糖、血脂，纠正心律失常、心衰，建立健康的生活方式，戒烟，避免酗酒，合理运动。

2. 药物治疗　①抗血小板聚集：首选阿司匹林 300mg/d，2 周后改为 50～150mg/d。氯吡格雷 75mg，每日 1 次。双嘧达莫 25mg，每日 3 次，联合应用阿司匹林。

②抗凝治疗：不作为短暂脑缺血发作的常规治疗，对于伴发房颤、冠心病、机械性心瓣膜或经抗血小板治疗仍频繁发作，考虑抗凝治疗。有出血倾向、溃疡病、严重高血压及肝肾疾病的患者禁忌抗凝治疗。抗凝药物可选用低分子肝素 4000～5000IU，腹部皮下注射，每日 2 次，连用 7～10 天。③降脂治疗：阿托伐他丁钙 10～20mg，晚饭后服。④扩容治疗：可疑低灌注者给予羟乙基淀粉氯化钠 500ml，静脉点滴。⑤钙拮抗剂：尼莫地平 20～40mg，每日 3 次；盐酸氟桂利嗪 5mg，每日睡前服用一次。⑥其他：一些中药有活血化瘀作用也可应用。

3．手术治疗　适用于颈动脉狭窄超过 70% 患者，可行颈内动脉内膜剥脱术或血管内支架术。

二、临床处置流程

（一）短暂脑缺血发作的临床处置流程（图 7-1）

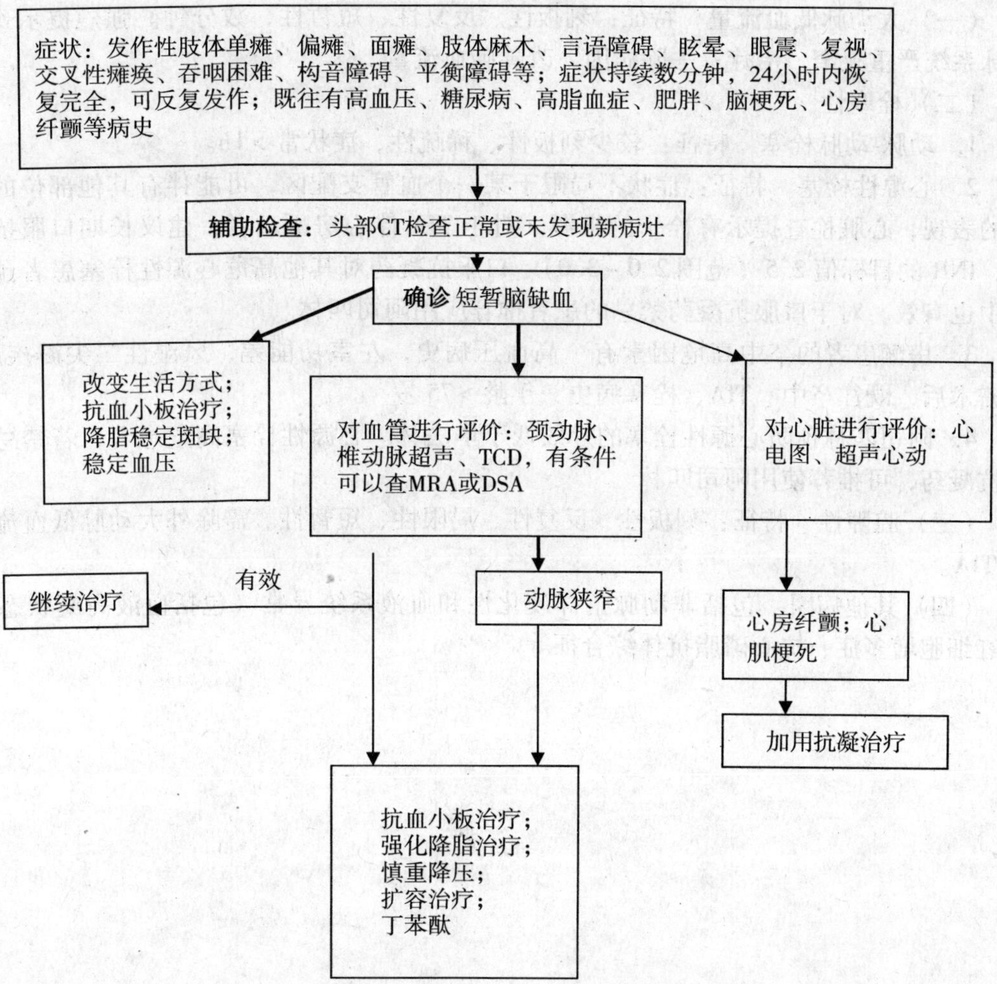

图 7-1　短暂脑缺血发作的临床处置流程

（二）对流程图重要环节的说明

1．血压的处理　对于TIA发作频繁并且发作刻板的患者，应积极进行TCD、颈动脉、椎动脉超声检查，有条件的应进行MRA或DSA检查，经过对血管的评价，怀疑患者TIA发作是由于严重的动脉狭窄引起，降压应慎重。如果收缩压≥180mmHg，舒张压≥110mmHg，可在保证充足血容量情况下，慎重应用尼莫地平1～2mg/h缓慢降压，切忌在短时间内迅速降压，以免TIA发展为脑梗死。

2．抗血小板治疗　TIA患者如果对阿司匹林抵抗，或者有胃溃疡不能耐受阿司匹林者，应首选氯吡格雷75～150mg抗血小板治疗。如果经济条件差，不能支付高额费用者，可选用复方阿司匹林双嘧达莫缓释片治疗。

3．抗凝剂不作为TIA发作的常规治疗，对于伴发房颤、冠心病或经抗血小板治疗仍频繁发作，考虑抗凝治疗。

三、特别提示

（一）大动脉低血流量　特征：刻板性、反复性、短暂性、数分钟。强烈提示颈内动脉系统严重狭窄。治疗：去除病因，改善脑血流量。

（二）栓塞性

1．动脉-动脉栓塞　特征：较少刻板性、稀疏性、症状常>1h。

2．心源性栓塞　特征：症状不局限于某一个血管支配区，可能伴有其他部位的栓塞的表现，心脏检查提示有栓子的来源。对于TIA伴心房颤动者，建议长期口服抗凝药，INR的目标值2.5（范围2.0～3.0）。口服抗凝药对其他高危心源性栓塞患者预防卒中也有效。对于口服抗凝药禁忌的患者推荐应用阿司匹林。

3．房颤患者的卒中高危因素有　高血压病史，左室功能差，风湿性二尖瓣疾患，换瓣术后，既往卒中、TIA、栓塞病史，年龄>75岁。

4．阿司匹林预防心源性栓塞的疗效低于华法林。心源性栓塞高危患者，若禁忌口服抗凝药，可推荐使用阿司匹林。

（三）腔隙性　特征：刻板性、反复性、局限性、短暂性。需除外大动脉低血流量性TIA。

（四）其他病因　包括非动脉粥样硬化性和血液系统异常（包括血液高凝状态），如红细胞增多症、抗心磷脂抗体综合征等。

四、基本药物使用选择（表 7-1）

表 7-1　短暂脑缺血发作治疗的基本药物

药物名称	使用指征	用法用量	不良反应	注意事项
抗血小板药物				
阿司匹林	缺血性脑血管病	50 ~ 150mg/d，顿服	恶心、呕吐、呕血、黑便、皮疹等	血友病、血小板减少症、消化道溃疡、肝肾功能障碍、严重高血压未控制者禁用；糖尿病视网膜病变；妊娠、哺乳妇女慎用
氯吡格雷	急性缺血性脑血管病、心肌梗死、周围血管病	75mg/d，顿服	胃及十二指肠溃疡、皮疹、瘙痒、紫癜、头痛、眩晕等	对本品过敏者禁用；全身活动性病理性出血、肝功能障碍者慎用
双嘧达莫	缺血性脑血管病、冠心病	25 ~ 50mg，3 次/日，饭前 1 小时服用	头痛、恶心、呕吐、腹泻	与肝素合用可导致出血；低血压、心肌梗死后休克状态禁用
抗凝药物				
低分子肝素	急性缺血性脑血管病、预防深静脉血栓、稳定性心绞痛	0.3 ~ 0.6ml，脐周皮下注射，1 次/日或每 12 小时 1 次	注射部位出血性淤斑、皮下淤斑、血尿、过敏性皮疹	出血性疾病、血小板减少、细菌性心内膜炎、严重高血压、消化道溃疡、肝肾功能障碍、视网膜血管病患者禁用
华法林	短暂脑缺血发作、颅内静脉窦血栓、风心病房颤、肺栓塞、预防静脉血栓形成	用药前检查凝血酶原时间和活动度，第一天 5 ~ 10mg，第二天半量，第三天根据复查的凝血酶原时间及活动度结果给予维持量，一般维持量为每日 2.5 ~ 5mg，用药期间 INR 维持在 1.5 ~ 2.5	牙龈出血、血尿、发热、恶心、呕吐、腹泻、严重致畸作用	与以下药物合用可增强抗凝作用：水杨酸、保泰松、水合氯醛、丙咪嗪、甲硝唑、肾上腺皮质激素、苯妥英钠等

续 表

降脂药物				
阿托伐他丁钙	高胆固醇血症和混合性高脂血症，纯合子高胆固醇血症，缺血性脑血管病、冠心病、动脉粥样硬化症	起始剂量为10mg，1次/日，剂量范围为10～80mg/d。根据治疗目标和治疗反应采取个体化治疗方案。对肾功能不全患者，不必调整剂量	便秘、腹胀、消化不良和腹痛，转氨酶升高	活动性肝病或原因不明的转氨酶持续升高患者及对本品的任何成分过敏者、孕妇和哺乳期妇女禁用。①使用本品治疗前、治疗6周及12周或增加药物剂量后进行肝功能检测，并在以后定期测定肝功能；②治疗过程中出现弥漫性肌痛、肌肉触痛或无力，特别是伴有全身不适或发热时，或（和）肌酸磷酸激酶（CPK）水平明显升高，应考虑肌病的可能性。如为肌病，应停止本品的治疗；③使用本品前，应通过适当饮食、运动和减轻体重等方法控制高胆固醇血症，并治疗其他原发疾病；④本品过量无特殊治疗；⑤开始治疗和（或）增加剂量后2～4周应监测血脂水平，并据此对剂量进行相应的调整

续 表

辛伐他丁	高胆固醇血症、缺血性脑血管病、冠心病、动脉粥样硬化症	10mg，晚间顿服。若需调整剂量则应间隔4周以上，最大剂量为 40mg/d，晚间顿服。由于辛伐他汀由肾脏排泄不明显，故中度肾功能不全患者不必调整剂量；对于严重肾功能不全的患者（肌酐清除率小于 30ml/min），如使用剂量超过10mg/d 时应慎重考虑，并小心使用	腹痛，便秘，胃肠胀气，疲乏无力，头痛。罕见肝炎及过敏反应	对任何成分过敏者、活动性肝炎或无法解释的持续血清氨基转移酶升高者禁用，禁止与四氢萘酚类钙通道阻滞剂米贝地尔合用
钙离子通道阻断剂				
盐酸氟桂利嗪	后循环缺血所致的头晕耳鸣、偏头痛预防、脑梗死、癫痫辅助治疗	5～10mg，每晚1次	①嗜睡和疲惫感为最常见；②长期服用者可以出现抑郁症，以女性病人较常见；③老年患者易出现锥体外系症状，表现为不自主运动、下颌运动障碍、强直等。多数用药3周后出现，停药后消失；④少数患者可出现失眠，焦虑等症状；个别出现胃部烧灼感，胃纳亢进，进食量增加，体重增加；少数出现皮疹，口干，溢乳，肌肉酸痛等，停药可以缓解	对本药物过敏、有抑郁症病史者禁用；脑出血急性期忌用；孕妇和哺乳期妇女禁用；用药后疲惫症状逐步加重者应当减量或停药；长期应用出现锥体外系症状时，应当减量或停服药；患有锥体外系疾病时，应当慎用；驾驶员和机械操作者慎用

续 表

尼莫地平注射液，尼莫地平片	预防和治疗动脉瘤性蛛网膜下腔出血后脑血管痉挛，高血压引起的缺血性脑血管病	尼莫地平注射液 1～2mg/h 缓慢静点；尼莫地平片 30mg，3 次/日	恶心、胃肠道不适，头痛，潮红、出汗、心动过缓或心动过速，个别可出现静脉炎	对本品过敏者禁用；脑水肿和颅内压明显增高时慎用；低血压患者慎用；避光保存；尽量避免与其他钙拮抗剂及α-甲基多巴合用；加强同时应用的降压药的降压作用
新型抗脑卒中药物				
丁苯酞	轻中度急性缺血性脑血管病	0.2g，3 次/日，10～12d 一疗程	一过性转氨酶升高，偶有恶心、腹部不适、皮疹等	对芹菜过敏者禁用，有严重出血倾向禁用，建议餐前服用，严重肝肾功能不全者慎用
羟乙基淀粉氯化钠	低血容量休克、冠状动脉功能不全、血栓闭塞性疾病	500～1000ml/d	偶有过敏	加重心功能不全，对于出血性疾病可能引起进一步出血

第二节 高血压脑病

一、临床处置思路

（一）诊断　高血压脑病（hypertension encephalopathy）是一种突发的、重度、持久的高血压，伴有中枢神经系统功能障碍的临床综合征。是脑部小动脉发生持久而严重痉挛后出现被动性或强直性扩张，脑循环发生急性障碍，导致脑水肿和颅内压增高，引起一系列临床症状。如能在短时间内迅速降低血压，可使病情逆转。

高血压脑病发生时患者血压突然升高，出现严重的头痛、恶心、呕吐，如血压不能尽快控制，患者可出现意识障碍、谵妄、嗜睡、昏迷，有的患者可出现癫痫发作、偏瘫、失语等。严重者可在数小时内死亡。如积极治疗可使症状缓解，缓解后可遗留有痴呆、智能低下等。查体患者舒张压通常在 120mmHg，有时可高达 160mmHg，平均动脉压 150～200mmHg。眼底检查可见视网膜小动脉痉挛、视网膜出血及渗出。头颅 CT 可见脑水肿、脑室变小、斑点状脑出血。

高血压脑病的诊断主要根据病史、临床表现及辅助检查，另外应用降压药物治疗后症状和体征很快恢复可作为诊断标准之一。

本病应与高血压脑出血、脑梗死、蛛网膜下腔出血鉴别。肾性高血压患者应与尿毒症脑病鉴别，合并糖尿病患者应与低血糖昏迷、高渗性非酮性糖尿病昏迷鉴别。

（二）检查项目

1. 初步检查　心电、血压监测，头颅 CT，血、尿常规、肾功能、血糖。

2．病情允许进一步检查头 MRI、MRA。

（三）治疗

1．高血压脑病发病急、变化快，如不及时治疗，可危及生命。治疗原则是尽快降低血压，控制抽搐，减轻脑水肿，降低颅内压。

2．迅速降低血压

（1）硝普钠：开始剂量为 25μg/min，开始用药后每 5～10min 测血压 1 次，根据血压调整滴注速度，将血压调整到 160～180/100～110mmHg。硝普钠应避光静点，疗程一般不宜超过 3 天，以免发生硫氰酸钠中毒。滴注超过 6 小时应重新配置新鲜药液。

（2）乌拉地尔：乌拉地尔注射液 25mg 溶于 10ml 生理盐水中，静脉缓慢推注，5 分钟后如果效果不理想可重复注射 25mg，10 分钟后用乌拉地尔 50mg 溶于 250ml 生理盐水或 5% 葡萄糖溶液静脉点滴。目前临床资料显示乌拉地尔疗效确切，安全性好，应用范围广，适用于高血压危象的急救。

（3）硝酸甘油：开始剂量为 5～10μg/min，逐渐加量，按需要调至 30μg/min，停药数分钟内作用即消失。不良反应有心动过速、面红、头痛、呕吐等。

（4）口服降压药物：硝苯地平、硝苯地平控释片、卡托普利、依那普利等。推荐硝苯地平剂量 10mg。卡托普利口服吸收迅速，舌下含服 25～50mg，15min 起效，30～60min 降压最明显，持续 3h 左右，每日 2～3 次。依那普利较卡托普利起效慢，1～2h 发挥作用，半衰期 11h，一般剂量为 5～10mg，每日 2 次。对于有肾动脉狭窄或严重肾功能不全者慎用或禁用卡托普利和依那普利。

3．降低颅内压　应用甘露醇 250ml，每 4～6 小时重复 1 次，也可用甘油果糖 250ml 静点、呋塞米 20～40mg 入壶或肌内注射。

4．控制抽搐发作　对于抽搐者首选地西泮，10～20mg 缓慢静脉注射，必要时 30 分钟后再重复一次直至抽搐停止。也可用苯巴比妥钠 0.2mg 肌内注射。

5．并发症的处理

（1）脑血管意外的治疗：并发脑出血时一般收缩压降至 150mmHg；蛛网膜下腔出血者收缩压降至 140～160mmHg；缺血性脑血管病，除非血压过高，一般不予降压，待病情稳定后数日后再使血压降至正常水平。

（2）急性左心衰或急性肺水肿：迅速应用乌拉地尔、硝酸甘油静点，以达到降压和改善心功能的效果，同时给予吗啡、毛花苷（西地兰）、呋塞米、高流量吸氧等。

（3）急性心肌梗死：选择硝酸甘油或硝普钠降压，目标血压为 140/90mmHg 以下。同时给予心电监护、吸氧、镇痛、溶栓、防止严重的心律失常。

（4）先兆子痫和子痫的处理：立即应用乌拉地尔静点，同时给予地西泮 10～20mg 缓慢静脉注射。钙拮抗剂可抑制子宫平滑肌收缩，影响产程，不宜使用。利血平能通过胎盘影响胎儿，应避免使用。禁用硝普钠。

（5）合并肾功能不全：血液透析；应用呋塞米 40～80mg，肌内注射；降压不宜过低，一般不低于 150/90mmHg，以免影响肾功能，加重氮质血症。

（6）伴主动脉夹层动脉瘤：立即监护，绝对卧床，迅速降压，防止主动脉壁的进一步剥裂，争取手术时机。

二、临床处置流程

（一）高血压脑病的临床处置流程（图 7-2）

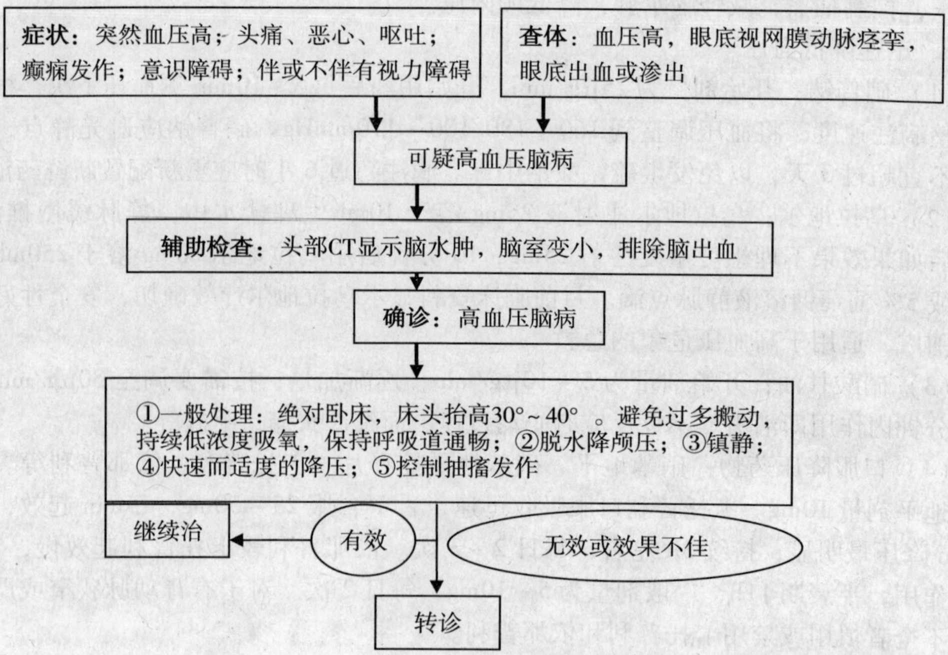

图 7-2　高血压脑病的临床处置流程

（二）对流程图重要环节的说明　及时充分降压后多数患者临床症状可在数小时或 1～2 天内完全恢复，如降压效果不理想，应及时转诊。

三、特别提示

对于嗜铬细胞瘤引起的高血压危象不宜单独使用 β 受体阻断剂，特别是分泌肾上腺素的肿瘤，因可引起 α 受体兴奋，导致严重高血压。对于降压效果不理想者，应注意靶器官（心、脑、肾及眼底）损害和功能障碍的处理。

四、基本药物使用选择（表7-2）

表7-2　高血压脑病治疗的基本药物

降压药物				
药物名称	使用指征	用法用量	不良反应	注意事项
硝普钠	高血压危象、高血压脑病、恶性高血压、嗜铬细胞瘤、急性左心衰、心绞痛	0.5～10μg/(kg·min)，静点	①用药速度过快，血压下降迅速，出现眩晕、大汗、头痛、肌肉颤搐、神经紧张或焦虑、烦躁、胃痛、反射性心动过速或心律不齐等；②长期使用可出现硫氰酸盐中毒，出现眩晕、头痛、恶心、呕吐、谵妄、意识障碍等，严重过量可致昏迷、死亡	脑病或其他颅内压增高患者慎用；肝功能损害时慎用；新鲜配制，用药时间不宜过长，易出现氰化物中毒现象；用药期间应监测血压
乌拉地尔	高血压危象、高血压脑病、难治性高血压	静脉注射：10～50mg缓慢静推，5分钟内起效，监测血压变化，若效果不理想，可重复给药。静脉点滴：静脉点滴或用泵点，在静脉注射后使用，以维持血压稳定。将250mg乌拉地尔加入到50ml生理盐水、5%或10%的葡萄糖，泵点。静脉输液的最大药物浓度为4mg/ml乌拉地尔。输入速度根据患者的血压酌情调整。推荐初始速度为2mg/min，维持速度为9mg/h（若将250mg乌拉地尔溶解在500ml液体中，则1mg乌拉地尔相当于44滴或2.2ml输入液）。血压下降的程度由前15min内输入的药物剂量决定，然后用低剂量维持	由于血压骤降可出现头痛、头晕、恶心、呕吐、烦躁、乏力、心悸、心律失常等，症状通常在数分钟内消失，无需停药；极个别病例在口服本药时出现血小板计数减少	主动脉狭窄或动静脉分流患者、哺乳期妇女禁用。血压骤降可能引起心动过缓甚至心脏停搏；疗程一般不超过7天；开车或操纵机器者应谨慎；老年人及肝功能受损者慎用

续 表

药物名称	使用指征	用法用量	不良反应	注意事项
硝酸甘油	高血压、急性左心衰、急性心肌梗死、心绞痛	20～100μg/min，静点，患者对本药的耐受性差异很大，应根据患者血压、心率调整用药剂量	头痛、眩晕、呕吐、心动过速，晕厥、面红、药疹和剥脱性皮炎	禁用于心肌梗死早期（有严重低血压及心动过速时）、严重贫血、青光眼、颅内压增高和已知对硝酸甘油过敏的患者。还禁用于使用枸橼酸西地那非（万艾可）的患者，后者增强硝酸甘油的降压作用
硝苯地平缓释片或控释片	各型高血压、收缩期高血压、心绞痛、周围血管病、糖尿量减低	20mg，每次1片，1次/日；30mg，1次/日	面红、头痛、心悸、踝部水肿等	不用于不稳定性心绞痛、心动过速及心肌梗死患者；与地高辛、氨茶碱、奎尼丁合用，可使后三者血药浓度升高，注意减量；低血压者、孕妇慎用
卡托普利	高血压脑病、各型高血压、心力衰竭、左室肥厚、心肌梗死、糖尿病微量蛋白尿	6.25～12.5mg，3次/日，饭前服用	中性粒细胞减少；刺激性干咳；窦性心动过缓、烦躁、头晕、胃肠功能紊乱等	双侧肾动脉狭窄、体质过敏者禁用；肾功能不全者慎用；对高肾素水平的高血压疗效好
依那普利	高血压脑病、原发性高血压、肾性高血压、肾血管性高血压、恶性高血压	5～10mg，1～2次/日，最大剂量不超过40mg/d	低血压、眩晕、头痛、干咳、腹痛、食欲不振、呕吐、腹泻、皮疹、瘙痒、高血钾、肝肾功能异常、白细胞减少、贫血等	对本品过敏者、双侧肾动脉狭窄者禁用；儿童、孕妇、哺乳妇女、司机及肾功能严重受损者慎用；与利尿剂合用增强降压效果；不与保钾利尿药合用

续 表

降颅压药物				
甘露醇：利尿脱水剂	脑水肿	125～250ml 快速静点，每6～8小时1次，根据颅内压情况调整给药间隔	水电解质平衡障碍、肉眼血尿、急性肾功能障碍	心功能不全、急性肺水肿患者禁用，脑卒中引起的急性肺水肿慎用；高血压脑出血极早期慎用
甘油果糖：利尿脱水剂	急慢性颅内压增高和脑水肿	250～500ml 静脉点滴，1～2次/日	个别患者可发生肾功能损害	遗传性果糖代谢障碍、心功能不全、肾功能障碍、尿崩症、糖尿病者慎用。滴注速度过快可引起溶血，甚至肾功能损害
呋塞米：利尿脱水剂	脑水肿，急性肾功能衰竭、心衰和肝功能不全所致的水肿	20～80mg 加入5%～10%葡萄糖20～40ml静脉注射，根据尿量调整用药剂量和间隔时间，总量不超过2g/d	恶心、腹泻、疲倦、乏力、肌肉痉挛、电解质紊乱、低氯性碱中毒、高尿酸血症	低钾血症、低钠血症者禁用
乙酰唑胺（醋氮酰胺）：减少脑脊液分泌	颅内压增高、脑水肿、青光眼、周期性麻痹、顽固性呃逆	0.25g，2～3次/日，口服	疲劳、头痛、头晕、恶心、腹泻、耳鸣、听力减退、低血钾、胆汁郁积性黄疸、粒细胞减少、再生障碍性贫血、肾绞痛、高血氨性酸中毒	肝性昏迷、肾功能衰竭、肾上腺皮质功能不全、代谢性酸中毒、肺源性心脏病、肾结石、痛风、妊娠妇女禁用
人血白蛋白	急性脑水肿、低血容量休克、低蛋白血症	每次5～10g，生理盐水100ml稀释后缓慢静点，1次/日	皮疹、发热等过敏反应	因容易与多种药物生成沉淀，不得与其他药物配伍使用

续　表

镇静与抗癫痫药物				
地西泮	是治疗癫痫持续状态的首选药物	镇静：2.5～5mg，2～3次/日口服；催眠：5～10mg，睡前服用；抗惊厥：静脉注射10～20mg以2mg/min的速度推注；癫痫持续状态时：开始静注10mg～20mg，病情控制后可用50～100mg溶入5%葡萄糖内，缓慢静点，根据患者抽搐情况调整滴注速度。24小时总量不超过200mg	嗜睡、疲倦、头昏、低血压、心动过缓等；个别病人发生兴奋、多语、幻觉；长期连续应用可产生依赖性和成瘾性；静脉注射速度过快可导致呼吸骤停	妊娠、哺乳妇女、新生儿禁用；青光眼、严重的急性乙醇中毒、重症肌无力、低蛋白血症、慢阻肺、长期卧床患者慎用；肝肾功能损害能延长药物的半衰期；严重抑郁症患者可使病情加重；老年患者剂量减半
苯巴比妥	对全身性或部分性癫痫发作有效	镇静：15～30mg，1～2次/日口服；催眠：30～90mg睡前服用；抗癫痫：每次8～9mg/kg，肌内注射，必要时4～6小时重复使用	困倦、头痛、乏力、精神不振；偶有皮疹、剥脱性皮炎、中毒性肝炎；久用可产生耐受性与依赖性，突然停药可引起戒断症状	肝肾功能不全、呼吸功能不全、血卟啉病、对本品过敏者禁用。妊娠和哺乳妇女慎用；用药期间避免驾驶车辆、操作机械等

第三节　脑　梗　死

脑梗死（cerebral infarction，CI），是指各种原因引起的脑部血液供应障碍，使得局部脑组织发生不可逆的损害，导致脑组织缺血、缺氧坏死。按发病机制可分为动脉粥样硬化性血栓形成性脑梗死、脑栓塞、腔隙性脑梗死等。

动脉粥样硬化性血栓形成性脑梗死

动脉粥样硬化性血栓形成性脑梗死（atherothrombotic cerebral infarction）是脑梗死中最常见的类型。

一、临床处置思路

（一）诊断

1. 中老年多见。
2. 有脑卒中的危险因素。
3. 常在安静状态下或睡眠中起病。

4. 大约1/3患者病前有反复出现的TIA。

5. 根据脑血栓形成的部位不同，出现相应的神经系统症状和体征，如肢体单瘫、偏瘫、面瘫、肢体麻木、言语障碍、眩晕、眼震、复视、交叉性瘫痪、吞咽困难、构音障碍、平衡障碍等。

6. 上述症状持续数小时或数天内达高峰。患者一般意识清楚，但大面积梗死或脑干梗死时可出现意识障碍，甚至脑疝形成，最终导致死亡。

7. 头颅CT检查早期多正常，24～48小时后出现低密度灶，诊断脑梗死。

8. 脑梗死需要与以下疾病鉴别：区别脑梗死与脑出血的最可靠方法是头CT和（或）MRI；还应与脑肿瘤、晕厥、癫痫、慢性硬膜下血肿等鉴别。

（二）检查项目

1. 初步检查项目与TIA相似，主要目的是寻找脑梗死的危险因素。包括：头CT、血压、颈动脉、椎动脉超声、心电图、血常规、凝血常规、血液生化检查。

2. 进一步检查项目　头MRI、MRA，在溶栓时间窗内，有溶栓适应证的患者可进行脑血管造影（DSA）检查。

（三）治疗　脑梗死的治疗分为急性期治疗和康复治疗。急性期治疗要重视超早期（6小时内）和急性期处理。

1. 急性期处理

（1）一般处理

1）要求患者卧床休息。

2）调控血压，病后24小时内血压升高的患者应谨慎处理。先处理紧张焦虑情绪、疼痛、恶心、呕吐及高颅压等情况。血压持续升高，收缩压≥200mmHg或舒张压≥110mmHg，或伴有严重的心功能不全、主动脉夹层、高血压脑病，可给予谨慎降压，并严密观察血压变化，必要时使用尼卡地平或拉贝洛尔等，避免血压过低。有高血压病史并且正在服用降压药物者，如病情稳定，在卒中后24小时后开始恢复使用降压药物。脑卒中后低血压患者，应积极寻找和处理原因，必要时可采用扩容升压措施。

3）控制血糖，血糖超过11.1mmol/L时给予胰岛素治疗。

4）营养支持，正常经口进食者无需额外补充营养。不能正常进食者可鼻饲。

（2）改善脑循环

1）溶栓治疗：适用于设立卒中绿色通道和卒中单元的医疗机构，常用的溶栓药物包括：组织型纤溶酶原激活剂（rtPA）和尿激酶。对于发病后3小时内和3～4.5小时的患者，根据适应证严格筛选，尽快给予rtPA溶栓治疗。发病6小时内的脑梗死，如不能使用rtPA，可考虑静脉应用尿激酶，应根据适应证严格筛选患者。

2）抗血小板治疗：对于不适合溶栓的患者应在发病后给予阿司匹林150～300mg/d，急性期后改为50～150mg/d。溶栓患者应在溶栓24小时后开始使用阿司匹林。对不能耐受阿司匹林的患者，可考虑选用氯吡格雷等抗血小板药物。

3）抗凝治疗：对于大多数急性脑梗死患者，不推荐无选择性早期抗凝治疗。溶栓后抗凝治疗应在24小时后使用抗凝剂。

4）降纤：对于不适合溶栓的高纤维蛋白原血症患者，可选择降纤治疗。常用药物有巴曲酶、降纤酶，用法：首次剂量为10BU，之后隔日5BU，静脉注射，共用3次。

每次用药之前进行纤维蛋白原检测。

5）扩容：对于低血压或脑血流低灌注所致的急性脑梗死可考虑扩容治疗，但需注意加重脑水肿、心功能衰竭等并发症。常用的扩容药物有羟乙基淀粉氯化钠。

（3）神经保护及其他：包括亚低温（32～34℃）和胞磷胆碱、依达拉奉等。丁苯酞、尤瑞克林是国内开发的一类新药。

（4）中医中药：三七、丹参、川芎、葛根素、水蛭及银杏制剂。

（5）急性期并发症的处理

1）脑水肿和高颅压处理：常用的降颅压药物为甘露醇、呋塞米、甘油果糖。甘露醇常用剂量为0.25～0.5g/kg，每4～6小时1次，每日最大剂量为2g/kg。呋塞米10mg，每2～8小时1次。甘油果糖250ml，每天1～2次。另外可以应用白蛋白，但是价格昂贵。对于发病48小时内，60岁以下的大面积脑梗死患者伴严重的颅内压增高，内科治疗不满意且无禁忌证者，可请神经外科会诊行开颅减压术。

2）出血转化的处理：停用抗栓治疗等致出血药物。待病情稳定7～10天后开始抗栓治疗。

3）癫痫：急性期癫痫发作控制后，不建议使用抗癫痫药物。

4）吞咽困难：吞咽困难短期不能恢复的患者可鼻饲饮食。

5）肺炎：注意早期积极处理吞咽困难和误吸问题。不建议预防性应用抗生素。

6）排尿障碍和尿路感染：尿失禁者避免留置尿管，尿潴留者可留置导尿管。有尿路感染者给予抗生素治疗。

7）深静脉血栓形成和肺栓塞：避免下肢静脉输液，早期活动、抬高下肢。可给予皮下注射低分子肝素预防深静脉血栓。

2. 恢复期治疗　包括康复治疗和脑血管病的二级预防。

二、临床处置流程

（一）脑梗死的临床处置流程（图7-3）

（二）对流程图重要环节的说明

1. 在溶栓时间窗内尽快把患者送往有溶栓能力的综合性医院，抢救缺血半暗带。推荐的溶栓时间窗为4.5h内或6h内。

2. 中国急性缺血性卒中诊疗指南推荐　①缺血卒中发病3h内和3～4.5h的患者，应根据适应证严格筛选患者，尽快给予rtPA溶栓治疗。使用方法：rtPA 0.9mg/kg（最大0.9mg）静脉滴注，其中最初10%在最初的1min内静脉推注，其余持续滴注1h，用药期间及用药24h内严密监护患者。②发病6h内的缺血性卒中患者，如不能使用rtPA可考虑静脉给予尿激酶，应根据适应证严格筛选患者。使用方法：尿激酶100～150万IU溶于生理盐水100～200ml，持续静脉滴注30min，用药期间应严密监护患者。③发病6h内由大脑中动脉闭塞导致的严重脑卒中不适合静脉溶栓的患者，经过严格选择后可在有条件的医院进行动脉溶栓。④发病24h内由后循环闭塞导致的严重脑卒中且不适合静脉溶栓的患者，经过严格选择后可在有条件的医院进行动脉溶栓。⑤溶栓后的抗血小板治疗应推迟到溶栓后24h开始。

3. 静脉溶栓适应证

（1）年龄18～80岁。

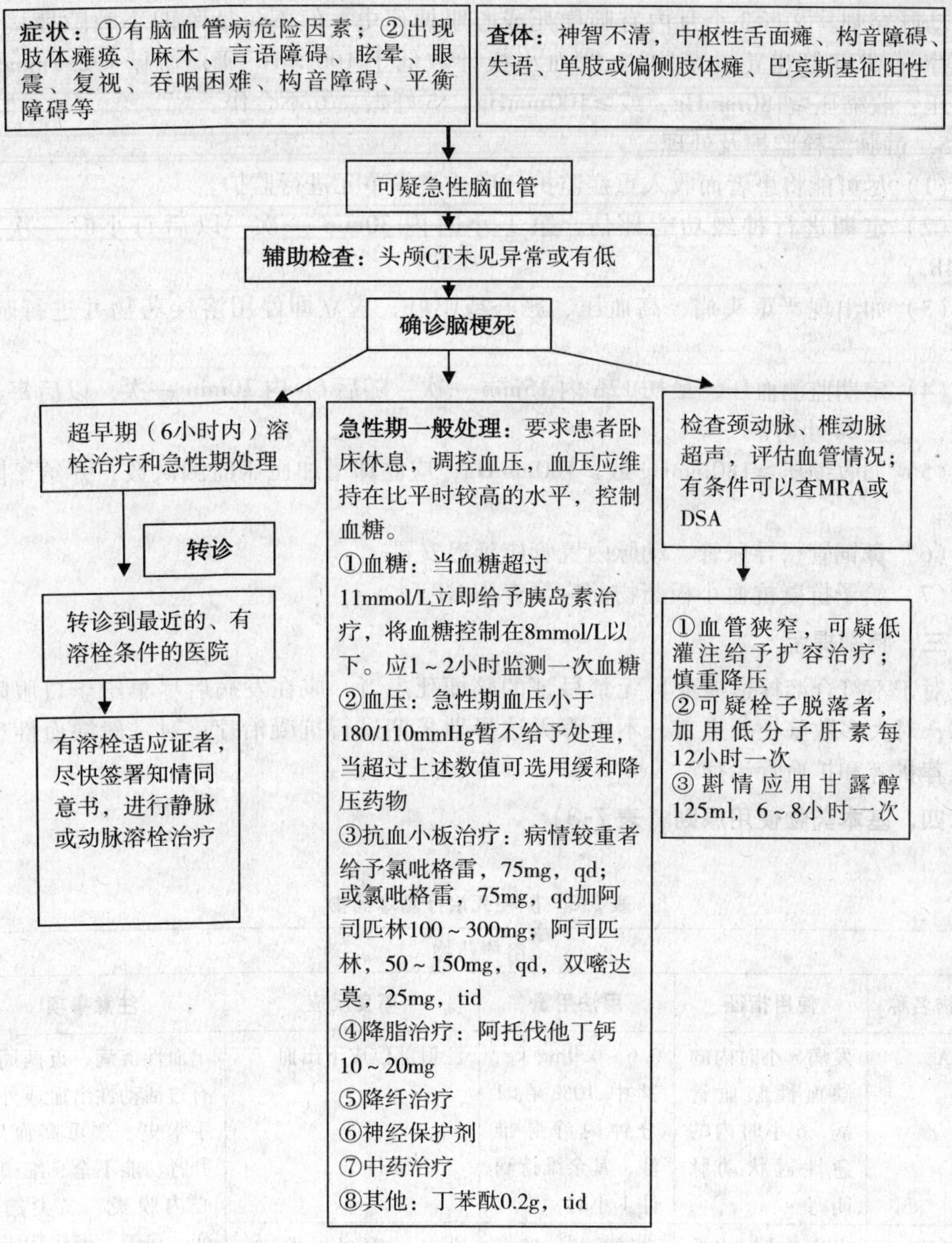

图 7-3　脑梗死的临床处置流程

（2）发病 4.5h 内（rtPA）或 6h 内（尿激酶）。

（3）脑功能损害的体征持续存在超过 1h，且比较严重。

（4）脑 CT 已排除脑出血，且无早期大面积脑梗死影像学改变。

（5）患者或家属签署知情同意书。

4．静脉溶栓禁忌证　①既往有颅内出血；近 3 个月有头颅外伤史；近 3 周内有胃肠道或泌尿系统出血；近 2 周内进行过大的外科手术；近 1 周内有在不易压迫止血的部位动脉穿刺。②近3个月内有脑梗死或心肌梗死史，但不包括陈旧小腔隙梗接受肝素治疗（APTT超出正常范围）。③血小板计数低于$100 \times 10^9/L$，血糖<2.7mmol/L。④血压：收缩压≥180mmHg，或≥100mmHg。⑤妊娠。⑥不合作。

5. 静脉溶栓监护及处理

（1）尽可能将患者而收入重症监护病房或卒中单元进行监护。

（2）定期进行神经功能评估，第1小时内30min一次，以后每小时一次，直至24h。

（3）如出现严重头痛、高血压、恶心或呕吐，应立即停用溶栓药物并进行脑CT检查。

（4）定期监测血压，最初12h内15min一次，随后6h内30min一次，以后每小时一次，直至24小时。

（5）如收缩压≥180mmHg或≥100mmHg，应立即增加血压监测次数，并给予降压药物。

（6）鼻饲管、导尿管、动脉内置管应延迟安置。

（7）给予抗凝抗血小板药物前应复查头CT。

三、特别提示

对于不符合溶栓适应证且无禁忌证的脑梗死患者，应在发病后尽早给予口服阿司匹林；对大多数脑梗死患者，不推荐无选择地早期进行抗凝治疗；对一般缺血性患者不推荐扩容和扩血管治疗。

四、基本药物使用原则（表7-3）

表7-3 脑梗死治疗基本药物

溶栓药物				
药物名称	**使用指征**	**用法用量**	**不良反应**	**注意事项**
rt-PA	发病3小时内的缺血性脑血管病、6小时内的急性冠状动脉闭塞	0.6~0.9mg/kg，其中10%在1分钟内静脉推注，其余维持滴注1小时	注射部位皮下出血	出血性疾病、近两周内有过活动性出血或外科手术史、严重高血压、肝肾功能不全、细菌性心内膜炎、二尖瓣病变、房颤、糖尿病眼底病变、妊娠妇女禁用
尿激酶	发病6小时内的缺血性脑血管病、颅内静脉血栓、急性心肌梗死、肢体动静脉血栓闭塞或栓塞性疾病、视网膜中央动静脉血栓或栓塞	动脉溶栓：50~70万U；静脉溶栓50~150万U	恶心、呕吐、发热、疲倦、转氨酶增高等。用量过大可出现皮肤黏膜出血、肉眼血尿、镜下血尿、严重者出现颅内或与梗死灶无关的远隔部位出血	

续 表

降纤药物				
巴曲酶 降纤酶	缺血性脑血管病、慢性闭塞性血管病、改善末梢微循环障碍、突发性耳聋	第一日，10BU，溶于100ml盐水在1小时内缓慢静点；第3日和第5日5BU静点	注射局部或静脉穿刺部位淤斑，个别血浆纤维蛋白原可降至100mg以下	出血性疾病、严重高血压、消化道溃疡、重症糖尿病、肝肾功能障碍、外科手术后、细菌性心内膜炎、月经期、妊娠、产褥期妇女禁用；用药期间监测血浆纤维蛋白原含量
神经保护剂				
胞二磷胆碱	有助于脑功能恢复，促进大脑代谢	静脉注射每次100~500mg，1~2次/日	皮疹、失眠、头痛、恶心、食欲不振、暂时性血压下降、兴奋等	静脉注射速度宜慢；脑出血急性期不宜大量使用
其他				
依达拉奉	改善急性脑梗死所指的神经症状、日常生活能力和功能障碍	每次30mg，2次/日，加入适量生理盐水内静脉滴注，14天为一疗程	肝功能异常、皮疹；严重者出现急性肾功能衰竭、血小板减少	高龄慎用；轻中度肾功能损害者慎用；肝功能损害者慎用；心脏疾病患者慎用；哺乳期妇女、妊娠妇女禁用
人尿激肽原酶（尤瑞克林）	缺血性脑血管病	应在起病48小时内开始使用，0.15PNA加入100ml盐水缓慢静点，1次/日，3周一疗程	皮肤潮红、血压下降、结膜充血、胸闷、心悸、伴发心绞痛；头痛、出汗、乏力；恶心、腹泻、上消化道出血；皮疹等	对本品过敏者慎用；用药期间注意监测血压，药物滴速不能过快，以免出现血压急剧下降；禁止与血管转换酶抑制剂类（卡托普利、依那普利等）合用；溶解后立即使用

脑栓塞

脑栓塞（cerebral embolism）是指血液中的各种栓子（如心脏内的附壁血栓、动脉硬化的斑块、脂肪、肿瘤细胞、纤维软骨或空气）随血流进入脑动脉而阻塞脑血管，当侧支循环不能代偿时，引起该动脉供血区脑组织缺血坏死，出现局灶性神经功能缺损。

一、临床处置思路

（一）诊断 诊断线索包括：

1. 发生于任何年龄，发病前无诱因。
2. 突然起病，症状在数秒或数分钟达到高峰。

3. 起病后多数患者有意识障碍或癫痫发作，临床症状取决于栓塞的血管，表现为局灶性神经功能缺损，大约30%患者的脑栓塞为出血性梗死。

4. 患者大多数有风湿性心脏病、房颤或急性心肌梗死及大动脉粥样硬化等病史。

5. 心电图表明有心房纤颤。

6. 颈动脉和主动脉超声发现有不稳定斑块。

7. TCD栓子检测发现脑血流中有过量的栓子存在。

（二）检查项目

1. 初步检查项目　头颅CT在发病后24～48小时内病变部位出现低密度改变，发生出血性梗死时可见低密度的梗死区内出现1或多个高密度影。这种患者应常规检查心电图、胸片、超声心动等。

2. 有条件可以进一步检查头颅MRI、MRA，应用TCD监测微栓子。

（三）治疗

1. 治疗原发病，预防栓子脱落很重要，同时进行抗凝抗血小板治疗。

2. 治疗与动脉粥样硬化性血栓性脑梗死相同。因为心源性脑栓塞容易再发，急性期应卧床休息数周，避免活动，减少再发风险。

3. 当发生出血性脑梗死时，要立即停用溶栓药、抗凝药和抗血小板药物，防止出血加重和血肿扩大；治疗脑水肿、调节血压；如血肿量较大，内科保守治疗无效，考虑手术治疗。对感染性栓塞应使用抗生素，并禁用溶栓和抗凝治疗，防止感染扩散。在脂肪栓塞时，可采用肝素、右旋糖酐、5%碳酸氢钠等。

二、临床处置流程

（一）脑栓塞的临床处置流程（图7-4）

（二）对流程图重要环节的说明

1. 对出血转化的脑栓塞患者，停用抗栓治疗药物。对需要抗栓治疗的患者，可于出血转化病情稳定7～10天开始抗栓治疗；对再发血栓风险相对较低或全身情况差者，可用抗血小板药物代替抗凝药物（华法林）。

2. 对脑栓塞后孤立痫性发作1次或急性期痫性发作控制后不推荐长期使用抗癫痫药物；脑卒中后2～3个月再发癫痫，建议长期抗癫痫治疗。

三、特别提示

对于吞咽困难短期内不能恢复的患者，置胃管鼻饲饮食。

腔隙性梗死

一、临床处置思路

（一）诊断　腔隙性脑梗死（lacunar infarction）是指大脑半球或脑干深部的小穿通动脉，在长期高血压的基础上，血管壁发生病变，导致管腔闭塞，形成小的梗死灶。梗死灶的直径为0.2～15mm，呈多发性。

诊断依据：①多见于老年人，有长期高血压病史；②急性或逐渐起病；③出现偏瘫、偏身感觉障碍等，许多患者并不出现临床症状；④头部CT或MRI检查发现相应的脑部有腔隙性病灶，可作出诊断。

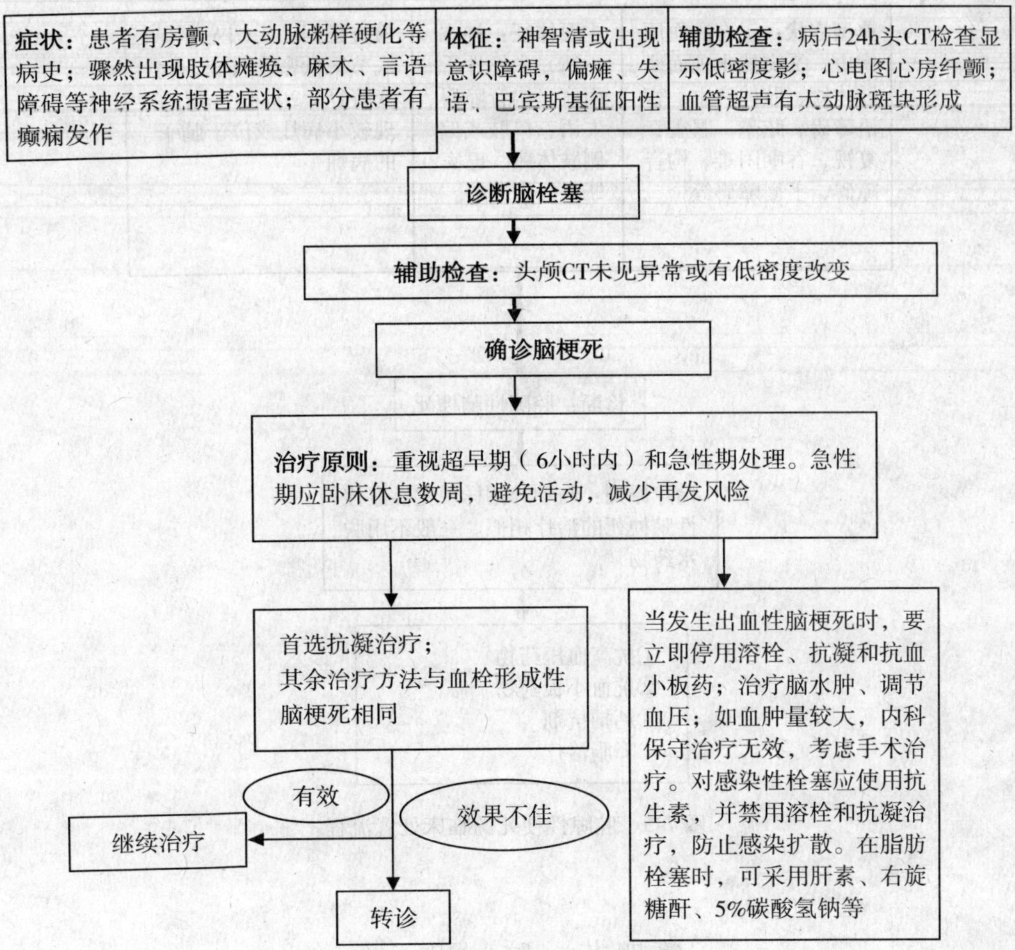

图 7-4　脑栓塞的临床处置流程

（二）检查项目

1. 初步检查项目　头部 CT，血糖、血脂，肝肾功能，心电图，超声心动。

2. 进一步检查项目　头部 MRI、MRA。

（三）治疗　治疗与动脉粥样硬化性血栓性脑梗死类似。一般不用脱水治疗。腔隙性脑梗死预后良好，但易反复发作，所以预防很重要。应积极控制高血压，处理各种危险因素，做好脑血管病的二级预防。

二、临床处置流程

（一）腔隙性梗死的临床处置流程（图 7-5）

（二）对流程图重要环节的说明　腔隙性梗死的病因包括继发于高血压、血管炎、动脉硬化、玻璃样变和淀粉样血管变性所引起的微动脉粥样硬化、脂质透明变性、纤维素样坏死；但大多数与高血压有关。在所有的梗死类型中，腔隙性梗死预后最好。

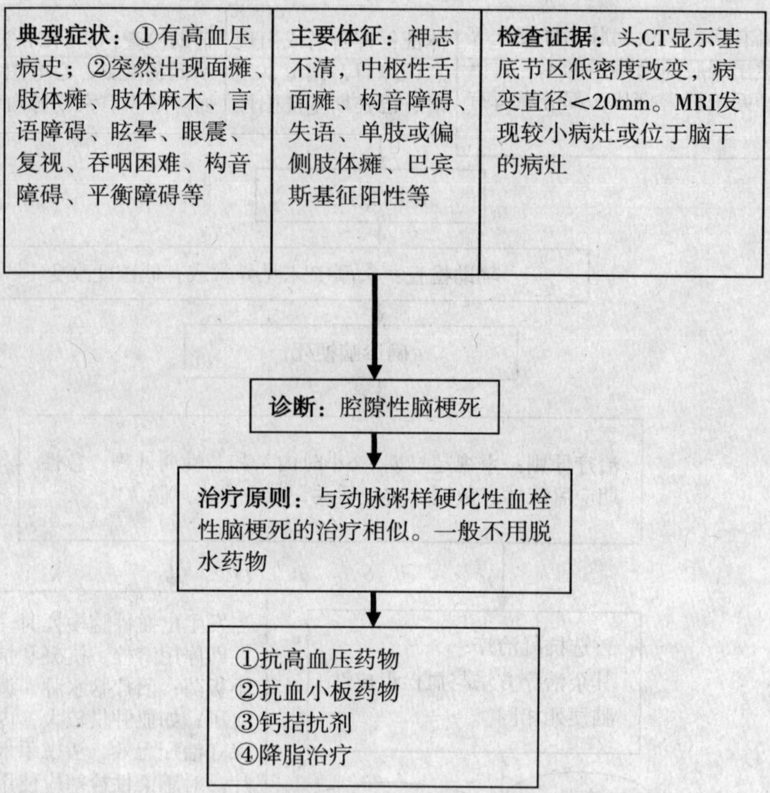

图7-5 腔隙性梗死的临床处置流程

第四节 脑 出 血

脑出血是指原发性非外伤性脑实质出血。常发生在50岁以上的患者，多数有高血压病史，在活动或情绪激动时起病，出现头痛、呕吐、肢体瘫痪、意识障碍、脑膜刺激征和痫性发作等，血压常明显增高。临床症状的轻重与出血量和出血部位有关。

一、临床处置思路

（一）诊断

1. 诊断依据

（1）突然出现局灶神经功能缺损。

（2）数分钟或数小时病情达高峰。

（3）伴随有头痛、恶心、呕吐，甚至意识障碍和血压增高。

（4）头部检查确定诊断脑出血。

2. 诊断内容

（1）判断有无出血。

（2）出血量的估算。

(3) 血肿部位、大小、形态，是否破入脑室，血肿周围有无低密度水肿带及占位效应、脑组织移位和梗阻性脑积水等。

(4) 脑出血的病因诊断；脑出血的病因多种多样，要尽可能做出病因诊断，以有利于治疗。

3. 常见病因的诊断线索

(1) 高血压性脑出血：常见部位是豆状核、丘脑、小脑和脑桥；急性期极为短暂，出血持续数分钟；有高血压病史；无外伤、淀粉样血管病等其他出血证据。

(2) 脑淀粉样血管病：老年患者或家族性脑出血的年轻患者；出血局限于脑叶；无高血压史；有反复发作的脑出血病史；确诊靠组织学检查。

(3) 抗凝剂导致的脑出血：长期或大量使用抗凝剂；出血持续时间长且不易止血。

(4) 溶栓剂导致的脑出血：使用抗凝剂史；出血位于脑叶或原有的脑梗死病灶附近。

(5) 瘤卒中：脑瘤或全身肿瘤病史；出血前有较长时间的神经系统局灶症状；出血位于高血压脑出血的非典型部位；多发病灶；影像学上早期出血周围水肿和异常增强。

(6) 动静脉畸形出血：发病年龄早；遗传性血管畸形史；脑叶出血；影像学发现血管异常影像；确诊依据脑血管造影。

4. 鉴别诊断　脑出血需与脑梗死、脑肿瘤等鉴别，CT 扫描可作鉴别诊断。

(二) 检查项目

1. 首选检查项目　头部 CT 是确诊脑出血的首选检查。血肿在 CT 上表现为圆形或椭圆形高密度影，边界清楚。同时要检查血尿常规、血糖、肝功、肾功、凝血功能、电解质和心电图等有助于了解患者全身状况。

2. 进一步检查项目　对于血压正常的脑叶出血，可检查 MRI、MRA 有助于寻找血管畸形，筛选是否需做血管造影。MRA 虽无创、有一定参考价值，但不能详尽显示血管团内动脉瘤、供血动脉瘤、静脉引流方式的全面资料、颅内动静脉畸形血管团的细微特点。动脉血管造影是显示动脉、静脉的“金标准”。

(三) 治疗

1. 治疗原则　脱水降颅压，减轻脑水肿；调整血压，防止再出血；减轻血肿造成的继发性损害，促进神经功能恢复；防止并发症。

2. 内科治疗

(1) 一般治疗：安静休息，就地诊治，避免长途搬动。昏迷患者应将头歪向一侧，以利于口腔、气道分泌物、呕吐物流出，并可防止舌后坠阻塞气道，随时吸出口腔的分泌物和呕吐物，必要时行气管切开。意识障碍、缺氧患者给予吸氧。昏迷或有吞咽困难者在发病 2～3 天鼻饲饮食。烦躁不安患者在排除脑疝前期症状后给予适量镇静药物。便秘者使用缓泻剂。病情危重者应进行体温、脉搏、呼吸、血压监测。加强护理，定时翻身，防止压疮。加强营养注意水电解质平衡。

(2) 脱水降颅压：甘露醇 125～250ml，快速静点，每 6～8 小时一次，建议用 5～7 天。同时可应用呋塞米 20～40mg，静脉注射。白蛋白 5～10g 静脉滴注，每日一次。甘油果糖 500ml，每日 1～2 次。

（3）控制高血压：血压控制的原则是先降颅压，如降颅压后血压仍高于200/110mmHg，应用降压药物。应用降压药物应个体化，使血压维持在略高于发病前的水平。如果收缩压＜180mmHg或舒张压＜105mmHg，可不必使用降压药物。选择降压药物时避免使用利血平等强降压药物，可应用较为缓和的降压药物，避免出现脑灌注不足，常用药物为尼莫地平50ml，3～6ml/h。血压过低者应用升压药物，以保持脑灌注压。

（4）亚低温治疗：脑出血6小时内低温治疗，在治疗时间持续48～72小时。

（5）并发症防治：常见并发症有肺部感染、上消化道出血、吞咽困难、电解质紊乱。其他并发症有下肢静脉血栓形成、肺栓塞、心肌梗死、痫性发作等。

3．外科治疗　去骨瓣减压术、微创血肿清除术、脑室出血穿刺术。

二、临床处置流程

（一）脑出血的临床处置流程（图7-6）

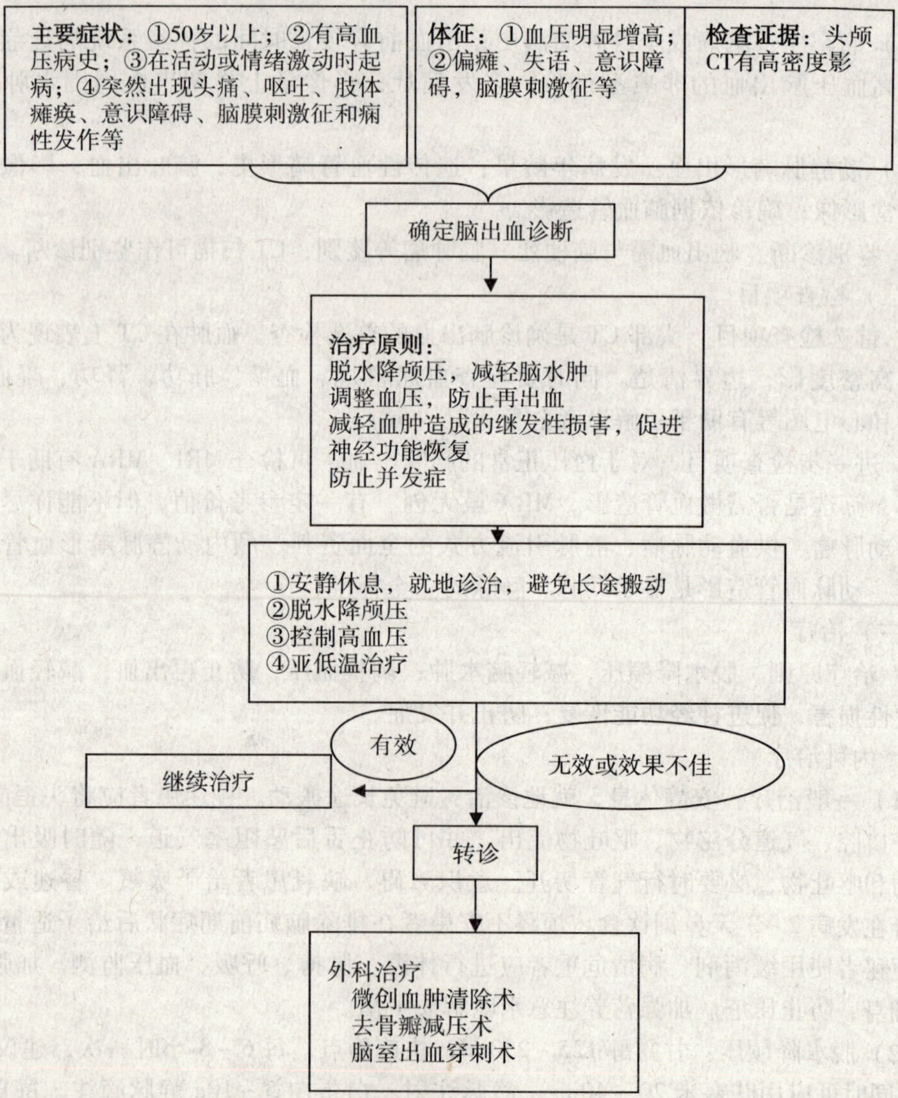

图7-6　脑出血的临床处置流程

（二）对流程图重要环节的说明

1. 高血压脑出血　治疗的关键是控制升高的血压，防止再出血。一般来说，高血压证据充分，血肿位于深部脑组织，不需要血管造影。

2. 出血性疾病所致脑出血　常由XIII、IX凝血因子缺乏或使用抗凝剂、溶栓剂引起。如果有上述因素存在的患者出现局灶神经系统体征、头痛、意识改变应怀疑有脑出血。脑出血一经诊断，要紧急检查凝血功能，包括PT、INR、APTT、血小板计数，检查血型并交叉配血，以备提供特殊的血制品或纠正凝血功能的紊乱。这样的患者手术应慎重。

三、特别提示

手术方式：①血肿穿刺抽吸，可以由神经内科医生在病房进行，此种手术可解除颅高压；②开颅血肿清除，转神经外科。

第五节　蛛网膜下腔出血

蛛网膜下腔出血（subarachnoid hemorrhage，SAH）是指脑底或脑表面血管破裂后，血液流入蛛网膜下腔引起相应的临床症状，又称原发性蛛网膜下腔出血。继发性蛛网膜下腔出血是指脑实质出血、脑室出血、硬膜外或硬膜下血管破裂血液流入蛛网膜下腔者。

一、临床处置思路

（一）诊断　诊断依据：

1. 任何年龄均可发病。

2. 突然剧烈头痛，伴有恶心呕吐，少部分出现痫性发作。患者能清楚地描述发病的时间和情景。发病前患者多有情绪激动、剧烈运动等。

3. 查体脑膜刺激征阳性。一些老年患者头痛、脑膜刺激征等症状可不典型，常表现为精神症状。

4. 头部检查可确定蛛网膜下腔的诊断；如果CT没有发现异常，可以做腰椎穿刺，均匀一致血性脑脊液可以确诊蛛网膜下腔出血。

5. 蛛网膜下腔出血诊断后还应进一步病因诊断，进行脑血管造影、MRA和血液检查。

（二）检查项目

1. 首选检查项目　头部或腰椎穿刺。

2. 进一步检查项目　脑血管造影，以期发现动脉瘤，为下一步治疗做出选择。

（三）治疗

1. 蛛网膜下腔出血治疗原则　防止再出血、血管痉挛及脑积水等并发症，降低死亡率和致残率。

2. 一般处理和对症治疗

（1）SAH患者应急诊收入院，进行生命体征监测；绝对卧床4～6周。

（2）保持气道通畅，安静休息，避免情绪激动和用力，保持大便通畅，烦躁者可给予镇静止痛药物。

3. 降低颅内压　甘露醇125～250ml，快速静点，每6～8小时一次，建议用5～7天。同时可应用呋塞米20～40mg，静脉注射。白蛋白5～10g，静脉点滴，每日一次。甘油果糖500ml，每日1～2次。

4. 防止再出血

（1）安静休息：绝对卧床4～6周，减少探视，避免用力和情绪激动。及时应用镇静、镇痛、镇吐、镇咳等药物。

（2）调控血压：去除疼痛原因后，如血压仍高，可选用钙通道拮抗剂或ACEI类，使血压稳定在发病前的水平。避免将血压降得太低。

（3）抗纤溶药物：6-氨基己酸12～24g/d，持续7～10天，逐渐减量至8g/d，共用2～3周。止血芳酸，0.1～0.2g加入生理盐水或5%葡萄糖液100ml，静脉点滴，每日2～3次，持续2～3周。

（4）外科手术：可选用手术夹闭动脉瘤或介入栓塞动脉瘤。可在病后3天内或病情稳定后手术。

5. 防止血管痉挛及脑缺血　维持正常血容量和血压，避免过度脱水。早期使用钙拮抗剂尼莫地平10mg/50ml，3～6ml/h泵点，维持7～14天，改为口服尼莫地平40～60mg，每日3次，共用21天。

6. 防止脑积水

（1）轻度脑积水可口服药物治疗，醋氮酰胺0.25g，每日3次，减少脑脊液分泌。应用甘露醇或呋塞米等药物。

（2）急性梗阻性脑积水或脑室积血可行脑室穿刺脑脊液外引流术。

（3）慢性脑积水经内科治疗无逆转者，CT显示脑室明显扩大者，可行脑室腹腔分流手术。

7. 脑血管造影　一般在出血后3天内或3～4周后，避开脑血管痉挛和再出血的高峰期。如果发现有动脉瘤，开颅行动脉瘤夹闭术或脑血管造影行弹簧圈封堵术。

二、临床处置流程

（一）蛛网膜下腔出血的临床处置流程（图7-7）

（二）对流程图重要环节的说明

1. 蛛网膜下腔出血常见并发症有再出血、血管痉挛和脑积水，早期致命并发症为再出血，所以控制患者血压很重要，要求患者避免一切引起血压增高的因素发生。

2. 对于出血量较大患者，为防止严重的脑血管痉挛发生，可在出血24h后行腰椎穿刺，进行脑脊液置换手术。

三、特别提示

如果患者情况允许，尽早把患者转往有脑血管造影技术的医院，发现动脉瘤尽早手术，防止再出血。

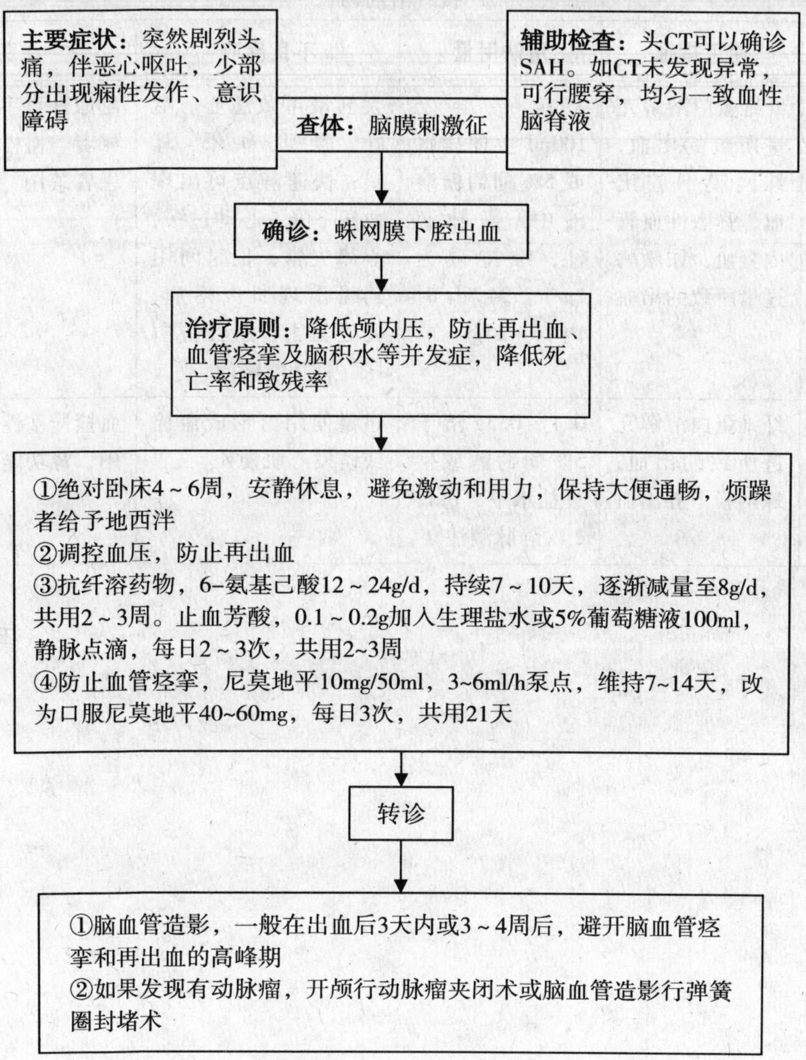

图 7-7　蛛网膜下腔出血的临床处置流程

四、基本用药使用原则（表 7-4）

表 7-4　蛛网膜下腔出血基本用药

抗纤溶药物				
药物名称	使用指征	用法用量	不良反应	注意事项
6-氨基己酸（抗血纤溶酸）	纤维蛋白溶解亢进所致的出血，蛛网膜下腔出血，弥散性血管内凝血，尿激酶过量所致的出血	4～6g 溶于100ml 生理盐水或5%葡萄糖溶液中，静脉滴注，维持量为1g/h。24 小时内16～24g	大剂量可致恶心、呕吐、腹泻、头晕、耳鸣；快速静点可出现血压下降、心动过缓、心律失常；长时间用药可出现肌肉疼痛、疲乏无力、肌红蛋白尿、肾功能障碍	泌尿外科手术后合并血尿者、血栓栓塞性疾病患者禁用
止血芳酸（氨甲苯酸）	纤维蛋白溶解亢进所致的出血，蛛网膜下腔出血	0.1～0.3g 溶于5%葡萄糖或生理盐水中，每日2次静脉滴注	过量使用可形成血栓或诱发心肌梗死	血栓栓塞性疾病患者禁用，肾功能不全者慎用

（王慧娟）

第八章　传染病及急性中毒合理用药指导

第一节　急性一氧化碳中毒

一、临床处置思路

（一）诊断　急性一氧化碳（CO）中毒是指机体在短时间内吸入较高浓度的一氧化碳导致组织缺氧、意识障碍，甚至死亡的一类有害气体中毒。其诊断主要根据以下几点：

1. 追问 CO 接触史。接触后仅出现头痛、头昏、心悸、恶心等症状，吸入新鲜空气后症状较快消失者仅列为接触反应，不诊断为中毒。

2. 临床症状和体征，皮肤黏膜呈樱桃红色为主要体征，但仅见于20%的患者。

3. 血中 COHb 测定有确诊价值，停止接触 CO 超过 8 小时多已降至正常。

4. 除外其他引起昏迷的疾病。

（二）血中 COHb 浓度与临床症状的关系（表 8-1）

表 8-1　血中 COHb 浓度与临床症状的关系

空气中 CO 浓度（%）	接触时间	血中 CO 浓度（%）	临床症状
0.01 以下	不定	0～10	无症状
0.01～0.02	不定	10～20	轻度中毒症状
0.02～0.03	5～6h	20～30	
0.04～0.06	4～5h	30～40	中度中毒症状
0.07～0.10	3～4h	40～50	
0.11～0.15	1.5～3h	50～60	重度中毒症状
0.16～0.30	1～1.5h	60～70	
0.50～1.00	1～2h	70～80	

1. 轻度中毒症状　表现为头痛、头晕、恶心、呕吐、心悸、四肢无力、嗜睡、颞部搏动感等症状，可有轻度至中度意识障碍，但无昏迷。原有冠心病患者可出现心绞痛。若能即使脱离中毒现场，呼吸新鲜空气后症状可迅速好转。

2. 中度中毒症状　表现为昏迷或浅昏迷状态，面色潮红，口唇呈樱桃红色，呼吸、血压、脉搏可有改变。若能及时脱离中毒环境，经治疗可恢复，一般无并发症发生。

3. 重度中毒　表现为深昏迷状态，各种反射消失。部分患者表现为去大脑皮质状态。体温升高，呼吸频率增加，严重时出现呼吸衰竭，脉搏快而弱，血压下降。如空气中 CO 浓度很高，患者可在几次深呼吸后突然发生昏迷、惊厥、呼吸困难以致呼吸麻痹，称为“闪电样中毒”。

（三）实验室检查

1. 血液 COHb 定性检查阳性（8 小时内），定量明显升高。

2. 血气分析动脉血氧分压降低，但血氧饱和度和 pH 降低或正常；CO_2 分压常代偿性降低。

3. 脑电图检查　多数异常，以中高度异常为多，主要为弥漫性低波幅慢波增多与缺氧性脑病进展平行；重症及迟发脑病者几乎 100% 异常，但脑电图改变无特异性。

4. 头部 CT 检查　脑内有病理性灶性分布低密度区，以皮质和内囊区多见；迟发性脑病者更为常见。

5. 我国学者率先对正中神经体位诱发电位、脑干听觉诱发电位和视觉诱发电位进行观察和研究，发现迟发性脑病患者均有异常，且与病情严重程度呈正相关；三者配合，临床意义更大。

（四）治疗

1. 迅速脱离中毒现场，让患者呼吸新鲜空气，有条件立即给氧疗，保持呼吸道通畅，若患者已停止呼吸及（或）心脏停搏，移离现场后立即施心、肺、脑复苏手术。

2. 纠正缺氧　①高压氧疗法，疗效最好。一般采用 1.5 ~ 1.8 个标准大气压，最好于 4 小时内进舱，早期治疗的显效率高达 95% ~ 100%，对迟发性脑病疗效也很明显，有效率 74.5% ~ 93.3%；②自体血液外辐射充氧治疗，即抽患者血于体外经血液辐射仪，用紫外线照射并充氧后再回输，每次 300ml 左右，此方法简单易行，疗效也较佳，除驱毒改善缺氧外，尚有改善微循环和降低血液黏度等有利作用，可作为无高压氧设备的首选疗法，如按病情不能抽自体血，也可先用异体同型新鲜血代替；③常压下经鼻塞、鼻导管、氧气面罩或人工呼吸器械等大流量供氧；④内给氧，即用 0.3% 过氧化氢 100mg（用葡萄糖稀释），再加 20% 乌洛托品 20 ~ 40ml 先后做反复静推，反复多次使用，以提高血氧含量。

3. 防治脑水肿　严重中毒后 2 ~ 4h 即可发生脑水肿，24 ~ 48h 达高峰，目前主要采用以下几种脱水疗法：

（1）20% 甘露醇 250ml 快速静脉滴注，6 ~ 8 小时一次。

（2）呋塞米 20 ~ 40mg，稀释后静脉注射。

（3）地塞米松 10 ~ 30mg 或氢化可的松 200 ~ 300mg，静脉滴注，可与甘露醇合用。

（4）对昏迷时间长，伴有高热的患者给予头部物理降温或冬眠药物。

（5）对于频繁抽搐者，可选用地西泮 10 ~ 20mg 静脉滴注，也可用水合氯醛灌肠。

（6）脑水肿控制后可用低分子右旋糖酐，并可缓慢静点酚妥拉明、口服桂利嗪等血管扩张药，以改善脑血液循环。

4. 促进脑细胞恢复　ATP、辅酶 A、细胞色素、大剂量维生素 C、胞二磷胆碱等。

5. 发生筋膜间隙综合征患者应及时做清创减压术，防止肌红蛋白尿肾病。由此已发生肾衰者，及早采用血液净化治疗。

6. 对症治疗　昏迷期间加强护理，保持呼吸道通畅，必要时行气管切开，防治肺部感染，压疮等并发症发生。

7. 恢复期应尽量避免精神创伤，尽量降低脑力和体力负荷，避免耗氧过大，供给足够的能量和维生素。

二、临床处置流程

（一）急性一氧化碳中毒的临床处置流程（图 8-1）

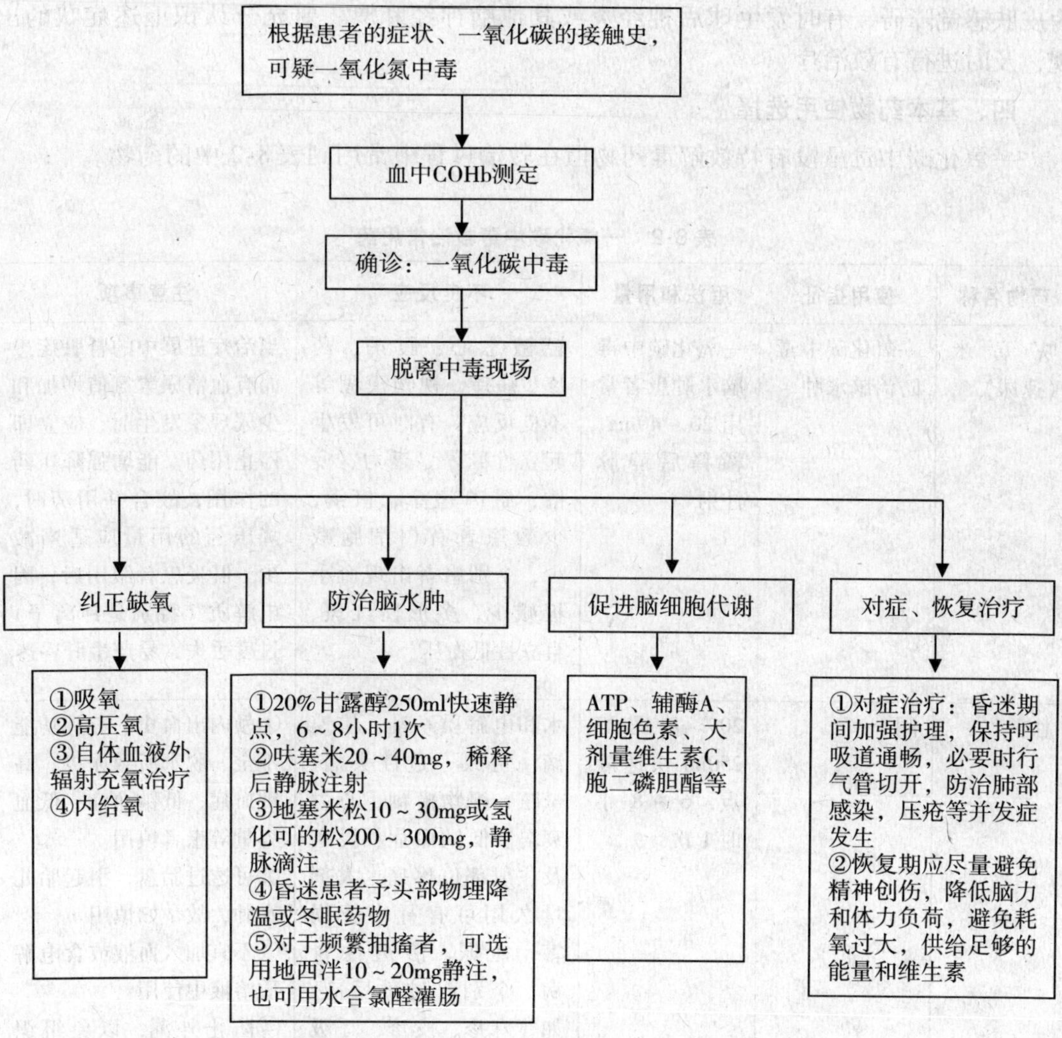

图 8-1　急性一氧化碳中毒的临床处置流程

（二）对流程图重要环节的说明

1. 施救者进入中毒现场抢救患者时不能有明火，不能开电器或电灯开关。

2. 纠正缺氧环节，高压氧治疗施用越早，疗效越佳，总次数不应少于 40 次。

3. 纠正缺氧环节，内给氧治疗中应注意氧气栓塞并发症。

三、特别提示

在急性 CO 中毒的治疗过程中，一定要警惕迟发型脑病的发生。迟发型脑病是指部分患者抢救苏醒后，经过 2～60 天的假愈期，可出现下列迟发性脑病的症状：①精神意识障碍：呈现痴呆状态、谵妄状态或去大脑皮质状态；②锥体外系神经障碍：出现震颤麻痹综合征；③锥体系神经损害：如偏瘫、病理反射阳性或大小便失禁等；④大脑皮质局灶性功能障碍：如失语、失明等，或出现继发性癫痫；⑤周围神经炎：表现为皮肤感觉障碍，有时发生球后神经炎或其他脑神经麻痹。要充分认识上述症状的出现，及时进行有效治疗。

四、基本药物使用选择

一氧化碳中毒虽没有特效解毒药物但在救治过程中常用到表 8-2 中的药物。

表 8-2　一氧化碳中毒救治常用药

药物名称	使用指征	用法和用量	不良反应	注意事项
呋塞米（速尿）	一氧化碳中毒防治脑水肿	一氧化碳中毒脑水肿患者常用 20～40mg，稀释后静脉注射	轻微恶心、腹泻、药疹、瘙痒、视物模糊等不良反应，有时可发生起立性眩晕、乏力、疲倦、肌肉痉挛、口渴，少数患者有白细胞减少，个别患者出现血小板减少，多形性红斑、直立性低血压	当治疗进展中的肾脏疾患而有血清尿素氮值增加和少尿现象发生时，应立即停止用药。能增强降压药的作用，故合并用药时，降压药的用量应适当减少。肝炎患者服用后，因电解质（特别是钾离子）过度丢失，易产生肝昏迷
甘露醇	同上	20% 甘露醇 250ml 快速静点，6～8 小时 1 次	水和电解质紊乱。快速滴注可致一过性头痛、晕眩、视物模糊、心力衰竭、低钠血症、畏寒及注射部位疼痛。大剂量久用可有肾小管损害、血尿、渗透性肾病，个别有过敏反应，如荨麻疹、皮疹、呼吸困难、过敏性休克等。近年来报告本品引起的肾脏副作用应引起重视	①颅内出血史、心肺功能不全、脱水所致尿少、高钾血症、低钠血症、低血容量等患者慎用 ②可透过胎盘，引起胎儿水肿，故孕妇慎用 ③不宜加入血液或含电解质溶液中使用 ④防止外漏，以免组织坏死 ⑤20% 甘露醇为过饱和溶液，低温易析出结晶，可水浴加温至 80℃、并振荡溶解后方可使用

续　表

药物名称	使用指征	用法和用量	不良反应	注意事项
地塞米松	同上	一般剂量静脉注射每次10～30mg；可2～6小时重复给药至病情稳定，大剂量连续给药一般不超过72小时	医源性库欣综合征、易出血倾向、创口愈合不良、肱或股骨头缺血性坏死、骨质疏松及骨折胃肠道刺激、胰腺炎、消化性溃疡或穿孔，儿童生长受到抑制、青光眼、白内障、良性颅内压升高综合征、糖耐量减退和糖尿病加重。患者可出现精神症状：欣快感、激动、谵妄等。并发感染。糖皮质激素停药综合征	①结核病、急性细菌性或病毒性感染患者应用时，必须给予适当的抗感染治疗 ②长期服药后，停药前应逐渐减量 ③糖尿病、骨质疏松症、肝硬化、肾功能不良、甲状腺功能低下患者慎用
氢化可的松	同上	200～300mg，静脉滴注	同地塞米松	同地塞米松
酚妥拉明	一氧化碳中毒所致脑水肿控制后改善微循环	治疗血管痉挛性疾病，肌注或静注，每次5mg，1～2次/日	常见鼻塞、心悸，亦有面色潮红、头晕、乏力、胸闷等不良反应，少数患者可有心率、收缩压、舒张压轻度变化，极个别患者可能直立性低血压	①不良反应有直立性低血压、反射性心动过速、鼻塞、瘙痒、恶心、呕吐等；②低血压、严重动脉硬化、心脏器质性损害、肾功能减退者忌用。忌与铁剂配伍

第二节　霍　乱

一、临床处置思路

（一）诊断

1．疑诊

（1）具有典型霍乱症状的首发病例，病原学检查尚未肯定前。

（2）霍乱流行期间与霍乱患者有明确接触史，并发生泻吐症状，而无其他原因可查者。

疑似患者应进行隔离、消毒，做疑似霍乱的疫情报告，并每日做大便培养，若连续二次大便培养阴性，可做否定诊断，并做疫情订正报告。

2．确诊

（1）腹泻症状，粪便培养霍乱弧菌阳性。

（2）在霍乱疫区、流行期间内有典型的霍乱腹泻和呕吐症状，迅速出现严重脱水，循环衰竭和肌肉痉挛者。虽然粪便培养未发现霍乱弧菌，但并无其他原因可查者。如有条件可做双份血清凝集试验，滴度4倍上升者可诊断。

（3）疫源检索中发现粪便培养阳性前5天内有腹泻症状者，可诊断为轻型霍乱。

（二）检查项目

1. 一般检查

（1）血常规及生化检查：红细胞计数升高，血红蛋白和血细胞比容增高。白细胞计数 $>10\times10^9/L$，分类计数中性粒细胞和单核细胞增多。失水期间血清钠、钾、氯均可见降低，尿素氮、肌酐升高，HCO_3^- 升高。

（2）尿常规：可有少量蛋白，镜检有少许红白细胞和管型。

（3）便常规：可见黏液和少许红白细胞。为水样便，一般无炎症细胞成分。

2. 血清学检查　抗凝集素抗体双份血清滴度4倍以上升高，有诊断意义。

3. 病原学检查　①粪便涂片染色：可见革兰阴性稍弯曲的弧菌，无芽胞，无荚膜；②悬滴检查：可见运动活泼呈穿梭状的弧菌；③制动试验；④增菌培养；⑤核酸检测。

（三）治疗

1. 原则　严格隔离，及时补液，辅以抗菌和对症治疗。

2. 严格隔离及时补液

（1）静脉输液：通常选择与患者丧失电解质浓度相似的541溶液（每升溶液中含氯化钠5g，碳酸氢钠4g，氯化钾1g，另加50%葡萄糖20ml，以防低血糖）输液量和速度。根据失水程度定，轻度失水以口服补液为主，呕吐不能口服者给予静脉补液3000～4000ml/d，最初1～2小时宜快速滴入，速度为5～10ml/min。中度失水补液4000～8000ml/d，最初1～2h宜快速滴入，待血压，脉搏恢复正常后，再减慢速度为5～10ml/min。重度脱水补液8000～12000ml/d，一般以2条静脉管道，开始按40～80ml/min以后按20～30ml/min快速滴入，直至休克纠正后减慢输液速度至脱水纠正。

（2）口服补液：一般应用葡萄糖20g，氯化钠3.5g，碳酸氢钠2.5g，氯化钾1.5g，加水1000ml。适用于轻型患者，亦可用于中重度脱水静脉补液后以纠正休克的患者。成人750ml/h，小儿15～20ml/kg，5～6h后调整。

3. 抗菌治疗　首选复方磺胺甲噁唑：成人2片/次，2次/日；小儿30mg/kg，分2次口服。多西环素：成人200mg，2次/日；小儿6mg/（kg·d），分2次口服。诺氟沙星：成人200mg，3次/日。或环丙沙星成人250～500mg，2次/日。

以上药物任选一种，连服3天，不能口服者可应用氨苄西林肌内或静脉注射。

4. 对症治疗　如纠正酸中毒、休克和心力衰竭、低血钾等。

5. 抗肠毒素治疗　氯丙嗪，1～2mg/kg；黄连素，成人0.3g，3次/日，小儿50mg/kg，分3次口服。

二、临床处置流程

（一）霍乱的临床处置流程（图8-2）

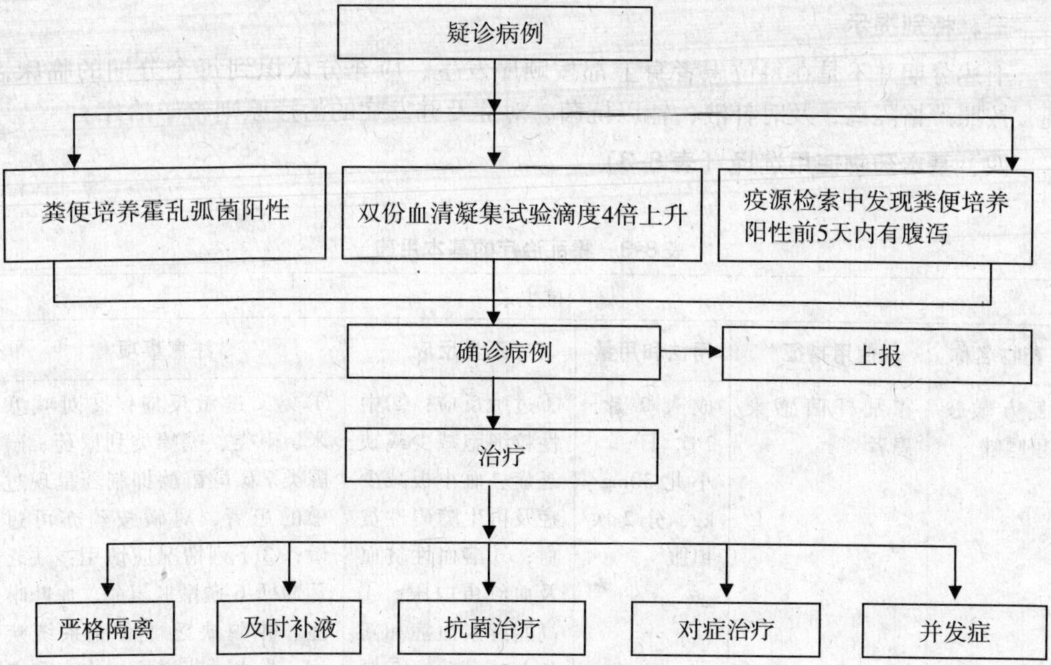

图 8-2　霍乱的临床处置流程

（二）对流程图重要环节的说明

1. 此病分不同类型，每种类型具有不同临床特征，应认识清楚。临床上常分三种类型：①轻型：短期腹泻，无典型米泔水样便，无明显脱水表现，血压脉搏正常，尿量略少。②中型：典型症状体征及典型大便，脱水明显，脉搏细速，血压下降，尿量甚少，一日 500ml 以下。③重型：患者极度软弱或神志不清，严重脱水及休克，脉搏细速或者不能触及，血压下降或测不出，尿极少（24h 尿量 50ml 以下）或无尿，可在发生典型症状后数小时死亡。④暴发型：称干性霍乱，起病急骤，不等典型的泻吐症状出现，即因循环衰竭以致死亡。

2. 该病大致分如下四期，充分认识疾病在每一时期的临床表现，进行针对性强的治疗。

（1）泻吐期：泻吐期多以突然腹泻开始，继而呕吐。一般无明显腹痛，无里急后重感。每日大便数次甚至难以计数，量多，每天 2000 ~ 4000ml，严重者 8000ml 以上，初为黄水样，不久转为米泔水样便，少数患者有血性水样便或柏油样便，腹泻后出现喷射性和边疆性呕吐，初为胃内容物，继而水样，米泔样。呕吐呈喷射样，多不伴有恶心，内容物与大便性状相似。

（2）脱水虚脱期：脱水虚脱期患者的外观表现非常明显，严重者眼窝深陷，声音嘶哑，皮肤干燥皱缩，弹性消失，腹下陷呈舟状，唇舌干燥，口渴欲饮，四肢冰凉，体温常降至正常以下，肌肉痉挛或抽搐。患者生命垂危，但若能及时妥善地抢救，仍可转危为安，逐步恢复正常。

（3）恢复期：少数患者（以儿童多见）此时可出现发热性反应，体温升高至 38 ~

39℃，一般持续1～3天后自行消退，故此期又称为反应期。病程平均3～7天。

三、特别提示

上述分期并不是在每位患者身上都按顺序发生，应充分认识到每个分期的临床表现，按照严格隔离，及时补液，辅以抗菌、对症及并发症的治疗原则给予治疗。

四、基本药物使用选择（表8-3）

表8-3　霍乱治疗的基本用药

抗生素				
药物名称	**使用指征**	**用法和用量**	**不良反应**	**注意事项**
复方磺胺甲噁唑	霍乱杆菌感染患者	成人2片，2次/日；小儿30mg/kg，分2次口服	①过敏反应；②中性粒细胞减少或缺乏症、血小板减少症及再生障碍性贫血；③溶血性贫血及血红蛋白尿；④高胆红素血症和新生儿核黄疸；⑤肝脏、肾脏损害；⑥恶心、呕吐、胃纳减退、腹泻、头痛、乏力等，一般症状轻微	①交叉过敏反应；②对呋塞米、砜类、噻嗪类利尿药、磺脲类、碳酸酐酶抑制药呈现过敏的患者，对磺胺药亦可过敏；③下列情况应慎用：缺乏葡萄糖-6-磷酸脱氢酶、血卟啉症、叶酸缺乏性血液系统疾病、失水、艾滋病、休克和老年患者；④用药期间须注意检查：全血象检查，对疗程长、服用剂量大、老年、营养不良及服用抗癫痫药的患者尤为重要。治疗中应定期尿液检查；⑤不可任意加大剂量、增加用药次数或延长疗程，以防蓄积中毒
多西环素	同上	成人200mg 2次/日；小儿6mg/(kg·d)，分2次口服	胃肠道反应多见（约20%），如恶心、呕吐、腹泻等，饭后服药可减轻。其他不良反应参见四环素	在肝、肾功能轻度不全者，本药的半衰期与在正常者无显著区别，但对肝、肾功能重度不全者则应注意慎用。8岁以下小儿及孕妇、哺乳妇女一般应禁用
诺氟沙星	同上	成人200mg，3次/日	可偶有头晕、头痛及消化道反应等症状，个别病人可有血清谷丙氨基转移酶及尿素氮升高，偶有过敏皮疹，停药后症状消失	有过敏史者及严重肾功能不全者慎用

续　表

药物名称	使用指征	用法和用量	不良反应	注意事项
环丙沙星	同上	250～500mg，2次/日	同上	同上
抗肠毒素				
氯丙嗪	①治疗精神病；②镇吐；③低温麻醉、人工冬眠和中暑降温；④可加强镇痛药的作用；⑤治疗心力衰竭；⑥加强催眠药和降压药的作用；⑦酒精戒断综合征、子痫、部分性味觉异常	1～2mg/kg	①有口干、上腹部不适、食欲减退、乏力、嗜睡、心悸、便秘等；②泌乳、乳房肿大、肥胖、闭经、男性性功能减退等；③过敏反应；④偶见胆汁郁积性黄疸、肝功能损害等；⑤可发生帕金森病和锥体外系症状；⑥可见心电图Q-T间期延长和T波异常；⑦恶性神经安定综合征；⑧静注时可发生血栓性静脉炎，肌注部位易产生硬块	①忌与近碱性及苯巴比妥钠等碱性药物配伍；②与苯海索、米帕明合用可使不良反应加重；③可与其他吩噻嗪类抗精神病药产生交叉过敏；④可强化酒类或各种中枢神经抑制剂的作用，产生过度镇静；⑤可降低癫痫的发作阈限；⑥与抗胆碱药物合用可相互加强作用；⑦与左旋多巴合用可抑制多巴胺的抗震颤麻痹作用；⑧与三环类抗抑郁药合用可增强两药的抗胆碱作用；⑨本品可经脐血进入胎儿，也可自乳汁中泌出；⑩注射或口服大剂量时可引起直立性低血压，用药后应静卧1～2小时，血压过低时可静脉滴注去甲肾上腺素或麻黄碱升压。但不可用肾上腺素，以防血压降得更低；⑪对肝功能有一定影响，偶可引起阻塞性黄疸、肝肿大，停药后可恢复。长期用药时应定期检查肝功能；⑫静滴时应经常测体温、心率和血压；⑬1岁以内小儿慎用。高龄者对本品耐受性甚低；⑭长期大量应用时可引起锥体外系反应；⑮可引起眼部并发症；⑯有时可引起抑郁状态，用药时应注意；⑰刺激性大，静脉注射时可引起血栓性静脉炎，肌内注射局部疼痛较重

续 表

黄连素	用于治疗肠道感染、腹泻	成人 0.3g，3 次/日，小儿 50mg/kg，分 3 次口服	口服不良反应少，偶有恶心、呕吐、皮疹和药热，停药后消失	①对本品过敏者，溶血性贫血患者禁用；②妊娠期前 3 个月慎用；③如服用过量出现严重不良反应，请立即就医；④当药品性状发生改变时禁止使用；⑤儿童必须在成人监护下使用；⑥请将此药放在儿童不能接触的地方

第三节　急性有机磷杀虫药中毒

一、临床处诊置思路

（一）诊断

1．病因　急性有机磷杀虫药中毒是指机体在无保护措施或非正常接触有机磷杀虫剂致使乙酰胆碱酯酶蓄积，胆碱能神经持续冲动而产生的一系列人体器官功能紊乱。临床表现以毒蕈碱样症状、烟碱样症状以及中枢神经系统症状为主要特征，中毒严重者可因昏迷或呼吸衰竭死亡。常见病因有以下几种：

（1）生活性因素中毒：最常见，主要因为自服或误服引起。

（2）使用过程中引起中毒：多由于使用过程中药液污染皮肤或衣服引起，此类中毒发生率较前已明显下降。

（3）生产过程中引起的中毒：多由于不注意防护或防护不当所致，集体性中毒偏多。

2．临床表现　根据中毒后症状和体征及病情演变过程可将有机磷杀虫剂中毒分为三组临床表现，即急性胆碱能危象、中间综合征、迟发性多发神经病。

（1）急性胆碱能危象

1）毒蕈碱样症状：又称 M 样症状，是此类中毒出现最早的一组症状，临床特征性改变为副交感神经末梢兴奋引起平滑肌痉挛和腺体分泌增加的表现，瞳孔缩小、视物模糊、流泪、流涕、流涎、大汗；咳嗽、气短、胸闷、呼吸困难、发绀、心跳减慢；恶心、呕吐、腹痛、腹泻、尿频、大小便失禁。在此组症状中临床上出现最早的为消化系统症状。

2）烟碱样症状：又称 N 样症状，是由乙酰胆碱在横纹肌的神经肌肉接头处过度蓄积所引起。表现为：①肌束颤动：首先发生在小肌肉群，如眼睑、面部、舌肌，逐渐发展可引起四肢及躯干肌肉强直性痉挛。②肌无力/及瘫痪：中毒严重或较长时间未得到处理时肌肉群的兴奋症状可转为抑制的临床表现，出现肌无力、肌反射减弱或消失，甚至发展为瘫痪状态；部分患者可因呼吸机麻痹而引起周围性呼吸衰竭，这是导致死亡的重要原因之一。③交感神经兴奋表现：交感神经节受乙酰胆碱刺激后，其节后交感神经末梢释放儿茶酚胺类物质增多，从而引起血压升高，心率增快，心律失常等症状与体征。④休克：当血管运动中枢发生麻痹时，血压非但不升高反而下降，导致休克的发生。

3）中枢神经系统症状：临床表现为头晕、头痛、抑郁或烦躁不安，言语不清或谵妄，重者可出现共济失调、阵发性抽搐、惊厥甚至昏迷。特别严重者可因呼吸循环中枢麻痹而呼吸循环衰竭致死。

（2）中间综合征：多发生在胆碱能危象消失后1~4天，个别患者可发生在中毒后一周以上；临床上出现以肢体近端肌肉、脑神经支配的肌肉以及呼吸肌的无力和麻痹突出表现的症候群。临床表现为意识清楚、抬头无力、肩外展和屈髋困难、睁眼无力、眼球活动受限、复视、声音嘶哑和吞咽困难。部分患者出现呼吸肌无力和麻痹，呼吸困难，表现为呼吸浅快以及由于缺氧导致的口唇面部发绀。烦躁，如不及时有效人工呼吸，患者很快死亡。

（3）迟发性多发神经病：多见于中度患者，在急性中毒症状消失后2~4周出现肢体末梢神经炎、下肢瘫痪、四肢肌肉萎缩等神经系统症状。患者有感觉障碍，站立不稳和拿物困难等。检查可见足下垂、腕下垂、肌肉塌陷、痛觉消失。

（4）局部损害：有机磷农药对皮肤和黏膜刺激作用较强，可致皮肤糜烂、渗出和水疱。口服者可引起胃肠黏膜损伤，发生腐蚀性胃炎，上消化道出血。污染眼睛时可引起瞳孔极度缩小，视物模糊，结膜充血和眼部疼痛。

（5）反跳与猝死：中、重度中毒患者在临床症状体征消失数日后可再次出现胆碱能危象，甚至出现昏迷，乃至肺水肿或突发性心搏、呼吸停止。

3．实验室检查　全血胆碱酯酶活力测定诊断有机磷杀虫剂中毒的特异性实验室指标，对中毒程度、药物疗效判定和预后估计均有重要意义。除此之外，还要检查三大常规，生化全项，凝血功能等指标，对患者进行综合评价。

一般情况下，根据有机磷农药接触史，呼气及呕吐中有特殊的蒜臭味，大汗、瞳孔明显缩小以及其他相关临床表现即可做出诊断；如化验检查全血胆碱酯酶降低，可明确诊断。诊断内容包括：农药名称、中毒途径、中毒程度、并发症四个方面。

（二）治疗　急性有机磷杀虫剂中毒救治的原则是：立即脱离中毒现场、清楚污染物、清洗皮肤、口服中毒者立即洗胃、导泻，及时应用解毒剂及对症处理。

1．迅速清除毒物　立即离开现场，脱去污染的衣物。用清水或肥皂水清洗污染的皮肤、毛发和指甲。口服中毒者需及时给予洗胃，家庭急救或不具备洗胃条件时可进行催吐，用筷子等钝物刺激咽喉壁或舌根诱发呕吐（昏迷、惊厥时不应催吐，严防误吸）。

2．解毒药物的应用

（1）胆碱酯酶复活剂

1）使用原则：早期、足量、足疗程。最好在23~48h内给药，对已中毒超过72h者胆碱酯酶复活剂应用无效。

2）常用药物：碘解磷定、氯解磷定、双复磷、双解磷以及甲磺磷定等。氯解磷定因其使用简单（肌注）、安全、高效，应作为复活剂首选。

3）复活剂常见不良反应：头晕、视物模糊、血压升高、剂量过大也可引起神经肌肉传导阻断及抑制胆碱酯酶活力。

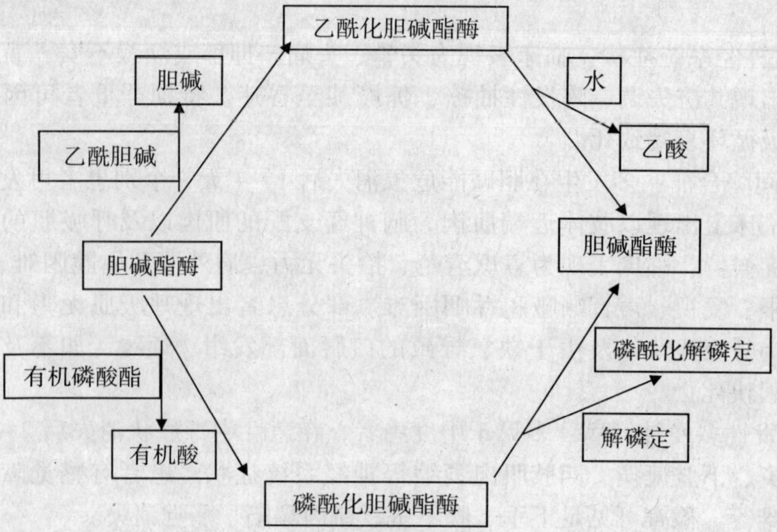

图 8-3　胆碱酯酶代谢失活与复活示意图

4）常用胆碱酯酶复活剂首次剂量（表 8-4）

表 8-4　常用胆碱酯酶复活剂首次剂量

药物名称	轻度中毒	中度中毒	重度中毒
解磷定	0.4～0.8g	0.8～1.2g	1.2～1.6g
氯解磷定	0.5～1.0g	1.0～1.5g	1.5～2.5g
双复磷	0.25～0.5g	0.5～0.75g	0.75～1.0g
复方解磷注射液	1/2～1 支	1～2 支	2～3 支

（2）抗胆碱药

1）使用原则：早期、适量、反复、高度个体化，直至毒蕈碱样症状明显好转或达阿托品化。

2）常用药物及用量：见表 8-5。

表 8-5　常用抗胆碱药物及用量

药物名称	轻度中毒	中度中毒	重度中毒
阿托品	2～4mg	4～10mg	10～20mg
东莨菪碱	0.3～0.5mg	0.5～1.0mg	2.0～4.0mg
苯那辛	2～4mg	4～10mg	10～15mg
苯甲托品	1.0～2.5mg	2.5～5.0mg	5.0～10mg

3）使用方法：抢救对提倡静脉给药，病情恢复维持治疗时可皮下注射或肌内注射。

4）阿托品化的指标：皮肤干燥、口干、心率加快达90～100次/分，瞳孔较前扩大并不在缩小，颜面潮红，肺部啰音显著减少或消失，意识状态好转。

5）阿托品化后阿托品的维持用药方法：①轻度中毒：0.5mg，q4～6h；②中度中毒：0.5～1mg，q4～6h；③重度中毒：0.5～1mg，q2～6h；④多采用皮下注射的方法。

6）阿托品中毒表现：①瞳孔明显扩大，颜面绯红，皮肤干燥；②原意识清楚地患者出现神志模糊、谵妄、幻觉、狂躁不安、抽搐或昏迷；③心动过速，同时伴有明显尿潴留。

3．血液灌流　对有机磷杀虫药中毒的严重患者倾向于采用血液灌流的救治方法，由于有机磷杀虫剂大多有较高的脂溶性，以活性炭为吸附剂的灌流有较高的清除率，如不具备此项技术，应在有效治疗的前提下及时向上级医院转诊。

4．对症治疗　呼吸衰竭是急性有机磷杀虫剂中毒的第一致死原因，维持呼吸功能正常应始终作为该病的救治要点。监测血压、心电、血氧饱和度，给予吸氧，保持呼吸道通畅，一旦出现呼吸衰竭（中枢性或周围性），应及早气管插管呼吸机辅助通气。转运患者要有能熟练进行气管插管的医师陪同。周围性呼吸麻痹可酌情加大复活剂的用量，突击量氯解磷定疗效确切并能缩短机械通气时间。

脑水肿及心脏骤停也是常见的死因，应根据病情选用脱水剂、利尿剂及肾上腺皮质激素。一旦循环呼吸衰竭预后恶劣。反跳之后病情凶险，可重新按胆碱能危象处理并适当加大解毒剂用量。控制感染，维持水电解质平衡，加强营养支持不可忽视。特别严重患者也可以给予输血或换血疗法，以补充胆碱酯酶。

二、临床处置流程

（一）急性有机磷杀虫药中毒的临床处置流程（图8-4）

（二）对流程图重要环节的说明

1．洗胃应注意的问题

（1）洗胃越早、越彻底，效果越好。洗胃应本着“先出后入，快出快入，出入相当”的原则。每次洗胃液注入量不超过300ml，总量通常在1万～2万。洗胃要注意变动体位，不遗留“盲区”。

（2）凡口服中毒者，无论时间长短、病情轻重，只要症状存在，均应尽早彻底洗胃。

（3）有条件时以电动洗胃机洗胃效果更好。首次洗胃可用生理盐水（紧急可用清水）、2%碳酸氢钠溶液（敌百虫忌用）或1：5000高锰酸钾溶液（对硫磷禁用）反复清洗直至液体无味为止，也可以用去甲肾上腺素生理盐水（8mg/100ml）溶液洗胃，使胃黏膜收缩，减缓毒物吸收，尤其适用于合并上消化道出血患者反复洗胃。

（4）首次彻底洗胃后保留胃管，并用1%碳酸氢钠溶液或生理盐水200～300ml多次间断洗胃，开始q1～q2h，以后视病情改为q3～q4h，一般中重度中毒患者3～5天后引流液中无农药味时拔出胃管。通过胃管可监测消化道出血，胃内注药，鼻饲。

（5）对于极重度中毒，有插胃管禁忌证或插管困难者，可行胃造瘘置管洗胃或剖腹洗胃。

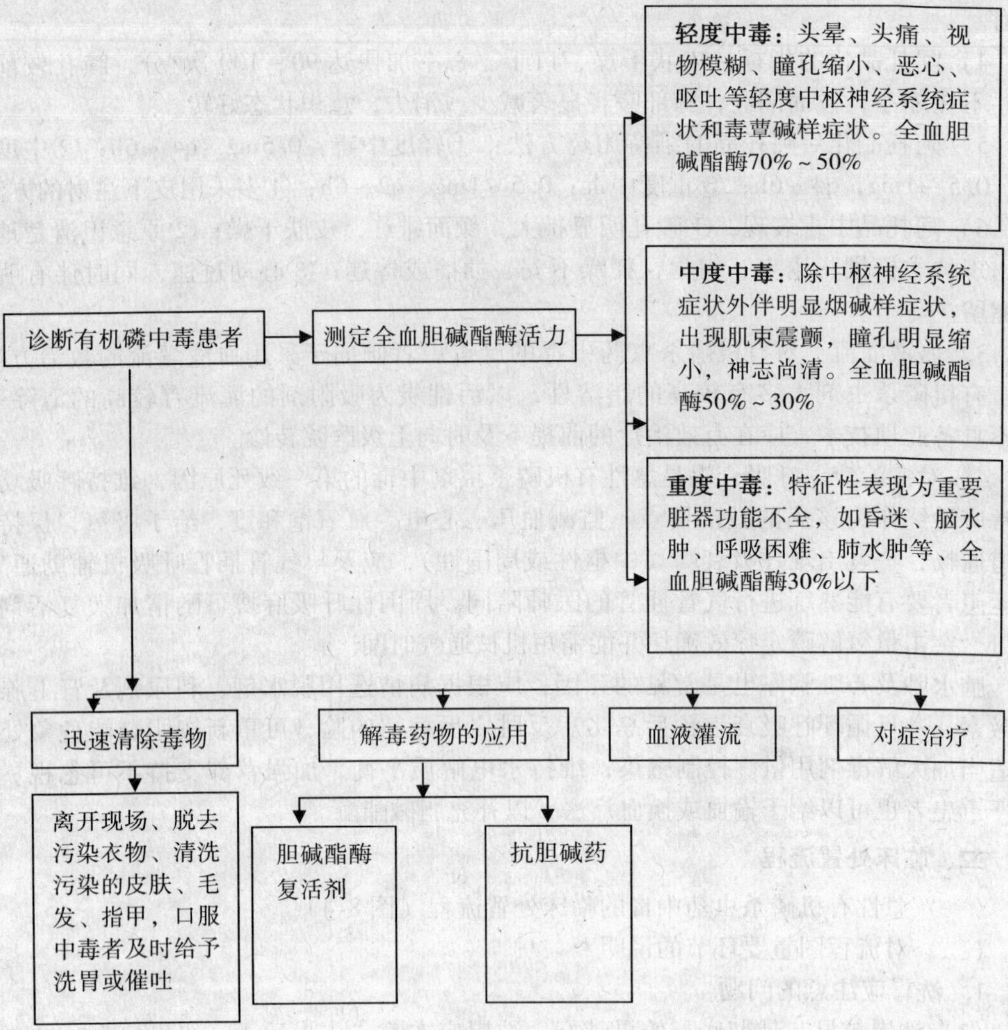

图 8-4　急性有机磷杀虫药中毒的临床处置流程

（6）洗胃同时应用静脉给予阿托品、胆碱酯酶复活剂；出现呼吸衰竭时，应首先气管插管人工通气，然后通过留置胃管洗胃。

（7）有机磷杀虫剂中毒患者导泻效果多不理想，目前主张洗胃后可从胃管注入硫酸钠 20～40g，或注入 20% 甘露醇 250ml。

2. 胆碱酯酶复活剂用药过程中应该注意的问题

（1）药物稀释或静脉缓慢注射或肌内注射，不宜采用静脉滴注方式给药，为维持血药浓度，应重复给药。

（2）中枢神经系统症状明显时可加大给药剂量，才可能起到一定作用。

（3）根据临床症状和体征，以及胆碱酯酶活力监测指导用药。氯解磷定可采用多部位肌内注射，重度中毒者给予首次剂量后 1h 再次给予氯解磷定 1g 肌内注射，q1h，连续 2 次后改为 1g 肌内注射，q2h，连续 3 次后改为 1g 肌内注射，q3h，连续 3 次后改为 1g 肌内注射，q3～6h；中度中毒者应用氯解磷定 1g 肌内注射 q3～4h；轻度中毒者应用氯解磷定 1g 肌内注射，q4～6h，后酌情延长用药间隔时间，疗程一般 5～7 天，严重病例可适当延长。

（4）不能代替阿托品的快速治疗“标”作用，当阿托品过量或中毒时大量复活剂的应用加重阿托品毒性。

（5）禁与碱性药物配伍，维生素 B_1 抵制解磷定和氯解磷定从肾小管排泄。

3. 阿托品应用过程中需注意的问题

（1）阿托品用量不足或中毒均影响预后，特别在胆碱能危象开始阶段要重视阿托品的应用，不能因怕中毒而用量不足，尽早达阿托品化可降低病死率。

（2）盲目大量的阿托品可使毒蕈碱受体上调，形成阿托品依赖，膈肌功能抑制。严重阿托品中毒并不表现出阿托品过量或早期中毒表现，直接呈现中枢抑制。

（3）明显发绀、低血钾患者应在纠正缺氧和电解质紊乱同时使用阿托品，否则有引起室颤的危险。

（4）足量胆碱酯酶复活剂的应用明显减少阿托品的用量。

（5）对心动过速或高热的患者在使用中等以上剂量时应特别慎重。

（6）注意纠正酸中毒，否则很难达到阿托品化。

（7）应逐渐减量延长给药时间，可由静脉改肌注或皮下注射，再口服，直至全血胆碱酯酶活力达正常 60% 以上，临床症状和体征消失才可以停药。

4. 血液灌流应注意的问题

（1）血液灌流术应在中毒 24h 之内进行。

（2）由于有机磷杀虫剂大多有较高的脂溶性，以活性炭为吸附剂的灌流清除率较高。

（3）在血液灌流同时因解毒剂可同时被吸附，应注意继续应用阿托品及胆碱酯酶复活剂，以维持阿托品化，行血液灌流后，因毒物的清除，应调整解毒剂的应用。

三、特别提示

以下几点提示病情危重，在积极抢救的同时向家属做好交代工作。

1. 口服有机磷杀虫剂剂量过大，发现患者时间过晚或者深昏迷达 8h 以上者。
2. 长时间持续昏迷伴血压高及顽固性强直抽搐者。
3. 阵发性抽搐伴呼吸肌麻痹者。
4. 心动过速或心律失常伴急性心衰者。
5. 两肺广泛啰音，呼吸道分泌物黏稠，引起梗阻性窒息者。
6. 经抢救后清醒，而再度陷入昏迷伴中枢性呼吸衰竭者。
7. 出现休克或肾功能中度受损者。

四、药物的基本选择

表 8-6 急性有机磷杀虫药中毒的药物选择

胆碱酯酶复活剂				
药物名称	使用指征	用法和用量	不良反应	注意事项
解磷定	中毒早期用药效果较好，治疗慢性中毒则无效。对有机磷的解毒作用有一定选择性。如对1605、1059、特普、乙硫磷的疗效较好；而对敌敌畏、乐果、敌百虫、马拉硫磷的效果较差或无效；对二嗪农、甲氟磷、丙胺氟磷及八甲磷中毒则无效。对轻度有机磷中毒，可单独应用本品或阿托品以控制症状；中度、重度中毒时则必须合并应用阿托品	①轻度中毒：成人0.4g/次，以葡萄糖液或生理盐水稀释后静滴或缓慢静注，必要时2～4小时重复1次。小儿1次15mg/kg；②中度中毒：成人首次0.8～1.2g，以后2小时0.4～0.8g，共2～3次；或以静滴给药维持，每小时给0.4g，共4～6次。小儿1次20～30mg/kg；③重度中毒：成人首次1～1.2g，30分钟后如无效可再给0.8～1.2g，以后每小时0.4g/次。小儿1次30mg/kg，静滴或缓慢静注	治疗量不良反应小，一次剂量过大或注射过速可引起眩晕、心动过速、头痛、抽搐、恶心、呕吐等。本品含碘，会引起咽痛和腮腺肿大，禁用于碘过敏者，碱性条件下易水解生成氰化物，故勿与碱性药物配伍	①有时可引起咽痛及腮腺肿大，注射过速可引起眩晕、视物模糊、恶心、呕吐、心动过缓，严重者可发生阵挛性抽搐，甚至抑制呼吸中枢，引起呼吸衰竭；②在体内迅速被分解而维持时间短（仅1.5～2小时），故根据病情必须反复给药；③在碱性溶液中易水解为氰化物，故忌与碱性药物配伍；④粉剂较难溶，溶时可加温（40～50℃）或振摇；⑤应避光贮存
氯解磷定	作用与碘解磷定略同，对敌百虫、敌敌畏效果差，对乐果、马拉硫磷等疗效可疑或无效	轻度中毒：肌注0.25～0.5g，必要时2小时后重复1次。中度中毒：肌注0.5～0.75g。重度中毒：静注1g	同解磷定	①同碘解磷定；②中重度中毒必须合用阿托品
双复磷	用于有机磷农药中毒	轻度中毒：肌注，每次0.125～0.25g，必要时2～3h后重复1次。中度中毒：肌注或静注，每次0.5g，2～3h后再注射0.25g，必要时重复2～3次。重度中毒：静注，每次0.5～0.75g，2～3h后再注射0.5g，以后可重复使用，并酌情减量	注入过快可引起全身发热，口干，颜面潮红。个别病例有头胀，心律失常，舌根或口周麻木及癔病发作等不良反应	有时可引起咽痛及腮腺肿大，注射过速可引起眩晕、视物模糊、恶心、呕吐、心动过缓，严重时可发生抽搐，甚至发生呼吸中枢抑制，引起呼吸衰竭；本品体内维持时间短，故应反复给药；治疗中重度有机磷中毒时，必须与阿托品合用，疗效才佳；本品在碱性溶液中易分解为氰化物，故不能与碱性药物共用；对碘过敏者忌用本品

续　表

药物名称	使用指征	用法和用量	不良反应	注意事项
复方解磷注射液	用于有机磷毒剂和有机磷农药中毒	轻度中毒：0.5～1支。中度中毒：1～2支，同时用氯解磷定600mg。重度中毒：2～3支，同时用氯解磷定600～1200mg。必要时，半小时后可酌情减量重复给药	可常伴有口干、面红、皮肤干燥和心率加快等反应。如用量过大，可出现烦躁不安、谵妄、体温升高、尿潴留和昏迷等症状	①急性有机磷农药中毒患者应争取时间尽早给药；②首次注射量应选择适当；③遇有呼吸困难、发绀或呼吸停止时，应立即给氧或人工呼吸
抗胆碱药				
阿托品	用于严重感染所致中毒性休克、锑剂中毒引起的阿-斯综合征、有机磷农药中毒、胃肠胆肾等内脏绞痛、麻醉前给药。也用于窦性心动过缓、房室传导阻滞、抢救锑剂中毒引起的心律失常。眼科用于散瞳、升高眼压、调节麻痹以及角膜炎、虹膜睫状体炎的治疗	首次给药：轻度中毒，肌注2～4mg；中度中毒，4～10mg；重度中毒：10～20mg。阿托品化后阿托品的维持用药方法：轻度中毒，0.5mg，q4～6h；中度中毒，0.5～1mg，q4～6h；重度中毒：0.5～1mg，q2～6h。抢救时对提倡静脉给药，病情恢复，维持治疗时可皮下注射或肌内注射	本品作用广泛，临床上利用一种作用时，其他的作用常成为副作用。一般常见有口干、视力障碍、心动过速、皮肤潮红等，极少数过敏者可发生皮疹反应。个别报道静脉给药治疗窦性心动过缓时，可发生快速性心律失常乃至室颤	①眼科用于滴眼时，应按住内眦部，以免入鼻腔吸收引起中毒；②急腹痛诊断未明确时，不宜轻易使用；③应用过量引起谵妄、惊厥、呼吸衰竭，可用拟胆碱药对症治疗；④与抗酸药合用时，宜分开服用；⑤用于解救重度有机磷中毒时，应与氯解磷定合用，病情好转后，用量应逐渐减少延长给药间隔时间；⑥用于解救有机磷急性中毒时，注意4个原则：早期给药，足量给予，静脉注射，反复应用；⑦本品不用作有机磷中毒的预防，因它能使中毒者早期不出现症状；⑧有机磷轻度中毒应与中暑区别，不肯定者应用本品反致有害；⑨阿托品化表现为散瞳、颜面潮红、心率加快、口干及轻度躁动等

续 表

东莨菪碱	其散瞳与腺体分泌的抑制作用较阿托品强，对心血管作用弱，有解除外周血管痉挛，改善微循环作用。对中枢神经系统有抑制作用，对大脑有明显的镇静作用，催眠作用较强，可用以防治晕动病。用于震颤麻痹、全身麻醉前给药、晕动病、狂躁性精神病、有机磷农药中毒及感染性休克的治疗	轻度中毒：0.3~0.5mg；中度中毒：0.5~1.0mg；重度中毒2.0~4.0mg，使用方法同阿托品	本品作用广泛，临床上利用一种作用时，其他的作用常成为副作用。一般常见有口干、声哑、畏光、视物模糊、眩晕、嗜睡、心动过速、皮肤潮红等，极少数过敏者可发生皮疹反应。剂量过大可引起谵妄、激动不安，甚至惊厥。个别报道静脉给药治疗窦性心动过缓时，可发生快速性心律失常乃至室颤	①40岁以上患者慎用；②如有中毒现象，可用巴比妥类药物解救，亦可用新斯的明以对抗其周围作用；③晕动片，每片含东莨菪碱0.2mg，苯巴比妥30mg，硫酸阿托品0.15mg。口服，旅行前1~2小时服用1~2片，必要时隔4小时再服1片，但24小时不超过4片。具有镇静、催眠及抗胆碱作用。防治晕动病，用于晕车、船、飞机及呕吐
苯那辛	用于胃及十二指肠溃疡、胃炎、胃痉挛、胆石症等	轻度中毒：2~4mg；中度中毒：4~10mg；重度中毒10~15mg	可产生四肢麻木感、恶心、感觉迟钝、口渴、嗜睡、头晕、运动失调等不良反应，一般能自行消失。若发现四肢麻痹、恶心、眩晕等时，应减量或停药	青光眼患者禁用
苯甲托品	用于震颤麻痹及药物引起的锥体外系反应综合征，可改善肌强直和震颤	轻度中毒：1.0~2.5mg；中度中毒：2.5~5.0mg；重度中毒5.0~10mg	不良反应与苯海索相似，偶尔可引起严重的精神紊乱和不安，此时须停药	老年患者可能更敏感。3岁以上儿童剂量因病情而定

第四节　流行性出血热

一、临床处置思路

（一）诊断

1．疑诊　疫区及流行季节，急性发热，全身高度衰竭，乏力，头痛，眼眶痛，腰痛，面、颈、上胸部潮红者，或伴少尿，低血压。

2．确诊

（1）皮肤黏膜出血征象，末梢血小板减少，出现异型淋巴细胞，尿蛋白阳性。

（2）病原学或血清学检验获阳性结果。

3．临床诊断　疑似病例加①项。

（二）传播途径

1．呼吸道　含出血热病毒的鼠排泄物污染尘埃后形成的气溶胶颗粒经呼吸道感染。

2．消化道　进食含出血热病毒的鼠排泄物污染的食物、水，经口腔黏膜及胃肠黏膜感染。

3．接触传播　被鼠咬伤、鼠类排泄物、分泌物直接与破损的皮肤、黏膜接触。

4．母婴传播　孕妇患病后可经胎盘感染胎儿。

5．虫媒传播　老鼠体表寄生的螨类叮咬人可引起本病的传播。

（三）检查项目

1．血常规

（1）白细胞计数：第1～2病日多属正常，第3病日后逐渐升高，可达（15～30）×10^9/L。少数重症患者可达（50～100）×10^9/L。

（2）白细胞分类：发病早期中性粒细胞增多，核左移，有中毒颗粒。重症患者可见幼稚细胞呈类白血病反应。第4～5病日后，淋巴细胞增多，并出现较多的异型淋巴细胞。由于异型淋巴细胞在其他病毒性疾病时亦可出现，因此不能作为疾病诊断的主要依据。

（3）血红蛋白和红细胞：由于血浆外渗，导致血液浓缩，所以从发热后期开始至低血压休克期，血红蛋白和红细胞数升高，可达150g/L和5.0×10^{12}/L以上。

（4）血小板从第2病日起开始减少，一般在（50～80）×10^9/L，并可见异型血小板。

2．尿常规

（1）尿蛋白：第2病日即可出现，第4～6病日尿蛋白常达（+++）或（++++）。突然出现大量尿蛋白，对诊断很有帮助。部分病例尿中出现膜状物，这是大量尿蛋白与红细胞和脱落上皮细胞相混合的凝聚物。

（2）显微镜检：可见红细胞、白细胞和管型。此外尿沉渣中可发现巨大的融合细胞，这是EHF病毒的包膜糖蛋白在酸性条件下引起泌尿系统脱落细胞的融合。这些融合细胞中能检出EHF病毒抗原。

3．血液生化检查

（1）血尿素氮及肌酸酐：多数患者在低血压休克期，少数患者在发热后期，尿素氮和肌酸酐开始升高，移行期末达高峰，多尿后期开始下降。

（2）血酸碱度：发热期血气分析以呼吸性碱中毒多见，这与发热及换气过度有关。休克期和少尿期以代谢性酸中毒为主。

（3）电解质：血钠、氯、钙在本病各期中多数降低，而磷、镁等则增高，血钾在发热期、休克期处于低水平，少尿期升高，多尿期又降低。但亦有少数患者少尿期仍出现低血钾。

（4）凝血功能：发热期开始血小板减少，其黏附、凝聚和释放功能降低。若出现DIC，血小板常减少至 $50 \times 10^9/L$ 以下。DIC 的高凝期出现凝血时间缩短。消耗性低凝血期则纤维蛋白原降低，凝血酶原时延长和凝血酶时间延长。进入纤溶亢进期则出现纤维蛋白降解物（FDP）升高。

4．特殊检查

（1）病毒分离：发热期患者的血清、血细胞和尿液等标本接种 Vero ~ E6 细胞或 A549 细胞中，可分离出汉坦病毒。

（2）抗原检查：早期患者的血清、外周血的中性粒细胞、淋巴细胞和单核细胞，以及尿和尿沉渣细胞，应用汉坦病毒的多克隆或单克隆抗体，可检出汉坦病毒抗原。常用免疫荧光或 ELISA 法，胶体金法则更为敏感。

（3）特异性抗体检测：包括血清中检测特异性 IgM 或 IgG 抗体。IgM 抗体 1∶20 为阳性，发病第 2 天即能检出。IgG 1∶40 为阳性，1 周后滴度上升 4 倍有诊断价值。目前认为核蛋白抗体的检测，有利于早期诊断，而 G2 抗体的检测，则有利于预后判断。新近国外研究免疫色谱快速试验以重组核蛋白（NP）为抗原来检测患者的 IgM 抗体 5min 能出结果，敏感性和特异性均为 100%。

（4）PCR 技术：应用 RT-PCR 方法检测汉坦病毒 RNA，敏感性高，可作早期诊断。

5．影像学检查

（1）心电图可出现窦性心动过缓，传导阻滞等心律失常和心肌受损表现。此外高血钾时出现 T 波高尖，低血钾时出现 U 波等。

（2）眼压和眼底部分患者眼压增高，眼压明显增高者常预示为重症。脑水肿患者可见视盘水肿和静脉充血、扩张。

（3）胸部 X 线约 30% 患者有肺水肿、淤血表现，约 20% 患者出现胸腔积液和胸膜反应。

（四）临床表现

1．典型表现　起病急，发热（38 ~ 40℃）、三痛（头痛、腰痛、眼眶痛）以及恶心、呕吐、胸闷、腹痛、腹泻、全身关节痛等症状，皮肤黏膜三红（脸、颈和上胸部发红），眼结膜充血，重者似酒醉貌。口腔黏膜、胸背、腋下出现大小不等的出血点或淤斑，或呈条索状、抓痕样的出血点。随着病情的发展，患者退热，但症状反而加重，继而出现低血压、休克、少尿、无尿及严重出血等症状。典型的出血热一般有发热、低血压、少尿、多尿及恢复五期。如处理不当，病死率很高。因此，对患者应实行“四早一就”，即早发现、早诊断、早休息、早治疗，就近治疗，减少搬运。出血热早期症状主要是发热、头痛、腰痛、咽痛、咳嗽、流涕等，极易与感冒混淆，造成误诊而延误病情；不少患者由于出现发热、头痛、尿少、水肿等症状而被误诊为急性肾炎或泌尿系统感染；部分患者可有恶心、呕吐或腹泻等症状而被误诊为急性胃肠炎；少数患者有发热、畏寒、头痛、乏力症状，皮肤黏膜有出血点，或白细胞数增高，与败血症非常相似。

2. 临床分型

（1）轻型：①体温39℃以下，中毒症状轻；②血压基本正常；③出血现象少；④肾损害较轻，尿蛋白在（+）~（++），无明显少尿期。

（2）中型：①体温39~40℃，中毒症状较重，外渗现象明显；②收缩压低于12.0kPa（90mmHg），或脉压小于3.5kPa（26mmHg）；③皮肤、黏膜出血现象明显；④肾损明显，尿蛋白可达（+++），有明显少尿期。

（3）重型：①体温≥40℃，全身中毒症状及外渗现象严重，或出现中毒性精神症状；②收缩压低于9.3kPa（70mmHg）或脉压小于3.5kPa（26mmHg）；③皮肤、黏膜出血现象较重。如皮肤淤斑、腔道出血；④肾损严重，少尿期持续在5日以内或尿闭2日以内者。

（4）危重型：在重型基础上，出现以下任何严重症候群者。①难治性休克；②出血现象严重，有重要脏器出血；③肾损极为严重，少尿超过5于以上，或尿闭2天以上，或尿素氮超过120mg/dl以上；④心力衰竭、肺水肿；⑤中枢神经系统合并症；⑥严重继发感染。

（五）并发症

1. 腔道大出血及颅内出血、大量胃肠道出血可导致休克，预后严重；大咯血可导致窒息；颅内出血可产生突然抽搐、昏迷。

2. 心功能不全、肺水肿多见于休克及少尿期，多在短期内突然发作，病情严重，有明显高血容量征象。

3. 成人呼吸窘迫综合征多见于低血压休克期及少尿期，由于休克被纠正后肺循环高压有肺毛细血管通透性改变或由于补液过量，肺间质水肿所致。患者胸闷、呼吸极度窘迫，两肺有干湿啰音，血气分析可有动脉血氧分压显著降低，预后严重，病死率高。

4. 继发感染少尿期至多尿期易并发肺炎、尿路感染、败血症及真菌感染等。

（六）治疗　本病以综合治疗法为主，早期应用抗病毒治疗，中晚期则针对病理生理进行对症治疗。早期发现，早期休息，早期治疗和就近治疗，即“三早一就”是本病的治疗原则。

1. 发热期

治疗原则：控制感染，减轻外渗，改善中毒症状和预防DIC。发病4天以内患者可应用利巴韦林抗病毒治疗。高热时以物理降温为主，忌用强烈的发汗药物。

2. 低血压休克期

治疗原则：积极补充血容量，纠正酸中毒和改善微循环。补充血容量时以平衡盐液为主，不宜应用全血。

3. 少尿期

治疗原则：稳定机体内环境，促进利尿，导泻和透析治疗。少尿早期需与休克所致的肾前性少尿鉴别，若尿比重＞1.2，尿钠＜40mmol/L，尿尿素氮与血尿素氮之比大于10:1，应考虑肾前性少尿，可输注电解质溶液500～1000ml，然后观察尿量是否增加。或用20%甘露醇100～125ml静注。观察3h尿量若小于100ml则为肾实质损害所致的少尿，宜严格控制输入量。本病少尿的原因之一为肾间质水肿压迫肾小管，可应用20%甘露醇125ml静注，以减轻肾间质水肿。为防止高血容量综合征和高血钾，少尿期可进行导泻，常用甘露醇25g，口服，2～3次/日。

4．多尿期

治疗原则：移行期和多尿早期的治疗同少尿期。多尿期后期主要是维持水和电解质平衡，防治继发感染。

二、临床处置流程

（一）流行性出血热的临床处置流程（图8-5）

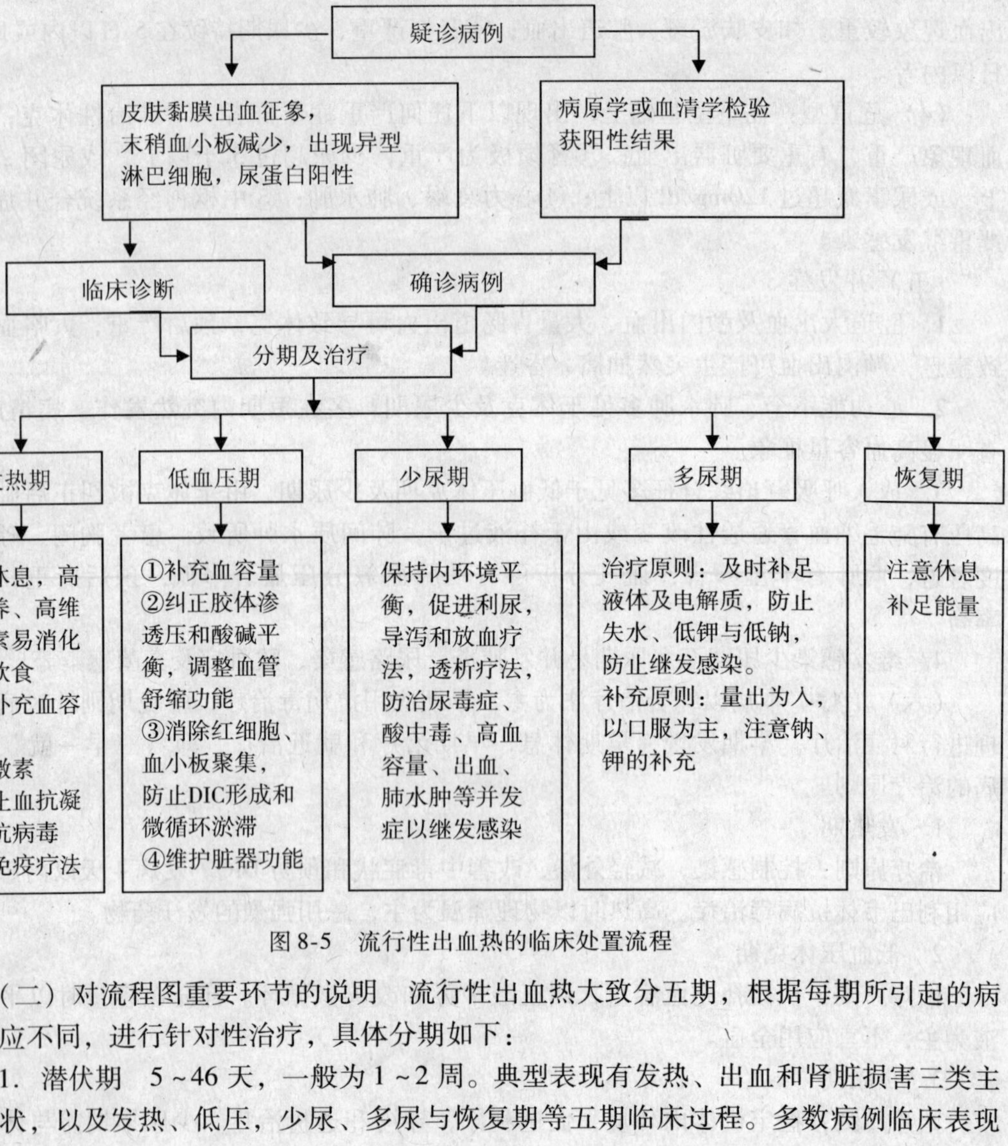

图8-5　流行性出血热的临床处置流程

（二）对流程图重要环节的说明　流行性出血热大致分五期，根据每期所引起的病理反应不同，进行针对性治疗，具体分期如下：

1．潜伏期　5～46天，一般为1～2周。典型表现有发热、出血和肾脏损害三类主要症状，以及发热、低压，少尿、多尿与恢复期等五期临床过程。多数病例临床表现并不典型，或某期表现突出，或某期不明显而呈“越期”现象，或前两、三期重叠。

2. 发热期 主要表现为感染性病毒血症和全身毛细血管损害引起的症状。大多突然畏寒发热，体温在1～2日内可达39～40℃，热型以弛张热及稽留热为多，一般持续3～7日。出现全身中毒症状，高度乏力，全身酸痛，头痛和剧烈腰痛、眼眶痛，称为“三痛”。头痛可能与脑血管扩张充血有关；腰痛与肾周围充血、水肿有关；眼眶痛可能为眼球。周围组织水肿所致。胃肠道症状也较为突出，常有食欲不振、恶心、呕吐、腹痛及腹泻等。重者可有嗜睡、烦躁及谵语等。但热度下降后全身中毒症状并未减轻或反而加重，是不同于其他热性病的临床特点。颜面、颈部及上胸部呈弥漫性潮红，颜面和眼睑略水肿，眼结膜充血，可有出血点或淤斑和球结合膜水肿，似酒醉貌。在起病后2～3日软腭充血明显，有多数细小出血点。两腋下、上胸部、颈部、肩部等处皮肤有散在、簇状或搔抓状、索条样的淤点或淤斑。重者的淤点、淤斑可遍及全身，且可发生鼻出血、咯血或腔道出血，表示病情较重，多由DIC所致。

3. 低血压期 主要为失血浆性低血容量休克的表现。一般在发热4～6日，体温开始下降时或退热后不久，患者出现低血压，重者发生休克。可并发DIC、心力衰竭、水电解质平衡失调，临床表现心率加快，肢端发凉，尿量减少，烦躁不安，意识不清，口唇及四肢末端发绀，呼吸短促，出血加重。本期一般持续1～3日，重症可达6日以上。且常因心肾功能衰竭造成死亡，此期也可不明显而迅速进入少尿或多尿期。

4. 少尿期 少尿期与低血压期常无明显界限，二者经常重叠或接踵而来，也有无低血压休克，由发热期直接进入少尿期者。24小时尿少于400ml为少尿，少于50ml者为无尿。本期主要临床表现为氮质血症，水电解质平衡失调。也可因蓄积于组织间隙的液体大量回入血循环，以致发生高血容量综合征。本期多始于6～8病日，血压上升，尿量锐减甚至发生尿闭。重者尿内出现膜状物或血尿，此期常有不同程度的尿毒症、酸中毒及电解质紊乱（高钾、低钠及低钙血症等）的表现。伴有高血容量综合征者，脉搏充实有力，静脉怒张，有进行性高血压及血液稀释等。重者可伴发心衰、肺水肿及脑水肿。同时出血倾向加重，常见皮肤大片淤斑及腔道出血等。本期一般持续2～5日，重者无尿长逾1周，本期轻重与少尿和氮质血症相平行。

5. 多尿期 肾脏组织损害逐渐修复，但由于肾小管回吸收功能尚未完全恢复，以致尿量显著增多，24小时尿量达3000ml为多尿，多尿达4000～10 000ml。多尿初期，氮质血症、高血压和高血容量仍可继续存在，甚至加重。至尿量大量增加后，症状逐渐消失，血压逐渐回降。若尿量多而未及时补充水和电解质，亦可发生电解平衡失调（低钾、低钠等）及第二次休克。本期易发生各种继发感染，大多持续1～2周，少数长达数月。

6. 恢复期 随着肾功能的逐渐恢复，尿量减至3000ml以下时，即进入恢复期。尿液稀释与浓缩功能逐渐恢复，精神及食欲逐渐好转，体力逐渐恢复。一般需经1～3月恢复正常。

三、特别提示

本病潜伏期为5～46天，一般为1～2周。本病典型表现有发热、出血和肾脏损害三类主要症状，以及发热、低压，少尿、多尿与恢复期等五期临床过程。多数病例临床表现并不典型，或某期表现突出，或某期不明显而呈“越期”现象，或前两、三期重叠。

四、基本药物使用选择（表8-7）

表8-7 流行性出血热基本药物选择

药物名称	使用指征	用法和用量	不良反应	注意事项
地塞米松	主要用于过敏性与自身免疫性炎症性疾病。多用于结缔组织病、活动性风湿病、类风湿关节炎、红斑狼疮、严重支气管哮喘、严重皮炎、溃疡性结肠炎、急性白血病等，也用于某些严重感染及中毒、恶性淋巴瘤的综合治疗	一般剂量静脉注射每次2～20mg；可2～6小时重复给药至病情稳定，但大剂量连续给药一般不超过72小时	①医源性库欣综合征、易出血倾向、创口愈合不良、肱或股骨头缺血性坏死、骨质疏松及骨折胃肠道刺激、胰腺炎、消化性溃疡或穿孔，儿童生长受到抑制、青光眼、白内障、良性颅内压升高综合征、糖耐量减退和糖尿病加重；②患者可出现精神症状：欣快感、激动、谵妄等；③并发感染；④糖皮质激素停药综合征	①结核病、急性细菌性或病毒性感染患者应用时，必须给予适当的抗感染治疗 ②长期服药后，停药前应逐渐减量 ③糖尿病、骨质疏松症、肝硬化、肾功能不良、甲状腺功能低下患者慎用
氢化可的松	用于感染伴严重中毒症状及循环衰竭，如脓毒败血症、急性肾上腺皮质功能减退症、急性风湿病、类风湿关节炎、红斑狼疮、支气管哮喘、过敏性休克、急性淋巴性白血病、霍奇金病Ⅲ～Ⅳ期、骨髓瘤、溶血性贫血、原发性血小板减少或过敏性紫癜、房室传导阻滞、各种病毒性脑膜炎、急性感染性多发性神经根炎、重型肺炎、重型传染性肝炎、肾上腺生殖器综合征、肾病综合征以及眼科、皮肤科疾病等。对炎症组织后期可抑制结缔组织增生。较小的替代补充剂量可治慢性肾上腺皮质功能减退症。本品醋酸酯外用具有抗炎，抗过敏等作用，可治疗过敏性皮炎	200～300mg，静脉滴注	同"地塞米松"	同"地塞米松"

续　表

药物名称	使用指征	用法和用量	不良反应	注意事项
止血敏	预防和治疗外科手术出血过多，血小板减少性紫癜或过敏性紫癜以及其他原因引起的出血，如脑出血、胃肠道出血、泌尿道出血、眼底出血、牙龈出血、鼻出血等。可与其他止血药如氨甲苯酸，维生素K并用	①预防手术出血：术前15～30分钟静注或肌注0.25～0.5g。必要时，2小时后再注射0.25g；②治疗出血：口服，成人每次0.5～1g。儿童，每次10mg/kg，1日3次。肌注或静注，也可与5%葡萄糖溶液或等渗盐水混合静滴，每次0.25～0.75g，2～3次/日。必要时，可根据病情增加剂量	本品毒性低，但有报道静注时可发生休克	尚无报道
云南白药	用于跌打损伤、淤血肿痛、吐血、咯血、便血、痔疮、崩漏下血、疮疡肿毒、软组织挫伤、闭合性骨折、支气管扩张及肺结核咯血，溃疡病出血，以及皮肤感染性疾病	①口服；②外用涂于患处：取药粉用酒调匀敷患处	尚无报道	孕妇忌服。服药1日内，忌食蚕豆、鱼类及酸冷食物
安络血（卡巴克络）	主要用于毛细血管通透性增加所致的出血，如特发性紫癜、视网膜出血、慢性肺出血、胃肠出血、鼻出血、咯血、血尿、痔出血、子宫出血、脑出血等对量出血和动脉出血疗效较差	①口服：成人每次2.5～5mg，1日3次，严重者每次5～10mg，2～4小时1次；②肌注：每次5～10mg，每日2～3次，重者每次10～20mg，2～4小时1次；③亦可静注	本品中含水杨酸，长期反复应用可产生水杨酸反应	有癫痫史及精神病史者应慎用

续　表

药物名称	使用指征	用法和用量	不良反应	注意事项
病毒唑（利巴韦林）	用于防治流感，副流感，甲、乙、丙型肝炎，麻疹，腮腺炎，水痘，单纯疱疹，带状疱疹，病毒性眼角膜炎，疱疹性口腔炎，小儿腺病毒肺炎，可能还有抗肿瘤作用	①口服：0.8～1g/d，分3～4次服用；②肌注或静脉滴注：10～15mg/（kg·d），分2次。静滴宜缓慢；③滴鼻：用于防治流感，用0.5%溶液（以等渗盐水配制），每小时1次；④滴眼：治疗疱疹感染，浓度0.1%，1～2小时1次	白细胞减少，贫血，腹泻，口干等。剂量应用可致心脏损害，对有呼吸道疾患者可致呼吸困难、胸痛等	0.5%溶液滴鼻，疗效可靠，小儿尤宜，开始间隔时间宜近，以后改为每2小时1次；孕妇禁用（可致畸胎）

（于　婧）

第九章 外科疾病合理用药指导

第一节 急性阑尾炎

一、临床处置思路

（一）诊断 主要依靠病史、临床症状、体征和实验室及影像学检查。其中转移性右下腹痛在诊断急性阑尾炎中具有重要意义。

症状：典型症状表现为腹痛发作始于上腹，逐渐移向脐部，数小时后转移并局限于右下腹。应该明确腹痛是转移不是扩大；腹痛转移时梗阻发展到感染成立需要一段时间；腹痛的特点在于转移。同时早期可出现恶心、呕吐、厌食等消化道反应，感染严重时出现中毒症状，心率增快，甚至高热。

体征：右下腹压痛是急性阑尾炎最常见的重要体征，压痛点通常位于麦氏点（右髂前上棘与脐连线中外1/3点处）。当出现化脓、穿孔或坏疽等病理改变时，则可以出现反跳痛、腹肌紧张等腹膜刺激征象，所以腹膜炎表现对于评估病情轻重有重要意义。而阑尾周围脓肿形成固定时，则可于右下腹扪及压痛性肿块。结肠充气试验（rovsing征），腰大肌试验（psoas征），闭孔内肌试验（obturator征）及经肛门直肠指诊对于不典型位置的阑尾炎具有辅助诊断价值。

实验室及影像检查：大多数急性阑尾炎患者白细胞计数和中性粒细胞计数比例增高。腹部超声可发现肿大的阑尾或脓肿，腹部X线片可见到炎症较重部位的盲肠胀气。

虽然急性阑尾炎的表现一般是很典型的，但其诊断尽可能在排除可引发腹痛的其他疾病后完成。

（二）鉴别诊断

1. 胃十二指肠溃疡 穿孔溢液可沿升结肠旁沟流至右下腹，故可出现类似于急性阑尾炎的转移性腹痛，但其上腹部疼痛持续存在且为疼痛最强点。此类患者既往有消化性溃疡病史，腹膜刺激症状明显，立位腹部X线片可见膈下有游离气体，可帮助鉴别。

2. 妇科疾病 育龄妇女尤其需要注意。宫外孕、卵泡滤泡或黄体破裂可引起盆腔出血，除下腹部疼痛外多伴有急性失血的症状，如头晕、心悸、乏力、苍白、冷汗等，可由追问病史及失血表现相鉴别。卵巢囊肿扭转可由明显的腹痛及腹部肿块；急性输卵管炎和急性盆腔炎，常有脓性白带和盆腔对称性压痛，经阴道后穹隆穿刺可获脓液，盆腔超声可帮助其鉴别。

3. 右侧输尿管结石 腹痛剧烈，但多为绞痛向会阴部放射，尿中可查到多量红细胞，KUB平片可在输尿管走行部位呈现结石阴影，超声可见肾盂积水、输尿管扩张和结石影。

4. 急性肠系膜淋巴结炎 儿童急性阑尾炎须与之鉴别，患儿多有上呼吸道感染病史，腹痛部位略偏内侧，位置不固定，并可随体位改变。

5. 其他　右侧肺炎、胸膜炎可刺激第 10、11 和 12 肋间神经，出现反射性右下腹痛。急性胃肠炎时，恶心、呕吐和腹泻等消化道症状较重。急性发胆囊炎易与高位阑尾炎相混淆，但有明显的绞痛、高热甚至黄疸。此外，回盲部肿瘤、结核和慢性炎性肠病、梅克尔憩室炎、肠伤寒穿孔等，亦需临床鉴别。

（三）实验室及放射学检查　血常规、尿常规，如可疑胰腺炎，查血尿淀粉酶；腹部立位 X 线片除外上消化道穿孔、肠梗阻等；有右下腹包块者行腹部超声检查，有无阑尾周围炎或脓肿形成。

（四）治疗

1. 保守治疗　仅适用于单纯性阑尾炎或急性阑尾炎的诊断尚未明确，以及有手术禁忌的患者。主要措施包括休息、有效的抗生素和补液营养支持治疗，但须密切观察病情变化，必要时及时手术治疗，不建议常规使用镇痛药物。

2. 手术治疗　原则上对于急性阑尾炎一经确诊，应尽快作阑尾切除术。术前术后应用抗生素，术后给予补液、营养支持治疗。

（1）急性单纯性阑尾炎：宜采用麦氏切口行阑尾切除术，切口一期缝合。有条件的单位，可行经腹腔镜阑尾切除术。

（2）急性化脓性或坏疽性阑尾炎：宜采用麦氏切口或经腹直肌切口行阑尾切除术。脓液不多不宜冲洗，用湿纱布沾净脓液后关腹。如脓液较多，放置引流。注意保护切口，一期缝合。

（3）急性穿孔性阑尾炎：宜采用右下腹经腹直肌切口行阑尾切除术，冲洗腹腔，根据情况留置引流，注意保护切口，一期缝合。术后密切观察切口，有感染时及时引流。

（4）阑尾周围脓肿：阑尾脓肿尚未破溃应按急性化脓性阑尾炎处理。如阑尾穿孔已破包括形成周围脓肿，病情稳定，宜应用抗生素治疗或同时联合中药治疗促进脓肿吸收，亦可在超声引导下穿刺引流。如脓肿破溃无局限趋势，宜首先行超声诊断定位，确定切口部位后行手术切开引流。术后加强营养支持治疗，合理应用抗生素。非手术治疗复发率高，建议在治愈后 3 个月左右择期手术切除阑尾，较急诊阑尾切除效果好。

3. 并发症的治疗

（1）腹腔脓肿：是阑尾炎未经及时治疗的后果。常见部位有阑尾周围、盆腔、膈下或肠间隙等处，临床表现为麻痹性肠梗阻的表现及全身感染中毒症状，B 超和 CT 扫描有助于定位诊断。一经诊断即应在超声引导下穿刺抽脓、冲洗或置管引流，必要时手术切开引流。

（2）内、外瘘形成：阑尾周围脓肿如未能及时引流，少数病例脓肿可向小肠或大肠内穿破，亦可向膀胱、阴道或腹壁穿破，形成各种内瘘或外瘘。X 线钡餐检查或经外瘘口造影可协助诊断，确定相应手术方案。

（3）化脓性门静脉炎：少见。阑尾静脉内的感染性血栓，沿肠系膜下静脉蔓延至门静脉，导致化脓性门静脉炎症。临床表现为寒战、高热、肝肿大、剑突下压痛、轻度黄疸等。如病情加重会产生感染性休克或脓毒症，术后给予大剂量强力抗生素治疗有效。

二、临床处置流程

（一）急性阑尾炎的临床处置流程（图 9-1）

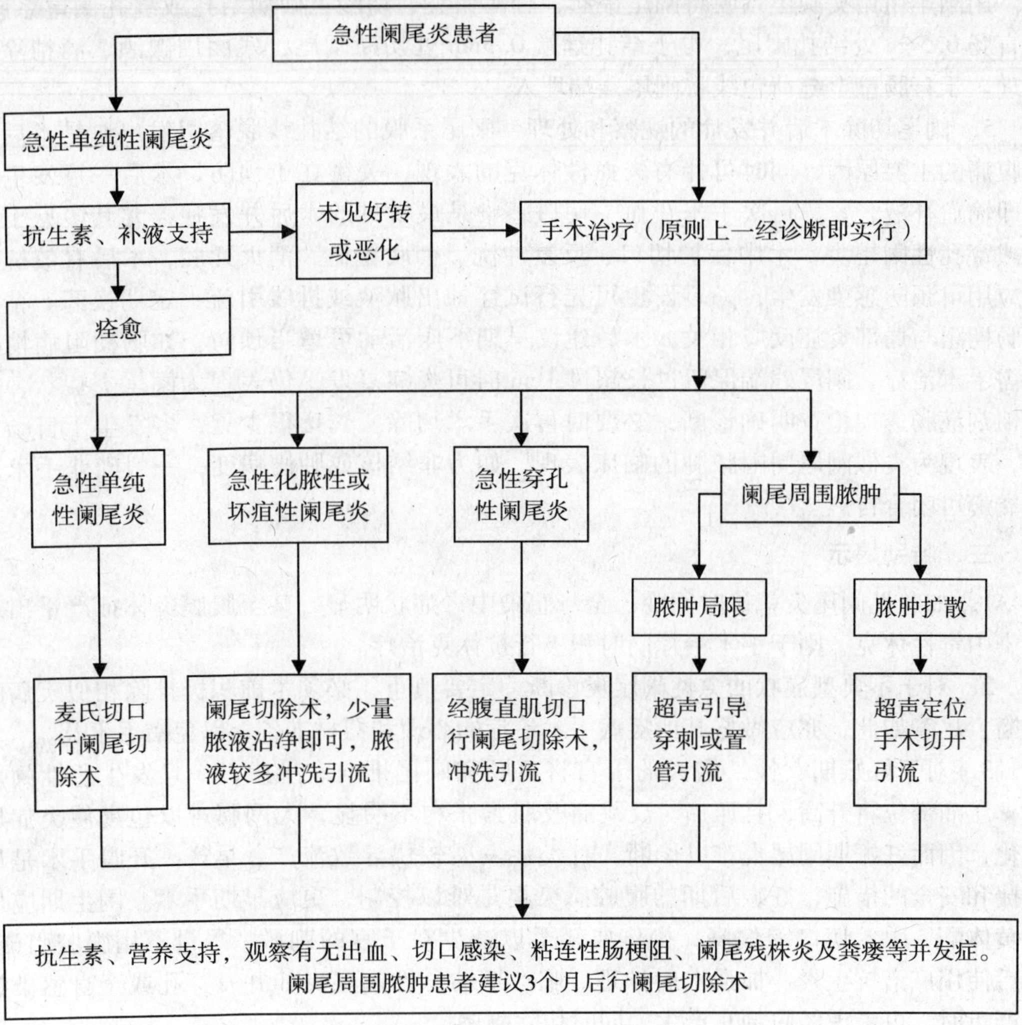

图 9-1　急性阑尾炎的临床处置流程

（二）对流程图重要环节的说明

1. 急性阑尾炎原则上一经诊断即应手术治疗，对于手术风险较大者（高龄、妊娠期、合并较严重内科疾病等），要向患者或家属详细交待病情；如不同意手术，应充分告知风险，予加强抗炎保守治疗。对于有明确手术禁忌者，予加强抗炎保守治疗。

2. 单纯性阑尾炎表现为轻度隐痛；化脓性阑尾炎成阵发性胀痛和剧痛，坏疽性阑尾炎呈持续性剧烈疼痛，均可表现为局限性或弥漫性腹膜炎体征；穿孔性阑尾炎因阑尾腔压力骤减，腹痛可暂时减轻，但出现腹膜炎后，腹痛又会持续加剧。

3. 急性阑尾炎的主要致病菌包括厌氧菌和需氧菌，经验使用抗生素治疗需选用能覆盖肠道革兰阴性杆菌、肠球菌属等需氧菌和脆弱拟杆菌等厌氧菌的药物，如术中能留取标本行细菌培养及药物敏感试验，将对抗生素的使用更有指导意义。

4. 阑尾切除术技术要点　一般采用麦氏切开或经腹直肌切口，注意保护切口以防污染。沿结肠带向盲肠顶端追踪便于找到阑尾，如未能找到阑尾，应考虑盲肠后位阑尾。用阑尾钳钳夹阑尾系膜将阑尾提起，分次钳夹、切断、确切结扎或缝扎阑尾系膜。距盲肠0.5cm处结扎阑尾，再于结扎远端0.5cm处切断阑尾，残面用碘酒、酒精涂擦处理。于盲肠壁上缝荷包线将阑尾残端埋入。

5. 阑尾切除术后并发症的观察和处理　阑尾系膜的结扎线脱落引发出血是术后短期腹痛的主要原因，同时可伴有失血性休克的表现，关键在于预防，术后一旦发生应立即输血补液，紧急再次手术止血。切口感染是最常见的术后并发症，尤其多见于化脓或穿孔性阑尾炎，术中保护切口、反复冲洗、彻底止血、消灭死腔，术后有效抗生素应用可预防感染发生，一旦发生可先行试穿抽出脓液或拆线引流，定期换药。粘连性肠梗阻与局部炎症反应相关，术后建议早期下床活动可适当预防，如肠梗阻病情较重需手术治疗。阑尾残端保留过长超过1cm时可炎症复发，仍表现为阑尾炎症状，应行钡剂灌肠透视检查明确诊断，必要时再次手术切除。粪瘘很少见，多发生于盲肠末端，表现为类似阑尾周围脓肿的临床表现，如为非结核或肿瘤病变，一般经非手术治疗粪瘘可闭合自愈。

三、特别提示

1. 如急性阑尾炎就诊时间晚，全身感染中毒症状明显，甚至腹膜炎体征严重出现感染中毒性休克，则于手术治疗同时积极行抗休克治疗。

2. 对于不典型症状的急性阑尾炎诊断一定要慎重，必须术前积极排除相似疾病的诊断，尽管如此，亦应做好其他疾病手术治疗的心理和器材准备，以免措手不及。

3. 对于妊娠期女性，增大的子宫将盲肠和阑尾推向右上腹，一旦发生急性阑尾炎，压痛部位将升高，且压痛、反跳痛及肌紧张均不明显，大网膜难以包裹使炎症局限化，因而妊娠期阑尾炎难以诊断，且炎症发展较快导致流产、早产。开腹手术是最快捷和安全的措施，妊娠后期的腹腔感染更是难以控制，更应早期手术。围生期应加用黄体酮，手术切口需偏高，操作要轻柔以减少对子宫的刺激，尽量不用腹腔引流。术后使用广谱抗生素，加强术后护理。临产期的急性阑尾炎如并发穿孔或全身感染症状严重时，可考虑经腹剖宫产术，同时切除阑尾。

4. 老年人对疼痛感觉迟钝，腹肌薄弱，防御功能减退，主诉不强烈，体征不典型，所以老年人急性阑尾炎常常临床表现轻而病理改变重，体温和白细胞升高不明显，容易延误诊断和治疗。加之老年人常伴发动脉硬化，阑尾血供差，容易缺血坏死；同时老年人往往合并症较多，使病情更趋复杂严重，所以一旦诊断应及时手术，同时注意处理伴发的内科疾病。

四、基本药物使用选择

（一）抗生素

表 9-1　青霉素类抗生素（含β内酰胺酶抑制剂复合剂）

药物名称	剂型	规格	使用指征	使用方法	禁忌证
注射用哌拉西林钠	冻干块状物或粉末	0.5g 1.0g 2.0g	适用敏感肠杆菌科细菌、铜绿假单胞菌、不动杆菌属所致的败血症、上尿路及复杂性尿路感染、呼吸道感染、胆道感染、腹腔感染、盆腔感染以及皮肤、软组织感染等。哌拉西林与氨基糖苷类联合应用亦可用于有粒细胞减少症免疫缺陷患者的感染	可静脉滴注和静脉注射。成人中度感染 8g/d，分 2 次静脉滴注；严重感染一次 3～4g，每 4～6 小时静脉滴注或注射。一日总剂量不超过 24g。婴幼儿和 12 岁以下儿童的剂量为每日 100～200mg/kg。新生儿体重低于 2kg 者，出生后第 1 周每 12 小时 50mg/kg，静脉滴注；第 2 周起 50mg/kg，每 8 小时 1 次。新生儿体重 2kg 以上者出生后第 1 周每 8 小时 50mg/kg，静脉滴注；1 周以上者每 6 小时 50mg/kg	有青霉素类药物过敏史或青霉素皮肤试验阳性患者禁用
注射用美洛西林钠		0.5g 1.0g	用于大肠埃希菌、肠杆菌属、变形杆菌等革兰阴性杆菌中敏感菌株所致的呼吸系统、泌尿系统、消化系统、妇科和生殖器官等感染，如败血症、化脓性脑膜炎、腹膜炎、骨髓炎、皮肤及软组织感染及眼、耳、鼻、喉科感染	肌内注射、静脉注射或静脉滴注。肌内注射临用前加灭菌注射用水溶解，静脉注射通常加入 5% 葡萄糖氯化钠注射液或 5%～10% 葡萄糖注射液溶解后使用。成人一日 2～6g，严重感染者可增至 8～12g，最大可增至 15g。儿童，按体重一日 0.1～0.2g/kg，严重感染者可增至 0.3g/kg；肌内注射一日 2～4 次，静脉滴注按需要每 6～8 小时一次，其剂量根据病情而定，严重者可每 4～6 小时静脉注射一次	对青霉素类抗生素过敏者禁用
注射用氨苄西林/舒巴坦钠		0.75g 1.5g	适用于产β内酰胺酶的流感嗜血杆菌、卡他莫拉菌、淋病奈瑟菌、葡萄球菌属、大肠埃希菌、克雷伯菌属、奇异变形杆菌、脆弱拟杆菌、不动杆菌属、肠球菌属等所致的呼吸道、肝胆系统、泌尿系统、皮肤软组织感染，对需氧菌与厌氧菌混合感染，特别是腹腔感染和盆腔感染尤为适用。对于氨苄西林敏感菌所致的上述感染也同样有效。本品不宜用于铜绿假单胞菌、枸橼酸杆菌、普罗威登菌、肠杆菌属、莫根菌属和沙雷菌属所致的感染	深部肌内注射、静脉注射或静脉滴注。将每次药量溶于 50～100ml 的适当稀释液中 15～30 分钟内静脉滴注。成人一次 1.5～3g（包括氨苄西林和舒巴坦），每 6 小时 1 次。肌内注射一日剂量不超过 6g，静脉用药一日剂量不超过 12g（舒巴坦一日剂量最高不超过 4g）。儿童按体重一日 100～200mg/kg，分次给药	对青霉素类抗生素过敏者禁用；传染性单核细胞增多症、巨细胞病毒感染、淋巴细胞白血病、淋巴瘤等患者应用本品易发生皮疹，故不宜应用

续　表

药物名称	剂型	规格	使用指征	使用方法	禁忌证
注射用哌拉西林钠他唑巴坦钠		2.25g 3.375g 4.5g	适用于对哌拉西林耐药，但对哌拉西林他唑巴坦敏感的产β内酰胺酶的细菌引起的中、重度感染：由耐哌拉西林、产β内酰胺酶的大肠埃希菌和拟杆菌属（脆弱拟杆菌、卵形拟杆菌、多形拟杆菌或普通拟杆菌）所致的阑尾炎（伴发穿孔或脓肿）和腹膜炎；由耐哌拉西林、产β内酰胺酶的金黄色葡萄球菌所致的非复杂性和复杂性皮肤及软组织感染，包括蜂窝织炎、皮肤脓肿、缺血性或糖尿病性足部感染；由耐哌拉西林、产β内酰胺酶的大肠埃希菌所致的产后子宫内膜炎或盆腔炎性疾病；由耐哌拉西林、产β内酰胺酶的流感嗜血杆菌所致的社区获得性肺炎（仅限中度）；由耐哌拉西林、产β内酰胺酶的金黄色葡萄球菌所致的中、重度医院获得性肺炎（医院内肺炎）。治疗敏感细菌所致的全身和（或）局部细菌感染	将适量本品用20ml稀释液（氯化钠注射液或灭菌注射用水）充分溶解后，立即加入250ml液体（5%葡萄糖注射液或氯化钠注射液）中，静脉滴注，每次至少30分钟，疗程为7～10日。医院获得性肺炎疗程为7～14日。并可根据病情及细菌学检查结果进行调整。对于正常肾功能（肌酐清除率>90ml/min）成人及12岁以上儿童，一次3.375g（含哌拉西林3g和他唑巴坦0.375g）静脉滴注，每6小时1次。治疗医院内肺炎时，起始剂量为一次3.375g，每4小时1次，同时合并使用氨基糖苷类药物；如果未分离出铜绿假单胞菌，可根据感染程度及病情考虑停用氨基糖苷类药物。对于肾功能不全患者，推荐的用量见下表：肌酐清除率（ml/min）推荐用量40～90：一次3.375g，每6小时1次，一日总量12g/1.5g；20～40：一次2.25g，每6小时1次，一日总量8g/1.0g；<20：对于血液透析患者，一次最大剂量为2.25g，每8小时1次，并在每次血液透析后可追加0.75g	对青霉素类、头孢菌素类抗生素或β内酰胺酶抑制药过敏者禁用

续 表

药物名称	剂型	规格	使用指征	使用方法	禁忌证
注射用阿莫西林钠克拉维酸		0.2g	上呼吸道感染：鼻窦炎、扁桃体炎、咽炎；下呼吸道感染：急性支气管炎、慢性支气管炎急性发作、肺炎、肺脓肿和支气管扩张合并感染；泌尿系统感染：膀胱炎、尿道炎、肾盂肾炎、前列腺炎、盆腔炎、淋病奈瑟菌尿路感染；皮肤和软组织感染：疖、脓肿、蜂窝织炎、伤口感染、腹内脓毒病等；其他感染：中耳炎、骨髓炎、败血症、腹膜炎和手术后感染	静脉滴注。成人一次 1.2g，一日 3～4 次，疗程 10～14 日。取本品一次用量溶于50～100ml 氯化钠注射液中，静脉滴注 30 分钟	青霉素皮试阳性反应者、对本品及其他青霉素类药物过敏者及传染性单核细胞增多症患者禁用。

表 9-2　硝基咪唑类

药物名称	剂型	规格	使用指征	使用方法	禁忌证
甲硝唑	注射液	10ml：50mg 20ml：100mg 100ml：500mg 250ml：500mg 250ml：1.25g	主要用于厌氧菌感染的治疗	静脉滴注。成人常用量：厌氧菌感染，静脉给药首次按体重 15mg/kg（70kg 成人为 1g），维持量按体重 7.5mg/kg，每 6～8 小时静脉滴注一次；小儿常用量：厌氧菌感染的注射剂量同成人	有活动性中枢神经系统疾患和血液病者禁用
替硝唑		100ml/0.4g 200ml/0.8g	用于各种厌氧菌感染，如败血症、骨髓炎、腹腔感染、盆腔感染、肺支气管感染、肺炎、鼻窦炎、皮肤蜂窝织炎、口腔感染及术后伤口感染；用于结肠直肠手术、妇产科手术及口腔手术等的术前预防用药	静脉滴注。厌氧菌感染：一次 0.8g，一日 1 次，静脉缓慢滴注，一般疗程 5～6 日，或根据病情决定；预防手术后厌氧菌感染：总量 1.6g，1 次或分 2 次滴注，第一次于手术前 2～4 小时，第二次于手术期间或术后 12～24 小时内滴注	对本品或吡咯类药物过敏患者以及有活动性中枢神经疾病和血液病者禁用

表 9-3　喹诺酮类

药物名称	剂型	规格	使用指征	使用方法	禁忌证
注射用盐酸左氧氟沙星	冻干块状物或粉末	0.1g	适用于敏感菌引起的：泌尿生殖系统感染，包括单纯性、复杂性尿路感染、细菌性前列腺炎、淋病奈瑟菌尿道炎或宫颈炎（包括产酶株所致者）；呼吸道感染，包括敏感革兰阴性杆菌所致支气管感染急性发作及肺部感染；胃肠道感染，由志贺菌属、沙门菌属、产肠毒素大肠杆菌、亲水气单胞菌、副溶血弧菌等所致；伤寒；骨和关节感染；皮肤软组织感染；败血症等全身感染	静脉滴注。临用前用适量灭菌注射用水溶解，再分 2 次用5%葡萄糖注射液或氯化钠注射液 100ml 稀释后静脉滴注。成人一日 0.4g，分 2 次滴注。重度感染患者或病原菌对本品敏感性较差者（如铜绿假单胞菌），一日剂量可增至 0.6g，分 2 次静脉滴注	对本品及氟喹诺酮类药过敏的患者禁用
甲磺酸左氧氟沙星注射液	注射液	100ml：0.2g			

表 9-4　头孢类（含β内酰胺酶抑制剂复合剂）

药物名称	剂型	规格	使用指征	使用方法	禁忌证
注射用头孢呋辛钠	类白色或微黄色粉末或结晶性粉末	0.25g	用于敏感菌所致的以下病症：呼吸道感染：急、慢性支气管炎，感染性支气管扩张症，细菌性肺炎，肺脓肿和术后胸腔感染；耳、鼻、喉科感染：鼻窦炎、扁桃腺炎、咽炎；泌尿道感染：急、慢性肾盂肾炎、膀胱炎及无症状的菌尿症；皮肤和软组织感染：蜂窝织炎、丹毒、腹膜炎及创伤感染；骨和关节感染：骨髓炎及脓毒性关节炎；产科和妇科感染：盆腔炎；淋病：尤其适用于不宜用青霉素治疗者；其他感染：包括败血症及脑膜炎；腹部骨盆及矫形外科手术；心脏、肺部、食管及血管手术；全关节置换手术中预防感染	肌内注射、静脉注射或静脉滴注。肌内注射：0.25g 注射用头孢呋辛钠加 1ml 注射用水或 0.75g 注射用头孢呋辛钠加 3ml 注射用水，轻轻摇匀使成为不透明的混悬液；静脉注射：0.25g 注射用头孢呋辛钠最少加 2ml 注射用水或 0.75g 注射用头孢呋辛钠最少加 6ml 注射用水，使溶解成黄色的澄清溶液。静脉滴注：可将 1.5g 注射用头孢呋辛钠溶于 50ml 注射用水中或与大多数常用的静脉注射液配伍（氨基糖苷类除外）。一般或中度感染：一次 0.75g，一日 3 次，肌内或静脉注射。重度感染：剂量加倍，一次 1.5g，一日 3 次，静脉滴注 20～30 分钟	对本品及头孢菌素类抗生素过敏者禁用

续　表

药物名称	剂型	规格	使用指征	使用方法	禁忌证
注射用头孢曲松钠	白色或类白色结晶性粉末	0.25g 0.5g 1.0g 2.0g	用于敏感致病菌所致的下呼吸道感染、尿路、胆道感染，以及腹腔感染、盆腔感染、皮肤软组织感染、骨和关节感染、败血症、脑膜炎等及手术期感染预防	肌内注射或静脉给药。肌内注射溶液的配制：以3.6ml灭菌注射用水、氯化钠注射液、5%葡萄糖注射液或1%盐酸利多卡因加入1g瓶装中，制成每1ml含250mg头孢曲松的溶液；静脉给药溶液的配制：将9.6ml前述稀释液（除利多卡因外）加入1g瓶装中，制成每1ml含100mg头孢曲松的溶液，再用5%葡萄糖注射液或氯化钠注射液100～250ml稀释后静脉滴注。成人常用量：肌内或静脉给药，每24小时1～2g或每12小时0.5～1g。最高剂量一日4g。疗程7～14日。小儿常用量：静脉给药，一日20～80mg/kg。12岁以上小儿用成人剂量。治疗淋病的推荐剂量为单剂肌内注射0.25g	对头孢菌素类抗生素过敏者禁用
注射用头孢孟多酯钠	白色或类白色结晶粉末	0.5g 1.0g	适用于敏感细菌所致的肺部感染、尿路感染、胆道感染、皮肤软组织感染、骨和关节感染以及败血症、腹腔感染等	肌内注射、缓慢静脉注射（3～5分钟）或静脉滴注。成人一日剂量为2.0～8.0g，分3～4次给药，一日最高剂量不超过12g。皮肤感染、无并发症的肺炎和尿路感染，每6小时0.5～1g即可。肾功能减退者可按肌酐清除率计算剂量。先予以首剂饱和量（1～2g），以后肌酐清除率大于50ml/min者每6小时给予2g，清除率为25～50ml/min和10～25ml/min者，剂量分别为每6小时和每12小时0.5g。肌酐清除率低于10ml/min者每24小时0.5g。1个月以上的婴儿和小儿，根据感染程度，一日剂量为按体重50～100mg/kg，分3～4次给予	对头孢菌素类抗生素过敏者禁用

续 表

药物名称	剂型	规格	使用指征	使用方法	禁忌证
注射用头孢哌酮钠	白色或类白色结晶性粉末或冻干的块状物或粉末	0.5g 1.0g 2.0g	适用于敏感菌所致的各种感染，如肺炎及其他下呼吸道感染、尿路感染、胆道感染、皮肤软组织感染、败血症、腹膜炎、盆腔感染等，后两者宜与抗厌氧菌药联合应用	可供肌内注射、静脉注射或静脉滴注。成人常用量：一般感染，一次1～2g，每12小时1次；严重感染，一次2～3g，每8小时1次。接受血液透析者，透析后应补给1次剂量。成人一日剂量不超过9g，但免疫缺陷患者有严重感染时，剂量可加大至每日12g。小儿常用量：每日50～200mg/kg，分2～3次静脉滴注。制备肌内注射液，每1g药物加灭菌注射用水2.8ml及12%利多卡因注射液1ml，浓度为250mg/ml。静脉徐缓注射者，每1g药物加葡萄糖氯化钠注射液40ml溶解；供静脉滴注者，取1～2g头孢哌酮溶解于100～200ml葡萄糖氯化钠注射液或其他稀释液中，最后药物浓度为5～25mg/ml。每1g头孢哌酮的钠含量为1.5mmol（34mg）	对头孢菌素类过敏及有青霉素过敏休克和即刻反应史者禁用
头孢哌酮钠舒巴坦钠	白色或类白色的粉末	1.0g 2.0g	用于敏感菌所致的呼吸道感染、泌尿道感染、腹膜炎、胆囊炎、胆管炎和其他腹腔内感染、败血症、脑膜炎、皮肤软组织感染、骨骼及关节感染、盆腔炎、子宫内膜炎、淋病及其他生殖系统感染	静脉滴注。先用5%葡萄糖注射液或氯化钠注射液适量溶解，然后再用同一溶媒稀释至50～100ml供静脉滴注，滴注时间为30～60分钟。成人：常用量2～4g/d，严重或难治性感染可增至8g/d。分等量每12小时静脉滴注1次。每日最高剂量不超过4g；儿童：常用量一日40～80mg/kg，等分2～4次滴注。严重或难治性感染可增至一日160mg/kg。等分2～4次滴注；新生儿出生第一周内，应每隔12小时给药1次。舒巴坦每日最高剂量不超过80mg/kg	对本品或头孢菌素类过敏患者禁用

续　表

药物名称	剂型	规格	使用指征	使用方法	禁忌证
注射用头孢吡肟	注射剂粉针剂	500mg 1.0g	本品为第四代半合成头孢菌素。抗菌谱与抗菌活性与第三代头孢菌素相似，但抗菌谱有了进一步扩大。对革兰阳性菌、阴性菌包括肠杆菌属、铜绿假单胞菌、嗜血杆菌属、奈瑟淋球菌属、葡萄球菌及链球菌（除肠球菌外）都有较强抗菌活性。对β内酰胺酶稳定，临床主要用于各种严重感染如呼吸道感染、泌尿系统感染、胆道感染、败血症等	成人1～2g/次，1～2次/日。肌注或静注，亦可静滴。本品0.5～2.0g溶于生理盐水或等渗葡萄糖液100ml中作静脉滴注	本品禁用于对头孢吡肟或L-精氨酸，头孢菌素类药物，青霉素或其他β-内酰胺类抗生素有即刻过敏反应的患者

表9-5　单环-β内酰胺类抗生素

药物名称	剂型	规格	使用指征	使用方法	禁忌证
氨曲南	注射用粉剂，白色或类白色粉末	0.5g	适用于治疗敏感需氧革兰阴性菌所致的各种感染，如：尿路感染、下呼吸道感染、败血症、腹腔内感染、妇科感染、术后伤口及烧伤、溃疡等皮肤软组织感染等。亦用于治疗医院内感染中的上述类型感染（如免疫缺陷患者的医院内感染）	静脉滴注：每1g氨曲南至少用注射用水3ml溶解，再用适当输液（0.9%氯化钠注射液、5%或10%葡萄糖注射液或林格氏注射液）稀释，浓度不得超过2%，滴注时间20～60分钟；静脉推注：每瓶用注射用水6～10ml溶解，3～5分钟内缓慢注入静脉；肌内注射：①成人：每1g氨曲南至少用注射用水或0.9%氯化钠注射液3ml溶解，深部肌内注射；②患者有短暂或持续肾功能减退时，宜根据肾功能情况，酌情减量。对肌酐清除率小于10～30ml/(min·1.73m^2)的肾功能损害者，首次用量1g或2g，以后用量减半；对肌酐清除率小于10ml/(min·1.73m^2)，如依靠血液透析的肾功能严重衰竭者，首次用量0.5g、1g或2g，维持量为首次剂量的1/4，间隔时间为6、8或12小时；对严重或危及生命的感染者，每次血液透析后，在原有的维持量上增加首次用量的1/8	对氨曲南有过敏史者禁用

（二）营养支持药物

表 9-6　营养支持药物

药物名称	剂型	规格	使用指征	使用方法	禁忌证
复方氨基酸注射液	复方制剂，由18种氨基酸与钾、钠、钙、镁等无机盐配制而成的灭菌水溶液。为无色或微黄色的澄明液体	50ml：17.5g 500ml：35g	用于改善手术前后患者的营养状况及各种原因所致低蛋白血症	①周围静脉滴注时，成人一般每日250～750ml，缓慢静脉滴注。注射速度每1小时输注氨基酸相当10g左右（本品100ml），1分钟约25滴。老人及重症患者更需缓慢滴注。从氨基酸的利用考虑，应与葡萄糖液或脂肪乳剂并用；②经中心静脉输注时，成人一日500～750ml，按一般胃肠外营养支持的方法，与葡萄糖、脂肪乳剂及其他营养要素混合后经中心或周围静脉连续输注（16～24小时连续使用），并应根据年龄、症状、体重等情况，按医嘱适当增减用量	严重肝功能不全、肾功能不全及尿毒症患者、氨基酸代谢障碍者禁用
脂肪乳注射液	白色乳状液体	250ml，10% 250ml，20%	能量补充药。是静脉营养的组成部分之一，为机体提供能量和必需脂肪酸，用于胃肠外营养补充能量及必需脂肪酸，预防和治疗人体必需脂肪酸缺乏症，也为经口服途径不能维持和恢复正常必需脂肪酸水平的患者提供必需脂肪酸。30%脂肪乳注射液更适合输液量受限制和能量需求高度增加的患者。卵磷脂可辅助治疗动脉粥样硬化，脂肪肝，以及小儿湿疹，神经	成人：静脉滴注，按脂肪量计，每天最大推荐剂量为3g（甘油三酯）/kg。本品提供的能量可占总能量的70%。10%、20%脂肪乳注射液500ml的输注时间不少于5小时；30%脂肪乳注射液250ml的输注时间不少于4小时。新生儿和婴儿：10%、20%脂肪乳注射液每天使用剂量为0.5～4g（甘油三酯）/kg，输注速度不超过0.17g/（kg·h）。每天最大用量不应超过4g/kg。只有在密切监测血清甘油三酯、肝功能、氧饱和度等指标的情况下输注剂量才可逐渐增加至每天4g/kg。早产儿及低体重新生儿，最好是24小时连续输注，开始时每天剂量为0.5～1g/kg，以后逐渐增加到每天2g/kg。必需脂肪酸缺乏者：为预防和治疗必需脂肪酸缺乏症（EFAD），非蛋白热卡中至少有4%～8%的能量应由脂肪乳注射液来提供，以供给足够量的亚油酸和亚麻酸。当EFAD合并应激时，治疗EFAD所需脂肪乳注射液的量也应相应增加。用法：可单独输注或用于配制含葡萄糖、脂肪、氨基酸、电解质、维生素和微量元素等的“全合一”营养混合	休克和严重脂质代谢紊乱（如高脂血症）血栓患者禁用

续　表

药物名称	剂型	规格	使用指征	使用方法	禁忌证
		250ml，30%	衰弱症。在药用辅料中作增溶剂、乳化剂及油脂类的抗氧化剂	液。只有在可配伍性得到保证的前提下，才能将其他药品加入本品内。本品也可与葡萄糖注射液或氨基酸注射液通过Y型管道混合后输入体内。该法既适用于中心静脉也适用于外周静脉。在无菌操作条件下，下列药品可加入本品内：①维他利匹特（成人）/维他利匹特（儿童）；②水乐维他（有关配制方法详见水乐维他说明书）	
注射用水溶性维生素	黄色疏松块状或粉末状的多种水溶性维生素冻干制剂	0.5mg	肠外营养不可少组成部分之一，用以满足成人和儿童每日对水溶性维生素的生理需要	静脉滴注。成人和体重10kg以上儿童，每日一瓶；新生儿及体重不满10kg的儿童，每日十分之一瓶。在无菌条件下，在配伍性得到保证时本品可用下列溶液10ml加以溶解：①复方脂溶性维生素注射液（Ⅱ）（供成人和十一岁以上儿童使用）；②复方脂溶性维生素注射液（Ⅰ）（供十一岁以下儿童使用）；③脂肪乳注射液；④无电解质的葡萄糖注射液；⑤注射用水；用上述方法1、2或3配制的混合液须加入脂肪乳注射液后再经静脉输注，而用方法4或5配制的混合液可加入脂肪乳注射液中也可加入葡萄糖注射液中再经静脉输注。本品溶解后应在无菌条件下立即加入输液中，并在24小时内用完	对本品中任一成分有过敏的患者禁用
脂溶性微生物	白色和类白色疏松块状物或粉末		肠外营养不可缺少组成部分之一，用以满足成人每日对脂溶性维生素A、维生素D_2、维生素E、维生素K_1的生理需要	成人和十一岁以上儿童每日使用1支。使用前在无菌条件下，用注射器取2ml注射用水注入瓶中，缓慢振摇至冻干粉溶解，然后加入到0.9%氯化钠或5%葡萄糖注射液内，轻轻摇匀后即可输注，并在8小时内用完。亦可与注射用水溶性维生素联合使用	本品含维生素K_1，可与香豆素类抗凝血药发生相互作用，不宜合用
多种微量元素	几乎无色或微黄色的澄明液体	10ml	肠外营养的添加剂。10ml能满足成人每天对铬、铜、铁、锰、钼、硒、锌、氟和碘的基本和中等需要。妊娠妇女对微量元素的需要量轻度增高，所以本品也适用于妊娠妇女补充微量元素	成人推荐剂量为每日10ml。在配伍得到保证的前提下用本品10ml加入500～1000ml多种氨基酸或葡萄糖注射液中，静滴6～8小时，输注速率不宜过快。体重超过15kg的儿童每日0.1ml/kg，稀释后静脉输注。输注速率不超过1ml/min。在无菌条件下，配制好的输液必须在12小时内输注完毕，以免被污染	肾功能障碍、不耐果糖患者禁用

表 9-7　解痉止吐及抑酸药物

药物名称	剂型	规格	使用指征	使用方法	禁忌证
硫酸阿托品注射液	无色透明液体	1ml：0.5mg 2ml：1mg 1ml：5mg	各种内脏绞痛，如胃肠绞痛及膀胱刺激症状。对胆绞痛、肾绞痛的疗效较差；全身麻醉前给药、严重盗汗和流涎症；迷走神经过度兴奋所致的窦房阻滞、房室阻滞等缓慢型心失常，也可用于继发于窦房结功能低下而出现的室性异位节；抗休克；解救有机磷酸酯类中毒	皮下、肌内或静脉注射成人常用量：每次0.3～0.5mg，一日0.5～3mg；极量：一次2mg。儿童皮下注射：每次0.01～0.02mg/kg，每日2～3次。静脉注射：用于治疗阿-斯综合征，每次0.03～0.05mg/kg，必要时15分钟重复1次，直至面色潮红、循环好转、血压回升、延长间隔时间至血压稳定。抗心律失常：成人静脉注射0.5～1mg，按需可1～2小时一次，最大量为2mg。解毒：①用于锑剂引起的阿-斯综合征，静脉注射1～2mg，15～30分钟后再注射1mg，如患者无发作，按需每3～4小时皮下或肌内注射1mg；②用于有机磷中毒时，肌注或静注1～2mg（严重有机磷中毒时可加大5～10倍），每10～20分钟重复，直到青紫消失，继续用药至病情稳定，然后用维持量，有时需2～3天。抗休克改善循环：成人一般按体重0.02～0.05mg/kg，用50%葡萄糖注射液稀释后静注或用葡萄糖水稀释后静滴。麻醉前用药：成人术前0.5～1小时，肌注0.5mg，小儿皮下注射用量为：体重3kg以下者为0.1mg，7～9kg为0.2mg，12～16kg为0.3mg，20～27kg为0.4mg，32kg以上为0.5mg	青光眼及前列腺肥大者、高热者禁用

续　表

药物名称	剂型	规格	使用指征	使用方法	禁忌证
盐酸消旋山莨菪碱	无色的澄明液体	1ml：5mg	抗M胆碱药，主要用于解除平滑肌痉挛、胃肠绞痛、胆道痉挛	常用量：成人每次肌注5～10mg，小儿0.1～0.2mg/kg，1～2次/日	颅内压增高、脑出血急性期、青光眼、幽门梗阻、肠梗阻及前列腺肥大者禁用
盐酸甲氧氯普胺注射液	白色结晶性粉末	10mg	可用于因脑部肿瘤手术、肿瘤的放疗及化疗、脑外伤后遗症、急性颅脑损伤以及药物所引起的呕吐；对于胃胀气性消化不良、食欲不振、嗳气、恶心、呕吐也有较好的疗效；也可用于海空作业引起的呕吐及晕车（船）；可增加食管括约肌压力，从而减少全身麻醉时肠道反流所致吸入性肺炎的发生率；可减轻钡餐检查时的恶心、呕吐反应，促进钡剂通过；十二指肠插管前服用，有助于顺利插管；对糖尿病性胃轻瘫，胃下垂等有一定疗效；也用于幽门梗阻及对常规治疗无效的十二指肠溃疡；可减轻偏头痛引起的恶心，并可能由于提高胃通过率而促进麦角胺的吸收；本品有催乳作用，可试用于乳量严重不足的产妇可用于胆道疾病和慢性胰腺炎的辅助治疗	肌注：1次10～20mg。每日剂量一般不宜超过0.5mg/kg，否则易引起锥体外系反应	对本药品过敏者禁用

续 表

药物名称	剂型	规格	使用指征	使用方法	禁忌证
盐酸西咪替丁注射液	注射液	2ml:0.2g	临床主要用于：①各种酸相关性疾病：如十二指肠溃疡、胃溃疡、卓-艾综合征、上消化道出血、反流性食管炎、高酸性胃炎等；②据报道，可用于治疗带状疱疹和包括生殖器在内的其他疱疹性感染	静脉滴注：本品 0.2g 用 5% 葡萄糖注射液或 0.9% 氯化钠注射液或葡萄糖氯化钠注射液 250～500ml 稀释后静脉滴注，滴速为每小时 1～4mg/kg，每次 0.2～0.6g。静脉注射：用上述溶液 20ml 稀释后缓慢静脉注射（2～3 分钟），6 小时 1 次，每次 0.2g。肌内注射：每次 0.2g，6 小时 1 次	孕妇及哺乳期妇女禁用。对本品过敏者禁用
注射用奥美拉唑	白色疏松块状物或粉末	40mg	主要用于：①消化性溃疡出血、吻合口溃疡出血；②应激状态时并发的急性胃黏膜损害，非甾体类抗炎药引起的急性胃黏膜损伤；③预防重症疾病（如脑出血、严重创伤等）胃手术后预防再出血等；④全身麻醉或大手术后以及衰弱昏迷患者防止胃酸反流合并吸入性肺炎	静脉注射。一次 40mg，每日 1～2 次。临用前将 10ml 专用溶剂注入冻干粉小瓶内，禁止用其他溶剂溶解。本品溶解后必须在 2 小时内使用，推注时间不少于 20 分钟	同上
注射用泮托拉唑	白色或类白色疏松块或粉末	40mg 60mg	同上	静脉滴注。一次 40mg，每日 1～2 次，临用前将 10ml 专用溶剂注入冻干粉小瓶内，将上述溶解后的药液加入 0.9% 氯化钠注射液 100ml 中稀释后供静脉滴注，静脉滴注时间要求 15～30 分钟内滴完。本品溶解和稀释后必须在 3 小时内用完，禁止用其他溶剂或其他药物溶解和稀释	同上

第二节　急性肠梗阻

一、临床处置思路

（一）诊断　典型的肠梗阻依据腹痛、呕吐、腹胀、停止排气排便四大症状和腹部可见肠型或蠕动波，肠鸣音亢进等，诊断一般并不困难。但有时不具备这些典型表现，特别是在早期某些绞窄性肠梗阻诊断有一定困难，可能与其他一些疾病如急性坏死性胰腺炎、输尿管结石、卵巢囊肿扭转等相混淆。

机械性还是动力性肠梗阻：机械性肠梗阻具有上述典型表现，早起腹胀不显著。麻痹性肠梗阻无阵发性绞痛等肠蠕动亢进的表现，相反为肠蠕动减弱或消失，腹胀显著。X 线检查可见肠管积气明显。

单纯性还是绞窄性肠梗阻：这点极为重要，因绞窄性肠梗阻预后严重，必须及早手术。有以下表现应考虑绞窄性肠梗阻可能：①腹痛发作急骤，持续性剧烈疼痛或阵发性加重；②病情发展迅速，早期出现休克，抗休克治疗后改善不明显；③明显的腹膜刺激征，体温升高、脉率增快、白细胞计数增高；④腹胀不对称；⑤呕吐物、胃肠减压抽出液、肛门排出物为血性，或腹腔穿刺出血性液体；⑥经积极非手术治疗而临床表现无明显缓解；⑦腹部 X 线检查可见孤立、突出胀大的肠袢。

是高位还是低位肠梗阻：高位小肠梗阻的特点是呕吐发生早而频繁，腹胀不明显。低位小肠梗阻的特点是腹胀明显，呕吐出现晚而次数少，并可吐粪样物。

是完全性还是不完全性肠梗阻：完全性梗阻呕吐频繁，如为低位梗阻腹胀明显，完全停止排气排便。不完全性肠梗阻呕吐与腹胀均较轻。

肠梗阻的原因：根据年龄、病史、体征、X 线、CT 等影像学等检查几方面分析。临床上以粘连性肠梗阻最为常见。嵌顿性或绞窄性腹外疝是常见的肠梗阻原因，结肠梗阻多为肿瘤所致需特别提出警惕。

（二）检查项目

1. 初步检查　主要项目应包括：血常规、尿常规、便常规 + 潜血、肝功能、肾功能、电解质、血脂、血糖、血尿淀粉酶、凝血常规、动脉血气分析、心电图、腹部超声、胸部正位 X 线片，立位腹部 X 线片。

2. 必要时做进一步检查　主要项目：血型检查及 Rh 因子，肿瘤标志物筛查（CA19-9、AFP、CEA），自身免疫标志物测定（ANA、ENA、IgG）。腹部 CT、磁共振、超声内镜（EUS）等。

（三）治疗

1. 基础治疗　即无论采用非手术或手术治疗，均需应用的基本处理。

（1）监护、禁食水、胃肠减压：是治疗肠梗阻的重要方法之一。通过胃肠减压吸出胃肠道内的气体和液体，可以减轻腹胀，降低肠腔内压力，减少肠腔内的细菌和毒素，改善肠壁血循环，有利于改善局部病变和全身情况。

（2）纠正水、电解质紊乱和酸碱失衡：无论手术与否，纠正水、电解质紊乱和酸碱失衡是极重要的措施。输液所需容量和种类需根据呕吐情况、缺水体征、血液浓缩程度、尿排出量和比重，并结合血清钾、钠、氯和血气分析监测结果而定。早期单纯性肠梗阻较易纠正，而单纯性肠梗阻晚期及绞窄性肠梗阻，尚需输给血浆、全血或血浆代替品，以补偿丧失至肠腔或腹腔的血浆和血液。

（3）防治感染和中毒：应用抗肠道细菌，包括抗厌氧菌的抗生素。一般单纯性肠梗阻可不应用，但对单纯性肠梗阻晚期，特别是绞窄性肠梗阻以及手术治疗的患者，应该使用。

（4）对症处理：应用镇静剂、解痉剂等一般处理，不建议常规给予镇痛药物，以免掩盖病情。

2．解除梗阻　可分手术治疗和非手术治疗两大类。

（1）非手术治疗：主要适用于单纯性粘连性（特别是不完全性）肠梗阻，麻痹性或痉挛性肠梗阻，蛔虫或粪块堵塞引起的肠梗阻，肠结核等炎症引起的不完全性肠梗阻，肠套叠早期等。在治疗期间必须严密观察，如症状、体征不见好转或凡有加重，即应手术治疗。非手术治疗是指除基础治疗外，还包括中医中药治疗、口服或胃肠道灌注生植物油、针刺疗法，以及根据不同病因采取低压空气或钡灌肠，经乙状结肠镜插管，腹部按摩等各种复位法。

（2）手术治疗：各种类型的绞窄性肠梗阻、肿瘤及先天性肠道畸形引起的肠梗阻，以及非手术治疗无效的患者，适合手术治疗。由于急性肠梗阻患者的全身情况常较严重，所以手术的原则和目的是：在最短手术时间内，以最简单的方法解决梗阻或恢复肠腔的通畅。具体的手术方法要根据梗阻的病因、性质、部位及患者的全身情况而定。

二、临床处置流程

（一）急性肠梗阻的临床处置流程（图9-2）

（二）对流程图重要环节的说明

1．在进行基础治疗及非手术治疗时，需严密观察患者变化，对麻痹性肠梗阻如病因已解除可继续非手术治疗，等待其恢复。对于绞窄性肠梗阻患者如经基础治疗未能缓解应尽早进行手术治疗，根据病情，一般观察不超过4～6小时。对于单纯性肠梗阻可观察24～48小时。梗阻时间较长，术前准备所需时间也往往较长，如梗阻未能缓解，随时也较充分时应及时手术。

2．手术治疗大体可归纳为四类　解决引起梗阻的原因：如粘连松解术、肠切开取除异物、肠套叠或肠扭转复位术等。肠切除肠吻合术：如肠管因肿瘤、炎症性狭窄等，或局部肠袢已经坏死，则行此类手术。短路手术：当引起梗阻的原因既不能简单解除，又不能切除时，如晚期肿瘤已侵润固定，或肠粘连成团与周围组织黏附，则可作梗阻近端与远端肠袢的短路吻合术。肠造口或肠外置术：如患者情况极严重，或局部病变所限，不能耐受和进行复杂手术，可用此类术式解除梗阻。主要适用于低位肠梗阻，一般采用梗阻近侧造口。如已有肠坏死，则宜切除坏死肠段并将两断端外置做造口术，待以后而其手术再解决结肠病变。

3．手术过程中正确判断肠管的生机十分重要，如在解除梗阻后有下列表现，则说明肠管已无生机：肠壁已呈黑色并塌陷。肠壁已失去张力和蠕动能力，肠管呈麻痹、扩大、对刺激无收缩反应。相应的肠系膜终末小动脉无搏动，如有可疑，可用等渗盐水纱布热敷，或用0.5%普鲁卡因溶液作肠系膜根部封闭等，倘若观察10～30分钟仍无好转，说明肠管已坏死，应行肠切除术。若肠管生机一时难以肯定，特别当病变肠

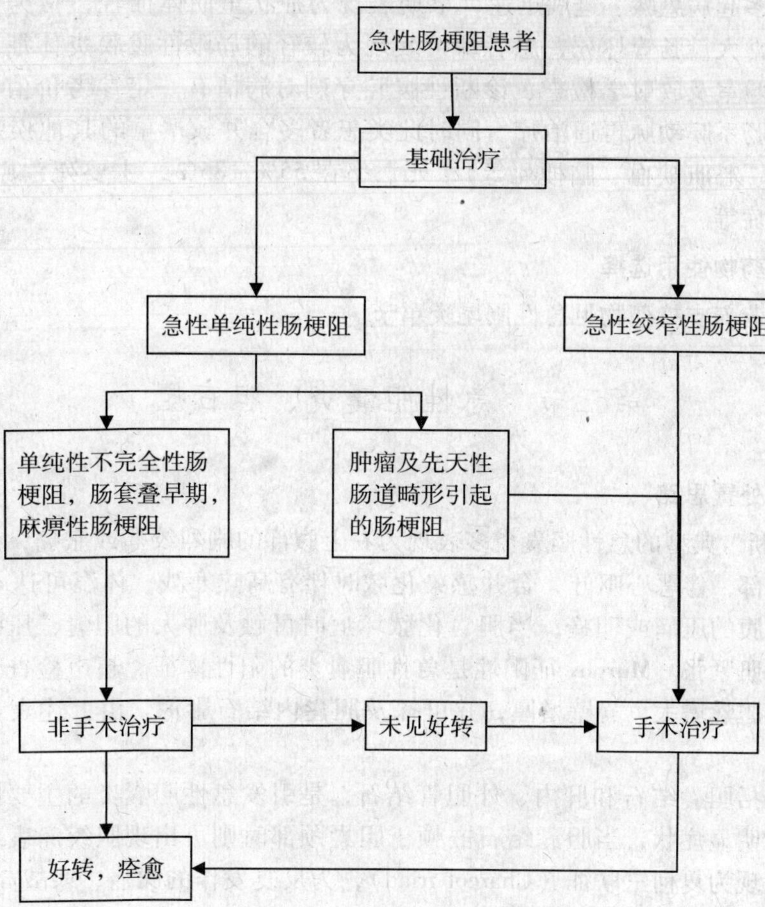

图 9-2　急性肠梗阻的临床处置流程

管过长，切除后可能导致短肠综合征的危险，则可将其回纳入腹腔，缝合腹壁，18～24 小时后再次行剖腹探查术。但在此期间必须严密观察，一旦病情恶化，即应随时行再次剖腹探查术。

三、特别提示

1. 急性肠梗阻目前仍有较高的死亡率，在外科急腹症中居于前列，预后与梗阻的原因、性质，患者年龄和全身情况，诊治的早晚以及手术前后处理和手术治疗是否得当有关。单纯性肠梗阻的死亡率在 3% 左右，绞窄性肠梗阻如诊治得早，死亡率不在 8% 以下，如诊治时间超过 36 小时，死亡率可达 25%。

2. 肠梗阻死亡多见于老年患者，死亡原因有难复性休克、腹膜炎、肺部感染、肠瘘及全身衰竭等。

3. 早期绞窄性肠梗阻术前误诊为单纯性肠梗阻者颇不少见，以致有人提出不明原因的肠梗阻都应考虑为绞窄性肠梗阻直到能予以排除，这点值得参考。因而当两者不能鉴别时，在积极准备下以手术探查为妥。

4. 对于急性肠系膜动脉闭塞导致肠管缺血坏死而引发的麻痹性肠梗阻，尤其需引起注意。因其多起病急骤、进展迅速，早期表现为症状重而体征轻，常为人所忽视而延误病情。常常大量肠管坏死，患者却可表现为较轻的局限性腹膜炎体征，因而依靠病史、相关实验室及放射学检查、诊断性腹腔穿刺对病情有一定参考价值，术中如条件允许，应行肠系膜动脉再通治疗。同时此类患者多合并较严重的其他疾病（心力衰竭、心房颤动、心肌缺血、脑梗死等），死亡率在55%~85%，主要死亡原因为休克、腹膜炎、败血症等。

四、基本药物使用选择

抗生素及营养支持药物见急性阑尾炎章节。

第三节　急性胆囊炎、胆石症

一、临床处置思路

（一）诊断　典型的急性胆囊炎多表现为右上腹部的剧烈绞痛或胀痛，疼痛常放射至右肩或右背部，伴恶心呕吐，合并感染化脓时伴有高热寒战，体温可达40℃。查体早期可由右上腹的压痛或叩痛，当胆囊化脓坏疽时可触及肿大的胆囊，压痛明显，可出现反跳痛、肌紧张。Murphy征阳性是急性胆囊炎的阳性体征。超声检查为首选诊断方法，可显示胆囊增大，囊壁增厚，并可探及胆囊内结石影像。由上述表现确诊多无困难。

胆石症包括胆囊结石和肝内、外胆管结石，是引发急性胆囊炎的主要原因。早期胆囊结石多无明显症状，当胆囊结石嵌顿于胆囊颈部时则可出现胆绞痛表现。肝外胆管结石典型表现为夏柯三联征（Charcot triad），为反复发作的腹痛、寒战高热和黄疸；而肝内胆管结石无特异性临床症状。查体均可表现为右上腹或剑突下压痛，感染严重时可有反跳痛和肌紧张。超声检查对于该病有重要诊断意义。

（二）检查项目

1. 初步检查　主要项目应包括：血常规、尿常规、便常规+潜血，凝血常规，肝功能、肾功能、电解质、血脂，血尿淀粉酶，心电图，胸部X线片，腹部超声。

2. 必要时做进一步检查　主要项目：血型检查及Rh因子，肿瘤标志物筛查（CA19-9、AFP、CEA），自身免疫标志物测定（ANA、ENA、IgG），血细菌培养，腹部CT、磁共振胰胆管造影（MRCP）、内镜下逆行性胰胆管造影（ERCP）、胆道核素扫描、超声内镜（EUS）等。

（三）治疗

1. 药物治疗　急性单纯性胆囊炎病情有缓解趋势者，可采用禁食水、解痉、补液、抗生素等方法治疗，待病情缓解后再择期手术，同时也是围术期治疗中的重要组成部分。

对于肝外胆管结石可作为手术前的准备治疗。治疗措施包括抗生素（经验治疗使用针对革兰阴性细菌的抗生素），解痉，利胆包括一些中成药，纠正水、电解质紊乱和酸碱失衡，加强营养支持和补充维生素，护肝及纠正凝血功能的治疗。争取在胆道感染控制后才行择期手术治疗。

2. 手术治疗　是急性胆囊炎和胆石症的主要治疗方式。

(1) 开腹胆囊切除术：是急性胆囊炎和胆囊结石治疗的常规术式，手术有顺行性和逆行性切除法两种。最重要的技术要点是必须认清胆囊管和肝总管、胆总管三者的关系，保留0.5cm胆囊壁残段，避免胆管损伤。

(2) 腹腔镜胆囊切除术：是目前创伤最小的胆囊切除术，具有伤口小、对腹腔内脏干扰小、术后恢复快、住院时间短等优点，适用于胆囊炎症较轻者，但急性化脓性或坏疽性胆囊炎不宜采用该术式。

(3) 胆总管切开取石、T管引流术：适用于单纯胆总管结石，胆管上下端通畅，无狭窄或其他病变者。若伴有胆囊结石和胆囊炎，可同时行胆囊切除术。术中可采用胆道造影、超声或纤维胆道镜检查，术中应尽量取净结石。如条件不允许，可于胆总管内留置橡胶T管，术后行造影或胆道镜检查、取石。观察胆汁引流的量和性状，术后10～14天可行T管造影，造影后继续引流24小时以上，如造影发现有结石残留，应在术后6周待纤维窦道形成后行纤维胆道镜检查和取石。如胆道通畅无结石和其他病变，应夹闭T管24～48小时，无不良反应后可予拔管。

(4) 胆肠吻合术：亦称胆汁内引流术。仅适用于胆总管远端炎症狭窄造成的梗阻无法解除，胆总管扩张；胆胰汇合部异常，胰液直接流入胆管；胆管因病变而部分切除无法再吻合。常用的吻合方式为胆管空肠Roox-en-Y吻合。

(5) 肝内胆管切开取石术：是肝内胆管结石治疗最基本的方法。应争取切开狭窄的部位，沿胆总管向上切开甚至可达2级胆管，直视下或通过术中胆道镜取出结石，直至取净。难以取净的局限结石需行肝切除，高位胆管切开后，常需同时行胆肠吻合术。

(6) 肝切除术：肝内胆管结石反复并发感染，可引起局部肝的萎缩、纤维化和功能丧失。切除病变部分的肝，包括结石和感染的病灶、不能切开的狭窄胆管，去除了结石的再发源地，并可防止病变肝段、肝叶的癌变，是治疗肝内胆管结石的积极的办法。

(7) 近年来随着内镜技术的提高，经内镜在做ERCP检查的同时，也可向胆总管内放置取石篮取除结石，合并胆道感染或为预防胆道感染的发生时可放置内镜鼻胆管引流（ENBD），该方法操作简便，创伤小，尤其适用于结石数量不多，而因高龄、体质差、伴有重要脏器疾病而无法耐受手术的患者。

二、临床处置流程

（一）急性胆囊炎、胆石症的临床处置流程（图9-3）

（二）对流程图重要环节的说明

1. 急性非结石性胆囊炎的发生率较低，约占急性胆囊炎的5%～10%，胆囊内并无结石存在，病因仍不清楚，多见于老年男性，临床表现与急性胆囊炎相似，但本病容易坏疽穿孔，故建议一经诊断应及早手术治疗。如尚未穿孔可行腹腔镜胆囊切除术，如已穿孔坏疽宜行开腹胆囊切除术。

2. 如果急性胆囊炎病情进展迅速，尤其对于年老体弱、合并多个重要脏器疾病者，选择手术方式应该慎重。对高危患者或局部粘连解剖不清者，尤其基层医师无胆

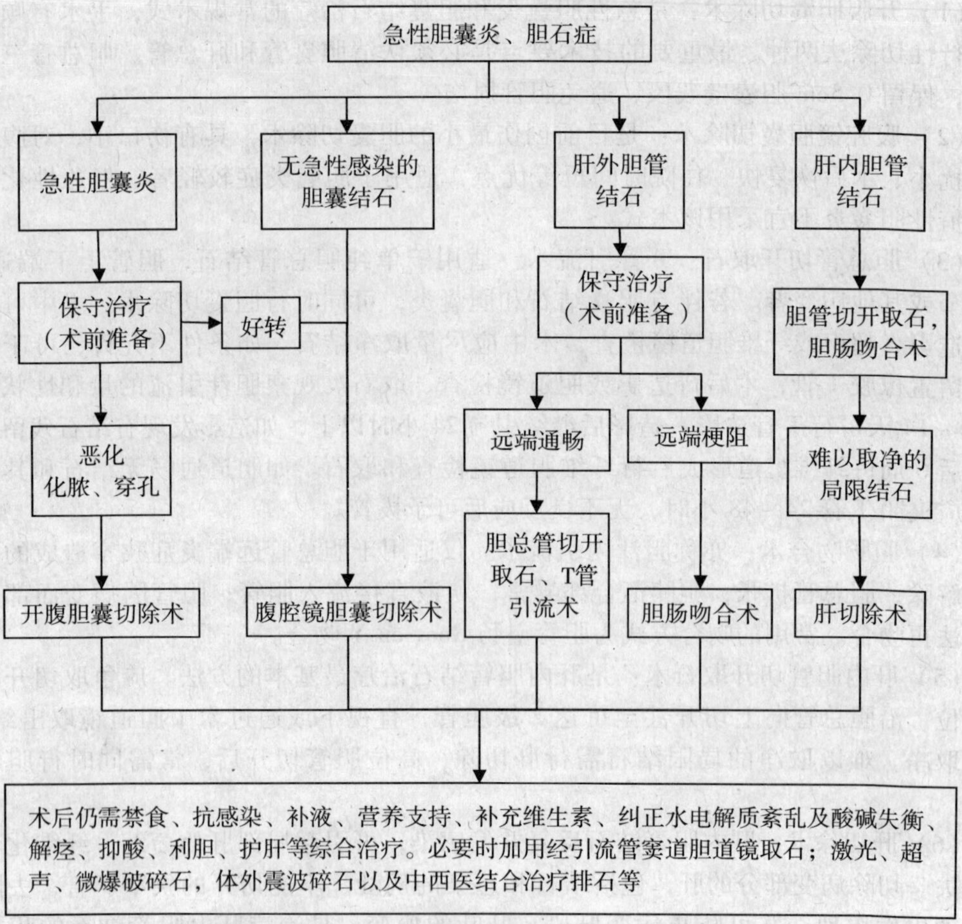

图 9-3　急性胆囊炎、胆石症的临床处置流程

囊切除术经验者，可先行造口术减压引流，3 个月后再行胆囊切除。

3．对于单发的胆总管结石且胆总管下端通畅，无狭窄或其他病变，可首先于内镜下逆行性胰胆管造影（ERCP）时置入取石篮，取除胆总管结石。如取石失败，再行胆总管切开取石、T 管引流术。而对于高龄、合并重要脏器疾病的患者，已可使用此方法达到减压、缓解病症的目的。而取石过程中是否行 Oddi 括约肌切开（EST）仍有争议。

4．对于肝内外胆管及胆囊内均有结石的患者，在积极药物治疗行术前准备的基础上，可行开腹胆管切开取石、胆囊切除术，根据切开胆管的位置高低及 Oddi 括约肌功能情况决定是否行胆肠吻合术，对于难以取净的局限性肝内胆管结石，可行肝切除术达到根治目的。肝内胆管结石术后结石残留较常见，约有 20%～40%，因此后续治疗对减少结石残留有重要的作用。

三、特别提示

1．极少数患者行胆囊切除术后仍有右上腹绞痛、饱胀不适、恶心呕吐等临床症状，统称为胆囊切除后综合征或称胆囊切除术后胆道功能障碍。有专家提出保留胆囊的胆囊切开取石手术，目前尚有争议。

2. 肝内外胆管结石及胆囊结石造成急性胆管梗阻，并继发化脓性感染可产生急性梗阻性化脓性胆管炎，是胆道感染疾病中的严重类型，亦称为急性重症胆管炎。主要临床表现上腹部剧烈疼痛、寒战高热、黄疸、感染中毒性休克和神志改变，起病急骤、发展迅猛，如未予及时有效的治疗，病情继续恶化将发生急性呼吸衰竭和急性肾功能衰竭，严重者可在短期内死亡。治疗原则为紧急手术，切开胆总管减压，取除结石解除梗阻和通畅引流胆道。

3. 对于胆总管结石合并胆囊结石，目前随着内镜操作水平的提高，在一些有条件的医院已可使用两镜或三镜联合治疗胆石症，具有伤口小、对腹腔内脏干扰小、术后恢复快、住院时间短等优势。

四、基本药物使用选择

抗生素及营养支持药物见急性阑尾炎章节。

表 9-8　保肝类药物

药物名称	剂型	规格	使用指征	使用方法	禁忌证
注射用硫普罗宁	白色疏松块状物	100mg	用于改善各类急慢性肝炎的肝功能；用于脂肪肝、酒精肝、药物性肝损伤的治疗及重金属的解毒；可降低放化疗的毒副作用，并可预防放化疗所致的外周白细胞减少和二次肿瘤的发生；对老年性早期白内障和玻璃体浑浊有显著的治疗作用	静脉滴注，一次2支，一日一次，连续4周。配制方法：临用前每支注射用硫普罗宁门（100mg/支）先用包装盒内所附专用溶剂5%的碳酸氢钠（pH 7.5～8.5）溶液2ml溶解。再扩容至5%～10%的葡萄糖溶液或生理盐水250～500ml中，常规静脉滴注	对本品有过敏史的患者禁用

续　表

药物名称	剂型	规格	使用指征	使用方法	禁忌证
注射用还原型谷胱甘肽	粉针剂	300mg 600mg	①化疗患者：包括用顺氯铵铂、环磷酰胺、阿霉素、柔红霉素、博来霉素化疗，尤其是大剂量化疗时；②放疗患者；③各种低氧血症：如急性贫血，成人呼吸窘迫综合征，败血症等；④肝脏疾病：包括病毒性、药物毒性、酒精毒性及其他化学物质毒性引起的肝脏损害；⑤亦可用于有机磷、胺基或硝基化合物中毒的辅助治疗	给药途径：①静脉注射：将之溶解于注射用水后，加入100ml生理盐水中静脉滴注，或加入少于20ml的生理盐水中缓慢静脉注射；②肌内注射：将之溶解于注射用水后肌内注射。用量：①化疗患者：给化疗药物前15分钟内将1.5g/m^2本品溶解于100ml生理盐水中，于15分钟内静脉输注，第2～5天每天肌注本品600mg。使用环磷酰胺（CTX）时，为预防泌尿系统损害，建议在CTX注射完后立即静脉注射本品，于15分钟内输注完毕；用顺氯铵铂化疗时，建议本品的用量不宜超过35mg/mg顺氯铵铂，以免影响化疗效果；②肝脏疾病：每天肌内注射本品300mg或600mg；③其他疾病：如低氧血症，可将1.5g/m^2本品溶解于100ml生理盐水中静脉输注，病情好转后每天肌内注射300～600mg维持。疗程：肝脏疾病一般30天为一疗程，其他情况根据病情决定	对本品有过敏反应者禁用
注射用核糖核酸	白色或类白色冻干块状物或粉末	6mg 10mg	用于慢性迁移性肝炎、活动性肝炎，肝硬化及其他肝脏疾病	以2ml无菌生理盐水溶解，肌内或皮下注射；肌内注射：一次6mg，隔日1次；静脉注射：一次3.0～5.0mg，每日一次或隔日一次	对任何类型结核病、糖尿病、异常消瘦、血液病、肾病、胰腺病、中枢神经系统器质性病变患者忌用

表 9-9　利胆类药物

药物名称	剂型	规格	使用指征	使用方法	禁忌证
熊去氧胆酸片	白色片剂	50mg 100mg	用于胆固醇型胆结石，形成及胆汁缺乏性脂肪泻，也可用于预防药物性结石形成及治疗脂肪痢（回肠切除术后）	成人口服：每日 8～10mg/kg，早晚进餐时分次给予。疗程最短为 6 个月，6 个月后超声波检查及胆囊造影无改善者可停药；如结石已有部分溶解则继续服药直至结石完全溶解	胆道完全梗阻和严重肝功能减退者禁用
消炎利胆片	糖衣片，除去糖衣后显褐色或褐绿色；味苦		清热，祛湿，利胆。用于肝胆湿热引起的口苦，胁痛和急性胆囊炎，胆管炎	口服，一次 6 片，3 次/日	对本品成分过敏者禁用

第四节　破　伤　风

一、临床处置思路

（一）诊断

1. 患者有开放性损伤感染史，或新生儿脐带消毒不严，产后感染，外科手术史。

2. 前驱期表现乏力，头痛，舌根发硬，吞咽不便及头颈转动不自如等。

3. 典型表现为肌肉持续性强直收缩及阵发性抽搐，最初出现咀嚼不便，咀嚼肌紧张，疼痛性强直，张口困难，苦笑面容，吞咽困难，颈项强直，角弓反张，呼吸困难，紧张，甚至窒息。

4. 轻微的刺激（强光、风吹，声响及震动等），均可诱发抽搐发作。

5. 局部型破伤风，肌肉的强直性收缩仅限于创伤附近或伤肢，一般潜伏期较长，症状较轻，预后较好。

（二）检查项目　主要项目应包括：血常规、尿常规、便常规 + 潜血、肝功能、肾功能、电解质、血脂、血糖、凝血常规、动脉血气分析、心电图、胸部正位 X 线片、腰穿脑脊液检查。

（三）预防　破伤风是可以预防的。由于破伤风梭菌是厌氧菌，其生长繁殖必须有缺氧的环境，因此创伤后早期彻底清创，改善局部循环，是预防破伤风发生的关键。

此外临床上多使用被动免疫法预防破伤风的发生，对伤前未接受主动免疫的伤员，尽早皮下注射破伤风抗毒素（TAT）1500～3000U，对于深部创伤，潜在厌氧菌感染可能的患者，可在1周后追加注射一次量。

抗毒素易发生过敏反应，注射前必须进行皮内敏感试验。如过敏，应按脱敏法注射。

（四）治疗　破伤风是一种极为严重的疾病，死亡率高，尤其是新生儿和吸毒者，为此要采取积极的综合治疗措施，包括清除毒素来源，中和游离毒素，控制和解除痉挛，保持呼吸道通畅和防治并发症等。

1. 凡能找到伤口，伤口内存留坏死组织、引流不畅者，应在抗毒血清治疗后，在良好麻醉、控制痉挛下进行伤口处理、充分引流，局部可用3%过氧化氢溶液冲洗。有的伤口看上去已愈合，应仔细检查痂下有无窦道或死腔。

2. 应用抗毒素。目的是中和游离的毒素。所以只在早期有效，毒素已与神经组织结合，则难收效。一般用量是1万～6万U，分别由肌内注射与静脉滴入。静脉滴入应稀释于5%葡萄糖溶液中缓慢滴入。用药前应作皮内过敏试验。连续应用或加大剂量并无意义，且易致过敏反应和血清病。破伤风人体免疫球蛋白在早期应用有效，剂量为3000～6000U，一般只用一次。

3. 患者入院后，应住隔离病房，避免光、声等刺激；避免骚扰患者。根据情况可交替使用镇静、解痉药物，以减少患者的痉挛和痛苦。可供选用的药物有：10%水合氯醛，保留灌肠量每次20～40ml，苯巴比妥钠肌内注射，每次0.1～0.2g，地西泮10～20mg肌内注射或静脉滴注，一般每日一次。病情较重者，可用冬眠1号合剂（由氯丙嗪、异丙嗪各50mg，哌替啶100mg及5%葡萄糖250ml配成）静脉缓慢滴入，但低血容量时忌用。痉挛发作频繁不易控制者，可用2.5%硫喷妥钠缓慢静注，每次0.25～0.5g，但要警惕发生喉头痉挛和呼吸抑制。用于已作气管切开者比较安全。但新生儿破伤风要慎用镇静解痉药物，可酌情用洛贝林、尼可利米（可拉明）等。

4. 注意防治并发症。主要并发症在呼吸道，如窒息、肺不张、肺部感染；防止发作时掉下床、骨折、咬伤舌等。对抽搐频繁、药物又不易控制的严重患者，应尽早进行气管切开，以便改善通气，清除呼吸道分泌物，必要时可进行人工辅助呼吸。还可利用高压氧舱辅助治疗。气管切开患者应注意作好呼吸道管理，包括气道雾化、湿化、冲洗等。要定时翻身、拍背，以利排痰，并预防压疮。必要时专人护理，防止意外；严格无菌技术，防止交叉感染。已并发肺部感染者，根据菌种选用抗生素。

5. 由于患者不断阵发痉挛，出大汗等，故每日消耗热量和水分丢失较多。因此要十分注意营养（高热量、高蛋白、高维生素）补充和水与电解质平衡的调整。必要时可采用中心静脉肠外营养。

6. 青霉素80万～100万U，肌内注射，每4～6小时1次，或大剂量静脉滴注，可抑制破伤风梭菌。也可给甲硝唑2.5g/d，分次口服或静脉滴注，持续7～10天。如伤口有混合感染，则选用相应抗菌药物。

二、临床处置流程

（一）破伤风的临床处置流程（图9-4）

（二）对流程图重要环节的说明

1. 破伤风抗毒素的过敏试验　抽0.1ml抗毒血清加0.9ml等渗盐水，用稀释液

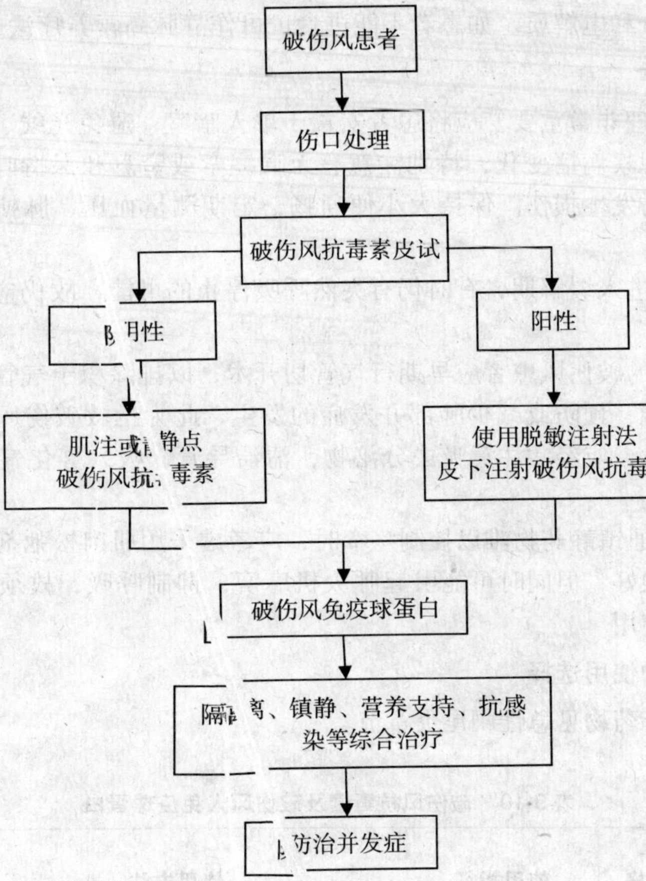

图9-4　破伤风的临床处置流程

0.05～0.1ml等渗盐水稀释，然后用稀释液0.05～0.1ml于前臂屈侧作皮内注射，另侧前臂注入同量等渗盐水作对照，观察15～30分钟，若注射抗毒血清处出现超过1cm的红肿硬块或伪足，则为阳性。

2．破伤风抗毒素的肌注或静脉滴注方案　一般2万～5万U，加入5%葡萄糖溶液500～1000ml内，静脉缓慢滴注，不需连续应用。新生儿破伤风可用2万U由静脉滴注，也可作脐周注射。

3．破伤风抗毒素的脱敏皮下注射方案　将所需要注射的破伤风抗毒素（1万～6万U）用等渗盐水稀释10倍后，分数次作皮下注射。首次剂量为1ml，以后依次为2、3、4ml，每次间隔30分钟，直到注射完毕。每次注射后注意观察，如有面色苍白、皮疹、皮肤瘙痒、打喷嚏、关节疼痛、血压下降者，应立即停止注射，并皮下注射肾上腺素1mg或肌内注射麻黄碱30mg。

4．综合治疗　控制并解除痉挛是综合治疗的中心环节，目的是要达到安定、镇静、减少对外界刺激的敏感性而使痉挛不发，少发或仅有轻度的发作，只要在整个治疗过程中能控制痉挛的发作，大部分患者即可不致发生窒息或肺部并发症而获得治愈。抗生素宜选用大剂量青霉素及甲硝唑。由于患者反复的痉挛和持续的肌肉收缩常造成人体的严重耗损，应给予高碳水化合物、高蛋白、高热量、高营养的饮食，大量维生素以及足够的水分和电解质。如患者不能进食，可作静脉高营养疗法或鼻饲。

三、特别提示

1. 患者的护理非常重要。应将患者安置于单人暗室，避免光线、声音等外来刺激引起痉挛。严密观察病情变化，特别注意有无喉痉挛或窒息和保持呼吸道通畅，痉挛时要保护患者以防发生损伤。保持大小便通畅，定期测量血压、脉搏和呼吸，记录提问和出入水量。

2. 即使患者进入缓解期，有时仍有突然呼吸停止的可能，故仍应密切观察，不能松懈。

3. 病情严重的破伤风患者应早期行气管切开术，以排除积于气管内的分泌物，维持良好的通气功能，预防或减少肺部并发症的发生，此为抢救破伤风成功的关键措施之一。气管切开后，应经常注意吸去分泌物，清洁导管，吸入雾化气体和定期滴入抗生素溶液。

4. 当给予普通镇静药物难以控制痉挛时，应考虑采用肌肉松弛剂，一般均需静脉给药，解痉效果很好，但同时可能引起呼吸机麻痹，抑制呼吸，故须在气管切开和控制呼吸的条件下使用。

四、基本药物使用选择

抗生素等治疗药物见急性阑尾炎章节。

表 9-10　破伤风抗毒素及破伤风人免疫球蛋白

药物名称	剂型	规格	使用指征	使用方法	禁忌证
破伤风抗毒素	注射剂	1500IU	可中和伤口及游离的破伤风毒素，预防和治疗破伤风	①预防：凡 5 年内未接受破伤风类毒素接种的外伤患者，尤其是创口深、污染严重者，应立即皮下或肌注 0.15 万～0.3 万 U/次，伤势严重者可酌情加倍，每隔一周重复注射 1 次，直至感染风险解除；②治疗：新生儿破伤风，24 小时内肌注 2 万～10 万 U，1 次或分次注射，严重者可静注。成人和儿童，1 次 5 万～20 万 U，肌注。剂量及间隔时间视病情严重程度而定，病情严重者可将抗毒素加入葡萄糖注射液中缓慢静注或静滴，但仅能用于经肌内注射后无异常反应者，且需严密监视。除全身用药外，也可同时适量注射于伤口周围组织	过敏试验为阳性反应者慎用，详见脱敏注射法

续　表

药物名称	剂型	规格	使用指征	使用方法	禁忌证
破伤风人免疫球蛋白	注射剂	250IU	主要用于预防和治疗破伤风，尤其适用于对破伤风抗毒素（TAT）有过敏反应者	用法：本品供臀部肌内注射，不需皮试，不得用作静脉注射。用量：预防剂量：儿童、成人一次用量250IU。下列患者注射剂量应加倍：创面严重污染者；切割撕裂者，创口边缘不整齐的患者；严重出血者；延误治疗时间的患者；过度肥胖的患者；较深的穿刺伤，伤口较多坏死组织或伴有化脓性感染者。临床治疗破伤风参考剂量：3000～6000IU，尽可能在短时间内用完，或遵医嘱	对人免疫球蛋白类制品有过敏史者禁用

表9-11　镇静药物

药物名称	剂型	规格	使用指征	使用方法	禁忌证
水合氯醛溶液	溶液	10%	①主要用于治疗失眠，适用于不易入睡的患者；作为催眠药，短期应用有效，连续服用超过两周则无效 ②作为镇静药可解除焦虑，用于麻醉和手术前及睡眠脑电图检查前 ③用于癫痫持续状态的治疗 ④曾作为基础麻醉的辅助用药，现已极少应用	成人常用量：口服，①催眠，一次0.5～1g，睡前15～30分钟服用；②镇静，一次0.25g，3次/日，饭后服用；③基础麻醉，一次0.5～1g，术前30分钟服用。通常成人一次最大限量为2g 小儿常用量：①催眠，小儿耐量较好，一次按体重30～50mg/kg或按体表面积1.5g/m^2，睡前服用，一次最大限量为1g，亦可按体重16.7mg/kg或按体表面积500mg/m^2，3次/日；②镇静，一次按体重8mg/kg或按体表面积250mg/m^2，最大限量为500mg，3次/日，口服或灌肠，口服时需稀释。饭后服用	①对本品过敏者禁用 ②本品能分泌入乳汁，可致婴儿镇静，故哺乳妇女禁用

续 表

药物名称	剂型	规格	使用指征	使用方法	禁忌证
地西泮注射液	注射液	10mg	可用于抗癫痫和抗惊厥；静脉注射为治疗癫痫持续状态的首选药，对破伤风轻度阵发性惊厥也有效；静注可用于全麻的诱导和麻醉前给药	成人常用量：基础麻醉或静脉全麻，10～30mg。镇静、催眠或急性酒精戒断，开始10mg，以后按需每隔3～4小时加5～10mg。24小时总量以40～50mg为限。癫痫持续状态和严重频发性癫痫，开始静注10mg，每隔10～15分钟可按需增加甚至达最大限用量。破伤风可能需要较大剂量。静注宜缓慢，每分钟2～5mg。小儿常用量：抗癫痫、癫痫持续状态和严重频发性癫痫，出生30天～5岁，静注为宜，每2～5分钟0.2～0.5mg，最大限用量为5mg。5岁以上每2～5分钟1mg，最大限用量10mg。如果要，2～4小时后可重复治疗。重症破伤风解痉时，出生30天到5岁1～2mg，必要时3～4小时后可重复注射，5岁以上注射5～10mg。小儿静注宜缓慢，3分钟内按体重不超过0.25mg/kg，间隔15～30分钟可重复。新生儿慎用	孕妇、妊娠期妇女、新生儿禁用或慎用
盐酸氯丙嗪注射液	注射液	25mg	对兴奋躁动、幻觉妄想、思维障碍及行为紊乱等阳性症状有较好的疗效。用于精神分裂症、躁狂症或其他精神病性障碍；止呕，各种原因所致的呕吐或顽固性呃逆	用于精神分裂症或躁狂症，肌内注射：每次25～50mg，2次/日，待患者合作后改为口服。静脉滴注：从小剂量开始，25～50mg稀释于500ml葡萄糖氯化钠注射液中缓慢静脉滴注，1次/日，每隔1～2日缓慢增加25～50mg，治疗剂量100～200mg/d。不宜静脉推注	基底神经节病变、帕金森病、帕金森综合征、骨髓抑制、青光眼、昏迷及对吩噻嗪类药过敏者

续　表

药物名名	剂型	规格	使用指征	使用方法	禁忌证
盐酸异丙嗪注射液	注射液	50mg	皮肤黏膜过敏：适用于长期的、季节性的过敏性鼻炎、血管舒缩性鼻炎、过敏性结膜炎，荨麻疹、食物过敏、皮肤划痕症；晕动症：晕车、晕船、晕飞机；恶心、呕吐	肌内注射。成人用量：①抗过敏，每次25mg，必要时2小时后重复；严重过敏时可肌注25~50mg，最高量不得超过100mg；②在特殊紧急情况下，可用灭菌注射用水稀释至0.25%，缓慢静脉注射；③止吐，12.5~25mg，必要时每4小时重复一次；④镇静催眠，一次25~50mg。小儿常用量：①抗过敏，每次按体重0.125mg/kg或按体表面积3.75mg/m^2，每4~6小时1次；②抗眩晕，睡前可按需给予，按体重0.25~0.5mg/kg或按体表面积7.5~15mg/m^2	新生儿、早产儿禁用
注射用苯巴比妥钠	冻干粉针剂	0.1g	主要用于治疗惊厥、癫痫，是治疗癫痫持续状态的重要药物。可用于麻醉前用药	肌内注射。成人常用量：催眠，每次50~100mg；麻醉前用药，每次100~200mg；术后应用，一次100~200mg，必要时重复，24小时内总量可达400mg；极量每次250mg，500mg/d。治疗癫痫持续状态时剂量加大，静脉注射一次200~300mg（速度不超过60mg/min），必要时6小时重复一次。小儿常用量：镇静或麻醉前应用，每次按体重2mg/kg；抗惊厥或催眠每次按体重3~5mg/kg或按体表面积125mg/m^2	对本品过敏者；严重肝肾功能不全、肝硬化患者；严重肺部疾病、支气管哮喘、呼吸抑制的患者；血卟啉病史者；贫血患者；血糖未控制的糖尿病患者禁用

（高　翔）

第十章　五官科疾病合理用药指导

第一节　急性结膜炎

一、临床处置思路

（一）诊断　眼表的特异性和非特异性防护机制能力减弱或外界致病因素增强时，将引起结膜组织的炎症发生，其特征是血管扩张，渗出和细胞浸润。这种炎症统称为结膜炎。

1. 病因　分为微生物性和非微生物性两大类。最常见的是微生物感染，可分为细菌、病毒或衣原体。偶见真菌、立克次体和寄生虫感染。物理性刺激、化学性损伤、免疫性病变、与全身相关的内因、邻近组织炎症蔓延也可引起结膜炎。根据结膜炎的发病快慢可分为超急性、急性和亚急性、慢性结膜炎。

2. 临床表现

（1）急性细菌性结膜炎：又称急性卡他性结膜炎，俗称“红眼病”。潜伏期1～3d，两眼同时或相隔1～2d，病程2～4周。传染性强，多见春秋季节，可散发，也可流行于集体生活场所。患眼红，烧灼感，或伴畏光、流泪，结膜高度充血，中等量黏液脓性分泌物，睡眠后上下睑睫毛被分泌物黏合在一起。视力一般不受影响，分泌物覆盖于角膜表面时，可致暂时性视物模糊。部分患者伴体温升高，身体不适等全身症状。

（2）淋球菌性结膜炎：又成脓漏眼。淋球菌引起的传染性极强，破坏性很大的超急性化脓性结膜炎。成人：表现为眼痛，畏光，流泪，眼睑沉重，烧灼和异物感。结膜充血、水肿明显，有浆液性、黏液性分泌物，为浸润期。1～2d后进入高潮期，眼睑高度红肿，眼痛及烧灼感加重，结膜下点状出血，大量脓性分泌物，为脓漏期。此期有1/3患者角膜受损。严重者可角膜溃疡。新生儿脓漏眼：初期双眼微急性结膜炎表现，4～5d后大量脓性分泌物，进入脓漏期。结膜高度水肿、充血，角膜中央部溃疡，预后差。

（3）急性病毒性结膜炎

1）流行性出血性结膜炎：一种爆发流行性的自限性眼部传染病。潜伏期18～48h，病程7～15d。患眼疼痛、畏光，异物感、流泪、结膜下出血呈片状或点状，自上而下蔓延，多数有睑结膜滤泡形成，伴有上皮性角膜炎和耳前淋巴结肿大。部分有发热及肌肉痛等全身症状。

2）流行性角膜结膜炎：强传染性，夏季多发，常暴发性流行。潜伏期5～7d。起病急，症状重，常双眼发病。患眼充血、疼痛、畏光、伴水样分泌物，急性期眼睑水肿，结膜充血水肿，2d后出现滤泡和结膜下出血，多可形成假膜。发病数天后，角膜可出现弥漫的斑点状上皮损害。7～10d后融合成较大的、粗糙的上皮浸润。2周后发展为局部的上皮下浸润，3～4 周后上皮下浸润加剧。

（二）预防及治疗

1. 急性细菌性结膜炎

（1）分泌物较多时可用生理盐水或3%硼酸水冲洗结膜囊，局部冷敷。切忌热敷与盖眼垫。

（2）抗生素眼药水及膏点眼：革兰阳性菌所致者可用：5000～10000U/ml 青霉素、15%磺胺醋酰钠、1%利福平、杆菌肽、甲氧苄啶、多黏菌素 B、0.5%氯霉素等眼药水频点和红霉素、杆菌肽、多黏霉素 B 眼药膏等抗生素眼膏。革兰阴性菌所致者可用氨基糖苷类或喹诺酮类，如 0.3%庆大霉素、0.3%妥布霉素、0.3%环丙沙星、0.3%氧氟沙星眼药水或眼药膏。急性期阶段每 1～2 小时点眼一次，以后可改为每日 4～6 次。睡前用眼药膏涂眼，可延长药物作用时间和防止分泌物封眼。

（3）个别严重病例久治不愈者可做细菌培养和药敏试验。

（4）睡眠时侧卧位，防止患眼分泌物流入健眼。接触过的物品均应消毒。

2. 淋球菌性结膜炎

（1）0.9%氯化钠溶液或3%硼酸溶液冲洗结膜囊，每 0.5～1 小时冲洗一次，直至分泌物减少。也可用1%硝酸银，3s 后用生理盐水冲洗。

（2）青霉素皮试阴性者可用2000～5000U/ml 青霉素溶液每分钟点眼一次，1 小时后改为每5 分钟一次，分泌物减少后改为半小时一次。至少连续用药 2～3 天。青霉素皮试阳性者，可用妥布霉素或磺胺类眼药水。方法同上。

（3）角膜溃疡患者，应同时治疗角膜合并症，并使用散瞳剂。

（4）全身及时使用足量抗生素。肌注或静脉给药。

3. 流行性角结膜炎

（1）抗病毒治疗：急性期可使用抗病毒药物抑制病毒复制，如干扰素滴眼剂、0.1%疱疹净（碘苷）、0.1%三氮唑核苷（利巴韦林）、4%吗啉双胍等，可选用 2～3 种交替使用，每小时一次。

（2）预防细菌感染：广谱抗生素眼药水，与抗病毒药水联合使用。

（3）糖皮质激素治疗：出现严重的膜和假膜、上皮下或上皮角膜炎引起视力下降时可考虑使用皮质类固醇眼药水。应用中注意逐渐减药。

（4）必须采取措施减少感染传播。

4. 流行性出血性角结膜炎　治疗同流行性角结膜炎。

二、临床处置流程

急性结膜炎的临床处置流程图（10-1）

三、特别提示

1. 炎症急性期禁忌包扎患眼，防止分泌物积存。
2. 重症患者在未行药物敏感试验前可用几种混合抗生素滴眼液点眼。
3. 急性期应频繁点眼，每 1～2 小时一次，好转后可减少点眼次数。
4. 睡前使用眼药膏可发挥持续的治疗作用。
5. 严重的结膜炎，如淋球菌性和衣原体性结膜炎还需全身使用抗生素。

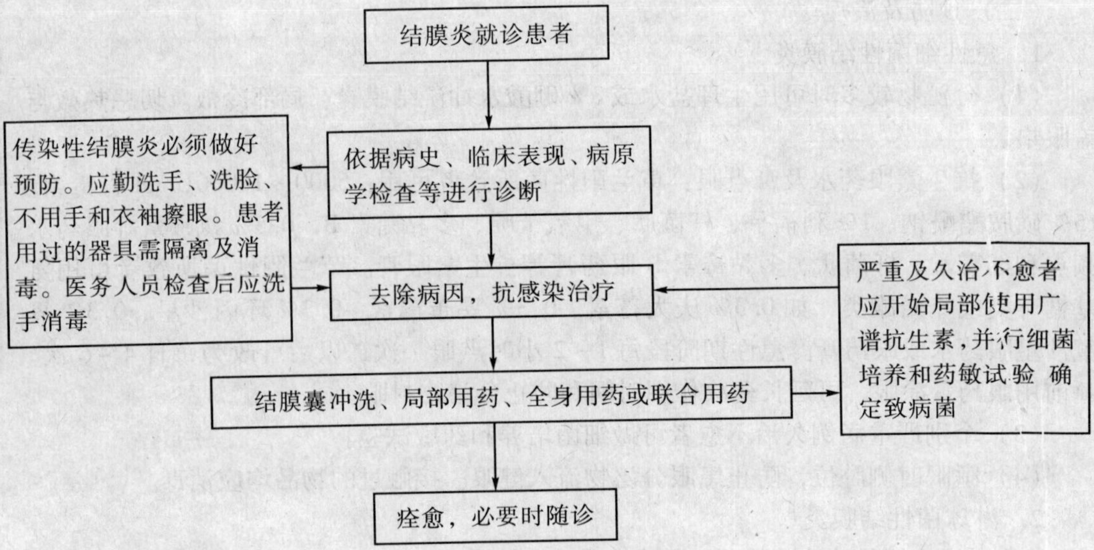

图 10-1　急性结膜炎的临床处置流程

6. 传染性结膜炎必须做好预防。应勤洗手、洗脸、不用手和衣袖擦眼。患者用过的器具需隔离及消毒。医务人员检查后应洗手消毒。

7. 新生儿出生后应常规立即用 1% 硝酸银眼药水滴眼一次或涂 0.5% 四环素眼药膏，以预防新生儿淋菌性结膜炎和衣原体性结膜炎。

四、基本药物使用选择（表 10-1）

表 10-1　用于急性结膜炎治疗的抗生素及其他药物

药物名称	剂型	规格	使用指征	使用方法	禁忌证
盐酸左氧氟沙星滴眼液	液体	5ml	多种病原菌引起的外眼部感染性疾病	急性感染期可 1～2 小时点眼一次，每次一滴，症状缓解后可每日 3～4 次，后根据症状轻重适当增减	氧氟沙星或喹诺酮类药物过敏者禁用
盐酸左氧氟沙星眼用凝胶	凝胶	5g	细菌性结膜炎、角膜炎、等外眼感染	涂于下睑穹隆部，每日早中晚各一次	氧氟沙星或喹诺酮类药物过敏者禁用
红霉素眼膏	膏剂	2g	沙眼、结膜炎、睑缘炎及眼外部感染	涂于眼内，2～3 次/日，最后一次宜睡前使用	对红霉素过敏者禁用

续　表

药物名称	剂型	规格	使用指征	使用方法	禁忌证
磺胺醋酰钠滴眼液	液体	8ml	细菌性、沙眼性结膜炎等外眼感染	每日3~4次，根据症状增减	磺胺类药物过敏者禁用
盐酸洛美沙星滴眼液（凝胶）	液体 凝胶	5ml (5g)	敏感菌所致结膜炎、角膜炎等眼前部感染	每日点眼4次，每次一滴，可根据症状增减	对洛美沙星或喹诺酮类药物过敏者禁用
氯霉素滴眼液	液体	8ml	敏感菌所致眼部感染	每日点眼3~4次，每次一滴，可根据症状增减	对氯霉素类过敏者禁用
阿昔洛韦滴眼液	液体	8ml	病毒所致眼部感染	每2小时一次	对阿昔洛韦过敏者
更昔洛韦滴眼液	液体	8ml	病毒所致眼部感染	每日点眼3~4次，每次一滴	对更昔洛韦过敏者

第二节　中　耳　炎

一、临床处置思路

（一）诊断　中耳炎是累及中耳（包括咽鼓管、鼓室、鼓窦及乳突气房）全部或部分结构的炎性病变，绝大多数为非特异性炎症，尤其好发于儿童，可分为非化脓性及化脓性两大类。非化脓性中耳炎主要为分泌性中耳炎和气压损伤性中耳炎，化脓性中耳炎有急性和慢性之分，特异性炎症少见如结核性中耳炎等。常见的有分泌性中耳炎、急性化脓性中耳炎和胆脂瘤型中耳炎。

1. 病因　目前认为咽鼓管功能障碍、中耳局部感染和变态反应为其主要病理基础。

（1）咽鼓管功能障碍：如小儿腺样体肥大、肥厚性鼻炎、鼻咽部肿瘤等造成的机械性阻塞；司咽鼓管开闭的肌肉收缩无力，小儿咽鼓管短而宽，近于水平，此为小儿中耳炎发病率较高的解剖生理学基础之一。

（2）中耳局部感染：其主要致病菌为流感嗜血杆菌和肺炎链球菌等。

（3）变态反应：小儿免疫系统尚未完全发育成熟，这可能也是小儿中耳炎发病率高的原因之一。

2. 临床表现

（1）中耳炎以耳内闷胀感或堵塞感、听力减退及耳鸣为最常见症状。常发生于感冒后，或不知不觉中发生。

（2）听力减退：听力下降、自听增强。头位前倾或偏向健侧时，因积液离开蜗窗，听力可暂时改善（变位性听力改善）。积液黏稠时，听力可不因头位变动而变动。小儿常对声音反应迟钝、注意力不集中，学习成绩下降而由家长领来就医。如一耳患病，另耳听力正常，可长期不被察觉，而于体检时始被发现。

（3）耳痛：急性者可有隐隐耳痛，常为患者的第一症状，可为持续性，亦可为抽痛。慢性者耳痛不明显。本病常伴有耳内闭塞感或闷胀感，按压耳屏后可暂时减轻。

（4）耳鸣：多为低调间歇性，如“噼啪”声，嗡嗡声及流水声等。当头部运动或打哈欠、擤鼻时，耳内可出现气过水声。

（二）治疗　不同类型的中耳炎治疗原则稍有不同，下面介绍几种常见中耳炎的治疗：

1. 分泌性中耳炎　清除中耳积液，改善中耳通气引流及病因治疗为本病的治疗原则。

（1）清除中耳积液，改善中耳通气引流。可以采取鼓膜穿刺抽液，如无法作鼓膜穿刺时，可考虑鼓膜切开或鼓室置管术。保持鼻腔及咽鼓管通畅：可用1%麻黄碱液或与二丙酸倍氯米松气雾剂交替滴（喷）鼻，每日3～4次。咽鼓管吹张：慢性期可采用捏鼻鼓气法、波氏球法或导管法。尚可经导管向咽鼓管咽口吹入泼尼松龙，隔日一次，每次每侧1ml，共3～6次。

（2）积极治疗鼻咽或鼻腔疾病：如腺样体切除术、鼻中隔矫正术、鼻息肉摘除术等。扁桃体过度肥大，且与分泌性中耳炎复发有关者，应作扁桃体摘除术。

（3）抗生素：急性期可根据病变严重程度选用合适的抗生素。第三代头孢菌素头孢美特酯对流感嗜血杆菌、肺炎链球菌等致病菌抗菌作用较强，可用于对其他抗菌药物不敏感者。

（4）稀化黏素类药物有利于纤毛的排泄功能，降低咽鼓管黏膜的表面张力和咽鼓管开放的压力。

（5）糖皮质激素类药物：地塞米松或泼尼松（强的松）等口服，作辅助治疗。

（6）手术治疗：长期反复不愈，CT值超过40者，应怀疑中耳乳突腔有肉芽组织形成，特别是发现有听小骨破坏时，根据病变所在部位，应尽早行单纯乳突凿开术，上鼓室开放术，或后鼓室切开术清理病灶。

2. 急性化脓性中耳炎　控制感染，通畅引流，去除病因为其治疗原则。

（1）全身治疗：及早应用足量抗生素或其他抗菌药物控制感染，务求彻底治愈。一般可用青霉素类、头孢菌素类等药物。如早期治疗及时得当，可防止鼓膜穿孔。鼓膜穿孔后取脓液作细菌培养及药敏试验，参照其结果改用敏感抗生素。抗生素需使用10天左右，注意休息，疏通大便。全身症状重者给予补液等支持治疗。

（2）局部治疗

1）鼓膜穿孔前：可用2%酚甘油滴耳，消炎镇痛。1%麻黄素和氯霉素眼药水与地塞米松混合液滴鼻（仰卧悬头位），可改善咽鼓管通畅度，减轻局部炎症。如全身及局部症状较重，鼓膜明显膨出，经一般治疗后无明显减轻；或穿孔太小，引流不畅，应在无菌操作下行鼓膜切开术，以利通畅引流。对有耳郭后上区红肿压痛，怀疑并发急性乳突炎者，行X线拍片或CT扫描证实后立即行乳突切开引流术。

2）鼓膜穿孔后：①先以3%双氧水尽量彻底清洗并拭净外耳道脓液或用吸引器将脓液吸净（注意吸引器负压不可过大）；②局部用抗生素水溶液滴耳，如0.3%氧氟沙星（泰利必妥）滴耳液等，禁止使用粉剂，以免与脓液结块，影响引流；③脓液减少、炎症逐渐消退时，可用甘油或酒精制剂滴耳；如3%硼酸酒精甘油，3%硼酸酒精，5%氯霉素甘油等；④感染完全控制、炎症完全消退后，部分患者的鼓膜穿孔可自行愈合。穿孔长期不愈者，排除中耳乳突腔的潜在病变后，可行鼓膜修补术。

（3）病因治疗：治疗鼻腔、鼻窦、咽部与鼻咽部慢性疾病，如肥厚性鼻炎、慢性鼻窦炎、腺样体肥大、慢性扁桃体炎等，有助于防止再次发生中耳炎。

3. 慢性化脓性中耳炎　治疗原则为消除病因，控制感染，消除病灶，通畅引流，以及尽可能恢复听觉。

（1）病因治疗：及时治愈急性化脓性中耳炎，并促使鼓膜愈合。积极治疗上呼吸道疾病，如慢性扁桃体炎、慢性腺样体炎、慢性鼻窦炎等。

（2）局部治疗

1）单纯型：以局部用药为主。通常用3%双氧水洗耳，棉签拭干或用吸引器吸净，再滴入抗生素药水。按不同的病变情况选择局部用药：鼓室黏膜充血、水肿，有脓或黏液脓时用抗生素水溶液或抗生素与糖皮质激素类药物混合液滴耳。如0.3%氧氟沙星滴耳液、0.25%氯霉素液、3%洁霉素（林可霉素）液等，或根据中耳脓液的细菌培养及药物敏感试验结果，选择适当的无耳毒性抗生素药物；对黏膜炎症逐渐消退，脓液减少，中耳潮湿者可用酒精甘油制剂，如3%硼酸酒精，3%硼酸甘油、2.5%～5%氯霉素甘油等。若耳流脓停止，耳内完全干燥后，小的鼓膜可能自愈，穿孔不愈合者应及时行鼓室成形术，以求彻底根治中耳慢性病变，并保留或改善听力。

2）骨疡型：引流通畅者，以局部用药为主，注意定期复查。中鼓室肉芽可用10%～20%硝酸银烧灼；肉芽较大、烧灼无效者，应以刮匙刮除。中耳有蒂息肉可用圈套器摘除，有条件者最好在手术显微镜下操作。引流不畅或疑有并发症者，需行乳突根治手术。

3）胆脂瘤型：尽早行乳突根治术，清除病灶，预防并发症。

二、临床处置流程

（一）中耳炎的临床处置流程（图10-2）

（二）对流程图重要环节的说明　应及早应用足量抗生素或其他抗菌药物控制感染，务求彻底治愈。可作细菌培养及药敏试验，参照其结果改用敏感抗生素。抗生素需使用10天左右，注意休息，疏通大便。全身症状重者给以补液等支持治疗。

三、特别提示

1. 氨基糖苷类抗生素用于中耳局部可引起内耳毒性，忌用。

2. 一般不主张用粉剂，因粉剂可堵塞鼓膜穿孔，妨碍引流。尽量避免滴用有色药物，以免妨碍局部观察。中耳腔内忌用含酚类、砷类腐蚀剂。

3. 使用滴耳液时药液温度尽可能与体温接近，以免引起眩晕。

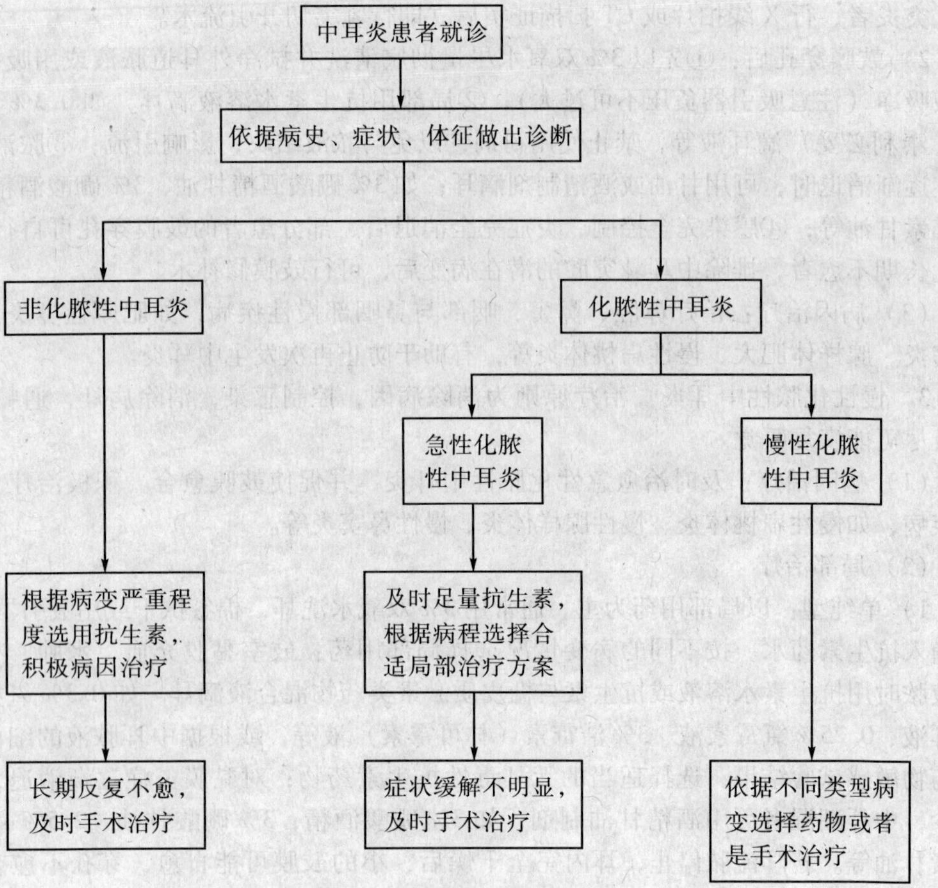

图 10-2　中耳炎的临床处置流程

四、基本药物使用选择（表 10-2）

表 10-2　常用滴耳药物

药物名称	剂型	规格	使用指征	使用方法	禁忌证
氧氟沙星滴耳液	水溶剂	5ml	治疗敏感菌引起的中耳炎、外耳道炎、鼓膜炎	滴耳：成人一次 6~10 滴，2~3 次/日，滴耳后进行约 10 分钟耳浴。小儿滴数酌减。疗程以 4 周为限	①对本品及氟喹诺酮类药物过敏者禁用；②孕妇慎用；③一般不用于婴幼儿
2% 苯酚滴耳液	油剂	10ml	适用于急慢性外耳道炎、急性中耳炎等	滴耳：一次 2~3 滴，2~3 次/日	对本品过敏者禁用

续 表

药物名称	剂型	规格	使用指征	使用方法	禁忌证
4%硼酸酒精滴耳液	酊剂	10ml	消毒、止痒、抑制真菌，用于外耳道真菌病、慢性化脓性中耳炎等	滴耳：一次2~3滴，2~3次/日	对本品过敏者禁用

（张海中）

第十一章　皮肤病合理用药指导

第一节　湿　疹

一、临床处置思路

（一）诊断　湿疹是由多种内外因素引起的一种变态反应性炎症性皮肤病变。临床具有多形性皮疹、渗出性倾向，伴剧烈瘙痒，易反复发作的特征，与机体的过敏性体质有关。

1. 病因　湿疹病因复杂，常为内、外多种因素互相作用的结果。①外因：包括生活环境、气候、日光、紫外线、寒冷、湿热、肥皂、植物、燃料、香精等；②内因：神经精神因素（忧郁、紧张、失眠等）、内分泌、代谢及胃肠功能失调、寄生虫等。

2. 临床表现　按发病过程及皮疹表现分为急性、亚急性、慢性 3 种。

（1）急性湿疹：发病一般较迅速，皮疹呈多形性，起初在红斑水肿基础上出现密集性粟粒大小丘疹，丘疱疹或水疱，疱破后出现点状糜烂、渗出、结痂，损害易融合成片，中心较重，且向周围扩延，外围又有散在丘疹、水疱、境界不清，皮疹可发于任何部位皮肤，多对称，自觉瘙痒或剧痒，常因搔抓、肥皂热水烫洗等刺激而加重。

（2）亚急性湿疹：为红肿、渗出等减轻后，皮疹以小丘疹、鳞屑、结痂为重，仅有少量丘疱疹、水疱及糜烂，瘙痒剧烈，亦可有轻度湿润。

（3）慢性湿疹：可由急性、亚急性湿疹反复发作转变而来，表现为皮肤粗糙、抓痕、结痂、浸润肥厚，部分苔藓样变，色素沉着，皮损多较局限，外周散在丘疹、丘疱疹。皮疹可在身体任何部位，瘙痒剧烈，且呈阵发性，遇热或晚间较重。易复发，可经久不愈。

根据皮疹多形性、易渗出、多对称、瘙痒剧烈，反复发作等诊断不难。

（二）治疗

1. 一般原则　①详细询问病史，系统检查，尽量找出过敏原并加以去除；②保持皮肤局部清洁，并避免各种刺激（如搔抓、热水烫洗、醋泡等）和食用易过敏与刺激性食物（如海鲜、咖啡、辣椒、酒等）。

2. 外用疗法　依据皮肤科外用药物治疗原则选择合适的剂型，及病情选用合适的药物。

剂型选择原则：急性期若无渗出糜烂时，宜用洗剂或粉剂；有糜烂渗出者，宜选用溶液湿敷。亚急性期有炎症性皮损渗出少者，可选用油剂、糊剂，若皮损已干燥脱屑则选用乳剂。慢性炎症性皮损宜选用软膏、硬膏、涂膜剂、乳剂或酊剂。单纯瘙痒而无皮损者，可选用酊剂、醑剂活乳剂。

根据病因、病理变化和自觉症状等选择药物。化脓性皮肤病，宜选抗菌药物；真菌性皮肤病，选抗真菌药物；变态反应性疾病，选糖皮质激素或抗组胺药；瘙痒者选用止痒剂；角化不全者选用角质促成剂；角化过度者选用角质剥脱剂。

3. 内用疗法

（1）抗组胺药物：一代抗组胺药物：扑尔敏、苯海拉明、赛庚啶等。二代抗组胺药物：西替利嗪、氯雷他定、咪唑斯汀等。抗 H_2 受体组胺药物：雷尼替丁、西咪替丁等。因一代抗组胺药物有中枢镇静作用，服用后易嗜睡，故一般首选二代抗组胺药物，当效果不佳时可以一代、二代联合应用，甚至加用抗 H_2 受体组胺药物。

（2）非特异性脱敏治疗：10%葡萄糖酸钙10ml或10%硫代硫酸钠10ml加用维生素C 1～2g加入生理盐水或者5%的葡萄糖注射液中，静脉滴注或者静脉注射，每日一次。

（3）糖皮质激素：一般不主张应用，但对急性、泛发、严重者或者治疗效果不佳者可短期服用，如泼尼松20～40mg/d，病情缓解后酌减。

（4）免疫抑制剂：环孢菌素、环磷酰胺或硫唑嘌呤等，对非常严重的慢性湿疹，系统应用糖皮质激素无效或者不耐受时可试用。

4. 中医疗法

（1）内治：急性湿疹，以清热利湿为主，佐以祛风，方用消风导赤散或萆薢渗湿汤；亚急性湿疹，用疏风清热、佐以利湿，方用消风散加减；慢性湿疹，血虚风燥者治以养血疏风润燥，选用四物消风散或地黄饮加减。

（2）外治：①苦参12g、土大黄15g、荆芥9g、苏叶12g、薄荷9g、地肤子15g、枯矾9g，水煎冷却后外洗，具有润燥止痒，用于急性、亚急性湿疹；②地榆9g、土大黄12g、土茯苓12g、百部9g、蓼刁竹9g、地肤子15g，水煎冷却后外洗，具有燥湿、杀虫、止痒，用于急慢性湿疹。

二、临床处置流程

（一）湿疹的临床处置流程（图11-1）

（二）对流程图重要环节的说明

1. 因其作用持久、服药简单，中枢镇静作用轻微，一般首选应用二代抗组胺药物。无论一代或是二代抗组胺药物均有不同程度的嗜睡症状，如患者为司机、高空作业等紧张、危险工作者应慎用。

2. 应积极寻找致敏因素，并及时去除。如无法去除致敏因素对患者的持续刺激，单纯应用抗过敏治疗，往往效果不佳，无法有效的控制病情。

3. 湿疹为常见病多发病，且极易反复发作。患者痊愈后应告知避免再次接触致敏源，去除病因才能减少复发的机会。

三、特别提示

1. 当患者病情伴发感染时，应积极寻找病原学证据，抗生素抗感染治疗，否则湿疹病情亦容易加重。

2. 特殊类型的湿疹应以积极去除病因为主，才能达到治愈的目的，如：传染性湿疹样皮炎，应积极控制感染灶；静脉曲张性湿疹，应积极治疗静脉曲张；特应性皮炎及皮脂缺乏性湿疹应长期外用润肤霜等。

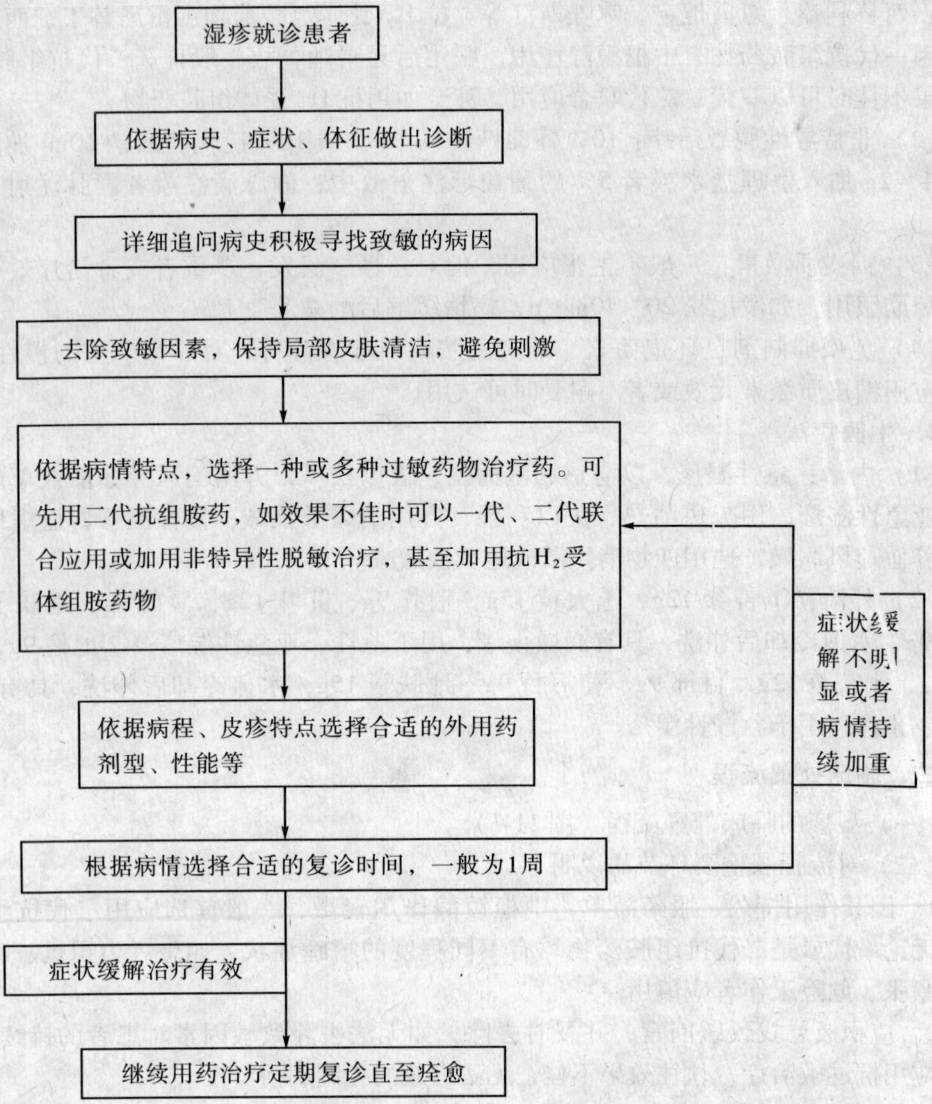

图 11-1　湿疹的临床处置流程

四、基本药物使用选择（表11-1）

表11-1　抗变态反应药

一代抗变态反应药					
药物名称	剂型	规格	使用指征	使用方法	禁忌证
苯海拉明	片剂	25mg，50mg	皮肤黏膜的过敏，如荨麻疹、血管神经性水肿、过敏性鼻炎，其他的皮肤瘙痒症、肛门瘙痒症、外阴瘙痒症、药疹或黄疸时的瘙痒，对虫咬症和接触性皮炎也有效	口服：成人每次25mg，3次/日。儿童3次/日，每次1mg/kg。肌注：成人20～40mg/次，儿童用量参考口服用量	孕妇及哺乳期妇女慎用，新生儿和早产儿禁用。重症肌无力、闭角型青光眼、前列腺肥大者禁用。高空作业、驾驶员等不宜应用。十二指肠幽门梗阻、狭窄者禁用。不可皮下注射，避免刺激性
	注射液	10mg，20mg，50mg/ml			
氯苯那敏片又名扑尔敏，马来酸氯苯那敏	片剂	4mg	同“苯海拉明”。因其用量小，副作用相对小，尤其适用于小儿	口服：成人每次4mg，3次/日。小儿1日0.35mg/kg，分3～4次。肌注：1次/日，5～10mg/d 静注：1次/日，10mg/d	孕妇及哺乳期妇女慎用，新生儿和早产儿禁用。高空作业、驾驶员等不宜应用。闭角型青光眼、前列腺肥大者、癫痫患者、十二指肠幽门梗阻、狭窄者禁用
	注射液	10mg/ml			
赛庚啶	片剂	2mg	可用于荨麻疹、湿疹、过敏性和皮肤瘙痒、鼻炎、偏头痛、支气管哮喘等特别对寒冷性荨麻疹有良效。对库欣综合征、肢端肥大症也有一定疗效	口服：成人：4～20mg/d，分成3～4次。儿童：每次2mg，2～3次/日	孕妇及哺乳期妇女慎用，新生儿和早产儿禁用。高空作业、驾驶员等不宜应用。闭角型青光眼、前列腺肥大者、十二指肠幽门梗阻、狭窄者禁用

续 表

二代抗变态反应药					
药物名称	**剂型**	**规格**	**使用指征**	**使用方法**	**禁忌证**
氯雷他定	片剂	10mg	皮肤黏膜的过敏，如荨麻疹、血管神经性水肿、过敏性鼻炎，其他皮肤瘙痒症、肛门瘙痒症、外阴瘙痒症、药疹或黄疸时的瘙痒，对虫咬症和接触性皮炎也有效	成人和12岁以上儿童10mg，1次/日。体重超过30kg：1次/日，一次10mg。体重≤30kg：1次/日，一次5mg	孕妇及哺乳期妇女禁用。2岁以下儿童。对本品过敏者或特异体质的患者禁用
	糖浆	60ml			
西替利嗪	片剂	10mg	同"氯雷他定"使用指征	口服：成人或12岁以上儿童，每次10mg，1次/日6~11岁儿童，推荐起始剂量为5mg或10mg，1次/日。2~5岁儿童，推荐起始剂量为2.5mg，1次/日；最大剂量可增至5mg，1次/日，或2.5mg每12小时1次	孕妇及哺乳期妇女禁用。1岁以下儿童慎用。对本品过敏者或特异体质的患者禁用
	滴剂	10mg/ml			
氯马斯汀	片剂	1.34mg 2mg	可用于荨麻疹、湿疹、过敏性和皮肤瘙痒、鼻炎、偏头痛、支气管哮喘等过敏性皮肤病	口服：每次1.34mg，2次/日，早晚各1次。肌注：1.34~2.68mg/d	孕妇及哺乳期妇女禁用。1岁以下儿童慎用。对本品过敏者或特异体质的患者禁用
	注射液	1.34mg			

续　表

H_2受体阻断剂					
药物名称	**剂型**	**规格**	**使用指征**	**使用方法**	**禁忌证**
西咪替丁别名甲氰米胍	片剂	100mg 200mg	本品为组胺H_2受体阻断剂。皮肤科与H_1受体阻断剂联合应用治疗皮肤划痕症、荨麻疹、血管性水肿、皮肤瘙痒症、妇女多毛症、水痘、带状疱疹、男性脱发等	成人：200mg，3次/日儿童：一次按体重5～10mg/kg，2～4次/日	孕妇及哺乳期妇女禁用。婴幼儿、肝肾功能不全者、慢性萎缩性胃炎者慎用。对本品过敏者或特异体质的患者禁用
	注射剂	200mg			
雷尼替丁	片剂 胶囊	150mg	皮肤科与H_1受体阻断剂联合应用治疗皮肤划痕症、荨麻疹、血管性水肿、皮肤瘙痒症等过敏性皮肤病	2次/日，每次150mg	孕妇及哺乳期妇女，8岁以下儿童禁用。对本品过敏者或特异体质的患者禁用。青光眼患者忌用。肝肾功能不全者慎用
	注射剂	50mg/5ml			
法莫替丁	片剂 胶囊	20mg	本品为新型H_2受体阻断剂，药效及作用时间均强于西咪替丁和雷尼替丁，且无雄激素拮抗作用。适应证同雷尼替丁	每次20mg，2次/日	孕妇及哺乳期妇女禁用。儿童、肝肾功能不全者慎用。对本品过敏者或特异体质的患者禁用
	注射剂	20mg/2ml			

第二节　麻　　疹

一、临床处置思路

（一）诊断　流行期间，对有接触史的易感儿童或成人，出现上呼吸道、眼结膜卡他症状，应密切观察，如发现口腔有Koplik斑则可确诊。有条件可行麻疹IgM抗体检测。

1. 病因　麻疹的病原体为麻疹病毒，其传染源主要是急性期患者和亚临床型带病毒者，5岁以下儿童发病数最高，而6个月以内婴儿因母体获得的免疫力尚未消失，故不易感染。传染途径主要通过喷嚏、咳嗽和说话等飞沫传播，密切接触者亦可经污染病毒的手传播，通过呼吸道及眼结膜而传染。麻疹患者自出疹前5天至出疹后5天均有传染性，如合并肺炎，传染性可延长至出疹后10天。

2. 临床表现

(1) 潜伏期大多为9~11天。

(2) 前驱期一般为3~4天，主要表现为发热，多为中度以上，热型不一；上呼吸道炎表现，卡他症状；结膜充血、流泪畏光及眼睑水肿；有时出现腹泻、呕吐。麻疹克氏斑（Koplik斑）用于早期诊断。发疹前24~48h出现，在第二臼齿对面的颊黏膜上，可见蓝白色或紫色小点，外有红色晕圈。此斑初起2~3个，后逐渐增多，到发疹期，可蔓延到整个颊黏膜及唇内侧，且相互融合，在发疹后的第2天开始消退。

(3) 出疹期多在发热后3~4天出皮疹，体温增高至40℃以上，全身中毒症状加重。皮疹先出现于耳后、发际、颜面，逐渐蔓延至颈部，上肢、躯干及下肢，疹形为玫瑰色斑丘疹。压之褪色，疹盛时可相互融合，疹间皮肤正常。

(4) 恢复期出疹后5~7天后，体温下降，皮疹按出疹顺序开始消退、疹退后，皮肤有糠麸状脱屑及棕色色素沉着，整个病程约2周。

(5) 并发症：最多见为支气管肺炎（40%~90%），及腹泻、中耳炎、脑炎、心肌炎等。

(二) 预防及治疗

1. 预防　易感儿童可皮下注射麻疹灭活疫苗，对接触者可肌内注射正常人免疫球蛋白。隔离患者至麻疹皮疹消退。

2. 治疗一般原则　卧床休息，加强护理，对症治疗，预防感染。

(1) 高热处理：部分学者主张高热者在出疹期慎用降温措施，以防体温骤降影响病情进展，体温升至39.5℃以上时可用少量退热药物或温水擦浴，不宜用激素、乙醇擦浴或冰敷退热。发热不耐受者可对症给予布洛芬、双氯芬酸钠等非甾体抗炎药。

(2) 口腔及眼部等黏膜的处理：检查口腔有无麻疹黏膜斑，晨起、餐后、睡前予生理盐水或3%硼酸溶液漱口，并清理眼、鼻等处分泌物保持清洁。室内光线易柔和，避免强光刺激。

(3) 出疹期患者大多有高热，能量消耗大，给予易消化、营养丰富的饮食。

(4) 为了防止继发细菌感染可给予抗生素治疗。

(5) 积极观察病情，及时处理相关并发症。

3. 中医药治疗

(1) 早期以透疹解表为主，可用宣毒发表汤加减（荆芥、葛根、薄荷、炒牛蒡子、前胡、蝉衣、生甘草）。

(2) 出诊期可清热透疹，用银翘散加减。

(3) 恢复期（疹退期）宜养阴败毒，可用沙参麦冬汤加减。

二、临床处置流程

（一）麻疹的临床处置流程（图 11-2）

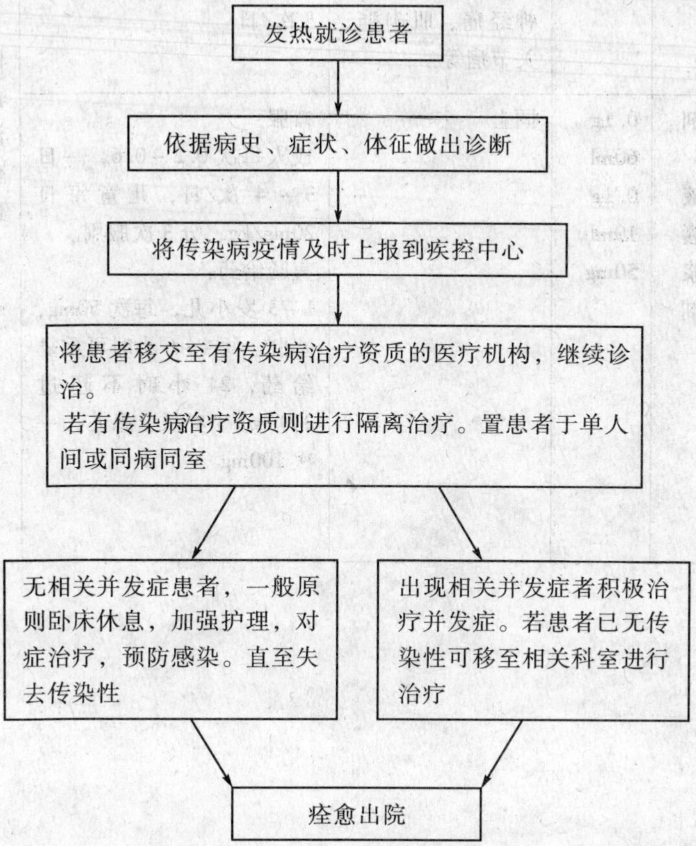

图 11-2　麻疹的临床处置流程

（二）对流程图重要环节的说明　患者在麻疹传染期内合并相关并发症，应在隔离治疗的情况下积极请相关科室协助诊治。

三、特别提示

1. 出现疫情应及时上报，包括疑似病例，防治疫情扩散。
2. 对与患者及疑似病例者有密切接触史的易感人群应采取必要的医学观察。

四、基本药物使用选择

目前无有效的抗病毒药物。治疗以卧床休息为主，对症处理，高热者可应用解热镇痛药。

表 11-2 解热镇痛药

药物名称	剂型	规格	使用指征	使用方法	禁忌证
复方阿司匹林	片剂	一片	用于发热、头痛、神经痛、肌肉痛、关节痛等	口服：成人每次 1～2 片，3 次/日	孕妇，3 个月以下婴儿、对阿司匹林或其他非甾体抗炎药过敏者，活动性溃疡或其他消化道出血者，血友病
布洛芬	片剂 混悬液 胶囊 糖浆 栓剂	0.1g 60ml 0.1g 10ml 50mg	同上	口服： 成人每次 0.2～0.6，一日 3～4 次/日，儿童每日 20mg/kg，分 3 次服用。 直肠给药： 1～3 岁小儿，每次 50mg，塞肛。每 4～6 小时可重复给药，24 小时不超过 200mg。3 岁以上患儿：一次 100mg	

（王　卿）

第十二章　妇产科疾病合理用药指导

第一节　阴　道　炎

一、临床处置思路

（一）诊断

1. 临床诊断　临床出现白带增多、尿频、尿急、尿痛的症状，外阴有不同程度的瘙痒、灼热或疼痛感，检查发现阴道黏膜充血，分泌物多，可为黄色泡沫状或白色豆渣样或白色稀薄，急性期会伴有发热。

阴道炎是由于病原微生物（包括淋病双球菌、真菌、滴虫等）感染而引起的阴道炎症，常见的有：细菌性阴道炎、滴虫性阴道炎、念珠菌性阴道炎及萎缩性阴道炎等。

2. 检查项目

（1）初步检查：妇科检查注意外阴皮肤，阴道黏膜之色泽、范围、硬度、弹性，有无皲裂、溃疡、赘生物、充血、肿胀；阴道分泌物的量、颜色、性状、性质、气味，盆腔双合诊情况。老年性阴道炎阴道壁点片状充血，阴道壁菲薄，分泌物稀少；细菌性阴道炎分泌物白色稀薄，有鱼腥味；滴虫性阴道炎分泌物灰黄色泡沫状、恶臭味；念珠菌性阴道炎分泌物白色豆渣样，阴道黏膜覆以白色膜状物。

（2）进一步检查：阴道分泌物涂片检查（查滴虫、念珠菌的孢子和菌丝、线索细胞），必要时宫颈分泌物培养检查衣原体、淋菌，以排除衣原体感染及淋病，外阴部溃疡必要时行活组织病理检查，除外恶性病变。

（二）治疗

1. 一般治疗　选用宽松透气的衣物，以棉织物为佳。避免性生活，停用引起外阴部激惹的外用药品。饮食宜清淡，忌烟酒及辛辣刺激食品。保持外阴清洁，局部忌用肥皂清洗及搔抓。

2. 全身用药治疗

（1）细菌性阴道炎：首选甲硝唑 400mg，每日 2 次，口服，共 7 天；或克林霉素 300mg，每日 2 次，连服 7 日。甲硝唑 2g 顿服的治疗效果差，目前不再推荐应用。

（2）滴虫性阴道炎：初次治疗可用甲硝唑 2g，单次口服；或替硝唑 2g，单次口服；或甲硝唑 400mg，口服，每日 2 次，连服 7 日。对甲硝唑 2g 单次口服，治疗失败且排除再次感染者，增加甲硝唑疗程及剂量仍有效。若为初次治疗失败，可重复应用甲硝唑 400mg，每日 2 次，连服 7 日；或替硝唑 2g，单次口服。若治疗仍失败，给予甲硝唑 2g，每日 1 次，连服 5 日或替硝唑 2g，每日 1 次，连服 5 日。

（3）念珠菌性阴道炎：氟康唑 150mg，顿服。也可选用伊曲康唑每次 200mg，每日 1 次，连用 3～5 日；或采用 1 日疗法，400mg 分 2 次口服。

（4）萎缩性阴道炎：可口服尼尔雌醇，首次4mg，以后每2～4周1次，每次2mg，维持2～3个月。对同时需要性激素替代治疗的患者，可给予结合雌激素0.625mg和醋酸甲羟孕酮2mg，也可选用其他雌激素制剂。

3．局部用药治疗

（1）细菌性阴道炎：含甲硝唑栓剂，每晚1次，连用7日；或2%克林霉素软膏阴道涂布，每次5g，每晚1次，连用7日。口服药物与局部用药疗效相似。

（2）滴虫性阴道炎：甲硝唑栓剂，每晚1次，连用7日。

（3）念珠菌性阴道炎：咪康唑栓剂，每晚1粒（200mg），连用7日；或每晚1粒（400mg），连用3日；或1粒（1200mg），单次用药。克霉唑栓剂，每晚1粒（150mg），塞入阴道深部，连用7日；或每日早晚各1粒（150mg），连用3日；或1粒（500mg），单次用药。制霉菌素栓剂，每晚1粒（10万U），连用10～14日。

（4）萎缩性阴道炎：甲硝唑200mg或诺氟沙星100mg，放于阴道深部，每日1次，7～10日为一个疗程。

4．病因治疗　积极寻找病因，若发现糖尿病应治疗糖尿病，发现尿瘘、粪瘘及时行修补术。

二、临床处置流程

（一）阴道炎的临床处置流程（图12-1）

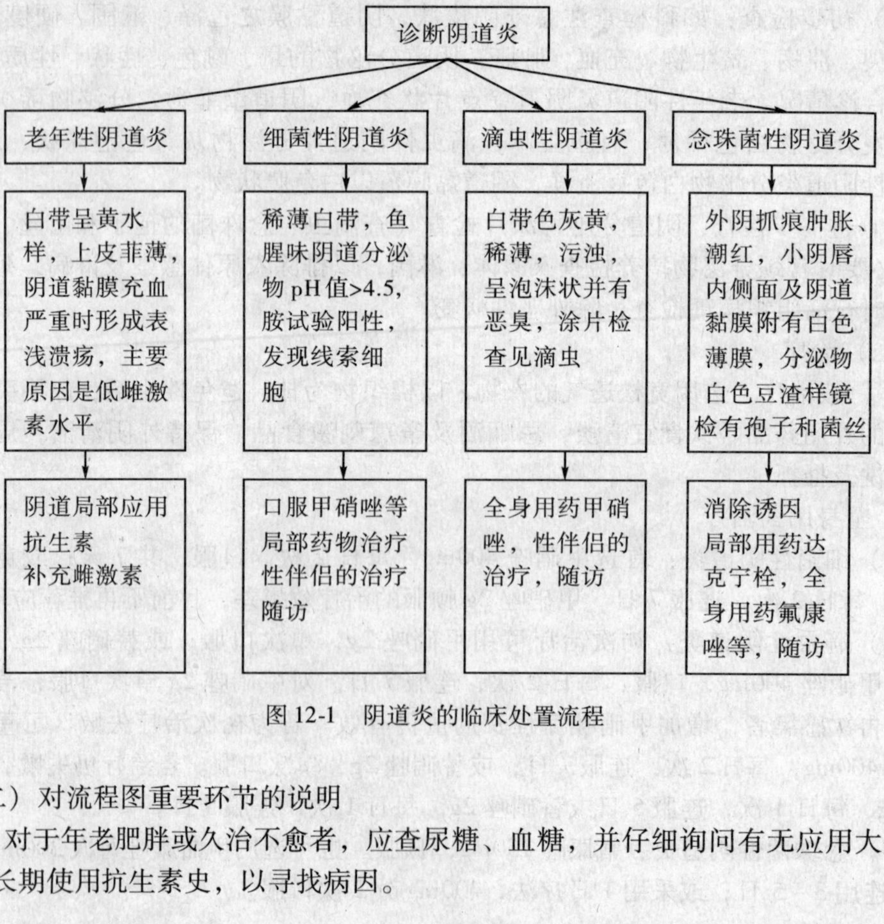

图12-1　阴道炎的临床处置流程

（二）对流程图重要环节的说明

1．对于年老肥胖或久治不愈者，应查尿糖、血糖，并仔细询问有无应用大剂量雌激素或长期使用抗生素史，以寻找病因。

2. 细菌性阴道炎用药后复查阴道涂片，症状消失后不用巩固用药。

3. 滴虫性阴道炎可用偏酸溶液清洗外阴如高锰酸钾，但要注意浓度（1/5000），过浓易烧伤黏膜，尽量不做阴道灌洗。

4. 念珠菌性阴道炎近年发病率迅速增加，尤其夏季，首次发病可用阴道给药，如达克宁栓、克霉唑栓等，反复发作应取口服用药，并应巩固治疗，如氟康唑100-150mg/d，或轻型可150mg一次用药，3d或6d，依症状决定，并应在以后3个月经期前后巩固用药，用药剂量可以同治疗量；无论是首发还是复发病例都切记不做阴道盥洗，清水洗外阴，伴侣不用同时治疗；反复发作要查血糖及停用广谱抗生素等。

5. 妊娠期间的阴道炎多为念珠菌性阴道炎，注意用药，一般局部用药不主张口服，如可用克霉唑栓剂（凯妮汀）。

三、特别提示

1. 一旦发现患有老年性阴道炎，应尽早治疗，拖延治疗的结果可能导致阴道粘连。

2. 滴虫性阴道炎常在月经期后复发，故应在下次月经干净后再治疗一个疗程，以巩固疗效。丈夫也要同时治疗，治疗期间禁性交。内衣裤、毛巾等应煮沸消毒，或用消毒剂浸泡，避免重复感染。

3. 念珠菌性阴道炎治疗期间避免性生活，勤换内裤，洗涤用具均应用开水烫洗或煮沸等。

4. 孕妇治疗阴道炎用药要特别慎重，可根据阴道炎不同类型选用外用药局部治疗，防止药物导致胎儿畸形。念珠菌会在产道感染胎儿，使新生儿感染鹅口疮。所以，孕妇治疗阴道炎要彻底，以防分娩时产道的真菌侵袭胎儿。

5. 市面上多种女性外用洗液一般都不主张女性经常使用，因为女性的阴道有自净作用，一旦阴道内环境（如酸碱环境等）被破坏，就易发各种阴道炎，临床久治不愈的阴道炎要仔细询问是否长期应用外用洗液。

6. 合并其他疾病频繁应用抗生素的患者好发念珠菌性阴道炎。

四、基本药物使用选择

表12-1　阴道炎全身用药

药物名称	使用指征	用法和用量	不良反应	注意事项
甲硝唑（灭滴灵）	细菌性阴道炎、滴虫性阴道炎及混合感染	细菌性阴道炎：400mg口服，2次/日，口服，共7日。滴虫性阴道炎：200mg口服，3次/日，7日为一疗程或400mg口服，2次/日，共5日或2g单次口服	偶见胃肠道反应，如食欲减退、恶心、呕吐。偶见头痛、皮疹、白细胞减少	①经肝代谢，肝功能不足者药物可蓄积，应酌情减量；②服药期间及停药24小时内禁酒；③对本品过敏，器质性中枢神经系统疾病，血液病患者，孕妇、哺乳期妇女禁用

续　表

药物名称	使用指征	用法和用量	不良反应	注意事项
替硝唑	滴虫性阴道炎	2g，单次口服或每次 0.15g，3 次/日，连用 5 日	偶见胃肠道反应，如食欲减退、恶心、呕吐。偶见头痛、皮疹、白细胞减少	①早期妊娠及哺乳期妇女最好不用。②对本品过敏者禁用。③用药期间及停药 72 小时内禁止饮酒。④血液病患者或有血液病史者、器质性神经疾病患者禁用
克林霉素	细菌性阴道炎	300mg，2 次/日，连服 7 日	胃肠道反应：偶见恶心、呕吐、腹痛及腹泻。1% ~2% 的患者可出现假膜性肠炎。偶见粒细胞减少、血小板减少及过敏反应	①对克林霉素或林可霉素有过敏史者禁用。②肝、肾功能损害者、胃肠疾病如溃疡性结肠炎、局限性肠炎、抗生素相关肠炎的患者要慎用。③孕妇及哺乳期妇女禁用
氟康唑	念珠菌性阴道炎	150mg 顿服或 100mg/d，连服 3 日	常见胃肠道反应：恶心、腹痛、腹泻及胀气；过敏反应：皮疹，偶见剥脱性皮炎；肝毒性	①孕妇及哺乳期妇女禁用。②肾功能减退患者需减量应用。③肝功能损害者需调整剂量
伊曲康唑	念珠菌性阴道炎	每次 200mg，1 次/日，连用 3 ~5 日；或采用 1 日疗法，400mg 分 2 次口服	常见胃肠道不适，如厌食、恶心、腹痛和便秘。过敏反应较少见	①对本品过敏者禁用。②孕妇禁用，哺乳期妇女不宜使用。③肝功能异常者慎用
结合雌激素片（倍美力）	老年性阴道炎	0.625mg/d，口服	突破性出血，月经量改变，闭经。子宫良性肿瘤增大。乳房疼痛。恶心、呕吐、腹痛、胀气、胆汁淤积。皮肤不良反应	有乳腺癌及子宫癌病史者，雌激素依赖性肿瘤，不明原因的生殖器官异常出血，活动性血栓性静脉炎或血栓栓塞性疾病，孕妇禁用

续 表

药物名称	使用指征	用法和用量	不良反应	注意事项
戊酸雌二醇片（补佳乐）	老年性阴道炎	1～2mg/d，口服	同上	①未确诊的异常生殖器出血。②已知或怀疑患有乳腺癌，除了治疗某些转移性癌的患者。③已知或怀疑患有雌激素依赖性肿瘤。④活动性血栓性静脉炎或血栓栓塞性疾病。以前患有与使用雌激素相关的血栓性疾病。⑤对本品过敏者禁用

表 12-2 阴道炎局部用药

药物名称	使用指征	用法和用量	不良反应	注意事项
甲硝唑阴道泡腾片	细菌性阴道炎、滴虫性阴道炎及混合感染	阴道给药，塞入阴道深处，每次1～2片，每晚1次，7天为一个疗程	偶见过敏反应	①对本品过敏者禁用，过敏体质者慎用。②孕妇及哺乳期妇女禁用。③应避开月经期。④用药期间避免房事。⑤用药部位如有烧灼感、红肿等情况应停药，并将局部药物洗净，必要时向医师咨询
克林霉素软膏	细菌性阴道炎	2%克林霉素软膏阴道涂布，每次5g，每晚1次，连用7日	偶见过敏反应	①对克林霉素或林可霉素有过敏史者禁用。②肝、肾功能损害者、胃肠疾病如溃疡性结肠炎、局限性肠炎、抗生素相关肠炎的患者要慎用。③孕妇及哺乳期妇禁用

续 表

药物名称	使用指征	用法和用量	不良反应	注意事项
咪康唑（达克宁）	念珠菌性阴道炎	每晚1粒（200mg），连用7日；或每晚1粒（400mg），连用3日；或1粒（1200mg），单次用药	偶见过敏反应	①对咪唑类或对囊壳的成分过敏者禁用；②妊娠期前3个月禁用，哺乳期妇女慎用
克霉唑栓剂	念珠菌性阴道炎	每晚1粒（150mg），塞入阴道深部，连用7日；或每日早晚各1粒（150mg），连用3日；或1粒（500mg），单次用药	偶见过敏反应	①对本品过敏者禁用；②妊娠头3个月者禁用；③哺乳期妇女慎用
制菌霉素阴道栓	念珠菌性阴道炎	每晚1粒（10万U），置于阴道深部，连用10～14日	偶有过敏反应，灼烧感及发痒	①对本品过敏者禁用；②妊娠头3个月者禁用；③效果差，易复发
结合雌激素软膏（倍美力）	老年性阴道炎	每天2～4g，涂于阴道内或局部表面，根据症状严重程度予以调整。周期性使用（如连续使用3周，然后停药1周）	突破性出血，月经量改变，闭经。子宫良性肿瘤增大。乳房疼痛。恶心、呕吐、腹痛、胀气、胆汁淤积。皮肤不良反应	有乳腺癌及子宫癌病史者，雌激素依赖性肿瘤，不明原因的生殖器官异常出血，活动性血栓性静脉炎或血栓栓塞性疾病，孕妇禁用

（李东晓　石　彬）

第二节　宫　颈　炎

一、临床处置思路

（一）诊断　育龄妇女，出现阴道分泌物增多，呈黏液脓性，伴有腰酸及下腹部坠痛；妇科检查见宫颈充血、水肿、黏膜外翻，有脓性分泌物自宫颈管流出；出现以上症状的患者满足以下标准中的一项且显微镜检查阴道分泌物白细胞增多即可诊断为宫颈炎：①子宫颈或宫颈管棉拭子标本上有脓性或黏液脓性分泌物；②用棉拭子擦拭宫颈管时，易诱发宫颈管的内出血。

（二）宫颈炎的病因诊断　患者合并尿道口及阴道黏膜充血、水肿及多量脓性分泌物，宫颈管分泌物涂片做革兰染色见到革兰阴性双球菌，中性粒细胞＞30/高倍视野，为淋球菌感染的宫颈炎。

患者合并接触性出血，妇科检查见宫颈水肿，触痛明显，酶联免疫吸附试验检测沙眼衣原体抗原阳性，为沙眼衣原体感染的宫颈炎。

患者合并阴道分泌物检测球菌阳性，见到线索细胞及胺臭味试验阳性，则患者同时合并有细菌性阴道病。

（三）检查项目

1. 初步检查　妇科查体、液基薄层细胞学检查（TCT）、阴道分泌物检查、宫颈管分泌物检查等。

2. 必要时进一步检查　HPV-DNA 病毒学检测、宫腔镜检查、阴道镜检查、宫颈管分泌物培养及药敏试验、聚合酶链反应（PCR）、酶联免疫吸附试验（ELISA）及单克隆抗体免疫荧光直接涂片法进一步查找致病菌。

（四）治疗

1. 一般治疗　休息，忌阴道灌洗和性生活，保持外阴清洁，勤换内裤，黏液多者可用 1∶5000 的高锰酸钾溶液坐浴。

2. 药物治疗　有全身症状者，如下腹疼痛、腰痛、尿频等，可采用抗生素治疗。有性传播疾病高危因素的患者，尤其是年轻女性，未获得病原体检测结果即可给予治疗，方案为阿奇霉素 1g 单次顿服；或多西环素 100mg，每日 2 次，连服 7 日。对于获得病原体者，针对病原体选择抗生素。

二、临床处置流程

（一）宫颈炎的临床处置流程（图 12-2）

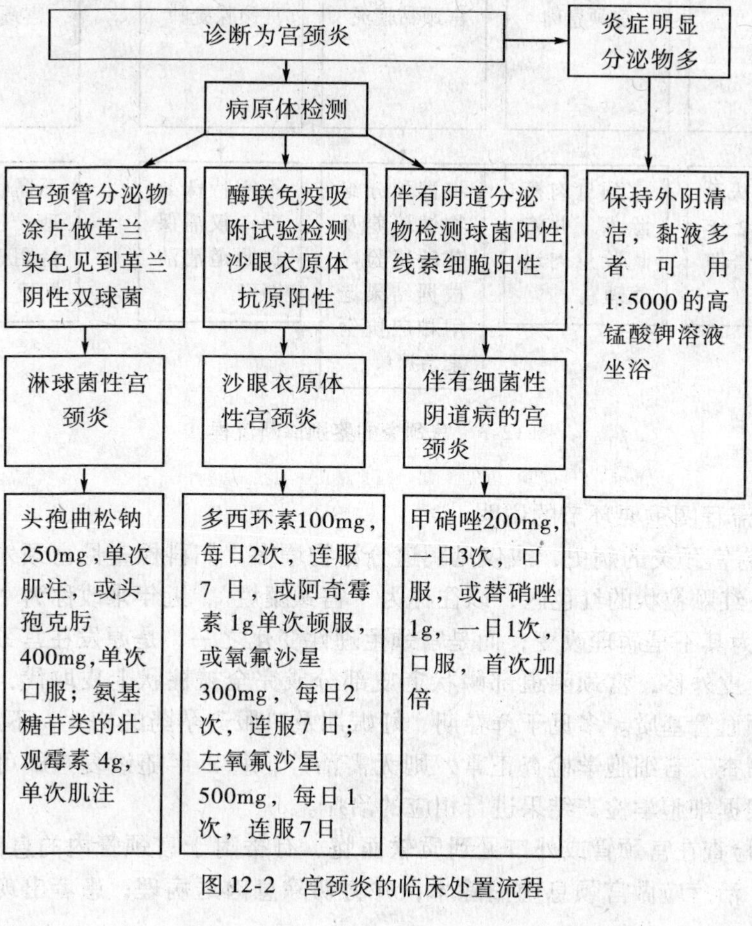

图 12-2　宫颈炎的临床处置流程

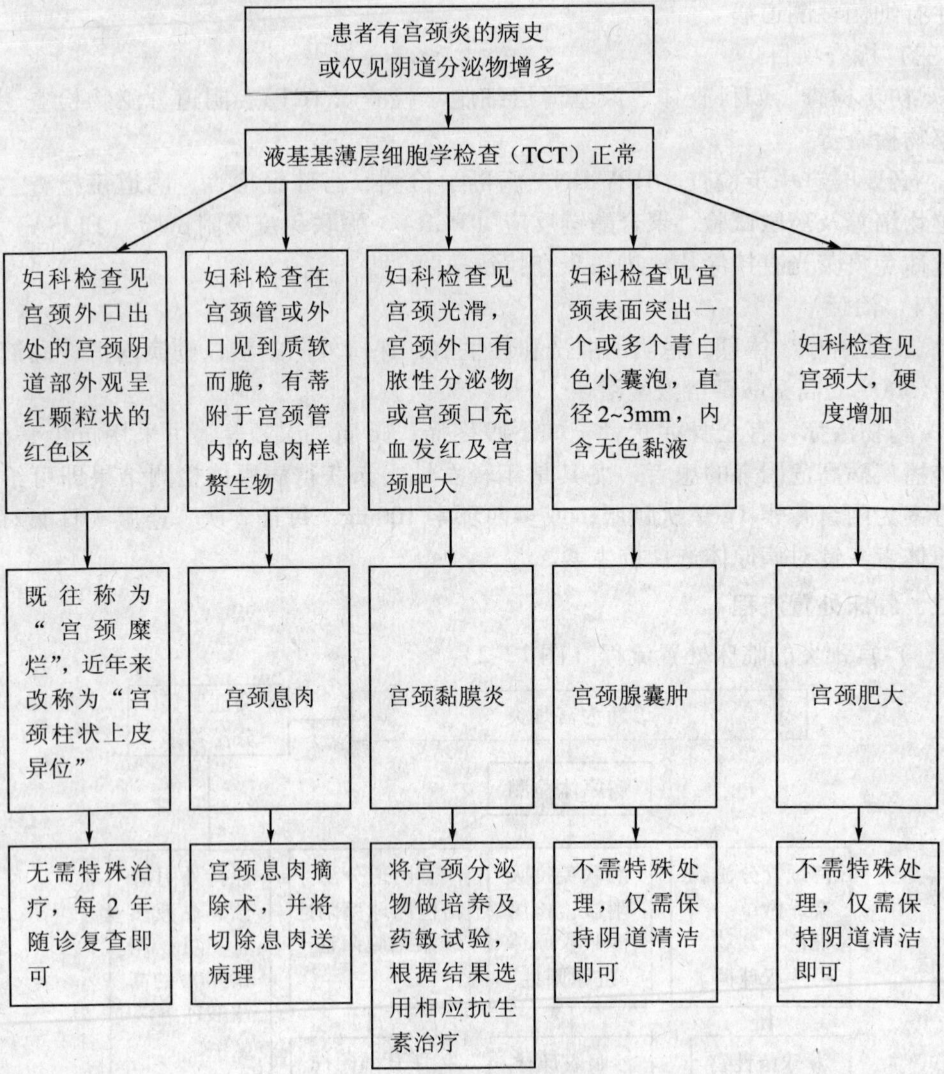

图 12-3　宫颈炎的鉴别诊断流程

（二）对流程图重要环节的说明

1. 患者有宫颈炎的病史，或仅见阴道分泌物增多，妇科检查见宫颈外口处的宫颈阴道部外观呈红颗粒状的红色区，以往称为“宫颈糜烂”，近年来改称为“宫颈柱状上皮异位”，认为其不是病理改变，而是宫颈生理性变化之一，是原发在宫颈管内衬黏膜的单层柱状上皮外移，宫颈阴道部鳞状上皮部分或完全被柱状上皮取代，可见到其下方的红色宫颈血管基质。多见于青春期、妊娠期及口服避孕药的妇女。不需任何治疗，仅作细胞学筛查。若细胞学检查正常，则无需治疗，每 2 年随诊复查即可；若细胞学检查异常，根据细胞学检查结果进行相应的治疗。

2. 妇科检查在宫颈管或外口见到质软而脆、有蒂附于宫颈管内的息肉样赘生物，为宫颈息肉，治疗应做宫颈息肉摘除术，并将切除息肉送病理；患者出现阴道分泌物增多，妇科检查见宫颈光滑，宫颈外口有脓性分泌物或宫颈口充血发红及宫颈肥大，多为宫颈黏膜炎，将宫颈分泌物做培养及药敏试验，根据结果选用相应抗生素治疗；妇科检查见宫颈表面突出一个或多个青白色小囊泡，直径2～3mm，内含无色黏液，为宫颈腺囊肿，不需特殊处理，仅需保持阴道清洁即可；若妇科检查见宫颈大，硬度增加，为宫颈肥大，不需特殊处理，仅需保持阴道清洁即可。

三、特别提示

1. 治疗期间休息，忌阴道灌洗和房事，保持外阴清洁。

2. 禁止在宫颈炎急性期做宫颈息肉及活检手术。对淋球菌性宫颈炎、衣原体感染的宫颈炎有性生活者，应同时进行性伴侣的治疗。

3. 月经干净后巩固治疗1～2疗程。

4. 宫颈炎治疗前需行宫颈细胞学检查或阴道镜检查，排除宫颈上皮内瘤变及宫颈癌。

5. 有条件者，按药敏试验选用合适的抗生素。

四、基本药物使用选择

表12-3　治疗宫颈炎的抗生素的选择

药物名称	剂型	规格	使用指征	使用方法	禁忌证
头孢曲松钠	注射粉剂	250mg ×1瓶	淋球菌感染的宫颈炎	250mg单次肌注	对头孢菌素类抗生素过敏禁用
头孢克肟	胶囊	100mg ×6粒	淋球菌感染的宫颈炎	400mg单次口服	青霉素过敏、严重肾功能损害、高龄、孕妇及新生儿慎用
盐酸壮观霉素	注射粉剂	2g ×1瓶	淋球菌感染的宫颈炎	4g单次肌注	对本品及氨基糖苷类抗生素过敏及肾病、孕妇、新生儿禁用，不得静脉给药
盐酸多西环素	片剂	100mg ×1盒	衣原体感染的宫颈炎	100mg，2次/日，连服7日	四环素过敏、8岁以下儿童，孕妇及哺乳期妇女禁用
阿奇霉素	片剂	250mg ×6片	衣原体感染的宫颈炎	1g单次顿服	对阿奇及其他大环内酯类抗生素过敏禁用

续 表

药物名称	剂型	规格	使用指征	使用方法	禁忌证
氧氟沙星	片剂	100mg × 10片	衣原体感染的宫颈炎	300mg，2次/日，连服7日	对本品过敏，妊娠或可能妊娠妇女，儿童禁用
左氧氟沙星	片剂	500mg ×4片	衣原体感染的宫颈炎	500mg，1次/日，连服7日	对喹诺酮过敏者、孕妇及哺乳妇女，18岁以下禁用
甲硝唑	片剂	200mg × 100片	合并细菌性阴道病	200mg，3次/日，口服	有活动性中枢神经系统疾患和血液病者禁用。孕妇及哺乳期妇女禁用
替硝唑	胶囊	250mg × 16粒	合并细菌性阴道病	1g，1次/日，口服，首次加倍	对本品或吡咯类药物过敏患者以及有活动性中枢神经疾病和血液病者禁用

（李晓娟　石　彬）

第三节　盆腔炎性疾病（包括附件炎）

一、临床处置思路

（一）诊断

1. 概念　盆腔炎性疾病：指女性上生殖道感染引起的一组疾病。包括子宫内膜炎、输卵管炎、输卵管卵巢脓肿、盆腔腹膜炎。通常，盆腔炎性疾病可局限于某一个部位，也可同时累及几个部位，其中最常见的是输卵管卵巢炎，习称附件炎。

注：现不再提慢性盆腔炎的概念，代之以炎症后遗症：包括盆腔炎反复发作、盆腔粘连、输卵管卵巢炎（亚急性或不典型）、慢性盆腔痛（发生在盆腔感染后的4~8周，发生率约20%）、不孕症、异位妊娠。

2. 诊断标准

（1）最低诊断标准：若符合以下条件中的一项，即可诊断。宫颈举痛或子宫压痛或附件压痛。

（2）附加诊断标准：体温超过38.3℃，宫颈或阴道异常黏液脓性分泌物，阴道分泌物生理盐水涂片见到白细胞，红细胞沉降率升高，C-反应蛋白升高，实验室证实的宫颈淋病奈瑟菌或衣原体阳性。

（3）特异性诊断标准：子宫内膜活检证实子宫内膜炎；阴道超声或磁共振检查显示输卵管增粗，输卵管积液，伴或不伴有盆腔积液、输卵管卵巢肿块；腹腔镜检查发现附件炎征象（金标准）。

3．检查项目

（1）初步检查：体温（>38.3℃）、宫颈或阴道分泌物脓性、阴道分泌物生理盐水涂片见到白细胞、盆腔B超。

（2）必要时做进一步检查：红细胞沉降率升高，C-反应蛋白升高，实验室证实的宫颈淋病奈瑟菌或衣原体阳性，子宫内膜活检，腹腔镜。

（3）腹腔镜诊断标准：输卵管表面明显充血、输卵管壁水肿、输卵管伞端或浆膜面有脓性渗出物，以上表现可以单独发生或同时出现。

（二）治疗

1．治疗目标　消除症状、体征，防止后遗症发生。

2．治疗原则　以抗生素药物抗感染治疗为主，必要时行手术治疗。

3．药物治疗

（1）静脉给药方案

1）静脉给药给药方案A：①第二代或第三代头孢菌素：头孢替坦2g，静滴，1次/12h，或头孢西丁2～4g，静滴，1次/12h；②必须加用：多西环素（强力霉素）100mg，口服，1次/12h×14d，或米诺环素（美满霉素）100mg，口服，1次/12h×14d，或阿奇霉素0.5g，静滴或口服，1次/日×14d；③对于输卵管卵巢脓肿的患者再加用克林霉素或甲硝唑抗厌氧菌：克林霉素0.9g，静滴，1次/12h，或甲硝唑，500mg，静滴，1次/12h。

静脉用药至临床症状改善后至少再用药24h，转为口服药物治疗，共持续14天。

2）静脉给药给药方案B：①克林霉素0.9g，静滴，1次/12h；②氨基糖苷类，庆大霉素3～5mg/kg，静滴，每日1次。

静脉用药至临床症状改善后至少再用药24h，转为口服药物治疗，克林霉素300～450mg，每天三次×14d或多西环素100mg，口服，1次/12h×14d。此方案对于厌氧菌为主的感染疗效较好，常用于输卵管卵巢脓肿。

3）静脉给药替代方案1：喹诺酮类药物与甲硝唑。①氧氟沙星400～600mg。静滴，每日1次，或左氧氟沙星500mg，静滴，1次/日；②加用甲硝唑，500mg，静滴，1次/12h。或莫西沙星（拜复乐）400mg，静滴，1次/日，不加甲硝唑。

静脉用药至临床症状改善后至少再用药24h，转为口服药物治疗，共持续14天。

4）静脉给药替代方案2：青霉素类药物加多西环素、米诺环素、阿奇霉素。①氨苄西林/舒巴坦，3～6g，静滴，q12h；②多西环素（强力霉素）100mg，口服，1次/12h×14d，或米诺环素（美满霉素）100mg，口服，1次/12h×14d，或阿奇霉素0.5g，静滴或口服，1次/日×14d。

静脉用药至临床症状改善后至少再用药24h，转为口服药物治疗，共持续14天。

（2）口服或肌注给药给药方案：症状轻，能够耐受口服抗生素，有随访条件，可在门诊给予口服抗生素治疗。

1）口服或肌注给药给药方案A：①氧氟沙星400mg。口服，2次/日，或左氧氟沙星500mg，口服，1次/日；②加用甲硝唑，500mg，口服，2次/日。共14天或莫西沙星（拜复乐）400mg，口服，1次/日，共14天，不加甲硝唑。

2）口服或肌注给药给药方案B：头孢曲松250mg，肌注，单次给药；或头孢西丁

2g，肌注，加丙磺舒1g，口服，均单次，或其他三代类头孢菌素。均需加用多西环素（强力霉素）100mg，口服，每12小时1次×14d，或米诺环素（美满霉素）100mg，口服，每12小时1次×14d，或阿奇霉素0.5g，口服，1次/日×14d。可加用甲硝唑500mg，口服，2次/日×14d。

二、临床处置流程

（一）盆腔炎的临床处置流程（图12-4）

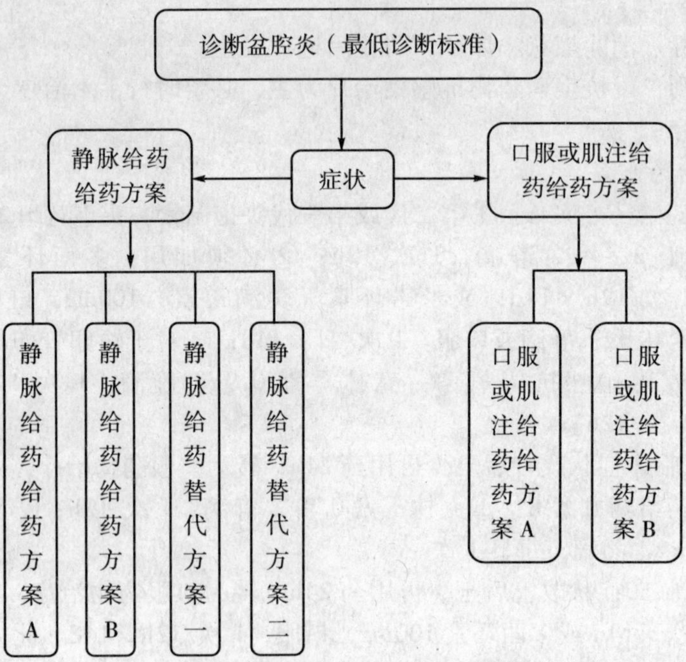

图12-4　盆腔炎的临床处置流程

（二）对流程图重要环节的说明

1. 盆腔炎性疾病通常为临床诊断，没有任何单一的病史、体征或实验室检查既敏感又有特异性。只要符合最低诊断标准即可诊断，其他诊断标准增加诊断的准确性和特异性。

2. 症状轻微或没有任何症状，如下腹痛、阴道分泌物增多、子宫出血、发热、寒战、泌尿系统症状。有泌尿生殖系统症状也仅提示盆腔炎性疾病。

3. 大多数盆腔炎性疾病患者都有宫颈黏液脓性分泌物或阴道分泌物镜检有白细胞增多。如果宫颈分泌物外观正常并阴道分泌物镜检无白细胞，则盆腔炎性疾病诊断成立的可能性不大，需要考虑其他病因。

4. 经验用药　根据药敏实验选用抗生素较为合理，但通常在获得实验室结果之前即给予抗生素治疗，根据经验选择抗生素，按广谱、及时、个体化原则。

5. 所有的治疗方案都必须对淋病奈瑟菌和沙眼衣原体有效。

6. 治疗方案抗菌谱应覆盖厌氧菌。

7. 一经诊断，立即治疗（减少后遗症的发生 24 ~48h）。

8. 采取个体化治疗措施。

三、特别提示

1. 手术指征　药物治疗无效，输卵管卵巢脓肿或盆腔脓肿经药物治疗（48 ~ 72h），脓肿持续存在，脓肿破裂：一旦怀疑脓肿破裂，需立即在抗生素治疗的同时行剖腹探查术或腹腔镜探查。

2. 随访　药物治疗的患者，应在 72h 内随诊，明确有无临床症状的改善，无好转的患者需进一步检查以及手术治疗。对沙眼衣原体和淋病奈瑟菌感染的患者，应在治疗结束后 4 ~6 周重新筛查上述病原体。

3. 性伴侣的治疗　有条件可对于患者出现症状前 60 日内接触过的性伴侣进行检查和治疗，因男性患者常无症状。无论患者分离的病原体如何，均应建议患者性伴侣进行 STI 的检测和治疗。在女性治疗期间应避免无保护屏障的性交。

四、基本药物使用选择

表 12-4　治疗盆腔炎性疾病的药物选择

药物名称		剂型	规格	使用方法	适应证	注意事项
广谱青霉素类	氨苄西林/舒巴坦	针剂	1.0g/0.5g	3 ~ 6g，静滴，每12小时1次（最大量12g/d）	革兰阴性菌	对青霉素类抗生素过敏者禁用
第二代头孢菌素	头孢替坦	针剂	1.0g，2.0g	2g，静滴，12h一次（最大量6g/d）	较强的抗 G^-，G^+，抗酶作用弱	过敏反应，胃肠道反应和菌群失调，肝毒性，造血系统毒性，肾损害，凝血功能障碍，与乙醇联合应用产生“双硫醒”反应
	头孢西丁	针剂	1.0g，2.0g	静滴：2 ~ 4g，每12小时1次 2g，肌注，单次，（最大量8g/d）		
第三代头孢菌素	头孢曲松	针剂	0.25g， 0.5g， 1.0g，2.0g	250mg，肌注，单次给药	强的抗 G^-，G^+，抗酶作用强，抗厌氧菌作用弱	
				0.5 ~ 2g，静滴，每12小时1次（最大量4g/d）		
	头孢哌酮钠舒巴他钠	针剂	0.5g/0.5g 1.0g/1.0g	2 ~ 4g，静滴，每12小时1次（最大量8g/d）		

续 表

药物名称		剂型	规格	使用方法	适应证	注意事项
喹诺酮类	氧氟沙星（2代）	片剂 胶囊	0.1g	400mg。口服，2次/日	G^-，G^+ 衣原体、支原体	胃肠道反应，中枢神经系统反应，过敏反应，关节病变，孕妇禁用，哺乳期妇女应用本品时应暂停哺乳
	左氧氟沙星（3代）	片剂	0.1g	500mg，口服，1次/日		
		针剂	100ml：0.1g	0.4g/d，1次/日，最大量0.6g/d		
	莫西沙星（4代）（拜复乐）推荐用药	片剂	400mg/片，3片/盒	400mg，口服，1次/日，共14天	G^-，G＋衣原体、支原体 厌氧菌	妊娠毒性分类C，孕妇应慎用，严重肝脏损害的患者禁用，低血钾，QT间期延长
		针剂	250ml：0.4g莫西沙星	400mg，静滴，1次/日		
氨基糖苷类	庆大霉素	针剂	1ml：4万U	3～5mg/kg，静滴，1次/日	G^-	肾毒性、耳毒性，孕妇禁用、儿童禁用、老年患者减量用
大环内酯类	阿奇霉素	片剂	0.25g/片	0.5g，口服，1次/日×14d	革兰阳性菌、衣原体、支原体	胃肠道反应，药物性肝损害，过敏性药疹和药物热，药物性静脉炎
		针剂	500mg/支	0.5g，静滴，1次/日×14d		
四环素	多西环素（强力霉素）	片剂	每片0.1g	100mg，口服，每12小时1次×14d	衣原体、支原体、立克次体	胃肠道症状，脂肪肝变性，变态反应，血液系统，中枢神经系统，肾毒性，二重感染，牙釉质再生不良及抑制胎儿骨骼生长
	米诺环素（美满霉素）	片剂	每片0.1g	100mg，口服，每12小时1次×14d		
硝咪唑类	甲硝唑	片剂	0.2g/片	500mg，口服，2次/日×14d	厌氧菌	消化道反应，神经系统症状，变态反应，抑制酒精代谢，致癌、致突变作用
	替硝唑	片剂	0.5g	2g，口服，1次/日		
		针剂	200ml：0.4g	0.8g，1次/日		
	奥硝唑	片剂	0.25g，0.5g	0.5g，口服，2次/日		
		针剂	0.25g：100ml	0.5g，静滴，每12小时1次		

续　表

药物名称	剂型	规格	使用方法	适应证	注意事项
克林霉素	片剂	0.15/片	300 ~ 450mg，口服，3 次/日 ×14d	革兰阳性菌、衣原体、支原体	胃肠道反应，药物性肝损害，过敏性药疹和药物热，药物性静脉炎
	针剂	2ml：0.3g	0.9，静滴，每 12 小时 1 次		
林可霉素	针剂	0.6g	0.6g，静滴，每 12 小时 1 次		

（单淑芝　石　彬）

第四节　子宫内膜炎

一、临床处置思路

（一）诊断

1. 急性子宫内膜炎　育龄妇女，突然出现下腹部疼痛，阴道分泌物增多且为脓性，有臭味，妇科检查宫颈口有脓性分泌物，宫颈举痛，子宫体略大，压痛明显；实验室检查：周围血白细胞中性粒细胞升高，宫腔分泌物培养有致病菌生长；患者有近期分娩、流产及宫腔手术史或经期性交史，即可诊断为急性子宫内膜炎。

急性子宫内膜炎的病因：导致急性子宫内膜炎的主要病因是与妊娠有关的情况，如产褥感染及感染性流产，而这两类感染是子宫内膜炎中最严重的类型；宫腔手术操作如放置宫内节育器、诊刮等；经期性生活；绝经后妇女等。

2. 慢性子宫内膜炎　育龄妇女，经常性下腹隐痛或坠胀感，腰部疼痛，阴道分泌物增多或有不规则阴道出血、经期延长、痛经；妇科检查子宫呈球形增大、软、有压痛，可有血性、脓性分泌物排出。

慢性子宫内膜炎的病因：可能的原因有长期存在的输卵管卵巢炎或子宫颈炎、宫内节育器、分娩或流产后胚胎残留或胎盘部位复旧不全、绝经后妇女、子宫黏膜下肌瘤或内膜息肉等。

（二）检查项目

1. 初步检查　血常规、宫腔分泌物培养、妇科彩超、阴道分泌物检查等。血常规示白细胞计数及中性粒细胞百分比明显升高，宫腔分泌物培养阳性。

2. 必要时进一步检查　宫腔镜、宫腔分泌物药物敏感试验、子宫内膜病理检查等。

3. 诊断性刮宫　经抗生素控制炎症 3 天后，行诊断性刮宫病理见子宫内膜有大量的淋巴细胞及浆细胞浸润；患者有急性子宫内膜炎治疗不当、宫内节育器、分娩或流产后胎盘残留或绝经期后妇女子宫黏膜下肌瘤或内膜息肉感染史，可诊断为慢性子宫内膜炎。

（三）治疗　以应用抗生素为主，可根据药物敏感试验，选择相应的抗生素，若病情较重，应在配伍合理的情况下合理用药。

1. 一般治疗　急性子宫内膜炎应卧床休息，宜半卧位；可做下腹部热敷，并保持大便通畅；应避免过多的妇科检查，以防止炎症扩散；高热时可物理降温；饮食以流质或半流质易消化并含有高热量、高蛋白、多种维生素的食物为宜；不能进食者，应静脉补充营养及水分；并注意纠正水电解质紊乱及酸中毒。

2. 抗生素应用　宫腔分泌物的培养及药敏试验是决定抗生素选择的重要因素。如病原体为一般的化脓菌，选用青霉素 80 万 U 一日 2 次，肌内注射，配以丁胺卡那霉素（阿米卡星）0.2g，一日 2 次，肌内注射；如病原体为厌氧菌，选用甲硝唑 0.2g，一日 3 次，口服或替硝唑 1.0g，一日 1 次，口服；如病原体为沙眼衣原体，选用多西环素 100mg，一日 2 次，口服或阿奇霉素 1.0g，一日 1 次，口服，首剂加倍；如病原体为淋病奈瑟菌，选用头孢类抗生素头孢曲松钠 1.0g，一日 1 次，肌注，配以大环内酯类抗生素罗红霉素片 0.3g，一日 1 次，口服。

3. 清除宫腔残留物及其他异物　发生于分娩或流产后的子宫内膜炎，如疑有胎盘组织残留，应在使用抗生素的同时，予以清除，但以轻轻突出宫腔残留物为宜，尽量不要刮宫，待抗生素达到一定剂量、炎症得以控制时，方可行刮宫术，以防炎症扩散。诊刮排除早期子宫癌，以免将早期癌误认为炎症而延误治疗。如果子宫有活动性出血时，可在应用大量抗生素的情况下清理宫腔。对子宫内有节育器者，亦应尽快将其取出，以消除原发病灶，控制炎症的扩散。

4. 扩宫引流及雌激素治疗　对于慢性子宫内膜炎以及老年性子宫内膜炎，可用扩张宫颈口的方法配合治疗，以利于宫腔分泌物的引流，并去除诱因。老年患者还可应用少量雌激素帮助宫颈扩张。

二、临床处置流程

（一）子宫内膜炎的临床处置流程（图 12-5）

（二）对流程图重要环节的说明

1. 决定抗生素选择的因素　宫腔分泌物的培养及药敏试验是决定抗生素选择的重要因素，在宫腔分泌物培养结果出来之前可先用广谱抗生素控制感染。

2. 慢性子宫内膜炎主要是去除病因　如因胎盘或胎膜残留引起的，可经刮宫祛除病灶；如因子宫内膜息肉或黏膜下肌瘤引起，应手术切除息肉及肌瘤；如果是节育器引起的，则应及时取出；老年人发生慢性子宫内膜炎时应行诊刮术，并扩张宫颈口，以便引流通畅，并加用口服雌激素如补佳乐 1mg，共 1 个月。治疗同时，配合口服抗生素以防重复感染。

三、特别提示

1. 在宫腔分泌物培养未出结果前选用广谱抗生素，效果不佳加用甲硝唑治疗。

2. 厌氧菌。

3. 子宫内膜炎为急性期时禁止刮宫，以免炎症扩散。

4. 尽量避免不必要的妇科检查。

5. 注意饮食，在炎症发生时，切勿食用刺激性食物。

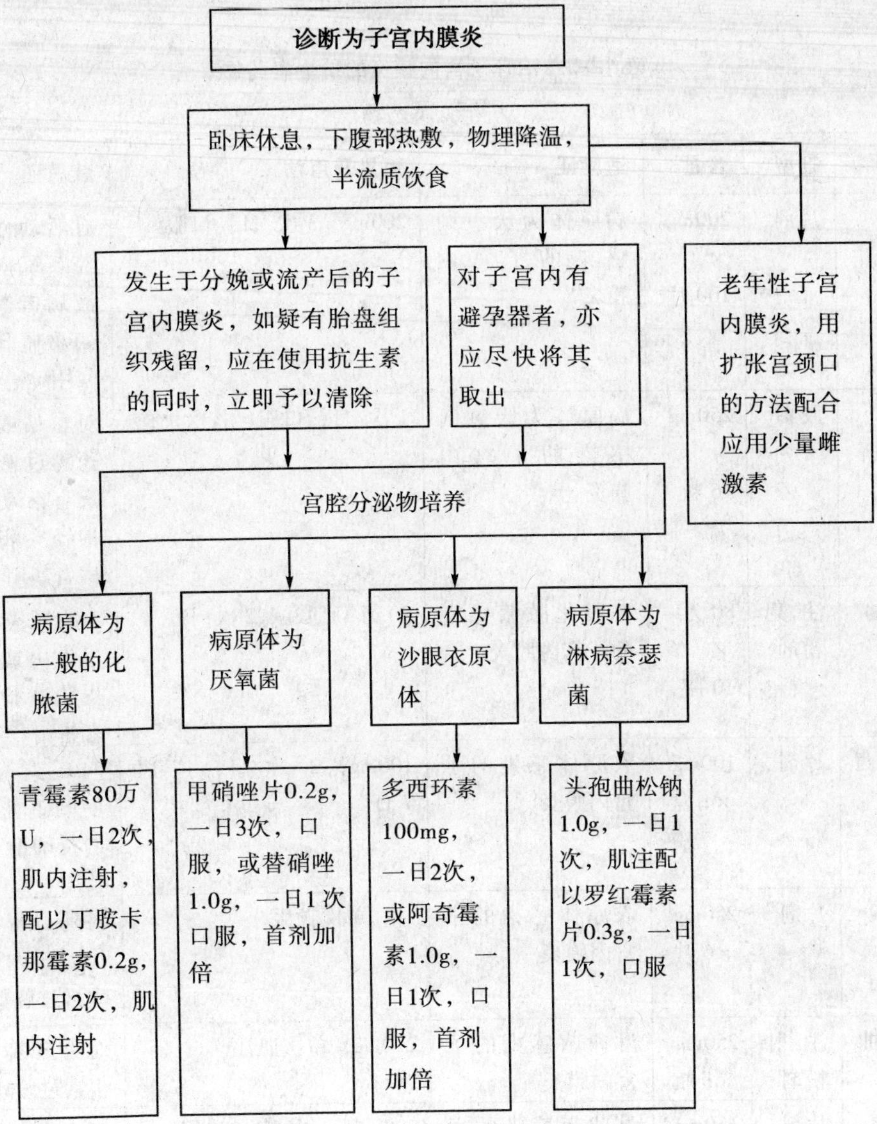

图 12-5　子宫内膜炎的临床处置流程

6. 在子宫内膜炎治疗期间，禁止性生活，避免感染。

四、基本药物使用选择

表 12-5　治疗子宫内膜炎的抗生素药物

药物名称	剂型	含量	适应证	用量及用法	禁忌证
抗生素类药物					
甲硝唑	片剂	200mg × 100 片	病原体为厌氧菌感染的子宫内膜炎	200mg，3 次/日，口服	有活动性中枢神经系统疾患和血液病者禁用。孕妇及哺乳期妇女禁用
替硝唑	胶囊	250mg × 16 粒	病原体为厌氧菌感染的子宫内膜炎	1 次/日，口服，首次加倍	对本品或吡咯类药物过敏患者以及有活动性中枢神经疾病和血液病者禁用
青霉素钠	注射粉剂	80 万 × 10 瓶	一般化脓菌感染的子宫内膜炎	80 万 U 肌注，2 次/日	有青霉素类药物过敏史或青霉素皮肤试验阳性患者禁用
盐酸多西环素	片剂	100mg ×1 盒	衣原体感染的子宫内膜炎	100mg，2 次/日，连服 7 日	四环素过敏、8 岁以下儿童、孕妇及哺乳期妇女禁用
阿奇霉素	片剂	250mg ×6 片	衣原体感染的子宫内膜炎	1g，单次顿服	对阿奇霉素及其他大环内酯类抗生素过敏禁用
头孢曲松钠	注射粉剂	250mg ×1 瓶	淋球菌感染的子宫内膜炎	250mg，单次肌注	对头孢菌素类抗生素过敏禁用
罗红霉素	片剂	150mg ×6 片	淋球菌感染的子宫内膜炎	300mg，1 次/日，口服	对本品、红霉素或其他大环内酯类药物过敏者禁用
雌激素类					
已烯雌酚	片剂	1mg × 1 瓶	老年性子宫内膜炎	0.5mg，1 次/日，口服	仅限老年患者使用，妊娠期禁用。增加宫颈和阴道的腺病及腺癌发生率升高

（李晓娟　石　彬）

第五节　功能失调性子宫出血

一、临床处置思路

（一）临床诊断　功能失调性子宫出血简称“功血”，由于下丘脑-垂体-卵巢轴神经内分泌调控功能紊乱造成的异常子宫出血，除外器质性疾病后方可作出诊断。

子宫出血的器质性疾病包括子宫肌瘤（特别是黏膜下肌瘤）、子宫内膜息肉、子宫内膜炎、子宫内膜癌、子宫腺肌症、妊娠相关并发症、卵巢有内分泌功能的肿瘤以及输卵管疾病等。

做出明确诊断首先要详细询问病史，了解出血特点、月经史、既往史、口服抗凝药、性激素的不当服用及治疗史，有无宫内节育器。需了解正常月经的概念和并与器质性疾病引起的子宫出血相鉴别。

正常月经：目前把周期时间定为24～35天，经期2～7天，月经量20～60ml。

（二）分类及病因（表12-6）

表12-6　功能失调性子宫出血的分类及病因

<table>
<tr><th>分类</th><th colspan="2">好发年龄</th><th>病因</th><th>临床表现</th></tr>
<tr><td rowspan="3">无排卵型</td><td colspan="2">青春期</td><td>雌激素正反馈调节反应迟迟未建立</td><td rowspan="3">月经完全不规则；量可少至点滴淋漓，或可多至有大血块造成严重贫血；可持续1～2天至数月不等；间隔时间可由数天至数月。同时可有贫血、肥胖、多毛、泌乳、不孕等</td></tr>
<tr><td colspan="2">育龄期</td><td>内外环境刺激引起的短暂无排卵，肥胖、胰岛素抵抗、高PRL等引起的持续无排卵</td></tr>
<tr><td colspan="2">绝经过渡期</td><td>卵泡储备减少，对FSH敏感性降低，卵泡发育及排卵不规则，最终无排卵</td></tr>
<tr><td rowspan="4">有排卵型</td><td colspan="2">月经过多</td><td>子宫内膜局部纤溶亢进，血栓不稳定。PGE2/PGF2，PGI2/TXA比例失衡，血管扩张，血小板聚集受抑制</td><td>月经量>80ml，周期及经期正常</td></tr>
<tr><td rowspan="3">经间出血</td><td>围排卵期出血</td><td>排卵期激素水平波动</td><td>经期<7天，停经数天又出血，量少，持续1～3天</td></tr>
<tr><td>月经频发</td><td>黄体功能不足</td><td>黄体期出血，BBT下降前出血，BBT下降后出血量增多，并按时停止，周期<24天</td></tr>
<tr><td>经期延长</td><td>黄体萎缩不全，或新发育的卵泡分泌雌激素不足，内膜修复不良</td><td>卵泡期出血，BBT下降后出血，经期延长>7天</td></tr>
</table>

注：无排卵性功血多见于青春期和围绝经期，排卵型功血多见于育龄期

（三）检查项目

1. 初步检查　妇科检查：除外非生殖道（泌尿道、肛门）、阴道（分泌物检查）、宫颈（TCT）出血，包括异物、赘肿、外伤等。（青春期功血，未婚患者一般不做阴道检查）；妊娠试验：有相关病史者，应除外妊娠相关疾病；血常规、凝血常规：除外血液病、免疫系统疾病、肝功能异常等引起的异常子宫出血；盆腔B超：除外子宫肌瘤、内膜息肉、子宫腺肌症、肿瘤等引起的出血。出血期间B超对于子宫内膜的判断是不准确的，仅作参考，不做治疗依据。

2. 必要时做进一步检查　血内分泌激素测定：生殖激素的检查不是必须的，但可以帮助诊断和治疗，必要时查甲状腺功能；宫腔镜检查：超声提示内膜病变者，应行宫腔镜检查，了解有无黏膜下肌瘤、内膜息肉、内膜肿瘤、内膜炎等内膜病变。

（四）治疗

1. 治疗原则　止血和调整周期预防复发。

2. 一般治疗　功能性子宫出血主要是激素治疗，辅以一般治疗。

（1）常规止血药：抗纤溶制剂：氨甲环酸（妥塞敏），对子宫出血有较好的疗效，尤其适用于月经过多；促凝血制剂：蛇毒血凝酶、维生素K_3、维生素K_4等；增加毛细血管抗力制剂：维生素C；增加血小板功能制剂：止血敏。

（2）抗生素的使用：出血易致感染，出血时间长、出血量较多时，应常规给予抗生素预防感染。

（3）补充铁剂：琥珀酸亚铁片等；当血红蛋白<70g/L时，需输血治疗。

保留卫生垫，观察治疗效果；卧床休息，加强营养；合并其他科室疾病时，应请该科协助诊治。

3. 激素治疗　如治疗流程图所示，治疗方法依据功血的类型及患者年龄不同而采取不同的治疗方法。

二、临床处置流程

（一）无排卵型功血的临床处置流程（图12-6）

（二）有排卵型功血的临床处置流程（图12-7）

（三）对流程图重要环节的说明

1. 诊刮　对于出血时间长，育龄期、绝经过渡期的患者是首选的方法，止血的同时送病理检查，除外内膜病变。

2. 使用子宫内膜脱落法止血时，通常在血红蛋白大于80g/L时应用，用孕激素使子宫内膜同步，然后撤退出血。可用于各型功血。撤退后出血大于10天者提示器质性病变。

3. 使用子宫内膜的生长修复法止血，一般用于青春期功血，在血蛋白小于80g/L时使用，用足够量的雌激素修复内膜，如补佳乐4～8mg，q6h，止血2～3天后逐步减量，每次减量小于1/3，维持至血红蛋白大于80g/L时，再加孕激素撤退。

4. 内膜萎缩法　常用于绝经过渡期出血的方法，使用大剂量孕激素使内膜萎缩，如炔诺酮5～10mg/d，分3次口服，止血2～3天后逐步减量，每次减量小于1/3，维持22天。

5. 避孕药　青春期与育龄期均可用，原理不清，方法简单有效，止血时每日最大

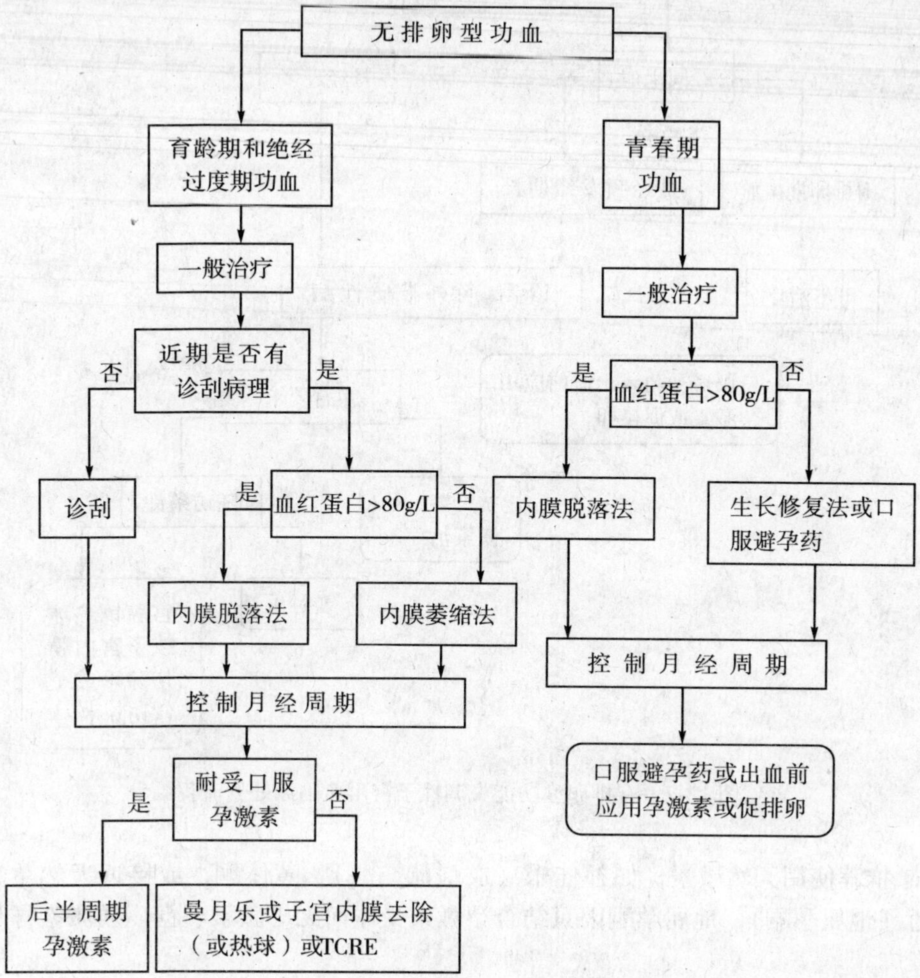

图12-6　无排卵型功能失调性子宫出血临床处置流程

可用3片，止血后2～3天逐渐减量，也可用于控整周期。大于45岁不主张应用。

6. 止血后一定要调整周期，预防再次出血，这一点非常重要。

7. 促排卵　青春期功血不主张促排卵。

8. 月经过多　月经量>80ml，经期、周期正常。过去认为是一种症状，现在是一种疾病的名称。

三、特别提示

1. 做子宫切除是一个极端的做法，合并其他科疾病不能长期用药者可用内膜去除术等替代子宫切除。

2. 对于功血并失血性贫血的患者，当血红蛋白<80g/L时，不能采用内膜脱落法，贫血未纠正情况下再次失血，可导致患者失血性休克。

3. 采用内膜脱落法止血时，即使患者出血很多，出血时也不可乱加激素。

4. 无排卵型功血一般激素治疗都能有效，无效考虑器质性病变。

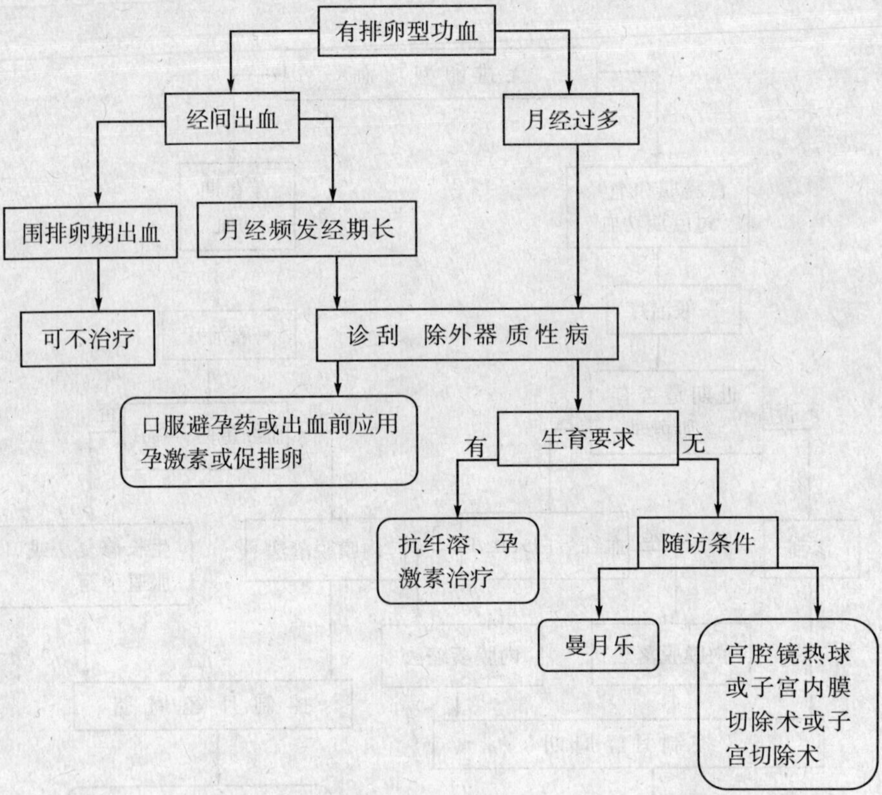

图 12-7 有排卵型功能失调性子宫出血临床处置流程

5. 推荐使用天然激素，如补佳乐（戊酸雌二醇）、黄体酮，或接近天然孕激素如达芙通（地屈孕酮），地屈孕酮因只结合孕激素受体而无雄激素、糖皮质激素样作用而倍受推广。

6. 生育年龄或围绝经期功血可首选曼月乐（左炔诺孕酮宫内缓释系统），因局部用药避免了全身用药引起的副作用。月经期上环，每天缓释 20μg 左炔诺孕酮，缺点：有点滴出血，适用于子宫小于孕 3 个月者。

四、基本药物的使用选择

表 12-7 功能失调性子宫出血基本用药

方法	药物名称	剂型	规格	使用方法	使用指征	禁忌证及注意事项
内膜脱落法	黄体酮	针剂	10mg/支，20mg/支	20mg/d，3~5d	只用于血红蛋白大于 80g/L 的患者	肝肾功能不全、血栓栓塞性疾病、心脏病、水肿禁用
	达芙通（地屈孕酮）	片剂	10mg/片	20mg/d，7~10d		
	安宫黄体酮	片剂	2mg/片	6~10mg/d，7~10d		

续　表

方法	药物名称	剂型	规格	使用方法	使用指征	禁忌证及注意事项
内膜生长法	苯甲酸雌二醇	针剂	1mg/ml 2mg/ml	2mg，im，q4、q6、q8h	大剂量的雌激素只适用于青春期，血红蛋白小于80g/L的患者	有肿瘤史者、血栓性疾病、患胆囊炎患者、急性肝脏疾患，或慢性肝功能损伤禁用，充血性心力衰竭、肝肾疾病所致的水潴留禁用，家族性的高血脂或既往有高血压者，均不宜应用
	补佳乐（戊酸雌二醇）	片剂	1mg/片	4～8mg，q6h		
	倍美力（结合雌激素）	片剂	0.625mg/片	1.25～2.5mg，q6～q8h		
内膜萎缩法	左炔诺孕酮（毓婷）	片剂	0.75mg/片	1.5～3mg/d	育龄期或绝经过渡期，血红蛋白小于80g/L，近期刮宫已除外恶性者。血液病需停止月经来潮者	肝肾功能不全、血栓栓塞性疾病、心脏病、水肿禁用
	炔诺酮	片剂	0.625mg/片	5～10mg/d		
	安宫黄体酮（MPA）	片剂	2mg/片	10mg/d		
	达芙通（地屈孕酮）	片剂	10mg/片	20～40mg/d，持续服用		
口服避孕药	优思明	片剂	3mg屈螺酮+30μg炔雌醇	1片/次，q4、q6、q8h，止血2～3天后逐步减量，每次减量小于1/3，维持21～22天，停药出血，下周期改为1片/天	青春期、育龄期血红蛋白小于80g/L	血栓形成（静脉或动脉）或有血栓形成的病史，存在血栓形成的前驱症状或有相关病史（如：短暂脑缺血发作、心绞痛），累及血管的糖尿病，严重的肝脏疾病史，已知或怀疑生殖器官或乳腺存在受性甾体激素影响的恶性肿瘤，未确诊的阴道出血，已知或怀疑妊娠，过敏
	妈富隆	片剂	150μg去氧孕烯酮+30μg炔雌醇			
	达英35	片剂	2mg醋酸环丙孕酮+35μg炔雌醇			
	敏定偶	片剂	孕二烯酮（75μg）+炔雌醇（30μg）			
	特居乐	片剂	左炔诺孕酮炔雌醇			

续 表

方法	药物名称	剂型	规格	使用方法	使用指征	禁忌证及注意事项
雄激素	丙酸睾丸酮	针剂	25mg/ml	25～50mg/d，共3d，总量小于200mg	一般用于辅助治疗，减少出血量，青春期用25mg	大剂量可引起女性男性化、水肿、肝损害、黄疸、头晕等。有过敏反应者应即停药。肝、肾功能不全及孕妇忌用
控制月经周期用药	地屈孕酮	片剂	10mg/片	20mg，7～10d	控制周期，月经后半期用	同前
	安宫黄体酮	片剂	10mg/片	6～10mg，7～10d		
	避孕药	片剂	10mg/片	每日1粒	控制周期	同前
	克罗米芬	片剂	50mg/片	50mg，月经第5天起，连服5天，用3～6个周期	促排卵	肝病、肾病、卵巢囊肿及其他妇科肿瘤忌用。过敏反应者应停用。可引起卵巢肥大。用药期间可有视物模糊和闪烁盲点，视觉异常者忌用
一般止血药	氨甲环酸（妥塞敏）	胶囊	0.25g/粒	每次1～1.5g，2～6g/d	为抗纤溶制剂，对于子宫性出血疗效较好	有血栓形成倾向者（如急性心肌梗死）宜慎用，可导致继发肾盂和输尿管凝血块阻塞，血友病或肾盂实质病变发生大量血尿时要慎用，慢性肾功能不全时用量酌减
		针剂	5ml：0.5g 5ml：0.25g	每次0.25～0.5g，0.75～2g/d		
	蛇毒血凝酶	针剂	1U/支	1U，im或iv，qd	促凝血	有血栓或栓塞史者禁用，易诱发深静脉血栓
	维生素K_3	针剂	2mg/ml	4mg，bid	促凝血	红细胞6-磷酸脱氢酶缺乏症患者可诱发急性溶血性贫血。可致肝损害。严重肝病者慎用
	维生素K_4	片剂	2mg/片	4mg，tid	促凝血	

续　表

方法	药物名称	剂型	规格	使用方法	使用指征	禁忌证及注意事项
	维生素 C	片剂 针剂	0.1/片 0.5g/ml	0.3～3g/d 3g/d	增加毛细血管抗力	①长期应用每日2～3g可引起停药后坏血病。②长期应用大量维生素C偶可引起尿酸盐、半胱氨酸盐或草酸盐结石。③快速静脉注射可引起头晕、晕厥
	止血敏	针剂	0.25g/2ml	3g/d	增加血小板功能	对有血栓形成倾向或有血栓栓塞病史者禁用或慎用。肾功能不全者慎用
铁剂	琥珀酸亚铁片	片剂	0.1/片	0.2g/次，tid，多与维生素C合用	失血性贫血补充铁剂	铁负荷过高、血色病、含铁血黄素沉着症及不伴缺铁的其他贫血（如地中海性贫血）禁用。肝肾功能严重损害者禁用。铁过敏者禁用

（单淑芝　石　彬）

第六节　子宫肌瘤

一、临床处置思路

（一）诊断　临床出现月经量增多或经期延长或月经周期缩短或月经淋漓不净、不规则出血等，妇科检查发现子宫增大、凹凸不平，或可触及宫体突出结节，辅助超声可见子宫体部低回声结节，一般可以出诊断。

临床症状一般与肌瘤部位、有无变性相关，而与肌瘤大小、数目关系不大；瘤体过大时可以出现压迫症状或压迫输卵管导致不孕；有些患者因经量增多致贫血而就诊。

（二）检查项目

1. 初步检查　妇科检查触及子宫增大，为均匀或表面不规则突起，浆膜下肌瘤可触及单个或多个实质性球状肿物或有蒂与子宫相连，黏膜下肌瘤脱出子宫颈外口，可于宫颈口、阴道内看到粉红、表面光滑的肿物，宫颈四周边缘清楚，当黏膜下肌瘤合并感染时阴道出血或脓性分泌物。

2. 必要时进一步检查　B 型超声：肌瘤多呈低回声，经腹或经阴道超声可显示肌瘤位置、大小及数目，并可排除因妊娠而增大的子宫及确定肌瘤是否合并妊娠，还可了解肌瘤的血流，如血流丰富，肌瘤可生长快或有恶变可能；宫腔镜：可了解宫腔形态，发现黏膜下肌瘤，并可刮取组织送病检。

（三）治疗

1. 治疗目标　以去除临床症状为主要治疗目标，根据患者的年龄，生育要求，症状，肿瘤的部位，大小，数目等确定治疗方案。

（1）随访观察：对于子宫 <10 周妊娠子宫大小，无月经过多或不规则出血等症状者尤其有生育要求者一般无需治疗，特别是对近绝经期妇女，绝经后肌瘤大多可萎缩或消失，只需定期随诊，每 3 ~ 6 个月随访一次，观察肌瘤有无增大及变性，若肌瘤明显增大或出现症状者应进一步治疗。

（2）药物治疗：没有任何药物可以使肌瘤消失，所以最终都需手术去除，药物只是暂时使瘤体缩小，而赢得治疗合并症的时间，或瘤体缩小减少手术中出血量的术前准备。①雄激素：睾酮可对抗雌激素，使子宫内膜萎缩，直接作用于子宫平滑肌，增强其收缩减少出血，并可使近绝经期妇女提前绝经。用法：甲睾酮 10mg，舌下含服，每日一次，每月连用 20 日，3 个月为 1 个疗程；丙酸睾酮 50mg，肌注，每 5 日一次，经期 25mg 肌注，每日一次，共 3 次，每月总量不超过 300mg，以免引起肥胖、男性化及肝功能损伤；②促性腺激素释放激素类似物（GnRHa）：大剂量连续或长期非脉冲式给药可产生抑制 FSH 和 LH 分泌的作用，降低雌二醇至绝经后水平，造成假绝经状态或药物性卵巢切除，从而抑制肌瘤生长使其萎缩，但其作用常是短暂性的，停用后肌瘤又逐渐恢复到原来大小，一般用于术前辅助治疗 3 ~ 6 个月以控制症状、纠正贫血，使肌瘤缩小，降低手术难度，减少术中出血或子宫肌瘤合并不孕，使肌瘤缩小后为受孕提供条件或近绝经期患者用药后提前过渡到绝经和有合并症不能接受手术者，用法：抑那通 3. 75mg，皮下注射，间隔 28 天；达菲林 3. 75mg，皮下注射，间隔 28 天。副作用：用药 6 个月以上可产生绝经期综合征，潮热，骨质疏松，脂代谢变化，但停药后肌瘤增大，月经恢复；③米非司酮（RU386）：是炔诺酮衍生物，有比孕激素更强的结合孕激素受体的能力。通过与孕激素受体结合阻断了孕激素促进肌瘤细胞生长及扩张肌瘤血管的作用，适应经量增多，贫血重或不愿接受手术者可控制症状，减轻贫血，停药 1 个月后恢复月经或术前应用可使肌瘤减小，盆腔充血减轻，降低手术难度，减少术中出血或对绝经前的患者可提前进入绝经状态，使肌瘤体积缩小，用法：12. 5mg，口服，每日 1 次，连用 3 个月，副作用：停药后有反跳，不良反应为恶心、食欲减退、潮热、性欲低下，停药可逆转。米非司酮不可长期使用，以防出现抗糖皮质激素的不良反应；④孕三烯酮：具有较强的抗孕激素、雌激素及中度抗促性腺激素作用，可用于术前使肌瘤缩小。用法：2. 5mg，口服，每周 2 次，用药后少数人有头晕、乏力、胃部不适、痤疮、多毛及脂溢性皮炎、腿肿、体重增加、乳房缩小松弛等；也有月经周期缩短或延长、闭经、经量减少、不规则出血，但一般会自行减少。

（3）手术治疗：是治疗子宫肌瘤最常用的方法。手术途径可经腹，经阴道，宫腔镜或腹腔镜下手术。适应证：①子宫大于妊娠 10 周大小；②月经过多，引起继发性贫血；③有膀胱、直肠压迫症状；④肌瘤短期内增大迅速或绝经后肌瘤增大，疑有恶变者；⑤不孕或反复流产排除其他原因者；⑥特殊部位肌瘤，如宫颈肌瘤，黏膜下或阔韧带内肌瘤。手术方式包括肌瘤切除术和子宫切除术。肌瘤切除术：适用于年龄<35岁，希望保留生育功能或不愿切除子宫而无生育要求的任何年龄患者，肌壁间或浆膜下肌瘤可经腹或腹腔镜下切除，黏膜下肌瘤可经宫腔镜下切除；子宫切除术：手术途径可经腹或腹腔镜完成。

（4）还有些治疗方法不适于基层医院，如介入栓塞治疗、高强度聚焦超声治疗和射频消融治疗，这些特殊治疗均要求高一级的医疗设施。

二、临床处置流程

（一）子宫肌瘤的临床处置流程（图12-8）

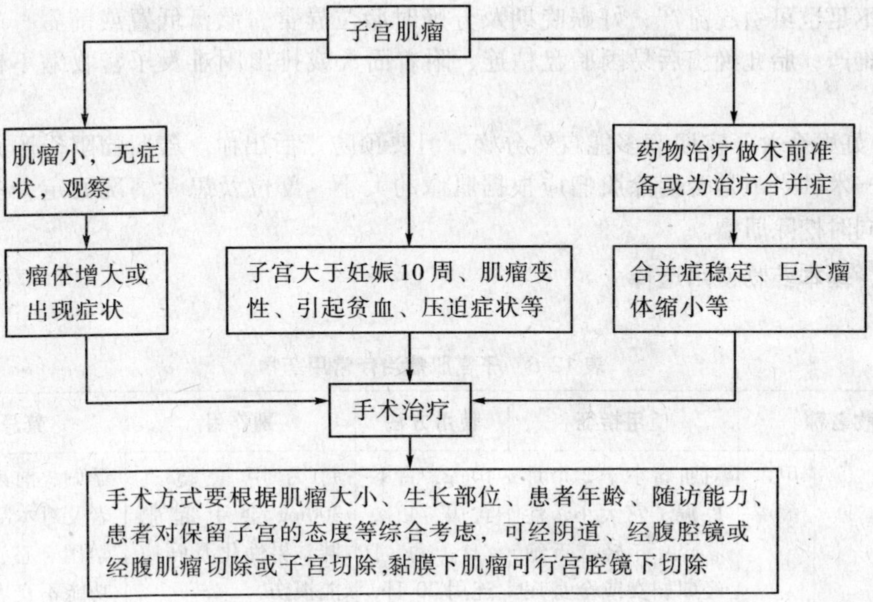

图12-8　子宫肌瘤的临床处置流程

（二）对流程重要环节的说明

1．绝大多数患者根据临床表现及妇科检查即可作出诊断，少数患者需要其他的辅助检查。

2．子宫肌瘤的处理方针　必须根据：肌瘤大小及部位；有无症状；患者年龄及对生育的要求；最近发展情况及并发症；诊断是否明确。

3．没有任何药物可使肌瘤消失，只是辅助治疗，激素治疗子宫肌瘤时不宜长期使用，如雄激素长期使用可出现男性化；促性腺激素释放激素类似物用药3个月以上可产生绝经期综合征，潮热，骨质疏松，脂代谢变化，而停药后肌瘤还会增大，月经恢复；米非司酮长期使用会出现抗糖皮质激素的不良反应。切记药物治疗时2个月要复查肝功能，防止肝脏受损。

4．子宫切除术前必须行宫颈刮片细胞学检查以排除宫颈恶性病变依具体情况决定是否保留双附件。

5. 手术方式的选择一定要与患者充分沟通，不能因为50岁以上或无生育要求而以医生意愿切除子宫。

6. 经阴道、经腹腔镜、经腹手术的选择除征求患者意见外，还要考虑手术医生的特长及技术水平。

三、特别提示

1. 子宫肌瘤合并妊娠，在临床上并不少见，相互之间是否产生影响，决定于肌瘤大小、位置、类型、并发症等因素。妊娠期及产褥期肌瘤易发生红色变性，表现为肌瘤迅速增大，剧烈腹痛，发热及白细胞计数升高，通常采用保守治疗能缓解。

2. 肌瘤对妊娠的影响：在妊娠早期，黏膜下肌瘤的存在不利于受精卵的着床和生长发育，流产的发生率较非肌瘤孕妇高，肌壁间肌瘤过大因机械压迫，宫腔变形或内膜供血不足也可引起流产；妊娠晚期及分娩时胎位异常、胎盘低置或前置、产道梗阻等造成难产；胎儿娩出后易因胎盘粘连、附着面大或排出困难及子宫收缩不良导致产后出血。

3. 妊娠合并子宫肌瘤多能自然分娩，但要预防产后出血。若肌瘤阻碍胎儿下降应行剖宫产术，术中是否切除肌瘤应根据肌瘤的大小、部位及患者情况而定，多不主张剖宫产同时挖除肌瘤。

四、基本药物使用选择

表12-8　子宫肌瘤治疗常用药物

药物名称		使用指征	使用方法	副作用	禁忌证
雄激素	甲睾酮	对肌瘤小于2个月妊娠子宫大小，症状轻，年轻或近绝经期妇女或全身症状不宜手术者	10mg，舌下含服，1次/日，每月连用20日，3个月为1个疗程	每月用量超过300mg会引起肥胖、男性化及肝功能损伤	孕妇、前列腺癌患者及对本品过敏者禁用。心、肝、肾功能不良者、前列腺肥大、高血压患者
	丙酸睾酮		50mg肌注，每5日1次，经期25mg肌注，1次/日，共3次，每月总量不超过300mg		

续　表

药物名称		使用指征	使用方法	副作用	禁忌证
促性腺激素释放激素类似物	抑那通	①术前辅助治疗3～6个月以控制症状、纠正贫血，使肌瘤缩小，降低手术难度，减少术中出血；②子宫肌瘤合并不孕，使肌瘤缩小后为受孕提供条件；③近绝经期患者用药后提前过渡到绝经；④有合并症不能接受手术者	3.75mg，皮下注射，间隔28天	用药3个月以上可产生绝经期综合征，潮热，骨质疏松，脂代谢变化，但停药后肌瘤增大，月经恢复	对GnRH、GnRH类似物或药品任何一种成分过敏者禁用
	达菲林				
米非司酮		绝经前患者提前闭经，术前用药缩小肌瘤，减轻盆腔充血，纠正贫血	12.5mg，口服，1次/日，连用3个月可使肌瘤体积缩小	停药后有反跳问题，不良反应为恶心、食欲减退、潮热、性欲低下，停药可逆转。米非司酮不可长期使用，以防出现抗糖皮质激素的不良反应	①对本品过敏者；②心、肝、肾疾病患者及肾上腺皮质功能不全者；③有使用前列腺素类药物禁忌者：如青光眼、哮喘及对前列腺素类药物过敏等；④带宫内节育器妊娠和怀疑宫外孕者，年龄超过35岁的吸烟妇女
孕三烯酮	用于术前使肌瘤缩小	2.5mg，口服，每周2次	体重增加和痤疮等症状	孕妇、哺乳期妇女、严重心、肝或肾功能不全者，以及既往在使用雌激素治疗时有发生代谢或血管疾病者禁用	

（王亚冰　石　彬）

第七节 痛 经

一、临床处置思路

（一）诊断

1. 临床诊断 在月经前后或行经期，出现腹痛（常为下腹部阵发性绞痛或下腹坠胀痛，有时也放射至阴道、肛门及腰部）、腰酸或其他不适，影响日常生活和工作的即可诊断为痛经。50%的患者可同时伴有恶心、呕吐、尿频、便秘或腹泻等症状。疼痛剧烈时可发生面色苍白、手足冰冷、出冷汗，甚至昏厥。膜样痛经的患者（即大片肥厚子宫内膜或子宫内膜管型在排出时引起子宫剧烈收缩所致）一般在月经的第3~4天时疼痛最剧烈，膜状物排出后疼痛消失。

2. 痛经分型 ①原发性痛经：即从月经初潮就发生痛经；多是由于子宫发育不良、子宫颈口狭窄、子宫过度屈曲或膜样月经，通常无盆腔器质性病变。②继发性痛经：即月经初潮时无痛经，而在以后出现的痛经。继发性痛经多由于盆腔炎症、子宫内膜异位症、子宫腺肌症、宫腔粘连或肿瘤等器质性病变引起。

3. 检查

（1）初步检查：妇科检查（注意附件区有无包块，宫骶韧带处有无触痛结节），B超。排除子宫内膜异位症、子宫腺肌症和肿瘤等器质性疾病。

（2）必要时做进一步检查：如血CA125、CA199（子宫内膜异位症、子宫腺肌症时CA125、CA199两项值中度升高，生殖系统恶性肿瘤时CA125、CA199明显升高）宫腔镜或腹腔镜检查。

（二）治疗

1. 治疗目标 治疗的主要目的是去除病因、缓解疼痛及伴随症状，改善患者的生活质量。

2. 一般治疗

（1）保持心情愉悦：月经来时有不少患者会产生恐惧与紧张的心理。应引导患者自己调节精神，保持心情舒畅，特别是在月经来潮之前与经期。

（2）合理调配饮食：忌寒、凉、生、冷、刺激性食物。寒凉食物易引起寒凝血瘀而使痛经加重；酸性食品味酸性寒，具有固涩收敛作用，使血管收缩、血液涩滞，也不利于经血的畅行和排出。辛辣香燥之物，可热迫血行，使出血更甚。

（3）经期应注意保暖，适度运动、养成良好的生活起居规律。注意经期及性生活卫生，防止上行感染；积极预防和治疗可能引起经血潴留的疾病。

（4）药物治疗：解痉药、前列腺素合成酶抑制等可缓解或减轻疼痛。口服避孕药能预防痛经的发生。

3. 病因治疗 对于继发于盆腔炎、子宫内膜异位症、子宫腺肌症和肿瘤等疾病的痛经，痛经通常表现为这些疾病的一个临床症状，而治疗原发疾病往往比治疗痛经更加重要和紧迫。因此，随着原发病的缓解及治愈，痛经也可随之而愈。

4. 手术治疗

（1）宫颈管扩张术：对于子宫颈管狭窄引起痛经的已婚女性，可用扩张棒缓慢扩张宫颈至6~8号，使经血排出通畅，即可减轻痛经或不再发生痛经。

（2）宫内节育器：安舒节育环内含有药物消炎痛（吲哚美辛），适用于有避孕要求且不愿或不能耐受短效口服避孕药的患者。曼月乐（左炔诺孕酮宫内缓释系统）适用于除肿瘤原因引起的几乎所有继发性痛经患者。缓慢释放的左炔诺孕酮作用于子宫内膜局部，镇痛效果明显，副作用少。

二、临床处置流程

（一）痛经的临床处置流程（图12-9）

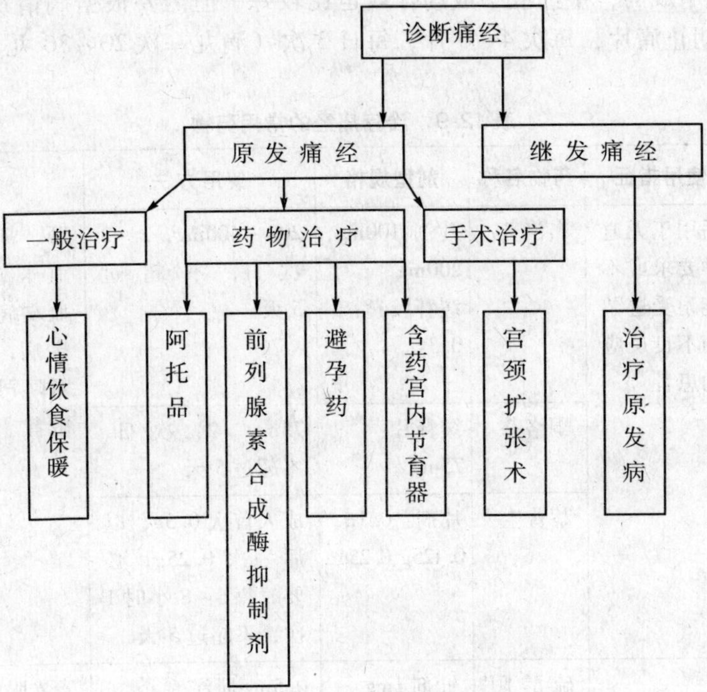

图12-9 痛经的临床处置流程

（二）对流程图重要环节的说明 首先明确痛经的类型，如果是继发性痛经，应重点治疗原发病。若原发病不严重、不需要特别处理的可以针对痛经采用治疗原发痛经的治疗方法。

三、基本药物使用选择

1. 抑制子宫收缩的药物 前列腺素合成酶抑制剂：适用于无避孕要求或不能耐受避孕药不良反应的患者。有效率可达60%~90%。主要有双氯芬酸、布洛芬（200~400mg，2~3次/日）、酮洛芬（75mg，2次/日）、甲氯灭酸、甲灭酸、萘普生。萘普生是被美国食品与药品管理委员会（FDA）批准用于治疗痛经的药物，成人首次0.5g，以后一次0.25g，必要时每6~8小时1次。以上用药不超过5天。

2. 解痉药 患者疼痛剧烈时可给予阿托品0.5mg，肌内注射。或以上任一种前列腺素合成酶抑制剂和解痉药联合使用。

3. 短效口服避孕药物 口服避孕药的疗效可达90%以上，主要适用于有避孕要求的生育年龄女性。可选择的药物主要有：口服炔诺酮2.5～5.0mg，或甲地孕酮4～8mg，每日1次，于月经第5天开始，连服22日停药。连续服用3个周期；第三代短效口服避孕药（如妈富隆、达英-35、敏定偶、优思明等），自月经第3～5天开始使用，每日1粒，连用21天。

4. 孕酮类非避孕药 适用于有生育要求的痛经患者。黄体酮注射液10～20mg，肌内注射，每日1次，于月经来潮前7日开始，连用5日；地屈孕酮片10mg，2/日，月经周期的第5～25d口服。

5. 中药或中成药 中药或中成药疗效也比较好，但需要根据病情辨证论治。中成药可以使用元胡止痛片，每次4～6片，每日3次（滴丸一次20～30丸，一日3次）。

表12-9 治疗痛经的常用药物

类别	使用指征	药物名称	剂型规格	使用方法	禁忌证
前列腺素合成酶抑制剂	适用于无避孕要求或不能耐受避孕药不良反应的患者	布洛芬	片剂:100mg，200mg 缓释胶囊：0.3g	200～400mg，2～3次/日，不超过5天	肝、肾功能不全、高血压、消化道溃疡、血友病或其他出血性疾病，支气管哮喘。对阿司匹林类药物过敏者
		酮洛芬	缓释片：75mg	75mg，2次/日，不超过5天	
		萘普生	片剂：0.1g，0.125g,0.25g	成人首次0.5g，以后一次0.25g，必要时每6～8小时1次，不超过5天	
解痉药		硫酸阿托品注射液	针剂1mg	0.5mg肌注	青光眼，高热者禁用
口服避孕药	主要适用于有避孕要求的女性	炔诺酮	片剂（妇康片）：每片含2.5mg	每次2.5mg，1次/日，自月经第5日开始，共20日	肝、肾功能异常及哺乳期忌用。伴有严重血栓性静脉炎、血栓栓塞性疾病、严重肝功能损害。大量吸烟者
		甲地孕酮	1mg，4mg	4～8mg，1次/日，于月经第5天开始，连服22日停药	
		三代短效口服避孕药	妈富隆，达英-35，优思明，片剂	月经的3～5天开始每日口服1片连服21天	

续　表

类别	使用指征	药物名称	剂型规格	使用方法	禁忌证
孕酮类非避孕药	适用于有生育要求	黄体酮注射液	针剂 10mg，20mg	10～20mg，肌内注射，1 次/日，于月经来潮前 7 日开始，连用 5 日	不明原因阴道出血肝肾功能异常
		地屈孕酮片	片剂 10mg	10mg，2 次/日，月经周期的第 5～25 天	
中药或中成药	辨证论治	元胡止痛片（滴丸）	片剂或滴丸	片剂 4～6 片，3 次/日。滴丸 20～30 丸，3 次/日，口服	

（张　丽　石　彬）

第八节　宫　外　孕

一、临床处置思路

（一）诊断　育龄期妇女，有性生活史，出现停经、腹痛及阴道流血的症状，尿妊娠实验阳性或血 HCG 升高，超声提示宫腔内未见孕囊即可诊断。上述典型症状可以同时出现，也可以只出现其中的几项。

宫外孕又称异位妊娠，可分为：输卵管妊娠、宫颈妊娠、卵巢妊娠、腹腔妊娠、阔韧带妊娠等。其中输卵管异位妊娠临床最常见，占 90%～95%，本节主要讲述输卵管异位妊娠。

（二）检查项目

1. 初步检查

（1）腹部特征：当腹腔出血量少或出血局限时，患侧下腹压痛、反跳痛、肌紧张；当腹腔出血量多时可出现全腹的压痛、反跳痛、肌紧张。

（2）盆腔体征：阴道出血，后穹隆饱满、触痛，宫颈举痛。

（3）部分患者可出现晕厥和休克。

（4）妊娠试验：尿 β-HCG 阳性，血 β-HCG 往往低于正常宫内妊娠，血 β-HCG 的倍增在 48 小时内往往不足 66%。

（5）B 超见宫腔以外妊娠征象。

2. 必要时检查　阴道后穹隆穿刺抽出不凝血或诊断性刮宫。

二、临床处置流程

（一）输卵管和其他类型异位妊娠的临床处置流程（图 12-10、图 12-11）

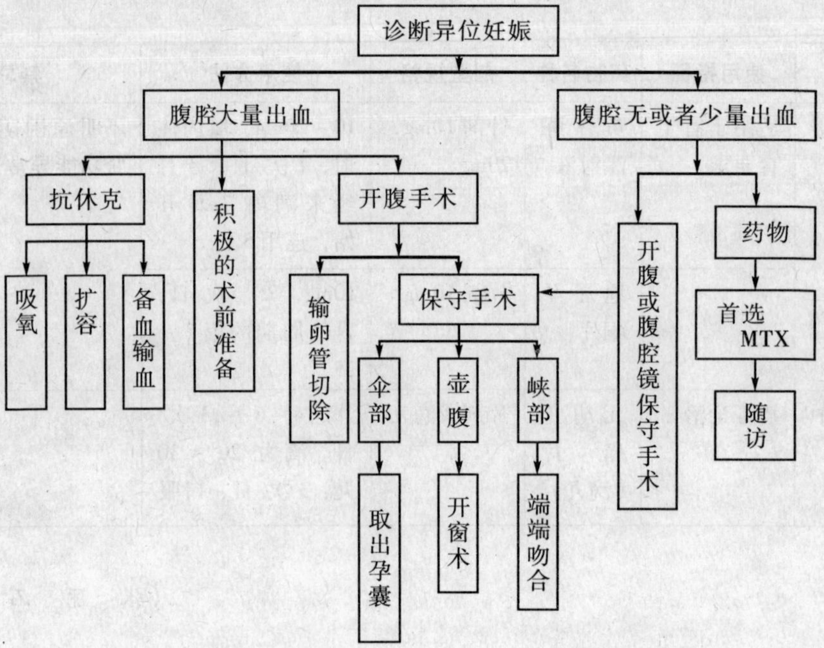

图12-10　输卵管异位妊娠的临床处置流程

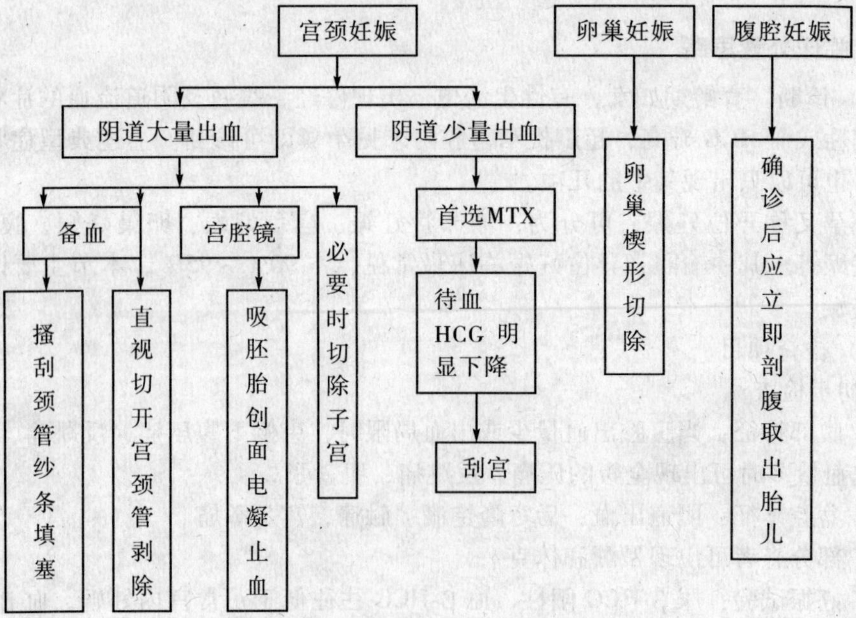

图12-11　其他类型异位妊娠的临床处置流程

（二）对流程图重要环节的说明

1．根据患者的体征、B超提示盆腔内液性暗区的数值、血常规等，判断患者失血量的多少及有无活动性内出血。

2．对于有大量内出血的患者在监测生命体征，扩容补液、输血、吸氧等抗休克治疗的同时，积极做好开腹手术准备。

3．快速开腹后，迅速以卵圆钳钳夹患侧输卵管病灶，暂时控制出血，同时快速输血输液，待休克纠正后，视病变情况采取不同的手术方式。

4．患侧输卵管切除术适用于腹腔大量出血，伴有休克的急性患者。保守性手术适用于年轻或有生育要求的女性。

三、特别提示

1．停经时间　依据异位妊娠的部位不同停经出现的时间不同。输卵管壶腹部及峡部妊娠一般停经6～8周，间质部妊娠停经时间较长。有些患者无明显的停经史，或仅表现为月经推迟几日即出现阴道不规则流血。所以，即使无明显的停经史也不能仅此一点除外异位妊娠的诊断。

2．高度怀疑异位妊娠的患者进行盆腔检查时一定要动作轻柔，以免使尚未破裂的妊娠囊破裂导致大量盆腔内出血，引起休克。

3．B超见输卵管妊娠的典型征象　子宫内膜增厚，但宫腔内未见妊娠囊；宫旁一侧见边界不清，回声不均匀的混合性包块，有时可见宫旁包块内有妊娠囊、胚芽及心管波动，此为输卵管妊娠的直接证据；子宫直肠陷凹内有积液。

4．鉴别诊断　流产、黄体破裂、卵巢囊肿蒂扭转、卵巢子宫内膜异位囊肿破裂、急性盆腔炎、急性阑尾炎、其他类型的宫外孕。

5．卵巢异位妊娠确诊需要结合腹腔镜（或开腹手术）与病理检查。诊断标准：①双侧输卵管必须完整，并与卵巢分开；②囊胚应位于卵巢组织内；③卵巢与囊胚必须以卵巢固有韧带与子宫相连；④囊胚壁上有卵巢组织。

6．无论采用何种方式治疗输卵管异位妊娠，都要注意随访监测血β-HCG的下降情况。

7．在应用MTX的过程中应监测患者的肝肾功能和血常规。

四、基本药物使用选择

1．药物治疗的适应证　一般情况良好，无活动性腹腔出血；B超提示；盆腔包块最大直径<3cm，且未见心管波动；血β-HCG<2000U/L；肝肾功能及血红细胞、白细胞、血小板计数正常；无MTX禁忌证。

2．MTX的用药方案

（1）肌内注射：①单次给药：50mg/m^2 肌内注射；②分次给药：0.4mg/kg肌内注射，每日1次，共5次。

（2）超声引导下妊娠囊内注射：一般单次给药，25mg。

3．保守治疗的随访时间及效果评判指标

（1）单次或分次用药后的2周内，每隔3日查血β-HCG及B超一次。

（2）血β-HCG呈下降趋势并三次阴性，症状缓解或消失，包块缩小为有效。

（3）若用药后第7日血β-HCG下降在15%～25%，超声提示包块无变化，可以考虑再次用药（方案同前）。

（4）血β-HCG下降<15%，症状不缓解反而加重的，或出现内出血的，应考虑手术。

（5）用药2周后应每周复查血β-HCG，直至血β-HCG降至正常范围内。

（张　丽　石　彬）

第十三章　抗生素的合理应用

一、抗菌药物治疗的基本原则

1. 病原菌感染是应用抗菌药物治疗的必要条件　根据患者的症状、体征及血、尿常规等实验室检查结果，初步诊断为细菌性感染者以及经病原学检查确诊为细菌性感染者方有指征应用抗菌药物；由真菌、结核分枝杆菌、非结核分枝杆菌、支原体、衣原体、螺旋体、立克次体及部分原虫等病原微生物所致的感染亦有指征应用相应抗菌药物治疗。缺乏病原微生物感染的证据或诊断不能成立，以及病毒性感染者，均无应用抗菌药物治疗的指征。

2. 尽早明确和搜集病原学感染证据，并根据病原种类及药敏结果选用适合的抗菌药物　抗菌药物品种的选用原则上应根据病原菌种类及病原菌对抗菌药物敏感或耐药，即细菌药物敏感试验（以下简称药敏）的结果而定。因此有条件的医疗机构，住院患者必须在开始抗菌治疗前，先留取相应标本，立即送细菌培养，以尽早明确病原菌和药敏结果；门诊患者可以根据病情需要进行药敏试验。

对于危重患者，在未获知病原菌及药敏结果前，可根据患者的发病情况、发病场所、原发病灶、基础疾病等推断最可能的病原菌，并结合当地细菌耐药状况先给予抗菌药物经验治疗。在获知细菌培养及药敏结果后，对疗效不佳的患者调整给药方案。

3. 抗菌药物治疗方案应综合患者病情、病原菌种类及抗菌药物特点制订　根据病原菌、感染部位、感染严重程度和患者的生理、病理情况制订抗菌药物治疗方案，包括抗菌药物的选用品种、剂量、给药次数、给药途径、疗程及联合用药等。

二、抗菌药物预防性应用的基本原则

1. 内科及儿科预防用药

（1）用于预防一种或两种特定病原菌入侵体内引起的感染，可能有效；如目的在于防止任何细菌入侵，则往往无效。

（2）预防一段时间内发生的感染可能有效；长期预防用药，常不能达到目的，且有发生真菌感染的风险。

（3）患者原发疾病可以治愈或缓解者，预防用药可能有效。原发疾病不能治愈或缓解者（如免疫缺陷者），预防用药应尽量不用或少用。对免疫缺陷患者，宜严密观察其病情，一旦出现感染征兆时，在送检有关标本作培养同时，首先给予经验治疗。

（4）通常不宜常规预防性应用抗菌药物的情况：普通感冒、麻疹、水痘等病毒性疾病，昏迷、休克、中毒、心力衰竭、肿瘤、应用肾上腺皮质激素等患者。

2. 外科手术预防用药

（1）外科手术预防用药目的：预防手术后切口感染，以及清洁－污染或污染手术后手术部位感染及术后可能发生的全身性感染。

（2）外科手术预防用药基本原则：根据手术野有否污染或污染可能，决定是否预防用抗菌药物。

a. 清洁手术：手术野为人体无菌部位，局部无炎症、无损伤，也不涉及呼吸道、消化道、泌尿生殖道等人体与外界相通的器官。手术野无污染，通常不需预防用抗菌药物，仅在下列情况时可考虑预防用药：①手术范围大、时间长、污染机会增加；②手术涉及重要脏器，一旦发生感染将造成严重后果者，如头颅手术、心脏手术、眼内手术等；③异物植入手术，如人工心瓣膜植入、永久性心脏起搏器放置、人工关节置换等；④高龄或免疫缺陷者等高危人群。

b. 清洁－污染手术：上、下呼吸道，上、下消化道，泌尿生殖道手术，或经以上器官的手术，如经口咽部大手术、经阴道子宫切除术、经直肠前列腺手术，以及开放性骨折或创伤手术。由于手术部位存在大量人体寄殖菌群，手术时可能污染手术野引致感染，故此类手术需预防用抗菌药物。

c. 污染手术：由于胃肠道、尿路、胆道体液大量溢出或开放性创伤未经扩创等已造成手术野严重污染的手术。此类手术需预防用抗菌药物。

术前已存在细菌性感染的手术，如腹腔脏器穿孔腹膜炎、脓肿切除术、气性坏疽截肢术等，属抗菌药物治疗性应用，不属预防应用范畴。

（3）外科预防用抗菌药物的选择：抗菌药物的选择视预防目的而定。为预防术后切口感染，应针对金黄色葡萄球菌（以下简称金葡菌）选用药物。预防手术部位感染或全身性感染，则需依据手术野污染或可能的污染菌种类选用，如结肠或直肠手术前应选用对大肠埃希菌和脆弱拟杆菌有效的抗菌药物。选用的抗菌药物必须是疗效肯定、安全、使用方便及价格相对较低的品种。

（4）给药方法：接受清洁手术者，在术前0.5～2小时内给药，或麻醉开始时给药，使手术切口暴露时局部组织中已达到足以杀灭手术过程中入侵切口细菌的药物浓度。如果手术时间超过3小时，或失血量大（>1500ml），可手术中给予第2剂。抗菌药物的有效覆盖时间应包括整个手术过程和手术结束后4小时，总的预防用药时间不超过24小时，个别情况可延长至48小时。手术时间较短（<2小时）的清洁手术，术前用药一次即可。接受清洁-污染手术者的手术时预防用药时间亦为24小时，必要时延长至48小时。污染手术可依据患者情况酌量延长。对手术前已形成感染者，抗菌药物使用时间应按治疗性应用而定。

三、抗菌药物治疗方案的制定

1. 品种选择　根据病原菌种类及药敏结果选用抗菌药物。

2. 给药剂量　按各种抗菌药物的治疗剂量范围给药。治疗重症感染（如败血症、感染性心内膜炎等）和抗菌药物不易达到的部位的感染（如中枢神经系统感染等），抗菌药物剂量宜较大（治疗剂量范围高限）；而治疗单纯性下尿路感染时，由于多数药物尿药浓度远高于血药浓度，则可应用较小剂量（治疗剂量范围低限）。

3. 给药途径

（1）轻症感染可接受口服给药者，应选用口服吸收完全的抗菌药物，不必采用静脉或肌内注射给药。重症感染、全身性感染患者初始治疗应予静脉给药，以确保药效；病情好转能口服时应及早转为口服给药。

(2) 抗菌药物的局部应用宜尽量避免：皮肤黏膜局部应用抗菌药物后，很少被吸收，在感染部位不能达到有效浓度，反易引起过敏反应或导致耐药菌产生，因此治疗全身性感染或脏器感染时应避免局部应用抗菌药物。抗菌药物的局部应用只限于少数情况，例如全身给药后在感染部位难以达到治疗浓度时可加用局部给药作为辅助治疗。此情况见于治疗中枢神经系统感染时，某些药物可同时鞘内给药；包裹性厚壁脓肿脓腔内注入抗菌药物以及眼科感染的局部用药等。某些皮肤表层及口腔、阴道等黏膜表面的感染可采用抗菌药物局部应用或外用，但应避免将主要供全身应用的品种作局部用药。特别注意局部用药宜采用刺激性小、不易吸收、不易导致耐药性和不易致过敏反应的杀菌剂，青霉素类、头孢菌素类等易产生过敏反应的药物不可局部应用。氨基糖苷类等耳毒性药不可局部滴耳。

4. 给药次数　为保证药物在体内能最大地发挥药效，杀灭感染灶病原菌，应根据药代动力学和药效学相结合的原则给药。青霉素类、头孢菌素类和其他 β 内酰胺类、红霉素、克林霉素等消除半衰期短者，应一日多次给药。氟喹诺酮类、氨基糖苷类等可一日给药一次（重症感染者例外）。

5. 疗程　抗菌药物疗程因感染不同而异，一般宜用至体温正常、症状消退后 72～96 小时，特殊情况，妥善处理。但是，败血症、感染性心内膜炎、化脓性脑膜炎、伤寒、布鲁菌病、骨髓炎、溶血性链球菌咽炎和扁桃体炎、深部真菌病、结核病等需较长的疗程方能彻底治愈，并防止复发。

6. 联合应用　单一药物可有效治疗的感染，不需联合用药，仅在下列情况时有指征联合用药。

(1) 原菌尚未查明的严重感染，包括免疫缺陷者的严重感染。

(2) 单一抗菌药物不能控制的需氧菌及厌氧菌混合感染，2 种或 2 种以上病原菌感染。

(3) 单一抗菌药物不能有效控制的感染性心内膜炎或败血症等重症感染。

(4) 需长程治疗，但病原菌易对某些抗菌药物产生耐药性的感染，如结核病、深部真菌病。

(5) 由于药物协同抗菌作用，联合用药时应将毒性大的抗菌药物剂量减少，如两性霉素 B 与氟胞嘧啶联合治疗隐球菌脑膜炎时，前者的剂量可适当减少，从而减少其毒性反应。联合用药时宜选用具有协同或相加抗菌作用的药物联合，如青霉素类、头孢菌素类等其他 β 内酰胺类与氨基糖苷类联合，两性霉素 B 与氟胞嘧啶联合。联合用药通常采用 2 种药物联合，3 种及 3 种以上药物联合仅适用于个别情况，如结核病的治疗。此外必须注意联合用药后药物不良反应将增多。

四、小结——临床治疗中如何合理应用抗生素

1. 错把抗生素当作“常规武器”　有一些医生和患者总是把“炎症”和抗生素连在一起，处方时常把抗生素当作首选的常规武器，狂轰滥炸。其实许多炎症和细菌并无关系，如扭伤引起局部肿胀是无菌性炎症，一般感冒多是病毒性感染。没有细菌感染时用抗生素，无菌可抗，而患者往往付出巨大的代价。

2. 抗生素不是“预防药”　所谓抗生素的预防用药，前面已经做了详细的阐述，指的是针对可能发生的感染扩散或病原体入侵，即在病原体构成全身性感染的威胁时，

所采用的主动治疗，而不是为了怕发生细菌感染和为了放心所采用的预防措施。而现在有些医生不管患者是否感染细菌，只要患者来到医院，就用抗生素有病治病，无病防病的“预防”继发感染。这种预防性用药极易产生耐药性细菌，对社会造成极大的危害。

3. 剂量越大，疗效越好　有的医生、患者为加强疗效，擅自增加药量，甚至超量应用。殊不知药效学明确指出，不是所有药物的剂量和效应都是成正比的，相反，许多药物加量后毒副作用相应增加，还会产生蓄积而中毒，治疗往往适得其反。

4. 实行“大撒网”用药方式　有的医生对抗生素的抗菌机制认识不清，又无药敏作指导，还急于求成，就实行“大撒网”的用药方式，给予多种抗生素联合应用，以为药物品种越多，保险系数越大，总有一种药物是对症的。可这样的治疗方式不但对疾病的治疗起不到积极作用，还会导致菌群紊乱、耐药细菌增加或严重的二重感染，最终的结局甚至是致命的。

5. 延长给药周期，打“持久战”　不同的细菌有不同的增殖周期，同样不同的抗生素也有不同的药物半衰期和作用时间。用药时间也相对长一些，但长期服用一种药会对身体产生危害，如长期服用四环素、磺胺类药物可对肝脏产生损害；服用阿司匹林易导致出血性中风和胃溃疡，并且在同一病房内医院流行菌株在抗生素的压力下容易产生耐药性，还会造成新的感染。

6. 无视剂型，内外兼治　抗生素的应用亦分局部应用及全身应用，局部的滴剂、乳剂、膏剂、涂膜剂等种类不适合口服和点滴。同样的道理，口服的片剂、滴注液等也不适合局部外用。遇到局部感染的患者一定要咨询相应的专科医生，如皮肤科，眼科，耳鼻喉科等，不要“想当然”的内服外用，不仅疗效不佳，而且可能会引起过敏、严重的毒副作用等，适得其反。

7. 学习、学习，再学习　医学的海洋博大精深，各种病原菌、抗生素等，包括既往已经研究透彻和新近临床发现的知识和论点，都在处于不断地更新当中。死守任何一本资料、任何一段时期的治疗指南都是故步自封，作为医务工作者应该恪守“活到老，学到老”的职业精神，不断学习新的医学知识，参考新的医学文献，用最新、最全的研究和观点来武装自己，加强自身修养，只有这样才能更好地服务于人民，做好一名合格的人民医生。

第十四章 糖皮质激素的合理应用

一、糖皮质激素临床治疗性应用的基本原则

糖皮质激素在临床上被广泛应用，是一类重要的治疗性药物，在抗炎、抗毒、抗休克和免疫抑制方面的作用显著，应用涉及多个临床科室。而如何合理的应用，增加疗效的同时减少其不良反应是我们关注的焦点。其正确、合理的应用要把握好适应证和给药方案。

二、糖皮质激素的适应证

1. 内分泌系统疾病 用于原发性和继发性肾上腺皮质功能减退症、先天性肾上腺皮质增生症的替代治疗；肾上腺危象、垂体危象、甲状腺危象等紧急情况的抢救；重症亚急性甲状腺炎、Graves 眼病、药物过敏的治疗等。大、小剂量地塞米松抑制试验可判断肾上腺皮质分泌状况，诊断和病因鉴别诊断库欣综合征（皮质醇增多症）。

2. 风湿性疾病和自身免疫病 此类疾病种类繁多，达200余种，多与自身免疫有关，尤其是弥漫性结缔组织疾病皆有自身免疫参与，常见的如红斑狼疮、类风湿关节炎、原发性干燥综合征、多发性肌病/皮肌炎、系统性硬化症和系统性血管炎等。糖皮质激素是最基本的治疗药物之一。

3. 呼吸系统疾病 主要用于支气管哮喘、外源性过敏性肺泡炎、放射性肺炎、结节病、特发性间质性肺炎、嗜酸性粒细胞性支气管炎等。

4. 血液系统疾病 多种血液系统疾病常需糖皮质激素治疗，主要为两种情况：一是治疗自身免疫病，如自身免疫性溶血性贫血、特发性血小板减少性紫癜等。二是利用糖皮质激素溶解淋巴细胞的作用，将其作为联合化疗方案的组分之一，用于淋巴系统恶性肿瘤如急性淋巴细胞白血病、淋巴瘤、多发性骨髓瘤等的治疗。

5. 肾脏系统疾病 主要包括原发性肾病综合征、多种肾小球肾炎和部分间质性肾炎等。

6. 严重感染或炎性反应 严重细菌性疾病如中毒型细菌性痢疾、暴发型流行性脑脊髓膜炎、重症肺炎，若伴有休克、脑病或其他与感染有关的器质性损伤等，在有效抗感染的同时，可加用糖皮质激素以缓解中毒症状和器质性损伤；严重病毒性疾病如急性重型肝炎等，也可用糖皮质激素辅助治疗。

7. 重症患者（休克） 可用于治疗各种原因所致的休克，但须结合病因治疗和抗休克治疗；急性肺损伤，急性脑水肿等。

8. 异体器官移植 用于异体组织器官移植排斥反应的预防及治疗；异基因造血干细胞移植后的移植物抗宿主病的预防及治疗。

9. 过敏性疾病 过敏性疾病种类众多，涉及多个专科，许多疾病如严重的荨麻疹等，需要糖皮质激素类药物治疗。

10. 神经系统损伤或病变　如急性视神经病变（视神经炎、缺血性视神经病变）、急性脊髓损伤，急性脑损伤等。

11. 慢性运动系统损伤　如肌腱末端病、腱鞘炎等。

12. 预防治疗某些炎性反应后遗症　应用糖皮质激素可预防某些炎性反应后遗症及手术后反应性炎症的发生，如组织粘连、瘢痕挛缩等。

三、糖皮质激素的不良反应

长期应用可引起一系列不良反应，其严重程度与用药剂量及用药时间成正比，主要有：

1. 医源性库欣综合征，如向心性肥胖、满月脸、皮肤紫纹淤斑、类固醇性糖尿病（或已有糖尿病加重）、骨质疏松、自发性骨折甚或骨坏死（如股骨头无菌性坏死）、女性多毛月经紊乱或闭经不孕、男性阳痿、出血倾向等。

2. 诱发或加重细菌、病毒和真菌等各种感染。

3. 诱发或加剧胃、十二指肠溃疡，甚至造成消化道大出血或穿孔。

4. 高血压、充血性心力衰竭和动脉粥样硬化、血栓形成。

5. 高脂血症，尤其是高甘油三酯血症。

6. 肌无力、肌肉萎缩、伤口愈合迟缓。

7. 激素性青光眼、激素性白内障。

8. 精神症状如焦虑、兴奋、欣快或抑郁、失眠、性格改变，严重时可诱发精神失常、癫痫发作。

9. 儿童长期应用影响生长发育。

10. 长期外用糖皮质激素类药物可出现局部皮肤萎缩变薄、毛细血管扩张、色素沉着、继发感染等不良反应；在面部长期外用时，可出现口周皮炎、酒渣鼻样皮损等。

11. 吸入型糖皮质激素的不良反应包括声音嘶哑、咽部不适和念珠菌定植、感染。长期使用较大剂量吸入型糖皮质激素者也可能出现全身不良反应。

四、使用糖皮质激素的注意事项

（一）尽量避免使用糖皮质激素的情况

1. 对糖皮质激素类药物过敏。
2. 严重精神病史。
3. 癫痫。
4. 活动性消化性溃疡。
5. 新近胃肠吻合术后。
6. 骨折。
7. 创伤修复期。
8. 单纯疱疹性角、结膜炎及溃疡性角膜炎、角膜溃疡。
9. 严重高血压。
10. 严重糖尿病。
11. 未能控制的感染（如水痘、真菌感染）。
12. 活动性肺结核。

13．较严重的骨质疏松。

14．妊娠初期及产褥期。

15．寻常型银屑病。

但是，若有必须用糖皮质激素类药物才能控制的疾病，挽救患者生命时，如果合并上述情况，可在积极治疗原发疾病、严密监测上述病情变化的同时，慎重使用糖皮质激素类药物。

（二）慎重使用糖皮质激素的情况　库欣综合征、动脉粥样硬化、肠道疾病或慢性营养不良的患者及近期手术后的患者慎用。急性心力衰竭、糖尿病、有精神病倾向、青光眼、高脂蛋白血症、高血压、重症肌无力、严重骨质疏松、消化性溃疡病、妊娠及哺乳期妇女应慎用，感染性疾患必须与有效的抗生素合用，病毒性感染患者慎用；儿童也应慎用。

（三）其他注意事项

1．防止交叉过敏，对某一种糖皮质激素类药物过敏者也可能对其他糖皮质激素过敏。

2．使用糖皮质激素时可酌情采取如下措施：低钠高钾高蛋白饮食；补充钙剂和维生素 D；加服预防消化性溃疡及出血等不良反应的药物；如有感染应同时应用抗生素以防感染扩散及加重。

3．注意根据不同糖皮质激素的药代动力学特性和疾病具体情况合理选择糖皮质激素的品种和剂型。

4．应注意糖皮质激素和其他药物之间的相互作用：近期使用巴比妥酸盐、卡马西平、苯妥英、扑米酮或利福平等药物，可能会增强代谢并降低全身性皮质激素的作用，相反，口服避孕药或利托那韦可以升高皮质激素的血药浓度，皮质激素与排钾利尿药（如噻嗪类或呋塞米）合用，可以造成过度失钾，皮质激素和非甾体类消炎药物合用时，消化道出血和溃疡的发生率高。

五、糖皮质激素在儿童、妊娠、哺乳期妇女中应用

1．儿童糖皮质激素的应用　儿童长期应用糖皮质激素更应严格掌握适应证，妥当选用治疗方法。应根据年龄、体重（体表面积更佳）、疾病严重程度和患儿对治疗的反应确定糖皮质激素治疗方案。更应注意密切观察不良反应，以避免或降低糖皮质激素对患儿生长和发育的影响。

2．妊娠期妇女糖皮质激素的应用　大剂量使用糖皮质激素者不宜怀孕。孕妇慎用糖皮质激素。特殊情况下临床医师可根据情况决定糖皮质激素的使用，例如慢性肾上腺皮质功能减退症及先天性肾上腺皮质增生症患者妊娠期应坚持糖皮质激素的替代治疗，严重的妊娠疱疹、妊娠性类天疱疮也可考虑使用糖皮质激素。

3．哺乳期妇女糖皮质激素的应用　哺乳期妇女应用生理剂量或维持剂量的糖皮质激素对婴儿一般无明显不良影响。但若哺乳期妇女接受中等剂量、中程治疗方案的糖皮质激素时不应哺乳，以避免经乳汁分泌的糖皮质激素对婴儿造成不良影响。

六、糖皮质激素在临床治疗中的不合理应用

（一）用作退热药

1. 常规用作解热药以降低体温 由于糖皮质激素能抑制下丘脑对致热原的反应，并且能抑制白细胞致热原的生成和释放，因此具有解热作用。但它并无杀菌能力，如果是由某种病原体引起的发热，此时治疗的主要目标是消除病原体而退热，应该使用足量的抗生素作基本治疗。否则将导致炎症扩散，感染加重，发热也不能控制。临床上已有发热性疾病滥用糖皮质激素导致严重后果的报道，应该引以为戒。

2. 用于预防输液反应 有些医生经常在静脉滴注或静脉注射液中加入地塞米松、氢化可的松，利用其抗过敏作用，预防和减轻输液反应。但是这些激素本身也有致过敏的情况，且以过敏性皮疹最常见。

3. 误把激素作为抗生素使用 这种情况在上呼吸道感染治疗中最为常见。糖皮质激素类药物可以抑制炎症期的渗出，也可抑制炎症后期的增生，加之具有抗毒素和抗休克作用，因此在急慢性感染中得到广泛的应用。但是激素类药物对病原微生物并无抑制作用，且由于其能抑制免疫反应，降低机体防御功能，反而使潜在的感染病灶扩散，以至增加治疗的难度，甚至造成严重的后果。

4. 作为改善胃肠功能的药物使用 糖皮质激素类药物能增强消化腺的分泌功能，使胃酸和胃蛋白酶分泌增多，可提高食欲，促进消化。但大剂量应用会加重或诱发溃疡，还可影响糖、蛋白质和电解质的代谢，对生长发育、伤口愈合等也有不良影响。

5. 滥用于慢性疾病 风湿及类风湿关节炎、慢性肾炎、肾病综合征、椎间盘突出等疾病的病程较长，需长期治疗，故滥用情况尤为突出。

6. 局部治疗滥用 外用糖皮质激素如氟轻松软膏等，有止痒、抗炎消肿、抗增生作用，治疗某些皮肤病效果显著，但使用不当会使皮肤萎缩干裂、毛细血管扩张，出现深色红斑、环状斑块或丘疹、渗液、脓疱、溃疡、脱屑、鱼鳞样改变、多毛症及皮炎等不良反应。

（二）滥用的后果

1. 库欣综合征 长期超生理剂量应用可引起水、盐、糖、蛋白质及脂肪的代谢紊乱，表现为向心性肥胖（俗称满月脸、水牛背）、痤疮、多毛、无力、低血钾、水肿、高血压、糖尿等。

2. 诱发感染加重 在临床实践中，人们往往求效心切，把激素当成“退热药”，结果患者表面上解除了发热，但感染却扩散，病情进一步发展或在病毒感染的基础上并发细菌感染、真菌感染等。

3. 诱发或加重消化性溃疡。

4. 由于水、钠潴留和血脂升高，可引起动脉粥样硬化和高血压。

5. 由于促进蛋白质分解和抑制其合成，增加钙、磷的排泄等，导致骨质疏松、肌肉萎缩、伤口难愈合等。

6. 抑制生长激素的分泌和负氮平衡，导致生长发育迟缓。

7. 可诱发或加重神经精神病。

8. 股骨头缺血性坏死 长期使用激素引起脂肪肝及高脂血症，来源于中性脂肪的栓子易黏附于血管壁上，阻塞软骨下的终末动脉，使血管栓塞造成股骨头无菌性缺血坏死。

七、小结——临床治疗中如何合理应用糖皮质激素

1. 严格掌握适应证 糖皮质激素类药物主要用于严重感染并发的毒血症、急慢性肾上腺皮质功能减退、脑垂体前叶功能减退、自身免疫性疾病、过敏性疾病、各种原因的休克及肾上腺次全切除术后的替代疗法。

2. 严格掌握禁忌证 肾上腺皮质功能亢进、高血压、胃及十二指肠溃疡、角膜溃疡、心力衰竭、精神病、肥胖性糖尿病、慢性营养不良等患者应禁忌。此外，病毒性感染、不明原因发热、不明原因腰腿痛者应慎用。

3. 合理选择，足量足疗程 根据疾病的性质、病情严重程度选择合适的激素，并安排好用法、用量及疗程。在抢救严重危及生命的适应证时，用量要足；为使患者及时度过危险期，可采用短期冲击疗法，病情稳定后务必逐渐减量；对停药后易复发的疾病，疗程一定要足；可短期用药者应避免长期应用。采用激素治疗的过程中，还应注意观察疗效和副作用、并发症，以便及时调整剂量，早作处理。

4. 及时应用其他辅助药物 如果需要长期使用糖皮质激素，应及时给予促皮质激素，以防肾上腺皮质功能减退，同时给予补钾、补钙，并限制钠盐的摄入量。

5. 逐渐减量 应逐步减量停药，以防引起旧病复发或出现肾上腺皮质萎缩和功能减退。

6. 结语 其实任何药物都是一把双刃剑，在发挥其治疗作用的同时，不可避免地会存在或轻或重的副作用，抗生素及糖皮质激素类药物不也不例外。但远不至于让你产生恐惧心理，因为大部分副作用或并发症只要是医生的合理使用，或者说加以检测或防止是可以减少甚至杜绝副作用发生的。所以抗生素和糖皮质激素类药物不可怕，只需要在一个正确的时候和正确的指导下合理的应用。

第十五章　维生素的合理应用

维生素是机体维持正常代谢和功能所必需的一类低分子化合物。它是人类六大营养要素（糖、脂肪、蛋白质、盐类、维生素和水）之一，大多数必须从食物中获得，仅少数可在体内合成或由肠道细菌产生。人体每日对维生素的需要量甚微，但缺乏时可引起相关的“维生素缺乏症”。临床上维生素主要用于补给维生素缺乏症及补充特殊需要，也可作为某些疾病的辅助用药。目前不认为维生素有“滋补”作用，不应该把维生素视为营养品而不加限制的使用。如饮食合理，又无特殊需要时，把维生素当补品服用，反而有害。

维生素可分为脂溶性和水溶性维生素两类，水溶性维生素易溶于水而不易溶于非极性有机溶剂，吸收后体内贮存很少，过量的多从尿中排出；脂溶性维生素易溶于非极性有机溶剂，而不易溶于水，可随脂肪被人体吸收并在体内蓄积，排泄率不高，故过量补充易导致中毒。

一、维生素 A

脂溶性维生素，富含在肝脏、蛋类、乳类及肉类中。

【临床应用】主要应用于维生素 A 缺乏症，如夜盲症、眼干燥症、角膜软化症和皮肤粗糙等；亦用于补充需要，如妊娠、哺乳妇女和婴儿等。

【用法用量】①严重缺乏：口服，成人每日 10 万 U，3 日后改为每日 5 万 U，给药 2 周，然后每日 1 万～2 万 U，再用药 2 个月。吸收功能障碍或者口服困难者可肌内注射，成人每日 5 万～10 万 U，3 日后改为每日 5 万 U，给药 2 周；1～8 岁儿童，每日 0.5 万～1.5 万 U，给药 10 日；婴儿，每日0.5 万～1 万 U，给药 10 日。②轻度维生素 A 缺乏症；每日 1 万～2.5 万 U，分 2～3 次口服。③补充需要：成人每日 5000U，哺乳期妇女每日 5000U，婴儿每日 600～1500U，儿童每日 2000～3000U。

【注意】长期大剂量应用可发生中毒，以 6 个月至 3 岁的婴儿发生率最高。表现为食欲不振、皮肤发痒、毛发干枯、脱发、口唇皲裂、易激动、背痛、骨折、颅内压增高。停药 1～2 周后可消失。成人一次剂量超过 100 万 U，小儿一次超过 30 万 U，即可急性中毒。不论成人或小儿，如连续每日服 10 万 U 超过 6 个月，可致慢性中毒。孕妇的维生素 A 用量每日不得超过 5000U。

【规格】胶丸剂：5000U/丸，2.5 万 U/丸，其他见维生素 D。

二、维生素 B_1

水溶性维生素，天然存在于酵母、瘦猪肉、米糠、麦麸等食品。

【临床应用】用于脚气病防治及各种疾病的辅助治疗，如全身感染、高热、糖尿病、多发神经炎、小儿麻痹后遗症、小儿遗尿症、心肌炎、食欲不振、消化不良、甲状腺功能亢进和妊娠期等。对解除某些药物如链霉素、庆大霉素等引起的听觉障碍有

维生素的合理应用

帮助。

【用法用量】成人每日最小必须量为1mg，孕妇及小儿因发育关系需要较多。在治疗脚气病及消化不良时可根据病情调整。成人10～20mg/次，3次/日，口服；或者50～100mg，1次/日，肌内注射。儿童5～10mg/次，3次/日，口服；或10～20mg/次，1次/日，肌内注射。不宜静脉注射。

【注意】①注射时偶见过敏反应，个别甚至发生过敏性休克，故除急需补充的情况外很少采用注射；②增大口服剂量时，并不增加吸收量。

【规格】片剂：每片5mg；10mg。注射液：每支10mg，25mg（1ml）；50mg，100mg（2ml）。

三、维生素 B_2

水溶性维生素，天然存在于酵母、肝、肾与肉类，乳类中亦含有少量。

【临床应用】多用于口角炎、舌炎、唇炎、眼结膜炎、阴囊炎等疾病的防治。

【用法用量】成人每日的需要量为2～3mg，治疗口角炎、舌炎、阴囊炎等时，一次可口服5～10mg，3次/日，或皮下、肌内注射5～10mg，1次/日，连用数周，至症状减退为止。

【注意】①本药空腹吸收不如进食服用，故宜在进食中或进食后立即服用；②服后尿液呈黄绿色。

【规格】片剂：5mg；10mg。注射液：1mg，5mg，10mg（2ml）。

四、维生素 B_6

水溶性维生素，自然存在于酵母、肝、瘦肉及谷物、卷心菜等食物中。

【临床应用】①防治因大量或长期服用异烟肼、肼屈嗪等引起的周围神经炎、失眠、不安；减轻抗癌药和放射治疗引起的恶心、呕吐或妊娠呕吐等；②治疗婴儿惊厥或给孕妇服用以预防婴儿惊厥；③白细胞减少症；④局部涂擦治疗痤疮、酒渣鼻、脂溢性皮炎等。

【用法用量】口服：一次10～20mg，3次/日。皮下注射、肌内注射、静脉注射：一次50～100mg，1次/日。

【注意】维生素 B_6 在肾功能正常时几乎不产生毒性。若每天服用200mg，持续30天以上，可产生维生素 B_6 依赖综合征。孕妇接受大量维生素 B_6，可致新生儿产生维生素 B_6 依赖综合征；每日应用2～6g，持续几个月，可引起严重神经感觉异常，进行性步态不稳至足麻木、手不灵活，停药后可缓解，但仍软弱无力。

【规格】片剂：10mg。注射液：25mg，50mg（1ml）；100mg（2ml）。霜剂10g（12mg）。

五、维生素PP（维生素 B_3）

烟酰胺与烟酸的统称。烟酸在体内转变为烟酰胺而起效。本品为水溶性维生素，广泛存在于全麦制品、糙米、绿豆、芝麻、乳品、蛋、鸡肉、肝、瘦肉、鱼等。本节以烟酰胺为例来加以说明。

【临床应用】①防治糙皮病、口炎及舌炎；②防治心脏传导阻滞和提高窦房结功能及抗快速型实验性心律失常的作用，能显著改善维拉帕米引起的心率减慢和房室传导

阻滞。

【用法用量】①防治糙皮病、口炎及舌炎：口服：每次 50 ~ 200mg，3 次/日。静脉注射或者点滴，每次 25mg，2 次/日。同时加服其他 B 族维生素和维生素 C。②防治心脏传导阻滞：每次 300 ~ 400mg，1 次/日，加入 10% 葡萄糖溶液静脉点滴，30 日为 1 疗程。

【注意】①肌内注射可引起疼痛，故少用；②个别可引起头晕、恶心、上腹不适、食欲不振等，可自行消失；③妊娠初期过量服用有致畸的可能；④长期服用异烟肼应补充烟酰胺。

【规格】片剂：50mg，100mg；注射液：50mg，100mg（1ml）。

因 B 族维生素天然存在的食品类似，如明确某种 B 族维生素缺乏，治疗其导致的相关缺乏症时，往往多伴随其他 B 族维生素缺乏，应同时补充治疗。有的学者认为所有的 B 族维生素必须同时发挥作用，故临床应用时，亦有必要多种 B 族维生素同时补充治疗。

六、维生素 C

水溶性维生素，富含新鲜菜蔬和水果如橘、橙、番茄、菠菜、枣等。

【临床应用】①坏血病的预防和治疗；②急慢性传染病时，消耗增加，宜适当补充；病后恢复期，创伤愈合不良者，也应适当补充；③克山病患者发生心源性休克时，可用大剂量治疗；④用于肝硬化、急性肝炎和砷、汞、铅、苯等慢性中毒时的肝脏损害。其他：用于各种贫血、过敏性皮肤病、口疮、促进伤口愈合等。

【用法用量】①口服（饭后）：0. 05 ~ 0. 1g/次，2 ~ 3 次/日；静脉注射、肌内注射或者静脉点滴：0. 25 ~ 0. 5g（小儿 0. 05 ~ 0. 3g/d），必要时酌情增加剂量。克山病：首剂 5 ~ 10g，加入 25% 葡萄糖注射液中，缓慢静脉注射。口疮：将本品 1 片（0. 1g）压碎，撒于溃疡面上，令患者闭口片刻，2 次/日，一般 3 ~ 4 次即可治愈。

【注意】①不宜与碱性药物、核黄素、铜、铁离子的溶液配伍。②过量服用可引起不良反应：每日服 1 ~ 4g，可引起腹泻、皮疹、胃酸增多、胃液反流，有时尚可见泌尿系结石、深静脉血栓行程、血管内凝血或溶血等，有时可导致白细胞吞噬能力降低。每日用量超过 5g 时，可导致溶血，重者致命。孕妇服用大量时，可产生婴儿坏血病。③大量长期服用突然停药，有时可能出现坏血病症状，故宜逐渐减量停药。④可破坏食物中的 B_{12}，与食物中的铜锌离子络合，阻碍其吸收，从而产生维生素 B_{12} 或铜锌缺乏症状。⑤制剂色泽变黄后不可应用。

【规格】片剂：20mg，25mg，50mg；100mg；25mg。注射液：100mg，250mg（2ml）；500mg（5ml）；2. 5g（20ml）。

七、维生素 D

脂溶性维生素，天然存在于鱼肝油、鱼类的肝脏和脂肪组织，以及蛋黄、乳汁、奶油、猪肝等。常见的维生素 D 有两种，即维生素 D_2 和 D_3，两者作用相同。动物组织、人体皮肤内均含有维生素 D_3 前体，经日光或紫外线（UVB）照射后，转变为维生素 D_3；酵母等内含麦角固醇，经紫外线照射后转变为维生素 D_2。

【临床应用】主要用于儿童维生素 D 缺乏性佝偻病及手足搐搦症的防治。

【用法用量】①治疗佝偻病：2500～5000U/d，1～2个月后待症状开始消失时即改用预防量。若不能口服者、重症的患者，肌内注射30万～60万U/次，如需要，1个月后再次肌内注射1次。两次总量不超过90万U。使用大剂量维生素D时如缺钙，应及时补充。②婴儿手足搐搦症：口服2000～5000U/d，一个月后改为400U/d。③预防维生素D缺乏症：用母乳喂养的婴儿400U/d，妊娠期必要时400U/d。

【注意】①大量久服，可引起高血钙、食欲不振、呕吐、腹泻甚至软组织异位骨化等。若肾功能受损，可出现多尿、蛋白尿、肾功能减退等。应及时停用本品及钙剂。②孕妇使用过量，可致胎儿瓣膜上主动脉狭窄、脉管受损、甲状旁腺功能抑制而使新生儿长期低血糖而抽搐，故应予以注意。③鱼肝油制剂中，内含大量维生素A，长期大量服用，易引起维生素A慢性中毒。

【规格】维生素D_2胶丸：1万U/粒。维生素D_2片：5000U/片，10000U/片。维生素D_3注射液：15万U（0.5ml）；30万U（1ml）；60万U（1ml）。

八、维生素E

又称生育酚，脂溶性维生素，天然存在于果蔬、坚果、瘦肉、乳类、蛋类、压榨植物油等。

【临床应用】①未进食强化奶或有严重脂肪吸收不良母亲所生的新生儿、早产儿、低出生体重儿等；②未成熟儿、低出生体重儿常规应用预防维生素E缺乏；③进行性肌营养不良的辅助治疗；④维生素E需要量增加的情况，如甲状腺功能亢进、吸收功能不良综合征、肝胆系统疾病等；⑤心、脑血管疾病及习惯性流产、不孕症的辅助治疗等。

【用法用量】口服或肌内注射：10～100mg/次，2～3次/日。

【注意】①长期（6个月以上）应用，易引起血小板聚集和血栓形成。大剂量长时服用，部分病例有恶心、头痛、疲劳、眩晕、视物模糊、月经过多、闭经等。个别患者有皮肤皲裂、唇炎、口角炎、胃肠功能紊乱、肌无力等，停药后上述反应可逐渐消失。②如食物中硒、维生素A、含硫氨基酸不足时，或含有大量不饱和脂肪酸时，其需要量将大为增加，如不及时补充本品，可能会引起相关的缺乏症。

【规格】片剂，胶丸：5mg，10mg，100mg。